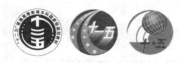

全国中医药行业高等教育经典老课本

普通高等教育"十二五""十一五""十五"国家级规划教材
新世纪（第二版）全国高等中医药院校规划教材

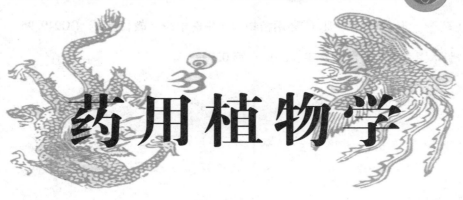

药用植物学

（供中药类专业用）

主　编　姚振生（浙江中医药大学）
副主编　王德群（安徽中医学院）
　　　　熊耀康（浙江中医药大学）
　　　　刘春生（北京中医药大学）
主　审　杨春澍（北京中医药大学）

中国中医药出版社
·北京·

图书在版编目（CIP）数据

药用植物学/姚振生主编.—北京：中国中医药出版社，2017.3 （2018.12 重印）

全国中医药行业高等教育经典老课本

ISBN 978 – 7 – 5132 – 4042 – 0

Ⅰ.①药… Ⅱ.①姚… Ⅲ.①药用植物学 – 中医学院 – 教材 Ⅳ.①Q949.95

中国版本图书馆 CIP 数据核字（2017）第 037227 号

中国中医药出版社出版

北京市朝阳区北三环东路 28 号易亨大厦 16 层
邮政编码　100013
传真　010 64405750
廊坊市祥丰印刷有限公司
各地新华书店经销

开本 850 ×1168　1/16　印张 30　字　691 千字
2017 年 3 月第 1 版　2018 年12月第 2 次印刷
书　号　ISBN 978 – 7 – 5132 – 4042 – 0

定价　78.00 元
网址　www.cptcm.com

如有印装质量问题请与本社出版部调换（010 64405510）
社长热线　010 64405720
购书热线　010 64065415　010 64065413
微信服务号　zgzyycbs

书店网址　csln.net/qksd/
官方微博　http://e.weibo.com/cptcm
淘宝天猫网址　http://zgzyycbs.tmall.com

李佃贵（河北医科大学副校长　教授）

吴咸中（天津中西医结合医院主任医师　中国工程院院士）

吴勉华（南京中医药大学校长　教授）

张伯礼（天津中医药大学校长　教授　中国工程院院士）

肖培根（中国医学科学院研究员　中国工程院院士）

肖鲁伟（浙江中医药大学校长　教授）

陈可冀（中国中医科学院研究员　中国科学院院士）

周仲瑛（南京中医药大学　教授）

周　然（山西中医学院院长　教授）

周铭心（新疆医科大学副校长　教授）

洪　净（国家中医药管理局科技教育司副司长）

郑守曾（北京中医药大学校长　教授）

范昕建（成都中医药大学校长　教授）

胡之璧（上海中医药大学教授　中国工程院院士）

贺兴东（世界中医药学会联合会　副秘书长）

徐志伟（广州中医药大学校长　教授）

唐俊琦（陕西中医学院院长　教授）

曹洪欣（中国中医科学院院长　教授）

梁光义（贵阳中医学院院长　教授）

焦树德（中日友好医院　主任医师）

彭　勃（河南中医学院院长　教授）

程莘农（中国中医科学院研究员　中国工程院院士）

谢建群（上海中医药大学常务副校长　教授）

路志正（中国中医科学院　研究员）

颜德馨（上海铁路医院　主任医师）

秘　书　长　王　键（安徽中医学院院长　教授）

　　　　　　　洪　净（国家中医药管理局科教司副司长）

办 公 室 主 任　王国辰（中国中医药出版社社长）

办公室副主任　范吉平（中国中医药出版社副社长）

出版说明

"新世纪全国高等中医药院校规划教材"是全国中医药行业规划教材,由"政府指导,学会主办,院校联办,出版社协办",即教育部、国家中医药管理局宏观指导,全国中医药高等教育学会和全国高等中医药教材建设研究会主办,全国26所高等中医药院校各学科专家联合编写,中国中医药出版社协助管理和出版。本套教材包含中医学、针灸推拿学和中药学三个专业共46门教材。2002年相继出版后,在全国各高等中医药院校广泛使用,得到广大师生的好评。

"新世纪全国高等中医药院校规划教材"出版后,国家中医药管理局、全国中医药高等教育学会、全国高等中医药教材建设研究会高度重视,多次组织有关专家对教材进行评议。2005年,在广泛征求、收集全国各高等中医药院校有关领导、专家,尤其是一线任课教师的意见和建议基础上,对"新世纪全国高等中医药院校规划教材"进行了全面的修订。"新世纪(第二版)全国高等中医药院校规划教材"(以下简称"新二版"教材)语言更加精炼、规范,内容准确,结构合理,教学适应性更强,成为本学科的精品教材,多数教材至今已重印数十次,有16门教材被评为"'十二五'普通高等教育本科国家级规划教材"。

当今教材市场"百花齐放""百家争鸣",新版教材每年层出不穷,但仍有许多师生选用"新二版"教材。其中有出于对老主编、老专家的敬仰和信任,当时的编者,尤其是主编,如今已经是中医学术界的泰斗;也有些读者认为"新二版"教材的理论更为经典;还有部分读者对"绿皮书"有怀旧情结,等等。为更好地服务广大读者,经国家中医药管理局教材建设工作委员会、中国中医药出版社研究决定,选取"新二版"中重印率较高的25门教材,组成"全国中医药行业高等教育经典老课本"丛书,在不改动教材内容及版式的情况下,采用更优质的纸张和印刷工艺,以飨读者,并向曾经为本套教材建设贡献力量的专家、编者们致敬,向忠诚的读者们致敬。

热忱希望广大师生对这套丛书提出宝贵意见,以使之更臻完善。

国家中医药管理局教材建设工作委员会

中国中医药出版社

2017 年 2 月

再版前言

"新世纪全国高等中医药院校规划教材"是全国唯一的行业规划教材。由"政府指导，学会主办，院校联办，出版社协办"。即：教育部、国家中医药管理局宏观指导；全国中医药高等教育学会及全国高等中医药教材建设研究会主办，具体制定编写原则、编写要求、主编遴选和组织编写等工作；全国26所高等中医药院校学科专家联合编写；中国中医药出版社协助编写管理工作和出版。目前新世纪第一版中医学、针灸推拿学和中药学三个专业46门教材，已相继出版3~4年，并在全国各高等中医药院校广泛使用，得到广大师生的好评。其中34门教材遴选为教育部"普通高等教育'十五'国家级规划教材"，41门教材遴选为教育部"普通高等教育'十一五'国家级规划教材"（有32门教材连续遴选为"十五"、"十一五"国家级规划教材）。2004年本套教材还被国家中医药管理局中医师资格认证中心指定为执业中医师、执业中医助理医师和中医药行业专业技术资格考试的指导用书；2006年国家中医、中西医结合执业医师、执业助理医师资格考试和中医药行业专业技术资格考试大纲，均依据"新世纪全国高等中医药院校规划教材"予以修改。

新世纪规划教材第一版出版后，国家中医药管理局高度重视，先后两次组织国内有关专家对本套教材进行了全面、认真的评议。专家们的总体评价是："本次规划教材，体现了继承与发扬、传统与现代、理论与实践的结合，学科定位准确，理论阐述系统，概念表述规范，结构设计合理，印刷装帧格调健康，风格鲜明，教材的科学性、继承性、先进性、启发性及教学适应性较之以往教材都有不同程度的提高。"同时也指出了存在的问题和不足。全国中医药高等教育学会、全国高等中医药教材建设研究会也投入了大量的时间和精力，深入教学第一线，分别召开以学校为单位的座谈会17次，以学科为单位的研讨会15次，并采用函评等形式，广泛征求、收集全国各高等中医药院校有关领导、专家，尤其是一线任课教师的意见和建议，为本套教材的进一步修订提高做了大量工作，这在中医药教育和教材建设史上是前所未有的。这些工作为本套教材的修订打下了坚实的基础。

2005年10月，新世纪规划教材第二版的修订工作全面启动。修订原则是：①有错必纠。凡第一版中遗留的错误，包括错别字、使用不当的标点符号、不规范的计量单位和不规范的名词术语、未被公认的学术观点等，要求必须纠正。②精益求精。凡表述欠准确的观点、表达欠畅的文字和与本科教育培养目的不相适应的内容，予以修改、精练、删除。③精编瘦身。针对课时有限，教材却越编越厚的反应，要求精简内容、精练文字、缩编瘦身。尤其是超课时较多的教材必须"忍痛割爱"。④根据学科发展需要，增加相应内容。⑤吸收更多院校的学科专家参加修订，使新二版教材更具代表性，学术覆盖面更广，能够全面反应全国高等中医药教学的水平。总之，希冀通过修订，使教材语言更加精炼、规范，内容准确，结构合理，教学适应性更强，成为本学科的精品教材。

根据以上原则，各门学科的主编和编委们以极大的热情和认真负责的态度投入到紧张的修订工作中。他们挤出宝贵的时间，不辞辛劳，精益求精，确保了 46 门教材的修订按时按质完成，使整套教材内容得到进一步完善，质量有了新的提高。

教材建设是一项长期而艰巨的系统工程，此次修订只是这项宏伟工程的一部分，它同样要接受教学实践的检验，接受专家、师生的评判。为此，恳请各院校学科专家、一线教师和学生一如既往关心、关注新世纪第二版教材，及时提出宝贵意见，从中再发现问题与不足，以便进一步修改完善或第三版修订提高。

全国中医药高等教育学会

全国高等中医药教材建设研究会

2006 年 10 月

修订说明

本书是根据全国高等中医药教育教材建设专家指导委员会《关于修订中医药各专业的新世纪二版教材的若干意见》、本科《药用植物学》教学大纲及新世纪全国高等中医药院校规划教材修订（新二版）会议精神修订编写。

本书根据《新世纪全国高等中医药院校教材编写基本原则》的精神，对前版教材（"十五"国家级规划教材）进行了较多删改和修正。增补了近年来国内外药用植物研究的新内容和新成果，充实或介绍了有关药用植物生物技术。在绪论中增补了药用植物学研究展望的内容。教材中共收载种子植物92科，其中被子植物为84科，45个科为重点讲述的科，其他34个科的内容作了较大删减，只保留每个科的特征及药用植物种类及功效，删除了其他内容（包括每个科的附图），然后每个科中增补该科主要药用属的特征比较的内容。在被子植物的分类系统这一节中，增加恩格勒分类系统的纲、目、科顺序表和恩格勒等分类系统图。在形态与显微结构部分的内容与前版教材基本相同。对前版教材中的附图进行修改调整，删除部分附图，对不理想的附图进行修改或重绘。

本教材仍分上、下两篇，上篇为植物器官形态和显微结构，下篇为药用植物的分类。在药用植物的分类部分中种子植物共92科，其中45个科为重点讲述，其他是一般性介绍。此外，各校可根据不同的自然生态环境安排教学。前版教材附录中的裸子和被子植物门的分科检索表、学名索引及种加词释义仍保留，蕨类植物门的分科检索表删除，同时将《药用植物学实验指导》中的植物分类检索表的编制和应用这一节放在教材的被子植物门这一章。教材修改后，由姚振生教授统一审改定稿。

在本书修订编写过程中，始终得到了各编委单位领导的热情鼓励和支持，同时也得到了主审杨春澍教授的支持和指导。在编写过程中还得到了湖北中医学院詹亚华教授、江西中医学院刘贤旺教授的支持，并提出了宝贵的意见。此外，张水利、俞冰、尤志勉、张森尧、徐攀、潘亚琴等在摄影、书稿校对、打印、标本核对等方面做了不少工作，在此深表谢意！

尽管在修订过程中全体编写人员付出了最大的努力，但书中不足之处在所难免，敬请广大读者和各院校在使用过程中提出批评和建议，以便再版时修订完善。

《药用植物学》编委会

2007 年 6 月

新二版《药用植物学》编写人员及分工

姚振生： 绪论，附录，第四章第二节植物个体发育和系统发育、第四节植物的分类单位，第十一章第五节双子叶植物纲合瓣花亚纲部分的内容。

王德群： 第四章第一节植物分类学的目的和任务，第五节植物种的命名，第六节植物界的分门，第十一章第五节双子叶植物纲离瓣花亚纲部分内容

熊耀康： 第三章第一节根，第二节茎

刘春生： 第四章第三节药用植物研究方法及其进展，第十一章第五节单子叶植物纲

王　冰： 第二章植物的组织

韦松基： 第九章蕨类植物门，第十章裸子植物门

卢　伟： 第一章植物的细胞

刘合刚： 第七章地衣植物门，第八章苔藓植物门

严铸云： 第十一章第五节双子叶植物纲合瓣花亚纲部分内容

张西玲： 第三章第三节叶

周日宝： 第十一章第五节双子叶植物纲离瓣花亚纲部分内容

谈献和： 第三章第四节花

钱子刚： 第五章藻类植物，第六章菌类植物

葛　菲： 第三章第五节果实，第六节种子

目　录

附　录

绪　论

　　数千年来，我国劳动人民在同自然作斗争的过程中，发现了许多能治病的药物，并积累了丰富的用药经验。我国是世界上植物资源最丰富的国家之一，药用植物种类繁多，其应用历史悠久。建国以来，全国开展了3次大规模中药资源调查，基本摸清了中药资源的状况，调查结果表明：有药用记载的植物、动物和矿物共计12694种，其中药用植物有11020种（含种下等级1208个），隶属2313属、383科，约占中药资源总数的87%。

一、药用植物学的研究内容及任务

　　凡能治疗、预防疾病和对人体有保健功能的植物称为药用植物。药用植物学是利用植物学知识、方法来研究和应用药用植物的一门学科。药用植物学与中药的基源研究、品质评价、临床效用及开发研究密切相关，因而本学科在中药、药学及相关专业的课程中起着承前启后的作用。药用植物学的主要研究内容和任务是：

（一）鉴定中药的原植物种类，确保药材来源的准确

　　我国是世界上植物种类最丰富和最早利用药用植物的国家之一。中药及天然药物的种类繁多、来源十分复杂，加上中药历史沿革的原因，造成各地用药习惯差异以及药材名称不尽相同。因此，在常用中药中，多品种、多来源、同名异物、同物异名的现象比较普遍。如：①同名为"贯众"的植物有9科17属49种及变种，均为蕨类植物，当作中药贯众使用的有5科25种。②中药厚朴《中国药典》（2005版）规定其来源为木兰科植物厚朴 *Magnolia officinalis* Rehd. et Wils. 和凹叶厚朴 *M. officinalis* var. *biloba* Rehd. et Wils. 的干燥茎皮、枝皮及根皮，据调查全国有40余种，分属10科15属，当作"厚朴"用，但其功效和厚朴不同，不能代用。除《中国药典》外，《中国高等植物图鉴》等文献则将凹叶厚朴作种的处理［*M. biloba* (Rehd. et Wils.) Cheng］，二者主要区别是：前者叶先端急尖或圆钝，后者叶先端凹缺或2钝圆浅裂。但是其种内的过渡状态的划分就比较难，这是对二者的关系存在争议的原因所在。现通过RAPD技术对厚朴种内的不同类型进行研究，研究结果表明：按叶形和地理区域将厚朴分为三个地理区较为合理，即典型的厚朴（为小凸尖型，如川朴）、过渡型厚朴（为中间型，如温朴）、典型的凹叶厚朴（为凹叶型）。③中药细辛，来源于马兜铃科的细辛属，而该属绝大多数的种类在不同地区均供药用，但其中紫背细辛 *Asarum porphyronotum* C. Y. Cheng et C. S. Yang 和深绿细辛 *A. prophyronotum* C. Y. Cheng et C. S. Yang var. *atrovirens* C. Y. Cheng et C. S. Yang 含有大量具致癌作用的黄樟醚（safrole），不能作细辛用，而在全国冠有细辛之名的药用植物多达43种，分属16科，其功效和细辛都不相同。④甘草为一种多基源药材，《中国药典》（2005版）收载乌拉尔甘草 *Glycyrrhiza uralensis* Fisch、胀果甘草 *G. inflata* Batal. 和光果甘草 *G. glabra* L.，药材市场常把黄甘草 *G. eurycarpa* P. C. Li 和密腺

甘草 *G. glandulifera* Kov. 当作甘草入药。《中国植物志》第四卷将黄甘草和密腺甘草分别并入胀果甘草和光果甘草。因此，引起对甘草基源的争议，直接影响甘草资源的合理使用。通过上述 5 种甘草的 ITS 序列的研究，结果证明黄甘草和胀果甘草，密腺甘草和光果甘草的 ITS 序列相同，从而支持了《中国植物志》将黄甘草并入胀果甘草、密腺甘草并入光果甘草，解决了对甘草基源的争议。

在整理中药复杂品种时，应运用植物分类学知识和先进的科技手段确定中药原植物的种类，逐步做到一药一名，保证其来源真实性，同时研究药用植物的形态结构、地理分布等以解决中药材长期存在的名实混淆问题。这对于中药材生产、科研和临床用药的安全有效以及资源开发均具重要的意义。

（二）调查研究药用植物资源，为扩大利用和保护资源奠定基础

药用植物资源和中药资源是自然资源的重要组成部分，是人类生存的宝贵财富。保护和合理开发利用这些资源是本学科又一主要任务。

我国野生植物资源仅被子植物就有 3 万余种。但人类对客观事物的认识是无穷的，新的药用植物或同种植物的新用途不断被发现，如通过第一次中药资源普查，找到了萝芙木 *Rauwolfia verticillata*（Lour.）Baill. 已从中提取到有效的降血压成分——利血平。后来又从长春花 *Catharanthus roseus*（L.）G. Don、三尖杉 *Cephalotaxus fortunei* Hook. f.、喜树 *Camptotheca acuminata* Decne. 等植物中，分别提取到抗癌成分长春新碱（vincristine）、三尖杉碱（cephalotaxine）、喜树碱（camptothecine），近年来又从紫杉属（*Taxus*）的多种植物中提取到抗肿瘤活性成分紫杉醇（taxol）。

药用植物资源扩大利用工作已开展的项目包括：通过植物分类、药材鉴定、化学成分、药理及临床等方面的比较研究，从亲缘相近的同属多种植物中扩大资源，如通过忍冬属（*Lonicera*）多种植物的花蕾及叶中绿原酸和异绿原酸的比较研究，以及牡荆属（*Vitex*）多种植物的叶中挥发油的比较研究，认为化学成分基本上相似，临床疗效也相同，可分别用于治疗热血毒痢、风热感冒和慢性气管炎。类似这样资源扩大利用研究，还有丹参属、乌头属、千金藤属等。药用部位的综合利用，如人参及西洋参的茎叶开发利用；杜仲叶的利用；钩藤的药用部位由钩扩大到钩和茎；黄连、夏天无（伏生紫堇）的地上部分的再利用。通过半合成途径来扩大资源，如元胡所含的延胡索乙素，其含量很低仅有 0.1% ~ 0.2%，而通过藤黄连（*Fibraurea recisa* Pierre）茎提取出巴马汀（palmatine），再氢化为延胡索乙素则可大大提高产量并降低成本。从丹参中提取的丹参酮ⅡA经过磺化后，可以大大增加水溶性，从而可获得适宜制剂并提高疗效。从国外引种或野生驯化药用植物达千余种，其中野生转为家种药用植物有：龙胆、甘草、半夏、天麻、柴胡、何首乌等；引种国外药用植物有：古柯、安息香、丁香、大风子等。为了搞清这些植物的资源，就必须首先认识它们，并进行资源调查，弄清它们及其近缘种类的分布、生态环境、资源的蕴藏量、濒危程度、利用现状等，以便更好地保护野生药用植物资源赖以生存的环境或创造适宜条件引种栽培，确保药用植物资源的可持续利用。

（三）利用学科规律寻找及开发新的药物资源

近年来，"人类保健需要传统医药"这一观点已普遍为国内外民众所接受，利用野生动、植物资源，开发研制的新药和保健药品、食品等备受青睐。因此，从传统的珍贵医药遗产中及民间长期使用的草药中开发高效、低毒性的新药是寻找和开发新药源的重要途径。如对多品种来源的中药贝母、细辛、黄芩、淫羊藿、乌头等已发掘出同属多种具有相同疗效的药用植物；根据《本草纲目》关于青蒿（黄花蒿 *Artemisia annua* L.）治疟的记载，从该植物中分离得到高效抗疟成分青蒿素（arteannuin）。

系统进化关系和植物化学分类学揭示的亲缘关系越亲近的物种，其所含的化学成分越近似，野生植物中亲缘关系相近的种不仅形态结构相似，新陈代谢类型和生理生化特征亦相近。因此，利用这一规律去寻找新的药物资源，成功的实例很多。如最初从虎耳草科植物岩白菜 *Bergenia purpurascens*（Hook．f．et Thoms）Engl．中提取到岩白菜素，后发现在同科的落新妇属（*Astilbe*）多种植物中亦能提取到含量较高的岩白菜素，使该属多种植物成为这种成分的理想资源植物。我国不仅先后发掘出降压药的资源植物倒披针形叶萝芙木 *Rauwolfia verticillata*（Lour．）Bail．var．*oblanceolata* Tsiang、云南萝芙木 *R．yunnanensis* Tsiang；治疗脑血管意外瘫痪的资源植物短葶飞蓬 *Erigerum breviscens*（Vant．）Hand．-Mazz．。还发掘出一批进口药物的代用品，如剑叶龙血树 *Dracaena cochinchinensis*（Lour．）S．C．Chen 及海南龙血树 *Draceaena hainanensis* Pierre ex Gagnep、新疆阿魏 *Ferula sinkinangensis* K．M．Shan、粉背安息香 *Styrax hypoglaucus* Perk．、青山安息香 *Styrax macrothyrus* Perk、白叶安息香 *Styrax subniveus* Merr．et Chun 等。

因此，药用植物学对于准确鉴别药用植物种类，保证临床用药安全、有效，指导中药材生产、收购以及保护和寻找新的药物资源等方面都具有重要意义。

二、药用植物学发展简史和发展趋势

我国药用植物学的发展有着悠久的历史，早在 3000 年前的《诗经》和《尔雅》中就分别记载了 200 种和 300 种植物，其中 1/3 左右为药用植物。

本草书籍是我国历代记载药物知识的著作。我国历代本草有 400 多部，是中医药宝库中的灿烂明珠。中药包括了植物药、动物药和矿物药，所以药用植物学的发展是与本草的发展分不开的。《神农本草经》是我国现存的第一部记载药物的专著，也是我国本草的启蒙者，收载药物 365 种，其中植物药 237 种。南北朝·梁代由陶弘景以《神农本草经》为基础，补入《名医别录》，编著《本草经集注》，收载药物 730 种。唐代（659 年）由苏敬等 23 人编著的《新修本草》（又称《唐本草》）载药 844 种，新增药物 114 种，其中不少是外来药用植物，如郁金、诃子、胡椒等，至今仍为常用中药。该书是以政府名义组织编著和颁布的，被认为是我国第一部国家药典。宋代（1082 年）由唐慎微编著的《经史证类备急本草》（简称《证类本草》）收载药物 1746 种，为我国现存最早的一部完整本草。明代的药圣李时珍经 30 多年的努力，于 1578 年完成了《本草纲目》的编纂，全书共 52 卷，200 余万字，载药 1892 种，其中包括藻、菌、地衣、苔藓、蕨类和种子植物共 1100 余种。《本草纲目》是一部集我国历代药学之大成而精深的本草学专著，它对植物分类贡献巨大，尤其是分类方法的先进性、对植物描述的科学性、植物名称的正确性以及李时珍的科学工作方法、实践性等方面。清代（1765 年）赵学敏编著的《本草纲目拾遗》，共收载药物 921 种，是《本草纲目》的补充和续编。清代（1848 年）吴其濬编写的《植物名实图考》及《植物名实图考长编》，共记载植物 2252 种，是一部论述植物的专著。该书内容丰富、记述确实、插图精美，成为研究和鉴定药用植物的重要文献。

新中国成立后，党和政府十分重视继承和发展祖国医药遗产，十分重视中医药及天然药物的研究和人才的培养，在各地陆续成立了许多中医药大学、中药学院、中药及药用植物研究机构，培养了大批药用植物的研究人才，开展了中药原植物与中药鉴定的研究工作。近50 年来，药用植物与中药工作者共同为中药及天然药物的基础研究，作出了重要的贡献。先后编写出版了《中国药用植物志》（1955 ~ 1965 年）共 9 册，收载药用植物 450 种并附插图；《中药志》（1959 ~ 1961 年）收载药物 500 余种，1982 ~ 1994 年修订版 6 册（第六册为动物药），收载植物药（包括孢子、挥发油和加工品等）637 种，包括药用植物 2100 余种；《全国中草药汇编》上、下册，收载植物药 2074 种；《中药大辞典》上、下册（1977 年修订版（2004 年）），收载植物药 4773 种；《新华本草纲要》《中国中药资源志要》《中华本草》《中国植物志》《原色中国本草图鉴》《中华人民共和国药典》（1953、1963、1977、1985、1990、1995、2000、2005 年版）等举世瞩目的重要专著。此外，还出版了不少地方性中药志、药用植物志、植物志、民族药志以及资源学专著等。有影响的教科书分别有由孙雄才（1962年）、丁景和（1971 ~ 1985 年）、谢成科（1986 年）、杨春澍（1997 年）、姚振生（2003 年）等教授主编的《药用植物学》，均为全国高等医药院校使用教材。以上这些专著和教材都是我国中药和药用植物研究成果的结晶。此外还创建了大量刊登药用植物和中药研究论文的期刊，如《中国中药杂志》《中药材》《中草药》等。至今，我国每年刊登大量的药用植物、中药和天然药物研究论文，其数量已可称为世界之最。科学技术的不断发展，各门学科之间相互渗透，是现代科学发展特点之一。药用植物学与其他学科如医学、药学、化学、数学、物理等学科密切联系并相互渗透，又分化出中药鉴定学、中药化学、药用植物栽培学、植物化学分类学、中药资源学、超微结构分类学、数量分类学、植物分子系统学以及分子生药学等学科，给药用植物学增加了新的内容，不仅在学科上，而且在与医药实际结合方面都促进了药用植物学的发展。

三、药用植物学和相关学科的关系

药用植物学是中药学和药学及有关学科的专业基础课。由于药用植物是中药的主体，中药的种类来源和品质是决定中药质量的重要指标之一。因此，凡涉及中药植物种类来源及品质的学科都与药用植物学有关，其中关系最为密切的学科有：

中药鉴定学：中药鉴定学是鉴定和研究中药的种类真伪和中药质量优劣，寻找和扩大新药源的应用学科。一般从 4 个方面对药材进行鉴定，即原植物鉴定、性状鉴定、显微鉴定和理化鉴定。从内容来看，前三项鉴定必须具有植物形态、分类和植物解剖学等方面的基础理论知识和技能。因此药用植物是学习中药鉴定学的一门重要的专业基础课。

中药化学：是研究中药所含化学成分的提取、分离和结构测定的学科。药用植物之所以具有防病治病、强身健体等功能，就是因为其体内含有能防病治病的有效的化学成分。中药品种复杂，植物种类不同其所含化学成分常不一样，同一种类在不同生境下，其所含化学成分亦常有差异。因而准确鉴定作为中药化学研究主要对象的药用植物种类及其生境差异就显得尤为重要。另外，植物的化学成分与植物的亲缘关系之间有着一定的联系，亲缘关系相近的种类往往含有相同的化学成分。如治疗菌痢的小檗碱（黄连素），除黄连、黄柏之外，还普遍存在于小檗科的小檗属（*Berberis*）、十大功劳属（*Mahonia*）等属。根据这一规律，有助于寻找新的药物资源。因此，药用植物学和中药化学的结合具有很大的理论和实践意义。

中药学：是研究中药的基本理论和各种中药的来源、采制、性味、功效、配伍及应用方法的学科。由于中药种类复杂，同名异物、同物异名和多来源种类比较普遍，因此正确鉴定中药种类是确保临床用药安全、有效的重要前提，所以中药学十分需要药用植物学的知识和技能。反之，利用好中药学的知识能更好地挖掘利用药用植物资源。

中药资源学：是研究中药品种的分类、分布、生态、蕴藏量、质量以及合理开发利用与保护的一门综合性学科。用科学的方法摸清现有中药资源的种类、分布和蕴藏量，在此基础上进行合理开发、利用，扩大中药材使用范围，保证永续采收和计划供应，同时对中药材中的濒危种进行保护和引种驯化与发展。使中药资源得到永续利用，在这个过程中药用植物学的知识是不可缺少的，丰富的药用植物知识和扎实的技能是合理利用中药资源的可靠保证。药用植物学的学习将为学习中药资源学奠定坚实的基础。

此外，与药用植物栽培学、生药学和天然药物化学也有较密切的联系。

四、学习药用植物学的方法

药用植物学是一门实践性很强的学科，因此学习时必须密切联系实际，多到大自然观察各种植物。植物随处可见，这给我们观察、比较创造了极好条件。同时需用理论指导实践，通过细致观察，增强对药用植物的形态结构和生活习性的全面认识，然后再结合理论知识，加深理解。药用植物学的专业术语比较多，正确理解和熟练地运用这些专业术语，便能正确掌握药用植物的特征，切勿死记硬背。学习过程要抓住重点、难点，进而带动一般，如科的特征，就要以科的主要特征，通过代表植物来掌握它。

系统比较、纵横联系是学习药用植物学行之有效的方法，"有比较才有鉴别"，对相似植物、植物类群、药用部位、显微结构，既要比较其相同点，也要比较其不同点。还要把植物的外部形态和内部构造、生态环境、特征性化学成分等纵向联系起来学习，同时还要注意某些内容的横向联系，如叶序、花的构造、果实类型等。经过从各种不同角度的联系和比较，就能理解深刻，才能记得牢。

最后，综合运用所学的知识，联系实际，培养训练解决实际问题的能力，即正确鉴别药用植物种类、中药品种的真伪及质量的优劣，为学好有关专业课和今后工作奠定坚实的基础。

五、药用植物学研究的展望

（一）中药品种研究

我国历史悠久，幅员辽阔，地形复杂，气候多样，蕴育着极为丰富的中药资源。中药品种的数目随着时代的推进不断地增加，由《神农本草经》的365味增至目前《中华本草》的8980味。中药品种的繁多为防治疾病提供了选择药物和新地取材的物质基础，同时也是寻找和研究新药的源泉。但由于各地区用药习惯不同，药名称谓有异，同名异物、同物异名的现象越来越多，导致了中药品种的混乱，给生产、临床和确保品种的正确性带来新的问题。另外，中药经过几千年的演变，每味中药从来源、产地、生态环境、采集加工等各方面都会发生或多或少的变化，有的中药品种甚至不同时代、不同地区使用的是不同来源的植物。澄清中药品种的历史演变，辨别不同地区、不同产地中药品种的同名异物、同物异名，就要依靠扎实的药用植物学基础，包括药用植物形态解剖学及分类学的知识，结合其他学科的知识和技术。通过对古今中药品种进行系统整理和研究，使人们系统、正确地认识每一味中药，确保中药的质量和用药安全有效。

（二）生物技术在药用植物学中的应用

生物技术是最有生命力的高新技术之一，生物技术和经典药用植物研究相结合的研究内容已经逐步成为药用植物研究的热点。例如生物技术在药用植物分类鉴定中的应用；在药用植物优良品种培育和改良中的应用；在药用植物种质资源评价中的应用；在道地药材研究中的应用等。生物技术和经典药用植物研究结合将会大大促进药用植物学的发展，扩展药用植物学的内涵。本节试图通过有限的篇幅，介绍生物技术和经典药用植物相结合的研究，为同学们了解药用植物研究前沿开启一扇窗户，为今后从事药用植物科研奠定基础。

1. 生物技术在药用植物分类鉴定中的应用

药用植物分类研究的重点是研究重要药用植物类群的范畴、归属以及药用植物的鉴定方法等。经典的植物分类、鉴定方法主要利用形态特征，但是由于形态特征受环境的影响，产生一些分类争议；有的实验材料缺少花，使利用形态特征进行药用植物鉴定也存在困难，而生物技术在这方面大有用武之地。例如，紫花前胡应归属于当归属还是前胡属，经典分类的研究结论存在争议，而 ITS 序列研究结果为紫花前胡属于当归属提供了佐证；DNA 多态性对药用植物鉴定也具有重要作用，比如已经发表的各种药用植物的 matK 序列、ITS 序列、rbcL 序列、5S 基因间隔区、18S 基因序列等理论上均可用于这些物种的鉴定；随着 PCR 技术和测序技术成本不断降低，生物技术在药用植物分类和鉴定中的应用将会越来越普遍。

2. 生物技术在药用植物种质资源研究中的应用

广义的种质资源指所有药用植物物种的总和；狭义的种质资源特指可以用于育种的材料，生物技术在种质资源研究中具有重要作用。

（1）利用生物技术从野生种群中筛选优良种质资源

由于基因突变等原因，在野生种群中存在丰富的变异，而这些变异往往是重要的种质资源，但是这些变异也可能是环境作用的结果，因此，研究这些变异是否由基因多态性导致，对确定这些材料是否可作为育种材料具有重要意义。DNA 分子标记技术可用于种质资源的选择，例如，在中药材规范化栽培（GAP）研究中，首先要将不同产地的种群同地种植，研究其各种性状的变异，为优良品种选育奠定基础，但是研究有些性状（如活性成分含量、花色、果实）所需时间较长，而且研究如此多的实验材料耗费的财力、人力较多，因此利用DNA 分子标记技术对材料进行预选，既可减少实验人员的观察、测量、记录的工作量，又可减少财力、人力的浪费。

(2) 生物技术在种质资源创新研究中的应用

种质资源创新指利用生物技术方法构建自然界不存在的种植资源，种质资源创新方法包括单倍体育种、多倍体育种、分子标记辅助育种、分子育种等。

单倍体育种是通过单倍体形成纯系的育种方法，由于单倍体经人工加倍后形成的二倍体是纯合体，自交后代不发生性状分离，因此利用单倍体作育种材料可缩短育种年限，而且可以通过将不同优良性状的种质资源培育成单倍体，然后进行杂交，将优良性状融于一体，进行药用植物种质创新研究。目前培育单倍体的主要方法是利用花药离体培养形成单倍体。

多倍体育种是通过染色体组倍数性的变化，使植物产生较大的遗传变异，培育新品种的育种方法；多倍体可以利用人工诱变或自然选择等方法得到；除此之外，还可以利用组织培养技术诱导多倍体。染色体技术是进行该项研究的重要工具。

在发现和目标性状紧密联系的 DNA 分子标记的基础上，利用该 DNA 分子标记对目标性状进行间接选择，这种技术称为 DNA 分子标记辅助育种技术。利用 DNA 分子标记辅助育种技术可以实现对目标性状的早期稳定、准确选择。该技术可以提高育种效率，在农作物等领域已经开展了深入研究，但在药用植物领域，尤其和活性成分紧密相连的 DNA 分子标记技术正处于探索阶段。

利用基因工程技术，将决定一个性状的基因导入某种药用植物，使该药用植物表现该性状，这种方法称为基因工程育种，又称分子育种，随着植物细胞和原生质体培养技术和转基因技术的迅速发展，植物基因工程技术体系逐步完善，分子育种已经成为植物育种的有效手段，展现了广阔的前景。药用植物分子育种重点应是活性成分生物合成酶的基因转移，目前研究较多的是利用发根农杆菌和根癌农杆菌诱导药用植物形成毛状根和冠瘿瘤，进而再培育成植株，这种植株不仅形态发生了变化，而且活性成分的含量也明显提高。

3．生物技术在药用植物种苗及活性成分生产中的应用

随着药用植物研究的不断深入，对药用植物的利用从植物器官层次逐渐深入到活性成分的利用，以生产活性成分为主要目的的细胞工程也成为药用植物的一个重要研究领域。例如，人参、红豆杉、紫草、长春花等细胞培养已经获得成功，接近工业化生产规模；另一方面，药用植物快速繁殖技术因其后代的遗传性状比较一致，能保持优良品种的性状，可获得大量统一规格、高质量的种苗，可用于药用野生植物栽培、育种、良种繁育等领域。

另外，随着栽培药用植物的种类不断增加，栽培中药材代替野生中药材的趋势势不可挡，但是栽培中药材中活性成分较低成为制约药用植物栽培的瓶颈，研究药用植物活性成分在生物体内的合成途径，找出限速步骤，再利用基因工程技术克隆优质种源的关键步骤催化酶的基因，然后高效表达该基因，使有效成分含量增加，还可利用生物技术终止一些代谢途径，去除或减少有毒成分或不必需成分，提高中药材质量。

4．生物技术在中药材道地性机制研究中的应用

中药材有特定的分布区，不同产地的同一药材质量差异明显，这种现象称为中药材的道地性，道地药材由于长期适应特定的自然地理环境，在长期的变异和分化过程中形成了具有遗传稳定性的生态型或变异宗，而这种遗传特性的差异在植物形态、组织构造等特征上的差别往往不明显，而利用 DNA 分子标记技术能在分子水平揭示道地药材的本质。

5．生物技术在濒危药用植物机制研究中的应用

珍惜濒危药用植物的保护措施主要有原地保护、迁地保护和离体保护等，其中鉴定药用植物种质资源、研究濒危机制、确定迁地保护取样策略是关键问题，DNA 分子标记技术在这些问题研究中具有很大优势。例如，毛茛科乌头属植物 *Aconitum noveboracense* 由于分布范围狭窄，被列入美国濒危植物，但其分类地位一直存在争议，利用分子标记技术对它和它的近缘广布种 *A．columbianum* 进行分析，发现二者为同一物种，这个结果为是否对 *Aconitum noveboracense* 进行保护提供了依据。如果对某一拟保护物种的遗传多样性一无所知，就必须保护尽量多的种群，而 DNA 分子标记技术可以提供遗传多样性信息，确定核心样本区域，进而确定重点保护地点和范围。

综上所述，生物技术已经成为药用植物研究的热点，虽然大多数研究尚处于起步阶段，但其影响正在不断扩大，所显示出的潜在社会价值和经济效益也日益得到重视，必将成为药用植物研究一个新的热点。

上篇　植物器官形态和显微结构

第一章
植 物 的 细 胞

植物细胞（cell）是构成植物体的形态结构和生命活动的基本单位。单细胞植物是由一个细胞构成的个体，一切生命活动都由这个细胞来完成；多细胞植物是由许多形态和功能不同的细胞组成，细胞间相互依存，彼此协作，共同完成复杂的生命活动。

植物细胞的形状多种多样，并随植物种类以及存在部位和机能不同而异，有类圆形、球形、椭圆形、多面体形、纺锤形、圆柱形等其他形状。分离的单个细胞或单细胞植物体处于游离状态，常呈类圆形、椭圆形和球形；排列紧密的细胞呈多面体形或其他形状；执行支持作用的细胞细胞壁常增厚，呈纺锤形、圆柱形等；执行输导作用的细胞则多呈长管状。

植物细胞的大小差异很大，一般细胞直径为 $10 \sim 100 \mu m$ 之间（$1mm = 1000 \mu m$）。最原始的细菌、能独立生活的支原体（mycoplasma）细胞直径只有 $0.1 \mu m$。少数植物的细胞较大，贮藏组织细胞直径可达 $1mm$。

苎麻纤维一般长达到 $200mm$，有的甚至可达 $550mm$。最长的细胞是无节乳汁管，长达数米至数十米不等。

植物细胞的体积如此之小，肉眼一般不能直接观察出来，必须借助显微镜。用显微镜观察到的细胞构造称为显微结构（microscopic structure）。光学显微镜的分辨极限不小于 $0.2 \mu m$，有效放大倍数一般不超过 1200 倍。要观察更细微的结构，必须应用电子显微镜，其有效放大倍数已超过 100 万倍。在电子显微镜下观察到的结构称为超微结构（ultramicroscopic structure）或称为亚显微结构（submicroscopic structure）。

第一节　植物细胞的基本结构

各种植物细胞的形状和构造是不相同的，就是同一个细胞在不同的发育阶段，其构造也不一样，所以不可能在一个细胞里同时看到细胞的全部构造。为了便于学习和掌握细胞的构造，现将各种细胞的主要构造集中在一个细胞里加以说明，这个细胞称为典型的植物细胞或模式植物细胞。

一个典型的植物细胞的基本结构外面包围着一层比较坚韧的细胞壁，壁内的有生命的物质总称为原生质体，主要包括细胞质、细胞核、质体、线粒体等；其中含有多种非生命的物质，它们是原生质体的代谢产物，称为后含物。另外，还存在一些生理活性物质（图1 – 1）。

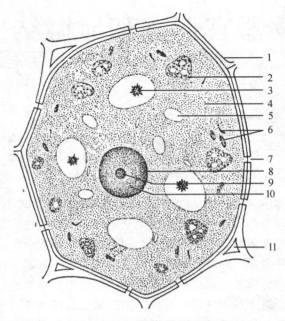

图 1-1 典型的植物细胞构造

1. 细胞壁 2. 具同化淀粉的叶绿体 3. 晶体 4. 细胞质 5. 液泡
6. 线粒体 7. 纹孔 8. 细胞核 9. 核仁 10. 核质 11. 细胞间隙

一、原生质体

原生质体（protoplast）是细胞内有生命的物质的总称，包括细胞质、细胞核、质体、线粒体、高尔基体、核糖体、溶酶体等，它是细胞的主要部分，细胞的一切代谢活动都在这里进行。构成原生质体的物质基础是原生质（protoplasm），原生质是细胞结构和生命物质的基础，化学成分十分复杂，随着不断的新陈代谢活动，组成成分也在不断变化，它最主要的成分是以蛋白质与核酸（nucleic acid）为主的复合物，还有水、类脂、糖等。核酸有两类，一类是脱氧核糖核酸（deoxyribonucleic acid），简称 DNA，另一类是核糖核酸（ribonucleic acid），简称 RNA。DNA 和 RNA 在化学结构上区别有以下三点：一是 DNA 所含的是 D-去氧核糖，而 RNA 所含的是 D-核糖；二是 DNA 所含的 4 种碱基是 AGCT（腺嘌呤、鸟嘌呤、胞嘧啶、胸腺嘧啶），而 RNA 所含的 4 种碱基是 AGCU（AGC 与 DNA 一样，只是 U 尿嘧啶代替了胸腺嘧啶）；三是 DNA 分子是含有两条多核苷酸长链沿着一共同轴旋绕成螺旋梯级状的构型，而 RNA 分子则是一条单链。DNA 是遗传物质，决定生物的遗传和变异；RNA 则是把遗传信息传送到细胞质中去的中间体，在细胞质中它直接影响蛋白质的产生。

原生质的物理特性表现在它是一种无色半透明、具有弹性、略比水重（相对密度为 1.025～1.055）、有折光性的半流动亲水胶体（hydrophilic colloid）。原生质的化学成分在新陈代谢中不断地变化，其相对成分为：水 85%～90%，蛋白质 7%～10%，脂类物质 1%～2%，其他有机物 1%～1.5%，无机物 1%～1.5%。在干物质中，蛋白质是最主要的成分。

（一）细胞质

细胞质（cytoplasm）为半透明、半流动、无固定结构的基质，位于细胞壁与细胞核之间，是原生质体的基本组成部分。在细胞质中还分散着细胞器如细胞核、质体、线粒体和后含物等。在年幼的植物细胞里，细胞质充满整个细胞，随着细胞的生长发育和长大成熟，液泡逐渐形成和扩大，将细胞质挤到细胞的周围，紧贴着细胞壁。细胞质与细胞壁相接触的膜称为细胞质膜或质膜，与液泡相接触的膜称为液泡膜，它们控制细胞内外水分和物质的交换。在质膜与液泡之间的部分又称为中质（基质、胞基质），细胞核、质体、线粒体、内质网、高尔基体等细胞器分布在其中。

细胞质有自主流动的能力，这是一种生命现象。在光学显微镜下可以观察到叶绿体的运动，这就是细胞质在流动的结果。在实验中，常用紫露草（*Tradescantia virginica* L.）在显微镜下观察花丝上的毛，或观察轮藻和黑藻叶中的细胞，都可以看到细胞内细胞质流动的情况。细胞质的流动很容易受环境的影响，如温度、光线和化学物质等都可以影响细胞质的运动；邻近细胞受损伤时也容易刺激细胞质运动。细胞质的运动能促进细胞内营养物质的流动，有利于新陈代谢的进行，对于细胞的生长发育、通气和创伤的恢复都有一定的促进作用。在电子显微镜下可观察到细胞质的一些细微和复杂的构造，如质膜、内质网等。

1．质膜（细胞质膜，plasmic membrane）

质膜是指细胞质与细胞壁相接触的一层薄膜，在光学显微镜下不易直接识别，须采用高渗溶液处理，使原生质体失水而收缩，与细胞壁发生分离称质壁分离时，就能看到质膜是原生质体表面一层光滑的薄膜。

在电子显微镜下，质膜具有明显的三层结构，两侧呈两个暗带，中间夹有一个明带。三层的总厚度约为 7.5nm，其中两侧暗带各为 2nm，中间的明带为 3.5nm。明带的主要成分为脂类，暗带的主要成分为蛋白质。蛋白质分子可深入到类脂分子之间，使类脂呈断层排列，也可与类脂结合成脂蛋白。蛋白质与糖分子结合成糖蛋白时，常位于质膜表面。这种在电子显微镜下显示出具有三层结构成为一个单位的膜，称为单位膜（unit membrane）。质膜是一层单位膜。细胞核、叶绿体、线粒体等细胞器表面的包被膜一般也都是单位膜，其层数、厚度、结构和性质都存在差异。

2．质膜的功能

（1）选择透性：质膜对不同物质的通过具有选择性，它能阻止糖和可溶性蛋白质等许多有机物从细胞内渗出，同时又能使水、盐类和其他必需的营养物质从细胞外进入，从而使得细胞具有一个合适而稳定的内环境。其选择性是与质膜的分子结构密切相关的，也因不同的细胞，或同一个细胞的不同部位，或膜构造的不同而有差异，往往随植物的生长发育状况、环境条件和病虫害等的影响而发生变化。

（2）渗透现象：质膜的透性还表现出一种半渗透现象，由于渗透的动能，所有分子不断运动，并从高浓度区向低浓度区扩散，如质壁分离现象。一些盐类进入细胞的运动是一种物理现象，但某些海藻可以保持体内碘的浓度比周围海水中碘的浓度高许多倍，可见物质进出细胞的机制不是单纯的物理作用而是相当复杂的生理作用。

（3）调节代谢的作用：质膜通过多种途径调节细胞代谢。细胞对多种激素、药物有高度选择性。一般认为，它们是通过与细胞膜上的特异受体结合而起作用。这种受体主要是蛋白质。蛋白质与激素、药物等结合后发生变构现象，改变了细胞膜的通透性，进而调节细胞内各种代谢活动。

（4）对细胞识别的作用：生物细胞对同种和异种细胞的认识、对自己和异己物质的识别的过程为细胞识别。单细胞植物及高等植物的许多重要生命活动都与细胞的识别能力有关，如单细胞有性生殖过程中的细胞接合，有花植物的雌蕊能否接受花粉进行受精，都要靠细胞的识别能力。因此，细胞识别的功能是和细胞质膜分不开的，对外界因素的识别过程要靠细胞质膜。

（二）细胞器

细胞器（organelle）是细胞质内具有一定形态结构、成分和特定功能的微小器官，也称拟器官。目前认为，细胞器包括细胞核、质体、线粒体、液泡系、内质网、高尔基体、核糖核蛋白体和溶酶体等（图1-2）。前四者可以在显微镜下观察到，其他则只能在电子显微镜下看到。

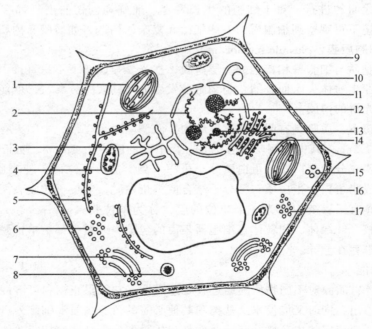

图1-2　电子显微镜下植物细胞内主要成分图解

1. 叶绿体　2. 染色体　3. 内质网（光滑的）　4. 线粒体　5. 核糖体　6. 游离核糖体
7. 高尔基体　8. 微粒体　9. 细胞壁　10. 细胞膜　11. 核孔　12. 核仁　13. 着丝点
14. 内质网（粗糙的）　15. 油滴　16. 液泡　17. 糖元微粒

1. 细胞核（nucleus）

除细菌和蓝藻外，所有的植物细胞都含有细胞核。高等植物的细胞中，通常一个细胞只具有一个细胞核，但一些低等植物如藻类、菌类和被子植物的乳汁管细胞以及花粉囊绒毡层在成熟期具有双核或多核；维管植物的成熟筛管细胞在早期发育过程中是有细胞核，以后细胞核消失了。细胞核一般呈圆球形、椭圆形、卵圆形，或稍伸长，但有些植物的细胞核呈其他形状，如某些植物花粉的营养核形成不规则的裂瓣；禾本科植物气孔的保卫细胞呈哑铃形等。细胞核的大小相差很大，其直径一般在 10～20μm 之间，如苏铁受精卵的细胞核直径可达 1mm，一些真菌的细胞核直径只有 1μm。在幼小的细胞中，细胞核位于细胞中央，随着细胞的长大和中央液泡的形成，细胞核也随之被挤压到细胞的一侧，或被线状的细胞质悬挂在细胞的中央，形状也常呈扁球形。

在光学显微镜下观察活细胞，因细胞核具有较高的折光率而易看到，其内部似呈无色透明、均匀状态，比较黏滞，但经过固定和染色后可以看到其复杂的内部构造。细胞核包括核膜、核仁、核液和染色质等四部分。

（1）核膜（nuclear envelope）：细胞核外有一层界膜，与细胞质分开（具有明显核膜的生物称为真核生物；无明显核膜的生物称为原核生物，如细菌和蓝藻等）。在光学显微镜下观察，核膜只是一层薄膜；在电子显微镜下观察，它是双层结构的膜，这两层膜都是由蛋白质和磷脂的双分子层构成，厚 4～6nm，内外两层膜之间有一间隙，宽约 200Å，核膜的外膜较厚，可向外延伸到细胞质中与内质网相连，内膜与染色质紧密接触。核膜上有均匀或不均匀分布的许多小孔，称为核孔（nuclear pore），其直径约为 50nm，它是细胞核与细胞质进行物质交换的通道。例如，核内的 RNA 可能通过核孔进到细胞质中，而糖类、盐类和蛋白质（组蛋白、精蛋白、核糖核酸酶等）能透过核膜进入核内。

核孔的开启或关闭与植物的生理状态有着密切的关系。实验证明，小麦在活跃的分蘖盛期，核膜上呈现相当大的孔，当进入寒冬季节时，抗寒的冬性品种的核孔随着温度降低而逐渐关闭，而不抗寒的春性品种的核孔却仍然张开着。因此，可以认为核孔的这种动态对小麦在低温下停止细胞分裂和生长活动，进而增进抗寒能力起着控制的作用。

（2）核仁（nucleolus）：是细胞核中折光率更强的小球状体，通常有一个或几个。在电子显微镜下，核仁还呈现出颗粒区、纤维区以及无定形的基质等部分。核仁主要是由蛋白质、RNA 所组成，还可能有少量的类脂和 DNA。核仁在细胞分裂前期开始变形，颗粒和纤丝渐渐消失于周围的核质中，当核膜破裂进入中期，核仁也就消失，末期重新开始形成。核仁是核内 RNA 和蛋白质合成的主要场所。

（3）核液（nuclear sap）：是充满在核膜内的透明而黏滞性较大的液胶体，其中分散着核仁和染色质。核液的主要成分是蛋白质、RNA 和多种酶，这些物质保证了 DNA 的复制和 RNA 的转录。

（4）染色质（chromatin）：是分散在细胞核液中易被碱性染料（如藏花红、甲基绿）着色的物质。在细胞分裂间期的核中，染色质是不明显的，或者可以成为染色深的网状物，称为染色质网。当细胞核进行分裂时，染色质成为一些螺旋状扭曲的染色质丝，进而形成棒状的染色体（chromosome）。各种植物的染色体的数目、形状和大小是不相同的，但对于同一物种来说则是相对稳定不变的。染色质主要由 DNA 和蛋白质所组成，还含有 RNA。由于细胞的遗传物质主要集中在细胞核内，所以细胞核的主要功能是控制细胞的遗传和生长发育，也是遗传物质存在和复制的场所，并且决定蛋白质的合成，还控制质体、线粒体中主要酶的形成，从而控制和调节细胞的其他生理活动。细胞失去细胞核，一切生命活动必将停顿下来，导致细胞死亡；同样，细胞核也不能脱离细胞质而孤立存在。

2. 质体（plastid）

质体是植物细胞所特有的细胞器。在细胞中数目不一，其体积比细胞核小，但比线粒体大，由蛋白质、类脂等组成。质体可分为含色素和不含色素两种类型，含色素的质体有叶绿体和有色体两种，不含色素的质体有白色体（图1-3）。

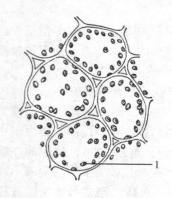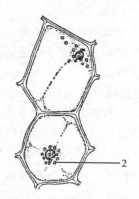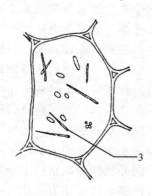

图1-3 质体的种类

1. 叶绿体（天竺葵叶）　　2. 白色体（紫鸭跖草）　　3. 有色体（胡萝卜根）

（1）叶绿体（chloroplast）：高等植物的叶绿体多为球形、卵形或透镜形的绿色颗粒状，厚度为1~3μm，直径4~10μm，在一个细胞可以有十多颗至数十颗不等。有人统计蓖麻的叶肉细胞每平方毫米大约有403000颗叶绿体。低等植物中，叶绿体的形状、数目和大小随不同植物和不同细胞而不同。

在电子显微镜下观察时，叶绿体呈现复杂的超微结构，外面由双层膜包被，其内部是无色的溶胶状蛋白质基质，在基质中分布着许多含有叶绿素的基粒（granum），每个基粒是由许多双层膜片围成的扁平状圆形的类囊体叠成，在基粒之间有基质片层将基粒连接起来。

叶绿体主要由蛋白质、类脂、核糖核酸和色素所组成，此外还含有与光合作用有关的酶和多种维生素等。叶绿体所含的色素有四种，即叶绿素甲（chlorophyll A）、叶绿素乙（chlorophyll B）、胡萝卜素（carotin）和叶黄素（xanthophyll），它们均为脂溶性色素，其中叶绿素是主要的光合色素，它能吸收和利用太阳光能，把从空气中吸收来的二氧化碳和根从土壤中吸收来的水分合成有机物，并将光能转变为化学能贮藏起来，同时放出氧气。胡萝卜素和叶黄素不能直接参与光合作用，只能把吸收的光能传递给叶绿素，起辅助光合作用的功能。所以说叶绿体是进行光合作用和合成同化淀粉的场所。叶绿体中所含的色素以叶绿素为多，遮盖了其他色素，所以呈现绿色。

叶绿体广泛地存在于绿色植物的叶、茎、花萼和果实的绿色部分，根一般不含叶绿体。

（2）有色体（chromoplast）：在细胞中常呈针形、圆形、杆形、多角形或不规则形状，其所含色素主要是胡萝卜素和叶黄素等，使植物呈现黄色、橙红色或橙色。有色体主要存在于花、果实和根中，在蒲公英、唐菖蒲和金莲花的花瓣中以及在红辣椒、番茄的果实或胡萝卜的根里都可以看到有色体。

植物所呈现的颜色不完全都是有色体的缘故，其中有许多颜色与细胞液中含有多种水溶性色素有关。应该注意有色体和色素的区别：有色体是质体，是一种细胞器，具有一定的形状和结构，存在于细胞质中，主要是黄色、橙红色或橙色；而色素通常是溶解在细胞液中，呈均匀状态，主要是红色、蓝色或紫色，如花青素。

有色体对植物的生理作用还不十分清楚，它所含的胡萝卜素在光合作用中是一种催化剂；有色体存在于花部，使花呈现鲜艳色彩，有利于昆虫传粉。

（3）白色体（leucoplast）：是一类最小的质体，通常呈圆形、椭圆形、纺锤形或其他形状的无色小颗粒。多见于不曝光的器官如块根或块茎等细胞中，也存在于曝光的器官，如鸭跖草属植物叶表皮细胞中有白色体，多数围绕细胞核而存在。白色体与积累贮藏物质有关，它包括合成淀粉的造粉体、合成蛋白质的蛋白质体和合成脂肪和脂肪油的造油体。

在电子显微镜下可观察到有色体和白色体都由双层膜包被，但内部没有发达的膜结构，不形成基粒和片层。

叶绿体、有色体和白色体都是由前质体发育分化而来的，在一定的条件下，一种质体可以转化成另一种质体。如番茄的子房是白色的，说明子房壁细胞内的质体是白色体，白色体内含有原叶绿素，当受精后的子房发育成幼果，暴露于光线中时，原叶绿素形成叶绿素，白色体转化成叶绿体，这时幼果是绿色的，果实成熟过程中又由绿变红，是因为叶绿体转化成有色体的结果。胡萝卜的根露在地面经日光照射会变成绿色，这是有色体转化为叶绿体的缘故。

3. 线粒体（mitochondria）

线粒体是细胞质内呈颗粒状、棒状、丝状或分枝状的细胞器，比质体小，一般直径为 $0.5 \sim 1.0 \mu m$，长约 $1 \sim 2 \mu m$。在光学显微镜下，需要特殊的染色才能加以观察。在电子显微镜下可见线粒体由内、外两层膜组成（图 1-4），内层膜延伸到线粒体内部折叠形成管状或隔板状突起，这种突起称嵴（cristae），嵴上附着许多酶，在两层膜之间及中心的腔内是以可溶性蛋白为主的基质。线粒体的化学成分主要是蛋白质和拟脂。现经研究发现，线粒体的超微结构还会随着不同生理状态而有所变化。例如冬小麦经过秋末低温度锻炼进入初冬时，其生长锥和幼叶细胞中的线粒体数目便有所增加，体形变大，嵴的数量也增加；但是，在不耐寒的春小麦细胞中的线粒体则不发生这些变化。又如薯类、果品等在贮藏过程中遇到冻害时，线粒体会发生很大变化。有学者认为嵴的数量变化常常是发生呼吸作用强弱的标志，有大量的嵴就会摄取大量的氧气。

线粒体是细胞中碳水化合物、脂肪和蛋白质等物质进行氧化（呼吸作用）的场所，在氧化过程中释放出细胞生命活动所需的能量，因此线粒体被称为细胞的"动力工厂"；此外，线粒体对物质合成、盐类的积累等起着很大的作用。

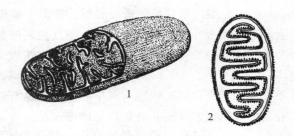

图 1-4 典型的线粒体

1. 典型的线粒体（立体图）切去一部分，显示两个膜层 2. 线粒体结构的平面图

4. 液泡（vacuole）

液泡是植物细胞所特有的结构，也是植物细胞和动物细胞在结构上的明显区别之一，在幼小的细胞中，液泡是不明显的，体积小，数量多。随着细胞的成长，许多细小的液泡逐渐变大，最后合并形成几个大型液泡或一个大的中央液泡，它可占据整个细胞体积的90%以上，而细胞质和细胞核被中央液泡推挤贴近细胞壁（图 1-5）。电子显微镜观察的资料表明，在大多数情况下，液泡和内质网紧密结合在一起，形成一连续系统。

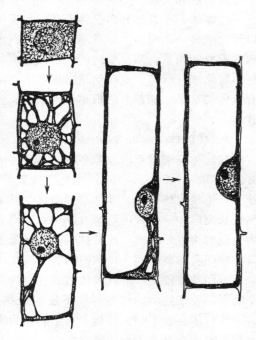

液泡外被一层膜，称为液泡膜（tonoplast），是有生命的，是原生质体的组成部分之一，膜内充满细胞液（cell sap），是细胞新陈代谢过程产生的混合液，它是无生命的非原生质体的组成部分。细胞液的成分非常复杂，不同植物、不同器官、不同组织的细胞成分也各不相同，同时也与发育过程、环境条件等因素有关。各种细胞的细胞液可能包含的主要成分除水外，还有各种代谢物如糖类（saccharides）、盐类（salts）、生物碱（alka-loids）、苷类（glucosides）、单宁（tannin）、有机酸（organic acids）、挥发油（volatile oil）、色素（pigments）、树脂（resin）、草酸钙结晶等，其中不少化学成分具有强烈生理活性，是植物药的有效成分。

液泡膜具有特殊的选择透性。液泡的主要功能是积极参与细胞内的分解活动、调节细胞的渗透压、参与细胞内物质的积累与移动，在维持细胞质内环境的稳定上起着重要的作用。

图 1-5 洋葱根尖细胞，示液泡形成各阶段

5. 内质网（endoplasmic reticulum）

内质网是分布在细胞质中由双层膜构成的网状管道系统，管道以各种形态延伸或扩展成为管状、泡囊状或片状结构，在电子显微镜下的切片中，内质网看来是两层平行的单位膜

（图 1-6），每层膜厚度约为 50Å，两层膜的间隔有 400～700Å，以及由膜围成的泡、囊或更大的腔，将细胞质隔成许多间隔。电子显微照片上常显示出内质网的一些分支可与细胞核的外膜相连，另一些分支则与质膜相连，形成细胞中的膜系统（menbrane system）。内质网膜也穿过细胞壁连接相邻细胞的膜系统。

内质网可分两种类型：一种是膜的表面附着许多核糖核蛋白体（核糖体）的小颗粒，这种内质网称粗糙内质网，其主要功能是合成输出蛋白质（即分泌蛋白），还能产生构成新膜的脂蛋白和初级溶酶体所含的酸性磷酸酶；另一种是内质网上没有核糖核蛋白质的小颗粒，这种内质网称光滑内质网，主要功能是多样的，如合成、运输类脂和多糖。两种内质网可以互相转化，如形成层细胞在冬季有光滑内质网，而在夏季则有粗糙内质网。但两种内质网也可同时存在于一个细胞内。

细胞中内质网数量的多少与细胞的年龄、生理状态、功能以及所处的部位和外界条件有关。在细胞成长分化过程中，内质网由少增多，同时膜表面的核蛋白体也增多，而在成熟细胞中，往往只有少量的内质网；在代谢活跃的细胞内往往有着更发达的内质网，如分泌细胞和胚乳细胞，而这些细胞对营养供应起着重要作用；当细胞受损伤的时候，内质网会大量增加。

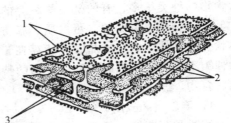

图 1-6　内质网的空间结构简图
1. 核糖核蛋白体　2. 膜　3. 基质

6. 高尔基体（Golgi body）

高尔基体是高尔基于 1898 年首先在动物神经细胞中发现的，几乎所有动物和植物细胞中都普遍存在。高尔基体分布于细胞质中，主要分布在细胞核的周围或上方，是由两层膜所构成的平行排列的扁平囊泡、小泡和大泡（分泌泡）组成。这些结构常常由 2～20 个囊泡堆积在一起，其直径 1～3μm，每个囊泡厚 0.014～0.02μm。大泡（分泌泡）常分布于弓形囊泡的凹面（分泌面），而小泡常存在于弓形囊泡的凸面（未成熟面）。高尔基体的功能是合成和运输多糖，并且能够合成果胶、半纤维素和木质素，参与细胞壁的形成。高尔基体还与溶酶体的形成有关。初级溶酶体的形成过程与分泌颗粒的形成类似，都起自于高尔基体囊泡。此外，高尔基体和细胞的分泌作用也有关系，如松树的树脂道上皮细胞分泌树脂，根冠细胞分泌黏液等。

7. 核糖体（ribosome）

核糖体又称核糖核蛋白体或核蛋白体，每个细胞中核糖体可达数百万个。核糖体是细胞中的超微颗粒，通常呈球形或长圆形，直径为 10～15nm，游离在细胞质中或附着于内质网上。核糖体由 45%～65% 的蛋白质和 35%～55% 的核糖核酸组成，其中核糖核酸含量占细胞中核糖核酸总量的 85%。核糖体是蛋白质合成的场所。

8. 溶酶体（lysosome）

溶酶体分散在细胞质中，是由单层膜构成的小颗粒，数目可多可少，一般直径 0.1～1μm，膜内含有各种能水解不同物质的消化酶，如蛋白酶、核糖核酸酶、磷酸酶、糖苷酶等，当溶酶体膜破裂或损伤时，酶释放出来，同时也被活化。溶酶体的功能主要是分解大分子，起到消化和消除残余物的作用，如植物细胞分化成导管、筛管、纤维细胞的过程中，原生质体解体消失，都要有溶酶体参与，分解相应的部分。此外，溶酶体还有保护作用，溶酶体膜能使溶酶体的内含物与周围细胞质分隔，显然这层界膜能抗御溶酶体的分解作用，并阻止酶进入周围细胞质内，保护细胞免于自身消化。

二、细胞后含物和生理活性物质

细胞中除含有生命的原生质体外，尚有许多非生命的物质，它们都是细胞新陈代谢过程中的产物。一般分为两类：一类是后含物；另一类是生理活性物质。

（一）后含物

后含物（ergastic substance）一般是指细胞原生质体在代谢过程中产生的非生命物质。后含物的种类很多，有的是一些废弃的物质如草酸钙晶体；有的则是一些可能再被利用的贮藏营养物质，以淀粉、蛋白质、脂肪和脂肪油最普遍。它们分布的形式多种多样，有液体状态或晶体状或非结晶固体状存在于液泡或细胞质中。后含物的种类、形态和性质随植物种类不同而异，因此细胞后含物的特征是中药鉴定的依据之一。下面介绍几类主要的细胞后含物。

1. 淀粉（starch）

淀粉是葡萄糖分子聚合而成的长链化合物，以淀粉粒（starch grain）的形式贮藏在植物的根、茎及种子等器官的薄壁细胞细胞质中，如马铃薯、半夏、葛、玉蜀黍、绿豆等。淀粉粒是由造粉体积累贮藏淀粉所形成。积累淀粉时，先从一处开始，形成淀粉粒的核心，称脐点（hilium）；然后环绕着脐点有许多明暗相间的同心轮纹，称层纹（annular striation lamellae），若用乙醇处理，则淀粉脱水，层纹就随之消失。层纹的形成是由于淀粉积累时直链淀粉和支链淀粉相互交替地分层积累的缘故，直链淀粉较支链淀粉对水的亲和力强，两者遇水膨胀性不一样，从而显出了折射率的差异。淀粉粒多呈圆球形、卵圆形或多角形，脐点的形状有点状、线状、裂隙状、分叉状、星状等。脐点有的位于中央，如小麦、蚕豆等，或偏于一端，如马铃薯、藕、甘薯等。层纹的明显程度也因植物种类的不同而异（图1-7）。

淀粉粒在形态上有三种类型：①单粒淀粉（simple starch grain）：只有一个脐点，无数的层纹围绕这个脐点；②复粒淀粉（compound starch grains）：具有2个以上脐点，各脐点分别有各自的层纹围绕；③半复粒淀粉（half compound starch grains）：具有2个以上脐点，各自脐点除有本身的层纹环绕外，外面还有共同的层纹。不同的植物淀粉粒在形态、类型、大小、层纹和脐点等方面各有其特征，因此可以把淀粉粒的形态特征作为鉴定中药材的依据之一。

淀粉不溶于水，在热水中膨胀而糊化。从化学结构来分，直链淀粉遇碘液显蓝色；支链淀粉遇碘液显紫红色。一般植物同时含有两种淀粉，加入碘液显蓝色或紫色。用甘油醋酸试液装片，置偏光显微镜下观察，淀粉粒常显偏光现象，已糊化的淀粉粒无偏光现象。

2. 菊糖（inulin）

菊糖由果糖分子聚合而成，多含在菊科、桔梗科和龙胆科部分植物根的薄壁细胞中，山茱萸果皮中亦有。菊糖能溶于水，不溶于乙醇，因此观察菊糖应将含有菊糖的材料浸入乙醇

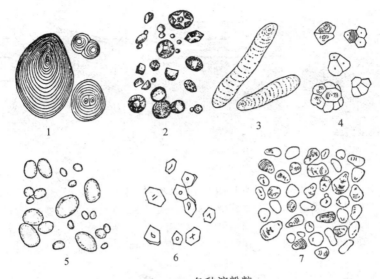

图 1-7　各种淀粉粒

1．马铃薯　2．葛　3．藕　4．半夏　5．蕨　6．玉米　7．平贝母（示脐点）

中，1 周以后做成切片，置显微镜下观察，可在细胞中看见球状、半球状或扇状的菊糖结晶（图 1-8）。菊糖加 10% α- 萘酚的乙醇溶液后再加硫酸显紫红色，并很快溶解。

3．蛋白质（protein）

细胞中贮藏的蛋白质常呈固体状态，生理活性稳定，与原生质体中呈胶体状态的有生命的蛋白质在性质上不同，它是非活性的、无生命的物质。贮藏的蛋白质可以是结晶体的或是无定形的小颗粒，存在于细胞质、液泡、细胞核和质体中。结晶蛋白质因具有晶体和胶体的二重性，因此称拟晶体（crystalloid），与真正的晶体相区别。蛋白质的拟晶体有不同的形状，但常常呈方形，如马铃薯块茎上近外围的薄壁细胞中就有这种方形拟晶体。无定形的蛋白质常被一层膜包裹成圆球状的颗粒，称为糊粉粒（aleurone grain）。有些糊粉粒既包含有定形蛋白质，又包含有拟晶体，成为复杂的形式。

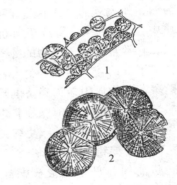

图 1-8　大丽花根内菊糖的球形结晶

1．细胞内的球形结晶　2．单独放大的球形结晶

糊粉粒多分布于植物种子的胚乳或子叶中，有时它们集中分布在某些特殊的细胞层，特称为糊粉层（aleurone layer）。如谷物类种子胚乳最外面的一层或多层细胞，含有大量糊粉粒，即为糊粉层。蓖麻和油桐的胚乳细胞中的糊粉粒除了拟晶体外还含有磷酸盐球形体。糊粉粒和淀粉粒常在同一细胞中互相混杂（图 1-9）。

蛋白质存在的检验：将蛋白质溶液放在试管里，加数滴浓硝酸并微热，可见黄色沉淀析

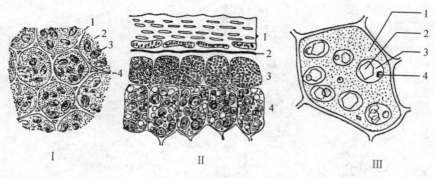

图 1-9　各种糊粉粒

Ⅰ．豌豆的子叶细胞　1．细胞壁　2．糊粉粒　3．淀粉粒　4．细胞间隙
Ⅱ．小麦颖果外部的构造　1．果皮　2．种皮　3．糊粉粒　4．胚乳细胞
Ⅲ．蓖麻的胚乳细胞　1．糊粉粒　2．蛋白质晶体　3．基质　4．球晶体

出，冷却片刻再加过量氨液，沉淀变为橙黄色，即所谓蛋白质黄色反应；蛋白质遇碘试液显棕色或黄棕色；蛋白质加硫酸铜和苛性碱的水溶液则显紫红色；蛋白质溶液加硝酸汞试液显砖红色。

4．脂肪（fat）和脂肪油（fat oil）

它是由脂肪酸和甘油结合而成的脂。在常温下呈固体或半固体的称为脂，如柯柯豆脂；呈液体的称为油，如大豆油、芝麻油、花生油（图 1-10）等。脂肪和脂肪油通常呈小滴状分散在细胞质中，不溶于水，易溶于有机溶剂，比重比较小，折光率强。它常常存在于植物的种子里，有的种子所含脂肪达到种子干重的 45% ~ 60%。

脂肪是贮藏营养物质中最为经济的形式，在氧化时能放出较多的能量。有些树干的薄壁细胞中贮藏的淀粉往往在冬季转化为脂肪，这样便可贮藏更多的能量，而在次年春天再将脂肪转化为淀粉。

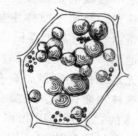

图 1-10　脂肪油（椰子胚乳细胞）

脂肪和脂肪油加苏丹Ⅲ试液显橘红色、红色或紫红色；加紫草试液显紫红色；加四氧化锇显黑色。

5．晶体（crystal）

一般认为晶体是植物细胞生理代谢过程中产生的废物，常见有两种类型：草酸钙结晶和碳酸钙结晶。

（1）草酸钙结晶（calcium oxalate crystal）：是植物体在代谢过程中产生的草酸与钙盐结合而成的晶体。草酸钙结晶的形成可以减少过多的草酸对植物所产生的毒害，被认为具有解毒作用。草酸钙结晶为无色半透明或稍暗灰色，以不同的形状分布于细胞液中，一般一种植物只能见到一种形状，但少数植物也有两种或多种形状的，如曼陀罗叶含有簇晶、方晶和砂晶。草酸钙结晶在植物体中分布很普遍，随着器官组织的衰老，草酸钙结晶也逐渐增多，但其形状和大小在不同种植物或在同一植物的不同部位有一定的区别，可作为中药材鉴定的依据之一。

常见的草酸钙结晶形状有以下几种（图1－11）：

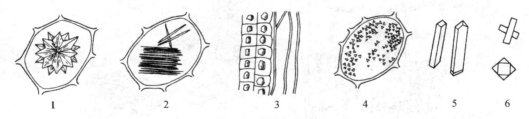

图1－11　各种草酸钙结晶

1. 簇晶（大黄根状茎）　2. 针晶（半夏块茎）　3. 方晶（甘草根）　4. 砂晶（牛膝根）

5. 柱晶（射干根状茎）　6. 双晶（莨菪叶）

①单晶（solitary crystal）：又称方晶或块晶，通常呈正方形、长方形、斜方形、八面形、三棱形等形状，常为单独存在的单晶体，存在于甘草根及根茎、黄柏树皮、秋海棠叶柄等的细胞中。有时呈双晶（twin crystals），如莨菪等。

②针晶（acicular crystal）：晶体呈两端尖锐的针状，在细胞中多成束存在，称针晶束（raphides）。一般存在于含有黏液的细胞中，如半夏块茎、黄精和玉竹的根状茎等。也有的针晶不规则地分散在细胞中，如苍术根状茎。

③簇晶（cluster crystal；rosette aggregate）：晶体由许多八面体、三棱形单晶体聚集而成，通常呈三角状星形或球形，如人参根、大黄根状茎、椴树茎、天竺葵叶等。

④砂晶（micro－crystal；crystal sand）：晶体呈细小的三角形、箭头状或不规则形，通常密集于细胞腔中。因此，聚集有砂晶的细胞颜色较暗，很容易与其他细胞相区别。如颠茄、牛膝、地骨皮等。

⑤柱晶（columnar crystal；styloid）：晶体呈长柱形，长度为直径的4倍以上，形如柱状。如射干等鸢尾科植物。

草酸钙结晶不溶于稀醋酸，加稀盐酸溶解而无气泡产生；但遇10%～20%硫酸溶液便溶解并形成针状的硫酸钙结晶析出。

（2）碳酸钙结晶（calcium carbonate crystal）：多存在于爵床科、桑科、荨麻科等植物叶表皮细胞中，如穿心莲叶、无花果叶、大麻叶等，它是细胞壁的特殊瘤状突起上聚集了大量的碳酸钙或少量的硅酸钙而形成，一端与细胞壁相连，另一端悬于细胞腔内，状如一串悬垂的葡萄（图1－12），通常呈钟乳体状态存在，故又称钟乳体（cysyolith）。

碳酸钙结晶加醋酸或稀盐酸则溶解，同时有CO_2气泡产生，可与草酸钙结晶相区别。

此外，除草酸钙结晶和碳酸钙结晶以外，还有石膏结晶，如柽柳叶；靛蓝结晶，如菘蓝叶；橙皮苷结晶，如吴茱萸和薄荷叶；芸香苷结晶，如槐花等。

（二）生理活性物质

生理活性物质是一类能对细胞内的生化反应和生理活动起调节作用的物质的总称，包括酶、维生素、植物激素和抗生素等。

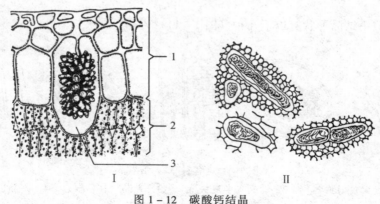

图 1 - 12　碳酸钙结晶

Ⅰ. 切面观　　Ⅱ. 表面观

1. 表皮和皮下层　2. 栅栏组织（栅状组织）　3. 钟乳体和细胞腔

1. 酶（enzyme）

酶是一种有机催化剂，其催化效率极高，一个酶分子在一分钟内能催化数百个至数百万个底物分子的转化，而酶本身并不被消耗。酶的催化能力称为酶的活性，生物体内的化学变化几乎都在酶的催化作用下进行。酶的种类很多，有的具可逆性，能促使物质的分解，也能促使物质的合成。酶的作用具有高度的专一性，如淀粉酶只作用于淀粉，使淀粉变为麦芽糖，对于其他的物质如蛋白质、脂肪酸就不起作用；蛋白质只有在蛋白酶的作用下才能变化为氨基酸；脂肪只有在脂肪酶的作用下才能变成脂肪酸和甘油。酶的作用一般在常温、常压、近中性的水溶液中进行，高温、强酸、强碱和某些重金属离子会使其失去活性。酶在医药工业上的应用很广泛。

2. 维生素（vitamin）

维生素是一类复杂的有机物，常参与酶的形成，对植物的生长、呼吸以及物质代谢有调节作用。现已发现的维生素有 20 余种，大致可分成脂溶性和水溶性两类。前者能溶于脂肪，包括维生素 A、D、E、K 等；后者能溶于水，如 B 族维生素和维生素 C。B 族维生素包括 B_1、B_2、B_6、B_{12}、烟酸、叶酸、泛酸等。维生素分布于植物体的各部分，以果实、叶、根中含量较多，如在菠菜和胡萝卜的根中含有较多的维生素 A；谷类的胚、糠皮以及酵母的细胞中含有较多维生素 B；白菜、柑橘、枣等含较多的维生素 C；酵母和许多植物油含维生素 D；柑橘和番茄中含有维生素 E；番茄中含有大量的维生素 PP（烟草酸）。维生素对人类某些疾病的预防和治疗都有很大的作用，园艺上对栽种难以生根的植物用维生素 B_{12} 处理后可以促进不定根的生长。现在许多维生素已可以提纯或人工合成，供医药、农业等应用。

3. 植物激素（auxin）

植物激素是植物细胞原生质体产生的一类复杂的调节代谢的有机物，其量虽微，却对生理过程如细胞分裂和繁殖等产生显著的作用。植物激素所执行的功能是辅助的，它不能决定细胞的生长和发育，只是能够促进生长和影响生长速度。现已知在植物体中产生的激素有赤霉素、激动素、脱落酸等。现已能人工合成某些类似植物激素作用的物质，最常见的是2,4 - D（化学名为2,4 - 二氯苯酚代乙酚），它可插条产生不定根，促进果实早熟及形成无子果实，防止落花、落果等。使用植物激素时掌握适宜浓度甚为重要，一般低浓度能促使生长，高浓度能抑制生长，甚至杀死植物。不同植物对植物激素反应有所不同，可利用它来消灭杂草，如一定浓度的2,4 - D对单子叶植物（麦、稻）无害，但能灭除双子叶植物杂草，故可作为双子叶植物除草剂。

4. 抗生素（antibiotic）和植物杀菌素（plant fungicidin）

抗生素是由微生物（如菌类植物）产生的一类能杀死或抑制某些微生物生长的物质，如青霉素、链霉素、土霉素等，现已广泛应用于医疗上。高等植物如葱、蒜、辣椒、萝卜等也能产生杀菌的物质，称为植物杀菌素。

三、细胞壁

细胞壁（cell wall）是包围在原生质体外面的具有一定硬度和弹性的薄层，是由原生质体分泌的非生命物质（纤维素、果胶质和半纤维素）形成的，在细胞壁尤其是初生壁中含有少量具生理活性的蛋白质。细胞壁对原生质体起保护作用，能使细胞保持一定的形状和大小，与植物组织的吸收、蒸腾、物质的运输和分泌有关。细胞壁是植物细胞所特有的结构，它与液泡、质体一起构成了植物细胞与动物细胞不同的三大结构特征。由于植物的种类、细胞的年龄和细胞执行功能的不同，细胞壁在成分和结构上的差别是极大的。

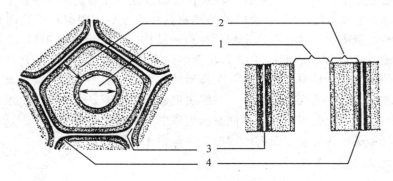

图 1 - 13 细胞壁的构造
1. 细胞腔 2. 三层次生壁 3. 中胶层 4. 初生壁

（一）细胞壁的分层

在光学显微镜下，通常可将相邻两细胞所共有的细胞壁分成为胞间层、初生壁和次生壁三层（图 1 - 13）。

1. 胞间层（intercellular layer）

胞间层又称中层（middle lamella），是相邻的两个细胞所共有的薄层，是细胞分裂时最早形成的分隔层，它是由一种无定形、胶状的果胶（pectin）类物质所组成。胞间层有把两个细胞粘连在一起的作用。果胶质能溶于酸、碱溶液，又能被果胶酶分解。细胞在生长分化过程中，胞间层可以被果胶酶部分溶解，这部分的细胞壁彼此分开而形成的间隙称为细胞间隙

(intercellular space)。细胞间隙能起到通气和贮藏气体的作用。果实如西红柿、桃、梨等在成熟过程中由硬变软，就是因为果肉细胞的胞间层被果胶酶溶解而使细胞彼此分离所致。沤麻是利用微生物产生的果胶酶使胞间层的果胶溶解破坏，从而使纤维细胞分离。在实验室常用硝酸和氯酸钾的混合液、氢氧化钾或碳酸钠溶液等解离剂，把植物类药材制成解离组织后进行观察鉴定。

2．初生壁（primary wall）

初生壁是细胞分裂后在胞间层两侧最初沉淀的壁层，是由原生质体分泌的纤维素、半纤维素和果胶类物质组成。初生壁一般较薄，厚 $1 \sim 3 \mu m$，可以随着细胞生长而延伸。这是鉴定初生壁的标准。原生质体分泌的物质还可以不断地填充到细胞壁的结构中去，使初生壁继续增长，这称为填充生长。原生质体分泌的物质增加在胞间层的内侧使细胞壁略有增厚，这称为附加生长。代谢活跃的细胞通常终身只具有初生壁。在电子显微镜下可看到初生壁的物质排列成纤维状，称为微纤丝。微纤丝是由平行排列的长链状的纤维素分子所组成。纤维素是构成初生壁的框架，而果胶类物质、半纤维素等填充于框架之中。

3．次生壁（secondary wall）

次生壁是在细胞停止增大以后在初生壁内侧继续形成的壁层，是由原生质体分泌的纤维素、半纤维素，以及后来还含有大量的木质素（lignin）和其他物质层层填积形成。次生壁一般比较厚而且坚韧，厚度 $5 \sim 10 \mu m$。次生壁是在细胞成熟时形成，到了原生质体停止活动，次生壁也就停止了沉积。次生壁的形成往往是在细胞特化时进行。植物细胞一般都有初生壁，但不是都具有次生壁。具有次生壁的细胞其初生壁显得很薄，并且两相邻细胞的初生壁和它们之间的胞间层三者已形成一种整体似的结构，称之为复合中层（compound middle lamella），有时也包括早期形成的次生壁。在较厚的次生壁中，一般又可分为内、中、外三层，并以中间的次生壁层较厚。因此，一个典型的具次生壁的厚壁细胞如纤维或石细胞，细胞壁可见5层结构，即胞间层、初生壁、三层次生壁。在电子显微镜下，次生壁也是由微纤丝所构成，只不过微纤丝交织排列的方向与初生壁中的微纤丝略有不同，但从微纤丝的排列趋向来看，较晚形成的初生壁和最初形成的次生壁常无区别。

（二）纹孔和胞间连丝

1．纹孔（pit）

细胞壁形成时，次生壁在初生壁上不均匀地增厚，在很多地方留有一些没有增厚的呈凹陷孔状的结构，称为纹孔（图1-14）。纹孔处只有胞间层和初生壁，没有次生壁，因此为比较薄的区域。相邻两细胞的纹孔常在相同部位成对存在，称为纹孔对（pit pair）。纹孔对之间的薄膜称为纹孔膜（pit-membrane）；纹孔膜两侧没有次生壁的腔穴常呈圆筒形或半球形，称为纹孔腔（pit cavity），由纹孔腔通往细胞壁的开口称为纹孔口（pit aperture）。纹孔的存在有利于细胞间的水和其他物质的运输。

纹孔对具有一定的形状和结构，常见的有单纹孔、具缘纹孔和半具缘纹孔三种类型。

（1）单纹孔（simple pit）：结构简单，其构造是次生壁上未加厚的部分呈圆筒形，即从纹孔膜至纹孔口的纹孔腔呈圆筒状。单纹孔多存在于加厚壁的薄壁细胞、韧型纤维和石细胞中。当次生壁很厚时，单纹孔的纹孔腔就很深，状如一条长而狭窄的孔道或沟，称为纹孔道

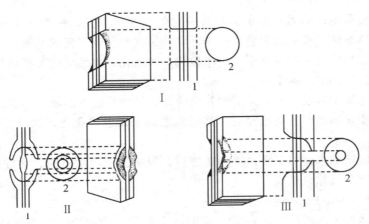

图1-14　纹孔
Ⅰ.单纹孔　Ⅱ.具缘纹孔　Ⅲ.半缘纹孔
1.切面观　2.表面观

或纹孔沟。

（2）具缘纹孔（bordered pit）：最明显的特征就是在纹孔周围的次生壁向细胞腔内形成突起呈拱状，中央有一个小的开口，这种纹孔称为具缘纹孔。突起的部分称为纹孔缘，纹孔缘所包围的里面部分呈半球形即为纹孔腔。纹孔口有各种形状，一般多呈圆形或狭缝状。在显微镜下，从正面观察具缘纹孔呈现两个同心圆，外圈是纹孔膜的边缘，内圈是纹孔口的边缘。松科和柏科等裸子植物管胞上的具缘纹孔其纹孔膜中央特别厚，形成纹孔塞。纹孔塞具有活塞的作用，能调节胞间液流，这种具缘纹孔从正面观察呈现三个同心圆。具缘纹孔常分布于纤维管胞、孔纹导管和管胞中。

（3）半缘纹孔（half bordered pit）：是由单纹孔和具缘纹孔分别排列在纹孔膜两侧所构成，是导管或管胞与薄壁细胞相邻接的细胞壁上所形成的纹孔对，从正面观察具两个同心圆。观察粉末时，半缘纹孔与不具纹孔塞的具缘纹孔难以区别。

2．胞间连丝（plasmodesmata）

许多纤细的原生质丝从纹孔穿过纹孔膜和初生壁上的微细孔隙，连接相邻细胞，这种原生质丝称为胞间连丝。它使植物体的各个细胞彼此连接成一个整体，有利于细胞间物质运输和刺激的传递。在电子显微镜下观察到，在胞间连丝中有内质网连接相邻细胞内质网系统。胞间连丝一般不明显，柿、黑枣、马钱子等种子内的胚乳细胞由于细胞壁较厚，胞间连丝较为显著，但也需经过染色处理才能在显微镜下观察到（图1-15）。

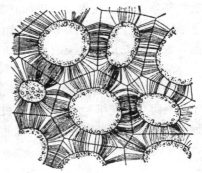

图1-15　柿核的胞间连丝

（三）细胞壁的特化

细胞壁主要是由纤维素构成的，具有一定的韧性和弹性，纤维素遇氧化铜氨试液能溶解；加氯化锌碘试液显蓝色或紫色。由于环境的影响和生理机能的不同，植物细胞壁常常发生各种不同的特化，常见的有木质化、木栓化、角质化、黏液质化和矿质化等。

1．木质化（lignification）

细胞壁内增加了木质素，它是芳香族化合物，可使细胞壁的硬度增强，细胞群的机械力增加。随着木质化细胞壁变得很厚时，其细胞多趋于衰老或死亡，如导管、管胞、木纤维、石细胞等。

木质化细胞壁加入间苯三酚试液和盐酸后，因木质化程度不同，显红色或紫红色反应；加氯化锌碘显黄色或棕色反应。

2．木栓化（suberization）

细胞壁中增加了木栓质（suberin），它是一种脂肪性化合物，木栓化的细胞壁常呈黄褐色，不易透气和不易透水，从而使细胞内的原生质体与外界隔离而坏死，成为死细胞。但木栓化的细胞对植物内部组织具有保护作用，如树干外面的褐色树皮是由木栓化细胞和其他死细胞的混合体。栓皮栎的木栓细胞层特别发达，可作瓶塞。

木栓化细胞壁加入苏丹Ⅲ试剂显橘红色或红色；遇苛性钾加热则木栓质溶解成黄色油滴状。

3．角质化（cutinization）

原生质体产生的角质（cutin）不但在细胞壁内增加使细胞壁角质化，还常常积聚在细胞壁的表面形成角质层（cuticle）。角质是一种脂肪性的化合物，无色透明。角质化细胞壁或角质层可防止水分过度的蒸发和微生物的侵害，增加对植物内部组织的保护作用。

角质化细胞壁或角质层的化学反应与木栓化类同，加入苏丹Ⅲ试剂显橘红色或红色；遇碱液加热能较持久地保持。

4．黏液质化（mucilagization）

黏液质化是细胞壁中所含的果胶质和纤维素等成分变成黏液的一种变化。黏液质化所形成的黏液在细胞表面常呈固体状态，吸水膨胀成黏滞状态。车前子、芥菜子、亚麻子和鼠尾草果实的表皮细胞中都具有黏液化细胞。黏液化细胞壁加入玫红酸钠乙醇溶液可染成玫瑰红色；加入钌红试液可染成红色。

5．矿质化（mineralization）

细胞壁中增加硅质（如二氧化硅或硅酸盐）或钙质等，增强了细胞壁的坚固性，使茎、叶的表面变硬变粗，增强植物的机械支持能力，如禾本科植物的茎、叶，木贼茎以及硅藻的细胞壁内都含有大量的硅酸盐。硅质化细胞壁不溶于硫酸或醋酸，可区别于草酸钙和碳酸钙。

第二节　植物细胞的分裂

植物体的生长是靠细胞的数量增加以及体积的增大来实现的，有些部位的细胞分裂特别旺盛，如茎尖、根尖等，但是多数细胞在形成后即处于休止期，不再分裂繁殖。

植物细胞的分裂主要有两方面的作用，一是增加细胞的数量，使植物生长苗壮；二是形成生殖细胞，用以繁衍后代。植物细胞的分裂通常有三种方式：有丝分裂、无丝分裂和减数分裂。

一、有丝分裂

有丝分裂（mitosis）又称间接分裂，是细胞分裂中最普遍的一种方式。有丝分裂是一个连续而复杂的过程，包括细胞核分裂和细胞质分裂两个部分，尤其是细胞核的形态发生明显的变化，出现了染色体（chromosome）的复制和分裂，又出现了纺锤丝（spindle fiber），有丝分裂由此而得名。有丝分裂所产生的两个子细胞的染色体数目与体细胞的染色体数目一致，从而保证遗传的稳定性。植物生长特别旺盛的部位如根尖和茎尖的分生区细胞、根和茎的形成层细胞的分裂就是有丝分裂。

为了叙述的方便，通常人为地将有丝分裂分成分裂间期和分裂期，分裂期又分为前期、中期、后期和末期等几个时期（图1-16）。

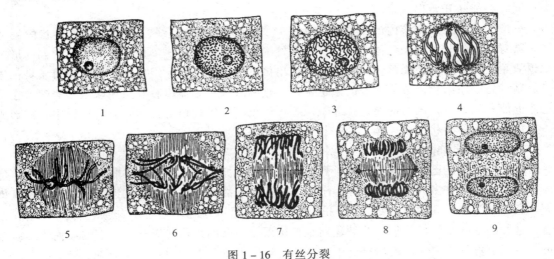

图1-16　有丝分裂
1. 间期　2~4. 前期　5. 中期　6~7. 后期　8. 末期　9. 子细胞形成

（一）分裂间期

分裂间期（interphase）又称间期，是指从前一次分裂结束到下一次分裂开始的一段时间，它是分裂前的准备时期。分裂间期的细胞一般在形态上没有十分明显的特征，细胞质很浓，细胞核大，呈球形，具有核膜、核仁，染色质呈串珠状不规则地分散于核液中。但间期中细胞代谢旺盛，发生复杂的生物化学反应。分裂间期又分成三个时期。

1. 复制前期

复制前期是指DNA复制前的那段时间，主要进行RNA和各类蛋白质的合成，以及多种酶的合成。

2．复制期

复制期是指 DNA 复制的时期，在这个时期中，DNA 的半保留复制和组蛋白等染色体蛋白的合成已完成了。复制后 DNA 比原有的数量增加了一倍，直至 DNA 平均分配到两个子细胞时，每个子细胞中 DNA 含量才恢复到原有的水平。

3．复制后期

复制后期是指 DNA 复制后细胞分裂的最后准备时期，对分裂期进行了物质和能量的准备。某些合成仍在继续进行，这时蛋白质和 RNA 合成很旺盛，形成纺锤丝原料的微管蛋白也在本期形成。

（二）分裂期

细胞经过分裂间期后进入分裂期，细胞核中开始出现了染色体，又出现了纺锤丝，已复制的 DNA 将以染色体的形式平均分配到 2 个子细胞中，每一子细胞所得到的遗传物质与母细胞一样。

1．前期（prophase）

前期的特征是细胞核内串珠状染色质经过几级螺旋化形成染色体，随后核膜、核仁消失，同时纺缍丝开始出现。

分裂开始时，细胞核内的染色质成为一些螺旋扭曲的染色线，进而形成了棒状的染色体。随着前期的开始，染色体通过螺旋作用逐渐地缩短并变粗。染色体越缩短，它们的形态就越清楚，此时的每个染色体是由两股染色单体（姐妹染色体）组成的，即原来每条染色体已复制了另一条染色体成为双股的染色单体。这两股染色单体以着丝点相联系，着丝点在染色体上像一片染色较浅的缢痕，在显微镜下可以见到。每种植物在细胞分裂过程中，都形成一定数目和一定形状的染色体。

2．中期（metaphase）

中期的特征是已纵裂的染色体排列在细胞中央的赤道板上，纺锤体非常明显。纺锤体是细胞两端各出现许多放射状的细丝，全貌似纺锤状而故名。这些细丝在近细胞壁的一端聚集为一点，称为极，其中有的细丝的一端汇集于极，另一端与中心部分的染色体的着丝点相连，这种细丝称牵引丝；另一些细丝则是直接系着两极的，称连续丝。中期的染色体继续缩短，在牵引丝的牵引下向着两极的中央移动，最后以着丝点排列到二极中央的赤道面上。这一时期适合于染色体的计数。

3．后期（anaphase）

后期的特征是每个染色体分裂成 2 个子染色体，并分别向相反的两极移动。所有的染色体以着丝点排列到赤道板上后，每个染色体的 2 条染色单体便从着丝点处纵裂分开，形成 2 条独立的、新的染色单体，称子染色体，由于纺锤体的牵引和着丝点的连接，子染色体分别向两极移动。同一条染色体分裂成的 2 条子染色体在大小和形态上是相同的。

用药物如秋水仙素处理细胞，会使纺锤体解体或根本不能形成纺锤体，这样子染色体就不能向两极移动，集中于一个细胞中而使得染色体数加倍。

4．末期（telophase）

末期的特征是子染色体到达两极，直至核膜、核仁重新出现，形成新的子细胞核。细胞质的分裂是在细胞中央形成细胞板，直到形成新细胞壁将两个子细胞分隔开来。

当子染色体抵达两极后，它们便成为密集的一团，并逐渐形成核膜，同时染色体通过解螺旋作用又逐渐变得细长，最后分散在核内成为染色质，核仁也出现了。在子细胞核形成的同时，细胞质也开始在纺锤体中部（即赤道面上）集成粗点状，继而连成板状（细胞板）并向四周扩展直连细胞壁，成为两细胞所共有的胞间层，细胞内的线粒体和质体也通过自身的分裂分配到子细胞中，子细胞形成后继续生长并产生初生壁。

有丝分裂是最普遍的细胞分裂方式，通过细胞分裂导致植物生长。有丝分裂的整个过程约需半小时或更长时间，但也随着温度的升高而加快。各个时期持续时间并不相同，它们随着植物种类的不同和环境条件的不同而变化着。前期的时间通常最长，可持续 1～2 小时，甚至更长时间；中期时间较短，一般 5～15 分钟；后期往往时间最短，仅仅只有 2～10 分钟；末期则可以在 10～30 分钟之内完成。以上仅仅是一些相对的时间，而不是绝对不变的。染色体的复制和以后染色单体的分离使每一子细胞具有与原来母细胞同样的遗传物质。在子细胞成熟时，它又能进行分裂。在多细胞的植物生长发育时期出现大量有丝分裂，而每一个细胞以后的分裂基本上又按上述方法进行。因此，有丝分裂保证子细胞具有与母细胞相同的遗传性，保持了细胞遗传的稳定性。

有些植物中有多核的单个大细胞，这是由于细胞核分裂后细胞质不分裂，没有形成细胞壁的缘故。有些细胞中还可能先出现核分裂几次，随后再发生细胞质分裂。

二、无丝分裂

无丝分裂（amitosis）又称直接分裂，细胞分裂过程较简单，分裂时细胞核不出现染色体和纺锤丝等一系列复杂的变化，因此称为无丝分裂。无丝分裂的形式多种多样，有横缢式、芽生式、碎裂式、劈裂式等。最普通的形式是横缢式，细胞分裂时核仁先分裂为二，细胞核引长，中部内陷成"8"字形，状如哑铃，最后缢缩成两个核，在子核间又产生出新的细胞壁，将一个细胞的细胞核和细胞质分成两个部分（图1-17）。无丝分裂速度快，消耗能量小，但不能保证母细胞的遗传物质平均地分配到两个子细胞中去，从而影响了遗传的稳定性。

无丝分裂在低等植物中普遍存在，过去认为高等植物在不正常状态下才出现，现在发现在高等植物中也较为常见，尤其是生长迅速的部位，如愈伤组织、薄壁组织、生长点、胚乳、花药的绒毡层细胞、表皮、不定芽、不定根、叶柄等处可见到细胞的无丝分裂。因此，对无丝分裂的生物学意义还有待进一步作深入的研究。

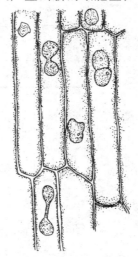

图 1-17 鸭跖草细胞无丝分裂

三、减数分裂

减数分裂（meiosis）是与植物的有性生殖有关的一种特殊的细胞分裂。在减数分裂中，细胞核进行染色体的复制和分裂，出现了纺锤丝等复杂的变化。减数分裂的过程包括了两次连续进行的细胞分裂，分裂结果是形成 4 个子细胞，而每个子细胞的染色体数只有母细胞的一半，成为单倍染色体（n），故称减数分裂（图 1-18）。

减数分裂只发生于植物的有性生殖产生配子的过程。种子植物在有性生殖时所产生的精子和卵细胞是由减数分裂形成的，它们都是单倍体（n）。由于精子和卵细胞结合，又恢复成为二倍体（2n），使得子代的染色体与亲代的染色体相同，不仅保证了遗传的稳定性，而且还保留父母双方的遗传物质而扩大变异，增强了适应性。在栽培育种上常利用减数分裂的特性进行品种间杂交，以培育新品种。

减数分裂整个过程是经过了两次类似的有丝分裂，但与有丝分裂所不同的是：

（1）第一次分裂时，母细胞中每对同源染色体进行配对，排列到赤道板区，与此同时每个染色体已复制成两股染色单体（姐妹染色体），仍并列未分开。接着两两配对的染色体各向一端移动，最后产生两个子细胞，每个子细胞的染色体数目为母细胞的一半，而其中的染色单体数目与母细胞的染色体数目一样。

（2）第二次分裂时，子细胞中每个染色体中并列的两股染色单体（姐妹染色体）开始分裂成两条子染色体，并各向一端移动，进行与有丝分裂相似的过程，最后每个子细胞又分裂成两个细胞，至此，每个细胞中的染色体数均为单倍数（n）了。

由此可见，一个母细胞经过减数分裂最后形成 4 个子细胞（单倍体）；而一般有丝分裂或无丝分裂一个母细胞只产生 2 个子细胞（二倍体）。

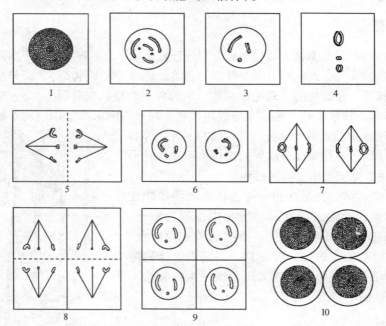

图 1-18　减数分裂（花粉母细胞进行减数分裂图解）

1. 静止的花粉母细胞　2、3. 第一次分裂前期　4. 第一次分裂的中期
5. 第一次分裂的后期　6. 第一次分裂的末期　7. 第二次分裂的中期
8. 第二次分裂的后期　9. 第二次分裂的末期　10. 四个花粉粒

四、染色体、单倍体、二倍体、多倍体

(一) 染色体

染色体（chromosome）是在细胞进行有丝分裂和减数分裂时细胞核中出现的一种包含基因的伸长结构，但现在认为细胞分裂的间期中也有染色体，只不过是染色体极度细长，呈丝线状。染色体是由 DNA 和组蛋白组成。

DNA 是细胞的主要遗传物质，其主要组成是四种核苷酸，即腺嘌呤脱氧核苷酸（dAMP）、胸腺嘧啶脱氧核苷酸（dTMP）、鸟嘌呤脱氧核苷酸（dGMP）、胞嘧啶脱氧核苷酸（dCMP），构成双螺旋结构的大分子，DNA 双链分子的重要特点是在细胞中能够精确地自我复制。复制是通过双链分子的分离，然后各以一条侧链为模板，复制出一条对应的互补链，从而形成一条新的 DNA 分子，而每个分子都是原来分子的精确的复制品。核苷酸的序列是细胞的遗传信息携带者，遗传信息可以通过复制和表达传递给子细胞。但是受外界条件的影响，核苷酸序列的复制会发生变化，从而使子代植株的某些生理代谢和性状特征发生变化，也就是产生了变异。人们可将外源基因通过特定的载体如 Ti 质粒或 Ri 质粒，转移并整合到植物的基因组中，使子代植株产生外源基因具有的遗传特征，如产生毛状根或冠瘿瘤组织等的变异。

同种植物含有相同的核苷酸序列，而且核苷酸序列是相对稳定的。不同种植物所含有的核苷酸序列是不同的，所以可运用生物技术来构建各种植物的 DNA 指纹图谱用于鉴定植物种类，但是核苷酸序列还可能产生变异，是我们进行居群鉴定分类的依据，也是道地药材研究的重要内容。

同种植物含有同样的染色体数，不同种植物所含有的染色体数和形态不一样，染色体基数通常以 X 表示。因此，观察染色体的数目及形态特征，可为植物种类的鉴别和进化提供重要依据。

观察细胞分裂中期染色体，可见着丝点、染色体臂、主缢痕、次缢痕的特征。在染色体的一定部位有一个称为着丝点的区域，这个区域就是和纺锤体的牵引丝相连的部位。每种染色体的着丝点位置是一定的。着丝点位于染色体中部的，称中部着丝点染色体（median，符号 m）；近于中部的，称亚中着丝点染色体（submedian，符号 sm）；近于一端的称亚端着丝点染色体（subterminal，符号 st）；位于一端的，称端部着丝点染色体（terminal，符号 t）。着丝点的位置是识别染色体种类的一个重要标志。染色体以着丝点为界分成两个部分，称为染色体臂，两臂长度相等的称等臂染色体；长度不等的则分别称长臂和短臂，两臂间着色较浅而缢缩的部分，称主缢痕；另一着色较浅的缢缩部分，称次缢痕。随体是指染色体在短臂的末端还有一个球形或棒形的突出物，随体也是识别染色体的一个重要特征（图 1-19）。

研究一个种的全部染色体的形态结构，包括染色体的数目、大小、形状、主缢痕和次缢痕等特征的总和，称为染色体组型分析或染色体核型分析。染色体组型中的各染色体的绝对大小是物种的一个相当稳定的特征。染色体的绝对长度和两臂的相对长度是识别细胞中特定染色体的主要方法。染色体组型分析应用于植物种级分类，要比染色体数目这一特征更为重要。

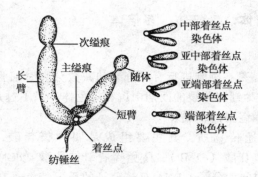

图 1 - 19　细胞分裂后期染色体形态和类型

（二）单倍体

细胞内的染色体成组存在，一组的染色体它们之间的形状各不相同，不能配对。细胞内仅含一组染色体的个体称为单倍体（haploid），用 n 表示。经过减数分裂产生的精子和卵细胞的染色体数均为单倍。如菘蓝单倍体植株的体细胞中的染色体是 7 个，即 n = X = 7。

（三）二倍体

细胞内含有两组染色体的个体称为二倍体（diploid）（用 2n 表示）。减数分裂前的细胞或由两性生殖细胞结合后发育产生的营养体细胞，染色体数目为二倍的，即含有两组染色体即二倍体。如水稻植株体细胞有 24 个染色体为二倍体，即 2n = 2X = 24，而单倍体细胞内仅有 12 个染色体，即 n = X = 12。菘蓝 Isatis indigotica Fort. 二倍体植株的体细胞有 14 个染色体，即 2n = 2X = 14。

（四）多倍体

细胞内含有三组以上的染色体的个体称为多倍体（polyploid）。多倍体广泛存在于植物界中，被子植物中大约有一半是多倍体植物。当植物细胞进行分裂时，受到一些自然条件如温度、湿度的剧变，紫外线和创伤等的频繁刺激，细胞核中的染色体数目发生加倍等变化，这样的细胞继续繁殖分化，就能形成多倍体的植物。这种受自然条件刺激所形成的多倍体植物称自然多倍体植物。自然多倍体植物长期以来已被栽培利用，如三倍体的香蕉、金花菜（南苜蓿）；四倍体的陆地棉、马铃薯；六倍体的普通小麦、菊芋以及其他花卉、蔬菜和果树中的许多优良品种。延胡索属植物也存在多倍体化系列，例如全叶延胡索 Corydalis repens Mandl. et Mühld.、齿瓣延胡索 C. remota Fisch. ex Maxim. 为二倍体，即 2n = 2X = 16；延胡索 C. yanghusuo W. T. Wang、夏天无 C. decumbens（Thunb.）Pers. 为四倍体，即 2n = 4X = 32；圆齿延胡索 C. remota Fisch. ex Maxim. var. rotundiloba Maxim. 为六倍体，即 2n = 6X = 48。

人们为了获得优良性状的植物，在细胞分裂时，利用物理刺激（紫外线、X 线等各种射线的照射、高温、低温处理、对幼芽的机械损伤）或化学药物（生长剂、秋水仙素、氯仿等）处理的方法，诱导植物产生的多倍体，称人工多倍体植物。多倍体在农业上取得了不少成绩，如培育了含糖量高的三倍体无籽西瓜和甜菜；抗寒力强的三倍体桑和茶，含胶量高的四倍体橡胶草等。在药用植物方面，如人工育成的曼陀罗 Datura stramonium L. 的四倍体植株（2n = 4X = 48），其生药叶重约为二倍体的 1.7 倍。具有消炎作用的母菊 *Matricaria chamomilla* L. 的四倍体（2n = 4X = 36），花的大小和有效成分的含量均优于二倍体。菘蓝 *Isatis indigotica* Fort. 的四倍体 2n = 4X = 28 的新品系与二倍体相比，叶中靛蓝的含量在收获期可成倍增加，靛玉红含量也有显著提高。用秋水仙素诱导的牛膝 *Achyranthes bidentata* Bl. 的多倍体和二倍体相比，根肥大，木质化轻，产量高。此外，由胡椒薄荷（欧薄荷、辣薄荷）*Mentha piperita* L. 诱导的多倍体（2n = 144）品系，不但挥发油含量高，而且抗旱、耐寒、抗病力强。毛曼陀罗 *Datura innoxia* Mill. 的三倍体杂种平均生物碱的得率为二倍体的 4 倍，为四倍体的 3 倍。多倍体单株产量一般较高，品质较好，其中一个原因与细胞核的 DNA 增加有关。

第二章

植 物 的 组 织

植物在生长发育过程中，细胞经过分裂、分化形成了不同的组织（tissue）。组织是由许多来源相同、形态结构相似、机能相同而又彼此密切结合、相互联系的细胞组成的细胞群。单细胞的低等植物无组织形成，在一个细胞内可行使多种不同的生理机能，其他较复杂的低等植物也无典型的组织分化。植物进化程度越高，其组织分化越明显，分工越细致，形态结构也越复杂。维管植物的根、茎、叶及种子植物的花、果实和种子等器官都是由不同组织构成，每种组织有其独立性，行使其主要功能，同时各组织间又相互协同，共同完成器官的生理功能。

根据形态结构和功能不同，通常将植物组织分为以下几类：

植物的组织
- 分生组织：顶端分生组织、侧生分生组织、居间分生组织
- 薄壁组织：基本薄壁组织、同化薄壁组织、贮藏薄壁组织、吸收薄壁组织、通气薄壁组织
- 保护组织：表皮、周皮
- 机械组织：厚角组织、厚壁组织
- 输导组织：导管与管胞；筛管、伴胞与筛胞
- 分泌组织：外部分泌组织：腺毛、蜜腺
  - 内部分泌组织：分泌细胞、分泌腔（分泌囊）、分泌道和乳汁管

不同植物的同一组织通常具有不同的显微特征，在中药材鉴定中是一种常用而又可靠的方法，特别是对某些药材性状鉴定较为困难的易混品种，或对某些中成药及粉末状药材，利用显微鉴定是必不可少的。例如直立百部、蔓生百部、对叶百部，这三种植物根的外部形态相似，但内部组织构造各不相同，易于区别。

第一节　植物组织类型

一、分生组织

在植物体的各个生长部位，如根尖、茎尖等，都具有一群有分生能力的细胞团，这些细胞有着连续或周期性的分生能力，不断分生新细胞，再经过细胞分化，形成各种不同类型的成熟细胞和组织，使植物体不断生长。这些存在于植物体不同生长部位，并能保持细胞分裂机能而不断产生新细胞的细胞群，称为分生组织（meristem）。

分生组织的细胞代谢作用旺盛，具有强烈的分生能力。通常分生组织的细胞体积较小，多为等径的多面体，排列紧密，没有细胞间隙，细胞壁薄，不具纹孔，细胞质浓，细胞核

大，无明显液泡和质体分化，但含线粒体、高尔基体、核蛋白体等细胞器。由于分生组织的不断分生，其中一部分细胞连续保持高度的分生能力，另一部分细胞将陆续分化成为具有一定形态特征和一定生理功能的细胞，形成其他各种类型的成熟组织（mature tissue）。这些组织一般不再分化，生理功能、形态特征不再改变，所以也称为永久组织（permanent tissue）。

（一）根据分生组织性质、来源分类

1. 原分生组织（promeristem）

原分生组织是由种子的胚保留下来的位于根、茎最先端的一团原始细胞所组成。这些细胞没有任何分化，可长期保持分裂机能，特别是在生长季节其分裂机能更加旺盛。

2. 初生分生组织（primary meristem）

初生分生组织位于原分生组织之后，是由原分生组织细胞分裂出来的细胞组成，这些细胞一方面仍保持分裂能力，同时细胞已经开始分化。例如茎的初生分生组织已可看到分化为三种不同组织，即原表皮层（protoderm）、基本分生组织（ground meristem）和原形成层（procambium）。在这三种初生分生组织的基础上，再进一步发育形成其他各种组织。

原分生组织 →初生分生组织 ⎰原表皮层→表皮
（细胞分裂）　（细胞分裂和分化）⎱基本分生组织→皮层、髓
　　　　　　　　　　　　　　　　原形成层→维管束的初生部分

3. 次生分生组织（secondary meristem）

次生分生组织是由已经分化成熟的薄壁组织（如表皮、皮层、髓射线、中柱鞘等）经过生理上和结构上的变化，重新恢复分生机能而形成的分生组织。这些组织在转变过程中，细胞质变浓，液泡缩小，最后恢复分裂机能，成为次生分生组织。如裸子植物和双子叶植物根的形成层、茎的束间形成层、木栓形成层等，这些分生组织一般成环状排列，与轴相平行。次生分生组织分生的结果形成了次生构造，即次生保护组织和次生维管组织，可使根和茎这两个轴状器官不断加粗生长。

（二）根据分生组织在植物体内所处的位置分类

1. 顶端分生组织（apical meristerm）

顶端分生组织是位于根、茎最顶端的分生组织（图2-1），也就是根、茎顶端的生长锥，这部分细胞能较长期保持旺盛的分生能力。由于顶端分生组织细胞的不断分裂、分化，使根、茎不断进行长度生长，使植物体不断长高。若根、茎的顶端被折断后，根、茎一般都不能再伸长生长或长高了。

2. 侧生分生组织（lateral meristerm）

侧生分生组织主要存在于裸子植物和双子

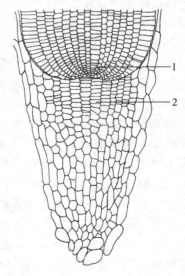

图2-1　根尖顶端分生组织
1. 根尖生长点　2. 根冠分生组织

叶植物的根和茎内，包括形成层和木栓形成层，它们分布在植物体的周围，成环状排列并与轴平行。这些分生组织的活动可使根和茎不断进行加粗生长，在没有加粗生长的单子叶植物就没有侧生分生组织。

3. 居间分生组织（intercalary meristerm）

居间分生组织是从顶端分生组织细胞保留下来的或是由已经分化的薄壁组织重新恢复分生能力而形成的分生组织，位于茎、叶、子房柄、花柄等成熟组织之间，它们不像顶端分生组织和侧生分生组织那样具有无限的分生能力，而只能保持一定时间的分裂与生长，以后则完全转变为成熟组织。

这种分生组织常可在被子植物的禾本科植物茎的每个节间基部产生，如薏苡、水稻、小麦的拔节、抽穗就是由于居间分生组织的细胞旺盛地分裂和迅速生长的结果；茎秆倒伏后，能逐渐恢复向上生长，也与这种分生组织的活动有关。其他植物如在葱、韭菜、蒜、鸢尾、松等叶的基部以及蒲公英、车前的总花柄顶部也存在居间分生组织。韭菜、葱、蒜等植物叶子上部被割除后，还可以长出新的叶片来，就是居间分生组织活动的结果。花生的果实能生长在地下，也是由于胚珠受精后在子房柄的居间分生组织开始分生活动，使子房柄伸长，子房被推入土中发育成熟。

综合上述两种分类方法，通常认为顶端分生组织就其发生来说属于原分生组织，但原分生组织和初生分生组织之间无明显分界，所以顶端分生组织也包括初生分生组织。侧生分生组织则相当于次生分生组织。居间分生组织则相当于初生分生组织。

二、薄壁组织

薄壁组织（parenchyma）也称为基本组织（ground tissue），在植物体中分布最广，占有最大的体积，是植物体最重要的组成部分。薄壁组织在植物体或器官中可形成一个连续的组织，如根、茎中的皮层和髓部，叶肉组织以及花的各部分，果实的果肉，种子的胚乳等，全部或主要由薄壁组织构成。

薄壁组织是构成植物体最基本的部分，而植物体的其他组织如机械组织、输导组织等则存在或分布于薄壁组织中，依靠薄壁组织将各部分组织有机地结合起来，使其形成为一整体。薄壁组织在植物体内担负着同化、贮藏、吸收、通气等营养功能，故又称营养组织。薄壁组织细胞较大，排列疏松，形状各异，多为球形、椭圆形、圆柱形、长方形、多面体等，均为生活细胞。细胞壁通常较薄，主要是由纤维素和果胶质构成，纹孔是单纹孔，液泡较大，根据不同功能细胞含有不同种的原生质体。

薄壁组织细胞分化程度较浅，有较强的可朔性，具有潜在的分生能力，在某些条件下可转变为分生组织或进一步发育成为其他组织，如石细胞等。薄壁组织对创伤恢复，不定根和不定芽的产生，嫁接的成活以及组织离体培养等具有实际意义。分离的薄壁组织，甚至单个薄壁细胞，在一定组织培养条件下，都可能发育成为整个植株。

根据细胞结构和生理功能不同，薄壁组织通常分为以下几类（图 2 - 2）：

（一）基本薄壁组织

为最常见普通的薄壁组织，存在于植物体内各处。细胞形状多样，常呈球形、圆柱形、多面体形等。细胞质较稀薄，液泡较大，细胞排列疏松，具细胞间隙。如在根、茎的皮层和髓部，这类薄壁组织主要起填充和联系其他组织的作用，并有转化为次生分生组织的机能。

（二）同化薄壁组织

同化薄壁组织又称为绿色薄壁组织，细胞主要特征是含有叶绿体，能进行光合作用，制造有机物质。同化薄壁组织主要存在于植物体的叶肉、茎的幼嫩部分、绿色萼片及果实等器官表面易受光照的部分。

（三）贮藏薄壁组织

植物光合作用产物一部分供给植物体本身生命活动所需的能量及满足植物体自身生长所需的物质来源，而另一部分则以不断积累的方式贮存于薄壁组织中。这种积聚营养物质的薄壁组织细胞群称为贮藏薄壁组织。多存在

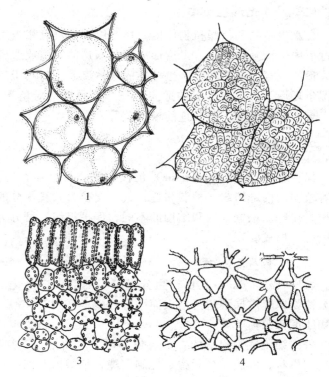

图2-2　薄壁组织类型
1. 基本薄壁组织　2. 贮藏薄壁组织
3. 同化薄壁组织　4. 通气薄壁组织

于植物的根、根状茎、果实和种子中。贮存的营养物质种类很多，主要是淀粉、蛋白质、脂肪和糖类等，而且在同一细胞中可以贮存两种或两种以上的物质，例如落花生种子的子叶细胞中同时贮存有蛋白质、脂肪和淀粉，蓖麻种子的胚乳中贮存有大量的蛋白质和脂肪油类，而马铃薯的块茎中薄壁组织则贮存有大量的淀粉粒。

贮藏的物质可以溶解在细胞液中，也可呈固体状态或液体状态分散存在于细胞质中。还有一类贮藏物质不贮存于细胞腔内，而是沉积在细胞壁上，如柿子、椰枣、天门冬属等植物种子的胚乳细胞壁上贮存的半纤维素。在某些肉质植物如仙人掌茎、芦荟、龙舌兰以及景天等植物的叶片中，常有非常大的薄壁细胞，这类细胞壁薄，液泡大，含有大量的水分，故又称为贮水薄壁组织。

（四）吸收薄壁组织

吸收薄壁组织的主要生理功能是从外界吸收水分和营养物质，并将吸收的物质经皮层运输到输导组织中去。吸收薄壁组织主要位于根尖端的根毛区，这区域的部分细胞壁向外突起，形成根毛。大量的根毛形成增加了与土壤相接触的面积，也增加了吸收面积。这种吸收与运输的生理功能主要是由根毛和皮层来实行的。

（五）通气薄壁组织

在水生植物和沼泽植物体内，薄壁组织中具有相当发达的细胞间隙，这些细胞间隙在发育过程中逐渐互相连接，最后形成四通八达的管道或形成较大气腔，管道和气腔内不但贮存了大量的空气，更有利于水生植物的气体流通，有利于呼吸时的气体交换，这是植物体长期在湿生环境下生存而形成的适应特征。这种构造对植物也有着漂浮和支持作用，如水稻的根、灯心草的茎髓、菱和莲的根状茎等。

三、保护组织

保护组织（protective tissue）包被在植物各个器官的表面，由一层或数层细胞构成，保护着植物的内部组织，控制和进行气体交换，防止水分的过分蒸腾、病虫的侵害以及外界的机械损伤等。根据来源和结构的不同，保护组织又可分为初生保护组织——表皮及次生保护组织——周皮。

（一）表皮

表皮（epidermis）是由初生分生组织的原表皮分化而来，通常仅由一层生活细胞构成，少数植物原表皮层细胞可与表面平行分裂，产生 2~3 层细胞，形成所谓的复表皮，如夹竹桃和印度橡胶树叶等。

表皮细胞常为扁平的方形、长方形、多角形、不规则形状等，很多种细胞的边缘呈波状、波齿状，细胞排列紧密，无胞间隙；细胞内有细胞核、大型液泡及少量细胞质，其细胞质紧贴细胞壁，一般不含叶绿体，但常有白色体和有色体，并可贮有淀粉粒、晶体、单宁、花青素等。表皮细胞的细胞壁一般是厚薄不一的，外壁较厚，内壁最薄，侧壁也较薄，表皮细胞的外壁不仅增厚，还常有不同类型的特殊结构和附属物。如有些植物表皮细胞角质化，并在表面形成一层明显的角质层。有的植物蜡质渗入到角质层里面或分泌到角质层之外，形成蜡被（图 2-3），防止植物体内的水分过分散失，如甘蔗和蓖麻茎、樟树叶、葡萄、冬瓜、乌桕的种子等都具有明显的白粉状蜡被。还有的植物表皮细胞矿质化，如木贼和禾本科植物的硅质化细胞壁等，可使器官表面粗糙、坚实。表皮除典型的表皮细胞外，另有几种不同类型细胞，如表皮上分布的气孔器，以及不同类型的毛茸等。

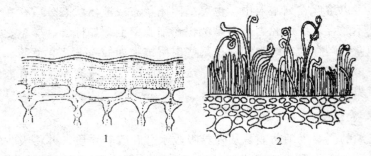

图 2-3　角质层与蜡被
1．表皮及其角质层　2．表皮上的蜡被（甘蔗茎）

1. 气孔（stoma）

植物体的表面不是全部被表皮细胞所覆盖，在表皮层还有许多孔隙是植物进行气体交换的通道，双子叶植物的孔隙是被两个半月形的保卫细胞包围，两个保卫细胞凹入的一面是相对的，中间的孔隙即为气孔，气孔连同周围的两个保卫细胞合称为气孔器（stomatal apparatus），为了方便起见，常又将气孔当作气孔器的同义词使用。气孔多分布在叶片和幼嫩的茎枝上，具有控制气体交换和调节水分蒸散的作用。

保卫细胞（guard cell）比周围的表皮细胞小，是生活细胞，有明显的细胞核，并含有叶绿体。保卫细胞不仅在形态上与表皮细胞不同，而且细胞壁的增厚情况也很特殊。一般保卫细胞和表皮细胞相邻的细胞壁较薄，而半月形的内凹处细胞壁较厚，因此当保卫细胞充水膨胀时，向表皮细胞一方弯曲成弓形，将气孔器分离部分的细胞壁拉开，使中间气孔张开，利于气体交换及水分的蒸腾和散失。当保卫细胞失水时，膨压降低，紧张状态不再存在，这时的保卫细胞向回收缩，细胞也相应变直一些，于是气孔缩小以至闭合，控制气体交换及水分散失。气孔的张开和关闭都受着外界环境条件如温度、湿度、光照和二氧化碳浓度等多种因素的影响。

气孔的数量和大小常随器官的不同和所处的环境条件不同而异，如叶片的气孔较多，茎上的气孔较少，而根上几乎没有。即使在同一种植物的不同叶上、同一叶片的不同部位都可能有所不同。在叶片上气孔可发生在叶的两面，也可能发生在一面。气孔在表皮上的位置可处在不同的水平面上，可与表皮细胞同在一平面上，有的又可凹入或凸出叶表面（图2-4）。

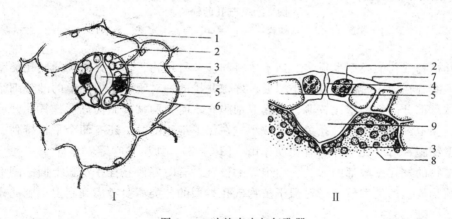

图 2-4　叶的表皮与气孔器
Ⅰ. 表面观　　　Ⅱ. 切面观
1. 副卫细胞　2. 保卫细胞　3. 叶绿体　4. 气孔　5. 细胞核
6. 细胞质　7. 角质层　8. 栅栏组织细胞　9. 气室

有些植物的气孔器在保卫细胞周围还有一个或多个与表皮细胞形状不同的细胞，称副卫细胞（subsidiary cell，accessory cell）。根据植物不同的种类，副卫细胞按一定顺序排列。组成气孔器的保卫细胞和副卫细胞的排列关系称为气孔轴式或气孔类型。双子叶植物的常见气孔轴式有：

（1）平轴式（平列式 paracytic type）：气孔器周围通常有两个副卫细胞，其长轴与保卫细胞和气孔的长轴平行。如茜草叶、菜豆叶、落花生叶、番泻叶和常山叶等。

（2）直轴式（横列式 diacytic type）：气孔器周围通常也有两个副卫细胞，但其长轴与保卫细胞和气孔的长轴垂直。常见于石竹科、爵床科（如穿心莲叶）和唇形科（如薄荷、紫苏）等植物的叶。

（3）不等式（不等细胞型 anisocytic type）：气孔器周围的副卫细胞为3~4个，但大小不等，其中一个明显地小。常见于十字花科（如菘蓝叶）、茄科的烟草属和茄属等植物的叶。

（4）不定式（无规则型 anomocytic type）：气孔器周围的副卫细胞数目不定，其大小基本相同，而形状与其他表皮细胞基本相似。如艾叶、桑叶、枇杷叶、洋地黄叶等。

（5）环式（辐射型 actinocytic type）：气孔器周围的副卫细胞数目不定，其形状比其他表皮细胞狭窄，围绕气孔器排列成环状。如茶叶、桉叶等。各种植物具有不同类型的气孔轴式，而在同一植物的同一器官上也常有两种或两种以上类型，根据气孔轴式的不同类型、分布情况等，可以作为药材鉴定的依据（图2-5）。

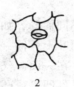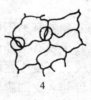

图2-5　气孔的轴式
1. 平轴式　2. 直轴式　3. 不等式　4. 不定式　5. 环式

单子叶植物气孔的类型也很多，如禾本科和莎草科植物，均有其特殊的气孔类型。两个狭长的保卫细胞在膨大时两端成为小球形，好像并排的一对哑铃，中间窄的部分细胞壁特别厚，两端球形部分的细胞壁比较薄，当保卫细胞充水时，两端膨胀为球形，气孔开启；当水分减少时，保卫细胞萎缩，气孔关闭或减小。在保卫细胞的两边还有两个平行排列、略呈三角形的副卫细胞，对气孔的开启有辅助作用（图2-6），如淡竹叶等。

裸子植物的气孔一般都凹入叶表面很深的位置，有时好像悬挂在拱盖上面的副卫细胞之下。裸子植物气孔的类型较多，对裸子植物气孔类型的分类需要考虑到副卫细胞的排列关系与来源。

2. 毛茸

植物体表面还存在有各种类型的毛茸，具有保护、减少水分过分蒸发、分泌物质等作用。根据毛茸的结构和功效常可分为两种类型。

（1）腺毛（glandular hair）：腺毛是能分泌挥发油、树脂、黏液等物质的毛茸，为多细胞构成，由腺头和腺柄两部分组成。腺头通常呈圆球形，具有分泌作用，由一个或几个分泌细胞组成。腺柄也有单细胞和多细胞之分，如薄荷、车前、荭草、洋地黄、曼陀罗等叶上的腺毛。另外，在薄荷等唇形科植物叶片上还有一种无柄或短柄的腺毛，其头部常由8个或6~7个细胞组成，略呈扁球形，排列在同一平面上，称为腺鳞。除此之外，还有一些较为特殊类型的腺毛，如广藿香茎、叶和绵毛贯众叶柄及根状茎中的腺毛存在于薄壁组织内部的细胞间隙中，称为间隙腺毛。还有食虫植物的腺毛能分泌多糖类物质以吸引昆虫，同时还可分泌特殊的消化液，能将捕捉到的昆虫消化掉等。常见类型见图2－7。

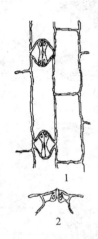

图2－6　玉蜀黍叶的表皮与气孔
1．表面观　2．切面观

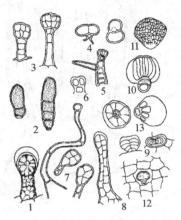

图2－7　腺毛和腺鳞
1～12．腺毛（1．生活状态的腺毛
2．谷精草　3．金银花　4．密蒙花　5．白泡桐花
6．洋地黄叶　7．洋金花　8．款冬花　9．石胡荽叶
10．凌霄花　11．啤酒花　12．广藿香茎间隙腺毛）
13．薄荷叶腺鳞，左：顶面观，右：侧面观

　　（2）非腺毛（non－glandular hair）：非腺毛由单细胞或多细胞构成，无头、柄之分，末端通常尖狭，不能分泌物质，单纯起保护作用。由于组成非腺毛的细胞数目、形状以及分枝状况等不同而有多种类型（图2－8）。

　　①线状毛：毛茸呈线状，有单细胞形成的，如忍冬和番泻叶的毛茸；也有多细胞组成单列的，如洋地黄叶上的毛茸；还有由多细胞组成多列的，如旋覆花的毛茸；还有的毛茸表面可见到角质螺纹，如金银花；还有的壁上有疣状突起，如白曼陀罗花。

　　②棘毛：细胞壁一般厚而坚牢，木质化，细胞内有结晶体沉积。如大麻叶的棘毛，其基部有钟乳体沉积。

　　③分枝毛：毛茸呈分枝状。如毛蕊花、裸花紫珠叶的毛。

　　④丁字毛：毛茸呈丁字形。如艾叶和除虫菊叶的毛。

　　⑤星状毛：毛茸呈放射状。具分枝，如芙蓉和蜀葵叶、石韦叶和密蒙花的毛茸。

　　⑥鳞毛：毛茸的突出部分呈鳞片状或圆形平顶状。如胡颓子叶的毛。

　　各种植物具有不同形态的毛茸，这些各具特点的毛茸是作为药材鉴定的常用重要依据之一，但在同一种植物甚至同一器官上也常存在不同形态的毛茸。例如在薄荷叶上既有非腺毛，又有不同形状的腺毛和腺鳞。毛茸的存在加强了植物表面的保护作用，密被的毛茸可不同程度地阻碍阳光的直射，降低温度和气体流通速度，减少水气的蒸发，许多干旱地区植物

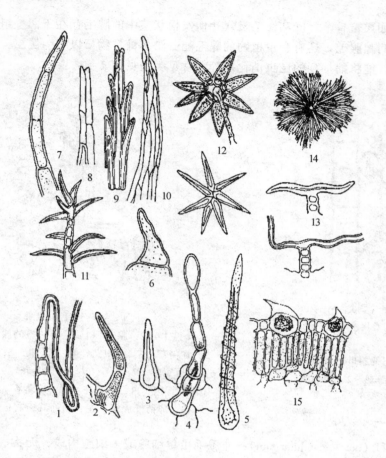

图 2 - 8　各种非腺毛

1 ~ 10. 线状毛（1. 刺儿菜叶　2. 薄荷叶　3. 益母草叶　4. 蒲公英叶　5. 金银花　6. 白花曼陀罗

7. 洋地黄叶　8. 旋覆花　9. 款冬花冠毛　10. 蓼蓝叶）11. 分枝毛（裸花紫珠叶）

12. 星状毛（上：石韦叶，下：芙蓉叶）13. 丁字毛（艾叶）14. 鳞毛（胡颓子叶）15. 棘毛（大麻叶）

的表皮常密被不同类型的毛茸。此外，毛茸还有保护植物免受动物啃食和帮助种子撒播的作用。

另外，有的植物花瓣表皮细胞向外突出如乳头状，称为乳头状细胞或乳头状突起。乳头状细胞可以认为是表皮细胞与毛茸之间的中间形式。

（二）周皮

大多数草本植物器官的表面终生只具有表皮层。木本植物只是叶始终只有表皮，而根和茎表皮仅见于其幼年时很短的时期，当次生生长开始，由于根和茎进行加粗生长，初生保护组织表皮层被破坏，植物体相应地形成次生保护组织——周皮（periderm），来代替表皮行使保护作用。周皮是一种复合组织，它是由木栓层（cork，phellem）、木栓形成层（phellogen，cork cambium）、栓内层（phelloderm）三种不同组织构成（图 2 - 9）。

木栓层是由木栓形成层的细胞向外切向分裂所形成的细胞经分化后形成。随着植物的生长，木栓层细胞层数不断增加，通常木栓细胞呈扁平状，排列紧密整齐，无细胞间隙，细胞壁栓质化，常较厚，细胞内原生质体解体，为死亡细胞。栓质化细胞壁不易透水、透气，是很好的保护组织。除了老根和老茎有木栓层存在外，还有一些植物的块根、块茎的表面

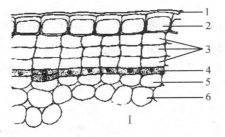
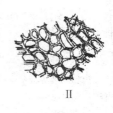

图 2-9 木栓形成层与木栓细胞
Ⅰ. 木栓形成层　Ⅱ. 肉桂（树皮）粉末的木栓细胞
1. 角质层　2. 表皮　3. 木栓
4. 木栓形成层　5. 栓内层　6. 皮层

也可存在木栓层。木栓形成层是次生分生组织，多发生于裸子植物和被子植物双子叶植物的根和茎次生生长时。在根中木栓形成层通常是由中柱鞘细胞形成，而在茎中则多由皮层或韧皮部薄壁组织转化形成，少数由表皮细胞发育而来。木栓形成层细胞活动时，向外切向分裂，产生的细胞逐渐发育成木栓层细胞，向内分裂将形成栓内层，栓内层细胞是生活的薄壁细胞，通常细胞排列疏松，茎中栓内层细胞常含叶绿体，所以又称绿皮层。

皮孔（lenticel）当周皮形成时，原来位于气孔下面的木栓形成层向外分生大量的非栓质化的薄壁细胞，称为填充细胞。这些细胞呈椭圆形、圆形等，排列疏松，有比较发达的细胞间隙。由于不断的分生，填充细胞数量增多，结果将表皮突破，形成圆形或椭圆形的裂口，称为皮孔。皮孔是气体交换的通道，皮孔的形成使植物体内部的生活细胞仍然可获得氧气，这种结构完全适应了植物生理上的需要。在木本植物的茎、枝上常可见到直的、横的或点状的突起就是皮孔，其大小、形态、分布可随不同种而有变化（图 2-10）。

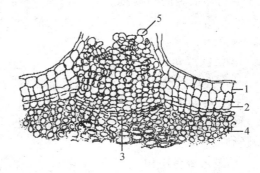

图 2-10 接骨木属茎上的皮孔
1. 表皮　2. 木栓层　3. 木栓形成层
4. 栓内层　5. 填充细胞

四、机械组织

机械组织（mechanical tissue）在植物体内具有巩固和支持植物体的作用，其共同特点是细胞多为细长形，细胞壁全面或局部增厚。植物的幼苗及器官的幼嫩部分没有机械组织或很不发达，而是依靠细胞内膨压使其保持直立和伸展状态，随着植物的不断生长，才分化出机械组织。根据细胞的结构、形态及细胞壁增厚的方式，机械组织可分为厚角组织和厚壁组织。

（一）厚角组织

厚角组织（collenchyma）是初生的机械组织，由生活细胞构成，细胞内含有原生质体，具有一定的潜在分生能力，厚角组织常具有叶绿体，可进行光合作用。从纵切面观察，细胞是细长形的，两端可略呈平截状、斜状或尖形；在横切面细胞常呈多角形、不规则形等。细胞结构特征是具有不均匀加厚的初生壁，一般在角隅处加厚，也有的在切向壁或靠胞间隙处加厚（图2－11）。细胞壁的主要成分是纤维素和果胶质，不含木质素。厚角组织较柔韧，既有一定的坚韧性，又有可塑性和延伸性；既可支持植物直立，也适应于植物的迅速生长。

厚角组织常存在于草本植物茎和尚未进行次生生长的木质茎中，以及叶片主脉上下两侧、叶柄、花柄的外侧部分，多直接位于表皮下面，或离开表皮只有一层或几层细胞，或成环成束分布，如益母草、薄荷、芹菜、南瓜等植物茎的棱角处就是厚角组织集中分布的位置。根内很少形成厚角组织，但如果暴露在空气中，则常可发生。

根据厚角组织细胞壁加厚方式的不同，常可分为三种类型：

1. 真厚角组织

又称为角隅厚角组织，是最普遍存在的一种类型，细胞壁显著加厚的部分发生在几个相邻细胞的角隅处。如薄荷属、曼陀罗属、南瓜属、桑属、榕属、酸模属和蓼属的植物。

2. 板状厚角组织

又称为片状厚角组织，细胞壁加厚的部分主要发生在切向壁。如细辛属、大黄属、地榆属、泽兰属、接骨木属、紫堇属的植物。

3. 腔隙厚角组织

是具有细胞间隙的厚角组织，细胞壁面对胞间隙部分加厚。如夏枯草属、锦葵属、鼠尾草属、豚草属等植物。

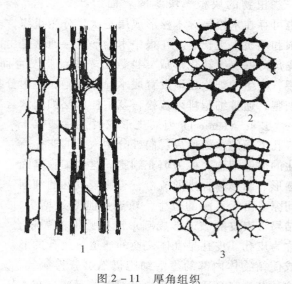

图2－11　厚角组织
1、2. 马铃薯厚角组织的纵切面和横切面
3. 细辛属叶柄的厚角组织横切面，示板状厚角组织

（二）厚壁组织

厚壁组织（sclerenchyma）的细胞都是具有全面增厚的次生壁，并大多为木质化的细胞壁，壁常较厚，常有明显的层纹和纹孔，细胞腔较小，成熟细胞没有原生质体，成为死亡细胞。根据细胞的形态不同，可分为纤维和石细胞。

1. 纤维（fiber）

纤维通常为两端尖斜的长形细胞，具有明显增厚的次生壁，加厚的主要成分是纤维素和木质素，常木质化而坚硬，壁上有少数纹孔，细胞腔小或几乎没有（图2－12）。

纤维大多数发生于维管组织中，但在许多植物的基本组织中，如皮层中也可产生纤维细胞。根据纤维在植物体内发生的位置，纤维通常可分为木纤维和木质部外纤维，木质部外纤维也就是通常所称的韧皮纤维。

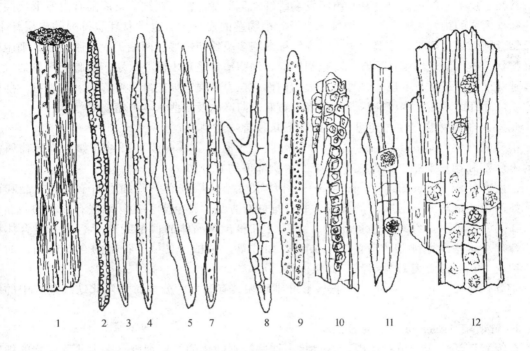

图2-12 纤维束及纤维类型

1.纤维束 2~12.纤维类型（2.五加皮 3.苦木 4.关木通 5.肉桂 6.丹参
7.姜的分隔纤维 8.东北铁线莲的分枝纤维 9.冷饭团的嵌晶纤维
10.黄柏的含方晶纤维； 11.石竹的含簇晶纤维； 12.桎柳的含石膏结晶纤维）

（1）木纤维（xylem fiber）：木纤维分布在被子植物的木质部中，为长轴形纺锤状细胞，长度约为1mm，细胞壁均木质化，细胞腔小，壁上具有不同形状的退化具缘纹孔或裂隙状单纹孔。木纤维细胞壁增厚的程度随植物种类和生长部位以及生长时期不同而异。如黄连、大戟、川乌、牛膝等一些木纤维壁较薄，而栎树、栗树的木纤维细胞壁则常强烈增厚。就生长季节来说，春季生长的木纤维细胞壁较薄，而秋季生长的木纤维细胞壁较厚。

木纤维细胞壁厚而坚硬，增加了植物体的机械巩固作用，但木纤维细胞的弹性、韧性较差，脆而易断。

在某些植物的次生木质部中还有一种纤维，通常为木质部中最长的细胞，壁厚并具有裂缝式的单纹孔，纹孔数目较少，这种纤维称为韧型纤维（libriform fiber）。如沉香、檀香等木质部中的纤维。

木纤维仅存在于被子植物的木质部中，为被子植物木质部的主要组成部分，而在裸子植物的木质部中没有纤维，主要由管胞组成，管胞同时具有输导和机械作用，表明裸子植物组织分工不如被子植物详细，也是裸子植物原始于被子植物的特征之一。

（2）木质部外纤维（extraxylary fiber）：因为这类纤维多分布在韧皮部，也常称为韧皮纤维，在一些植物的基本组织或皮层等组织中也常存在，如一些单子叶植物特别是禾本科植物的茎中，常在表皮下不同位置有由基本组织发生的纤维呈环状存在，在维管束周围有由原形成层分化的纤维形成的维管束鞘。在一些藤本双子叶植物茎的皮层中，也常有环状排列的皮层纤维，以及靠近维管束的环管纤维等。木质部外纤维细胞多呈长纺锤形，两端尖，细胞壁厚，细胞腔成缝隙状，横切面观细胞常呈圆形、长圆形等，细胞壁常呈现出同心纹层。细胞壁增厚的成分主要是纤维素，纤维不木质化，具有较大的韧性，拉力较强，如苎麻、亚麻等。但也有一些植物木质部外纤维木质化程度较深，如洋麻、黄麻、苘麻以及一些禾本科植物等。

此外，在药材鉴定中，还可以见到以下几种特殊类型：

①分隔纤维（septate fiber）：是一种细胞腔中生有菲薄横隔膜的纤维，如姜、葡萄属植物的木质部和韧皮部中，以及在茶藨子的木质部里均有分布。

②嵌晶纤维（intercalary crystal fiber）：纤维次生壁外层嵌有一些细小的草酸钙方晶和砂晶，如冷饭团的根和南五味子的根皮中的纤维嵌有方晶，草麻黄茎的纤维嵌有细小的砂晶。

③晶鞘纤维（晶纤维 crystal fiber）：由纤维束和含有晶体的薄壁细胞所组成的复合体称晶鞘纤维。这些薄壁细胞中有的含有方晶，如甘草、黄柏、葛根等；有的含有簇晶，如石竹、瞿麦等；有的含有石膏结晶，如柽柳等。

④分枝纤维（branched fiber）：长梭形纤维顶端具有明显的分枝，如东北铁线莲根中的纤维。

2. 石细胞（sclereid，stone cell）

石细胞广泛分布于植物体内，是形状多样并特别硬化的厚壁细胞，多由薄壁细胞的细胞壁强烈增厚而形成，也有由分生组织活动的衍生细胞所产生。石细胞的种类较多，形状不同，有椭圆形、类圆形、类方形、不规则形、分枝状、星状、柱状、骨状、毛状等。石细胞的次生壁极度增厚，均木质化，大多数细胞腔极小，细胞成熟后原生质体消失，成为具有坚硬细胞壁的死细胞，有较强的支持作用。

由于石细胞的壁极度增厚，使细胞壁上的单纹孔因此变长而形成沟状，因为细胞壁越厚，使细胞腔变得越小，细胞内壁的表面积也越小，由细胞壁表面开始形成数量较多的纹孔必然彼此汇合而成分枝状。石细胞多见于茎、叶、果实、种子中，可单独存在，也可成群分散于薄壁组织中，有时也可连成环状，如肉桂的石细胞。梨的果肉中普遍存在着石细胞，石细胞的多少也是评价梨质地的一个标准。石细胞更常存在于某些植物的果皮和种皮中，由此组成坚硬的保护组织，如椰子、核桃等坚硬的内果皮及菜豆、栀子种皮的石细胞等。石细胞亦常见于茎的皮层中，如黄柏、黄藤；或存在于髓部，如三角叶黄连、白薇等；或存在于维管束中，如厚朴、杜仲、肉桂等。

石细胞的形状变化很大，是中药鉴定重要的依据。药材中最常见的是近等径（较短）的石细胞，如梨果肉中的圆形或类圆形石细胞，黄芩、川乌根中的长方形、类方形、多角形的石细胞，乌梅种皮中的壳状、盔状石细胞，厚朴、黄柏中的不规则状石细胞。此外，还有一些较特殊类型的石细胞，如山茶叶柄中的长分枝状石细胞，山桃种皮中犹如非腺毛状的石细胞等。

　　在虎杖根及根茎中有一种石细胞腔内产生薄的横隔膜，称为分隔石细胞。还有一种石细胞其次生壁外层嵌有非常细小的草酸钙晶体，并常稍突出于表面，这种石细胞称为嵌晶石细胞。如南五味子根皮中在石细胞内含有各种形状的草酸钙结晶，此种石细胞称为含晶石细胞，如侧柏种子、桑寄生茎及叶内均存在含有草酸钙方晶的石细胞；龙胆根内有含砂晶的石细胞；紫菀根及根状茎内有含簇晶的石细胞等（图 2 – 13）。

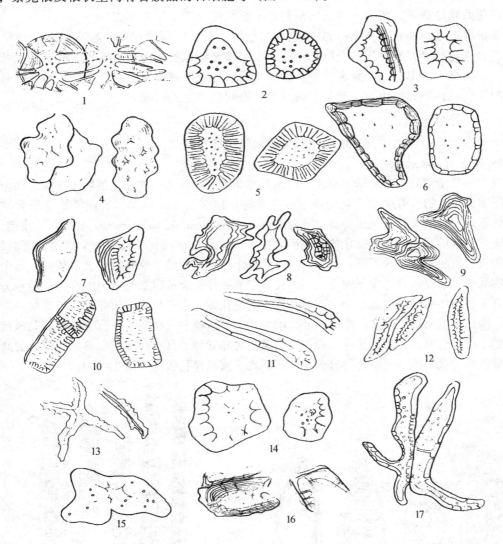

图 2 – 13　石细胞类型

1．梨（果肉）　2．苦杏　3．土茯苓　4．川楝　5．五味子　6．川乌　7．梅（果实）　8．厚朴　9．黄柏
10．麦冬　11．山桃（种子）　12．泰国大风子　13．茶（叶柄）　14．侧柏（种子，含草酸钙方晶）
15．南五味子（根皮）　16．栀子（种皮）　17．虎杖（分隔石细胞）

五、输导组织

植物体内的水分、无机盐以及光合作用形成的营养物质都要在各器官之间输导，这些水溶液及有机物质虽然在低等植物或部分高等植物通过细胞间转输，但仅是一种原始的或辅助的输导方式。在植物长期的进化过程中，高等的蕨类植物、裸子植物、被子植物形成了发达的、进化的输导系统，成为维管植物最重要的组织特征。

输导组织（conducting tissue）是植物体内运输水分和养料的组织。输导组织的细胞一般呈管状，首尾相接，贯穿于整个植物体内。根据输导组织的构造和运输物质的不同，可分为两类：一类是木质部中的导管和管胞，主要运输水分和溶解于水中的无机盐；另一类是韧皮部中的筛管、伴胞和筛胞，主要是运输溶解状态同化产物的组织。

（一）导管和管胞

导管和管胞是存在于维管组织木质部中的管状输导细胞。

1. 导管（vessel）

导管是被子植物的主要输水组织，仅少数原始被子植物和一些寄生植物无导管，如金粟兰科草珊瑚属等植物，而少数进化的裸子植物类群，如麻黄科植物和少数蕨类植物则有导管存在。导管是由一系列长管状或筒状的导管分子（vessel element，vessel member）的死亡细胞组成，导管横壁溶解后穿孔，具有穿孔的横壁称穿孔板，彼此首尾相连，成为一个贯通的管状结构。导管的长度数厘米至数米不等。由于每个导管分子横壁的溶解，使其输水效率较高，每个导管分子的侧壁上还存在有许多不同类型的纹孔，相邻的导管又可以靠侧壁上的纹孔运输水分。如导管分子之间的横壁溶解成一个大的穿孔称为单穿孔板，有些植物中的导管分子横壁并未完全消失，而在横壁上形成许多大小不同形态的穿孔，如椴树和一些双子叶植物的导管其横壁上留有几条平行排列的长形的梯状穿孔板，麻黄属植物导管分子具有很多圆形的穿孔形成的麻黄式穿孔板，而紫葳科的一些植物导管分子之间形成了网状穿孔板等（图 2－14）。

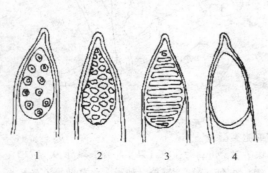

图 2－14　导管分子穿孔板的类型
1. 麻黄式穿孔板　2. 网状穿孔板
3. 梯状穿孔板　4. 单穿孔板

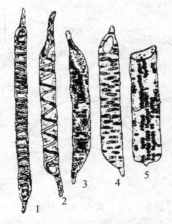

图 2－15　导管类型
1. 环纹导管　2. 螺纹导管　3. 梯纹导管
4. 网纹导管　5. 孔纹导管

　　成熟的导管中没有原生质体和细胞核，因此一般认为导管是许多死亡细胞连成的管状结构。但在葡萄卷须中的导管分子含有原生质体和细胞核，也有人在麻黄、丝瓜和棉花的导管中观察到原生质体和细胞核。

　　导管在形成过程中，其木质化的次生壁并不是均匀增厚，而是形成了不同的纹理或纹孔（图2-15）。根据导管增厚所形成的纹理不同，常可分为下列几种类型（图2-16；图2-17）。

　　（1）环纹导管（annular vessel）：导管壁呈一环一环的木质化增厚，这种增厚的环纹之间仍为薄壁的初生壁，有利于生长而伸长。环纹导管直径较小，常出现在器官的幼嫩部分，如南瓜茎、凤仙花的幼茎中，半夏的块茎中。

　　（2）螺纹导管（spiral vessel）：在导管壁上有一条或数条呈螺旋带状木质化增厚的次生壁。螺旋状增厚也不妨碍导管的伸长生长，其直径也较小，亦多存在于植物器官的幼嫩部分，并同环纹导管一样，容易与初生壁分离，如南瓜茎、天南星块茎。常见的"藕断丝连"中的丝就是螺纹导管中螺旋带状的次生壁与初生壁分离的现象。

　　（3）梯纹导管（scalariform vessel）：在导管壁上增厚的并与未增厚的初生壁部分间隔成梯形。这种导管木质化的次生壁占有较大比例，分化程度较深，不易进行伸长生长。多存在于器官的成熟部分，如葡萄茎、常山根中。

　　（4）网纹导管（reticulate vessel）：导管增厚的木质化次生壁交织成网状，网孔是未增厚的部分。网纹导管的直径较大，多存在于器官的成熟部分，如大黄、苍术根。

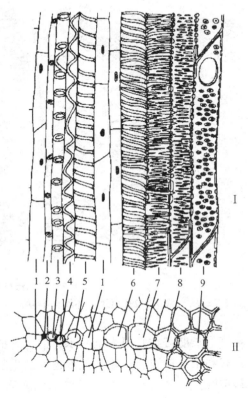

图2-16　半边莲属初生木质部（示导管）
Ⅰ.纵切面　　　　　Ⅱ.横切面
1.木薄壁细胞　2～3.环纹导管　4～6.螺纹导管
7.梯纹导管　8.梯-网纹导管　9.孔纹导管

　　（5）孔纹导管（pitted vessel）：导管次生壁几乎全面木质化增厚，未增厚部分为单纹孔或具缘纹孔，前者为单纹孔导管，后者为具缘纹孔导管。导管直径较大，多存在于器官的成熟部分，如甘草根、赤芍根、拳参根状茎等。

　　在实际观察中，经常发现一导管同时存在螺纹和环纹，或螺纹和梯纹等两种以上类型的导管，如南瓜茎的纵切片中常可见到典型的环纹和螺纹存在于同一导管上。另外还有一些导管呈现出中间类型，如大黄根的粉末中常可见到网纹未增厚的部分横向延长，出现了梯纹和网纹的中间类型，这种类型又往往称为梯-网纹导管等。

　　从导管形成的先后、壁增厚的强弱、运输水分的效能等方面分析，环纹导管、螺纹导管是初生类型，在器官的形成过程中出现较早，多存在于植物体的幼嫩部分，可随植物器官的生长而伸长，以上两种导管一般直径较细，输导能力较差。而网纹导管、孔纹导管是次生类型，在器官中出现较晚，并多存在于器官的成熟部分，壁增厚的面积很大，管壁较坚硬，有很强的机械作用，能抵抗周围组织的压力，保持其输导作用。

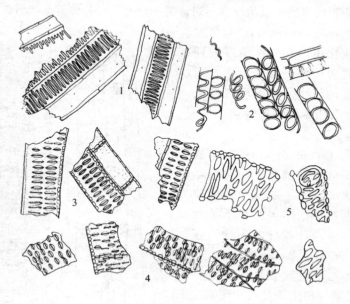

图 2－17　药材粉末中的导管碎片
1. 梯纹（常山）2. 螺纹、环纹（半夏）3~4. 孔纹（3. 白蔹　4. 甘草）5. 网纹（大黄）

　　导管的长度可在几厘米至一米，但也有的藤本植物可长达几米，这种长而贯通的管状结构非常有利于水溶液的运输。随着植物的生长以及导管的产生，一些较早形成的导管常相继失去其功能，并常由于其相邻薄壁细胞膨胀，通过导管壁上未增厚部分或纹孔侵入导管腔内，形成大小不同的囊状突出物，这种堵塞导管的囊状突出物就称侵填体（tylosis）。初期，原生质和细胞核等可随着细胞壁的突进而流入其中，后来则由单宁、树脂等物质填充，这时植物体内的水溶液运输并不是由单一导管从下直接向上输导的，而是经过多条导管曲折向上输导的。侵填体的产生对病菌侵害起到一定防腐作用，其中有些物质是中药有效成分。

　　2. 管胞（tracheid）

　　管胞是绝大部分蕨类植物和裸子植物的输水组织，同时还具有支持作用。在被子植物的木质部中也可发现管胞，特别是叶柄和叶脉中，但数量较少，不是主要输导分子。管胞和导管分子在形态上有明显的不同，每个管胞是一个细胞，呈长管状，但两端尖斜，两端壁上均不形成穿孔，相邻管胞彼此间不能靠端部连接进行输导，而是通过相邻管胞侧壁上的纹孔输导水分，所以其输导功能比导管低，为一类较原始的输导组织。管胞与导管一样，由于其细胞壁次生加厚，并木质化，细胞内原生质体消失而成为死亡细胞，并其木质化次生壁的增厚也常形成类似导管的环纹、螺纹、梯纹、孔纹等类型，所以导管、管胞在药材粉末鉴定中很难分辨，常采用解离的方法将细胞分开，观察管胞分子的形态（图 2 – 18；图 2 – 19）。

裸子植物的管胞一般长 5mm，在松科、柏科一些植物的管胞上可见到一种典型的具有纹孔塞的具缘纹孔。

此外，在次生木质部中有一种纤维管胞（fiber tracheid），它是管胞和纤维之间的一种中间类型的长梭形细胞，末端较尖，细胞壁上具双凸镜状或裂缝状开口的纹孔，厚度常介于管胞和纤维之间，如沉香、芍药、天门冬、威灵仙、紫草、升麻、钩藤、冷饭团等。

（二）筛管、伴胞和筛胞

筛管、伴胞和筛胞是存在于维管组织韧皮部中的输导细胞。

1. 筛管（sieve tube）

筛管主要存在被子植物的韧皮部中，是运输光合作用产生的有机物质如糖类和其他可溶性有机物等的管状结构，是由一些生活管状细胞纵向连接而成的。组成筛管的每一个管状细胞称为筛管分子（图 2 – 20），在结构上有以下特点：

（1）组成筛管的细胞是生活细胞，但细胞成熟后细胞核消失。

（2）组成筛管细胞的细胞壁是由纤维素构成的。

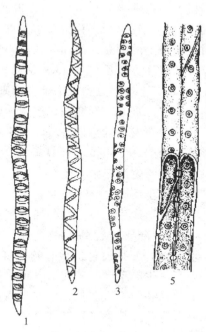

图 2 – 18 管胞类型

1. 环纹管胞　2. 螺纹管胞

3. 梯纹管胞　4. 孔纹管胞

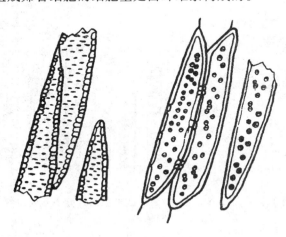

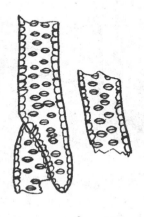

图 2 – 19 管胞碎片

1. 麦冬　2. 木通马兜铃　3. 白芍

（3）筛管中两相连的筛管分子的横壁上有许多小孔，称为筛孔（sieve pore），具有筛孔的横壁称为筛板（sieve plate）。筛板两边的原生质丝通过筛孔而彼此相连，与胞间连丝的情况相似，但较粗壮，称为联络索（connecting strand）。有些植物的筛孔也见于筛管的侧壁上，通过侧壁上的筛孔，使相邻的筛管彼此相联系。在筛管的筛板上或筛管的侧壁上筛孔集中分布的区域又称为筛域（sieve area）。在一个筛板上如果只有一个筛域的称为单筛板（simple sieve plate）；如果分布数个筛域的则称为复筛板（compound sieve plate）。联络索通过筛孔上下相连，彼此贯通，形成同化产物运输的通道。

筛管在发育的早期阶段，细胞中有细胞核存在，并有浓厚的细胞质、线粒体等；在筛管形成过程中，细胞核逐渐溶解而消失，细胞质减少，线粒体变小；在筛管形成后，筛管细胞成为无核的生活细胞（图 2 - 21）。但有人认为筛管细胞始终有细胞核存在，并是多核的结构，因核小而分散，不易观察到。

筛板形成后，在筛孔的四周围绕联络索可逐渐积累一些特殊的碳水化合物，称为胼胝质（callose）；随着筛管的不断老化，胼胝质将会不断增多，最后形成垫状物，称为胼胝体（callus）。一旦胼胝体形成，筛孔将会被堵塞，联络索中断，筛管也将失去运输功能。

多年生的单子叶植物筛管可保持其长期的输导功能，甚至整个生活期。而一些多年生的双子叶植物的筛管往往在冬季来临前形成胼胝体，可暂时停止其输导作用，而在来年春季胼胝体将溶解，筛管又逐渐恢复其输导功能；另一些较老的筛管形成胼胝体后，将会永远失去其输导功能而被新筛管所取代。

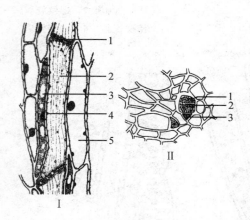

图 2 - 20　烟草韧皮部（示筛管及伴胞）
Ⅰ. 纵切面　　Ⅱ. 横切面
1. 筛板　2. 筛管　3. 伴胞
4. 白色体　5. 韧皮薄壁细胞

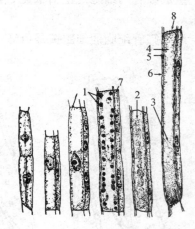

图 2 - 21　南瓜茎筛管分子形成的各个阶段
1. 黏液质　2. 融合的黏液体　3. 黏液
4. 液泡　5. 细胞质　6. 细胞壁
7. 细胞核　8. 筛板

2. 伴胞（companion cell）

在被子植物筛管分子的旁边，常有一个或几个小型并细长的薄壁细胞和筛管相伴存在，称为伴胞。伴胞和筛管是由同一母细胞分裂而来，其细胞质浓，细胞核大。伴胞与筛管相邻的壁上常有许多纹孔，有胞间联丝相互联系。伴胞含有多种酶类物质，生理活动旺盛，研究表明筛管的运输功能和伴胞的生理活动密切相关，筛管死亡后，伴胞将随着失去生理活性。

3. 筛胞（sieve cell）

筛胞是蕨类植物和裸子植物运输养料的输导分子。筛胞是单个狭长的细胞，无伴胞存在，直径较小，两端尖斜，没有特化的筛板，只有存在于侧壁上的筛域。筛胞不能像筛管那样首尾相连接，只能是彼此相重叠而存在，靠侧壁上筛域的筛孔运输，所以输导机能较差，是比较原始的输导有机养料的结构。

六、分泌组织

植物在新陈代谢过程中，一些细胞能分泌某些特殊物质，如挥发油、乳汁、黏液、树脂、蜜液、盐类等，这种细胞称为分泌细胞，由分泌细胞所构成的组织称为分泌组织（secretory tissue）。在分泌组织的作用方面，有的可以防止组织腐烂，帮助创伤愈合，免受动物吃食，排除或贮积体内废弃物等；有的还可以引诱昆虫，以利于传粉。有许多分泌物可作药用，如乳香、没药、松节油、樟脑、蜜汁、松香以及各种芳香油等。植物的某些科属中常具有一定的分泌组织，因此它在鉴别上也有一定的价值。

根据分泌细胞排出的分泌物是积累在植物体内部还是排出体外，常把分泌组织分为外部分泌组织和内部分泌组织（图 2 - 22）。

（一）外部分泌组织

是分布在植物体的体表部分的分泌结构，其分泌物排出体外，如腺毛、蜜腺等。

1. 腺毛（glandular hair）

腺毛是具有分泌作用的表皮毛，常由表皮细胞分化而来。腺毛有腺头、腺柄之分，其腺头的细胞覆盖着较厚的角质层，其分泌物可由分泌细胞排出细胞体外而积聚在细胞壁和角质层之间。分泌物可由角质层渗出，或角质层破裂后散发出来。腺毛多存在于植物的茎、叶、芽鳞、子房、花萼、花冠等部分。

另外，还有一种可分泌盐的腺毛，由一个柄细胞和一个基细胞组成，常存在于滨藜属等一些植物的叶表面。

2. 蜜腺（nectary）

蜜腺是能分泌蜜液的腺体，由一层表皮细胞及其下面数层细胞特化而成。与相邻细胞相比，腺体细胞的细胞壁比较薄，无角质层或角质层很薄，细胞质较浓。细胞质产生蜜液并通过角质层扩散或经腺体表皮上的气孔排出。蜜腺下常有维管组织分布，一般位于花萼、花冠、子房或花柱的基部，为花蜜腺。具蜜腺的花均为虫媒花，如油菜、荞麦、酸枣、槐等。蜜腺除存在于花部外，还存在于茎、叶、托叶、花柄处，为花外蜜腺。如蚕豆托叶的紫黑色腺点，梧桐叶下的红色小斑以及桃和樱桃叶片基部均具蜜腺。枣、白花菜和大戟属花序中也有不同形态的蜜腺。

（二）内部分泌组织

内部分泌组织分布在植物体内，分泌物也积存在体内。根据它们的形态结构和分泌物的

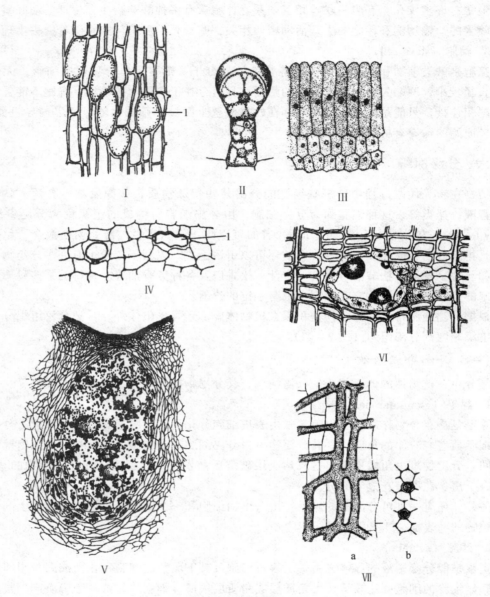

图 2－22 分泌组织

Ⅰ．油细胞（图中 1 所指）　　Ⅱ．腺毛（天竺葵叶上的腺毛）　　Ⅲ．蜜腺（大戟属植物的蜜腺）
Ⅳ．间隙腺毛（广藿香茎，图中 1 所指）　　Ⅴ．分泌囊（橘果皮内的分泌囊）
Ⅵ．树脂道（松属木材的横切面）　　Ⅶ．乳汁管（蒲公英根：a．纵切面，b．横切面）

不同，可分为分泌细胞、分泌腔、分泌道和乳汁管。

1．分泌细胞（secretory cell）

分泌细胞是分布在植物体内部的具有分泌能力的细胞，通常比周围细胞大，它们并不形成组织，而是以单个细胞或细胞团（列）存在于各种组织中。分泌细胞形态不同，多呈圆球形、椭圆形、囊状、分枝状等，常将分泌物积聚于该细胞中，当分泌物充满整个细胞时，细胞也往往木栓化，这时的分泌细胞失去分泌功能，而其作用就犹如贮藏室。由于分泌物质不同，又可分为油细胞，如姜、桂皮、菖蒲等；黏液细胞，如半夏、玉竹、山药、白及等；单宁细胞，如豆科、蔷薇科、壳斗科、冬青科、漆树科的一些植物等；芥子酶细胞，如十字花科、白花菜科植物等。

2．分泌腔（secretory cavity）

分泌腔也称为分泌囊或油室，常发现于柑橘类果皮和叶肉以及桉叶叶肉中。根据其形成的过程和结构，常可分为两类：

（1）**溶生式分泌腔（lysigenous secretory cavity）**：在基本薄壁组织中有一群分泌细胞，由于这些分泌细胞分泌的物质逐渐增多，最后终于使细胞本身破裂溶解，就在体内形成一个含有分泌物的腔室，腔室周围的细胞常破碎不完整，如陈皮、橘叶等。

（2）**裂生式分泌腔（schizogenous secretory cavity）**：是由基本薄壁组织中的一群分泌细胞彼此分离，胞间隙扩大而形成的腔室，分泌细胞不被破坏，完整地包围着腔室，如金丝桃、漆树、桃金娘、紫金牛植物的叶片以及当归的根等。

3．分泌道（secretory canal）

分泌道是由一些分泌细胞彼此分离形成的一个长管状间隙的腔道，周围分泌细胞称为上皮细胞（epithelial cell），上皮细胞产生的分泌物贮存于腔道中。在松柏类和一些木本双子叶植物中可观察到贮有不同分泌物的分泌道，所以，常又可根据存有的不同分泌物将其分别命名，如松树茎中的分泌道贮藏着由上皮细胞分泌的树脂，称为树脂道（resin canal）；小茴香果实的分泌道贮藏着挥发油，称为油管（vitta）；美人蕉和椴树的分泌道贮藏着黏液，称为黏液道（slime canal）或黏液管（slime duct）等。

4．乳汁管（laticifer）

乳汁管是由一种分泌乳汁的长管状细胞形成，常可分枝，在植物体内形成系统。构成乳汁管的细胞主要是生活细胞，细胞质稀薄，通常具有多数细胞核，液泡里含有大量乳汁。但有的研究指出，乳汁存在于整个细胞质中，并非仅存在于细胞液中，如巴西橡胶树。乳汁具黏滞性，常呈乳白色、黄色或橙色。乳汁的成分很复杂，主要为糖类、蛋白质、橡胶、生物碱、苷类、酶、单宁等物质。乳汁管分布在器官的薄壁组织内，如皮层、髓部以及子房壁内等。具有乳汁管的植物很多，如菊科蒲公英属、莴苣属；大戟科大戟属、橡胶树属；桑科桑属、榕树属；罂粟科罂粟属、白屈菜属；番木瓜科番木瓜属；桔梗科党参属、桔梗属等。乳汁管具有贮藏和运输营养物质的机能。

根据乳汁管的发育和结构可将其分成两类：

（1）**无节乳汁管（nonarticulate laticifer）**：每一个乳汁管仅由一个细胞构成，这个细胞又称为乳汁细胞。细胞分枝，长度可达数米，如夹竹桃科、萝藦科、桑科以及大戟科的大戟属等一些植物的乳汁管。

（2）**有节乳汁管（articulate laticifer）**：每一个乳汁管是由许多细胞连接而成的，连接处的细胞壁溶解贯通，成为多核巨大的管道系统，乳汁管可分枝或不分枝，如菊科、桔梗科、罂粟科、旋花科、番木瓜科以及大戟科的橡胶树属等一些植物的乳汁管。

第二节　维管束及其类型

一、维管束的组成

维管束（vascular bundle）是维管植物包括蕨类植物、裸子植物、被子植物的输导系统，维管束为束状结构，贯穿于整个植物体的内部，除了具有输导功能外，同时对植物体还起着支持作用。维管束主要由韧皮部与木质部组成，在被子植物中，韧皮部是由筛管、伴胞、韧皮薄壁细胞和韧皮纤维组成，木质部主要由导管、管胞、木薄壁细胞和木纤维组成；裸子植物和蕨类植物的韧皮部主要是由筛胞和韧皮薄壁细胞组成，木质部主要由管胞和木薄壁细胞组成。

裸子植物和双子叶植物的维管束在木质部和韧皮部之间常有形成层存在，能持续不断的分生生长，所以这种维管束称为无限维管束或开放性维管束（open bundle）；蕨类植物和单子叶植物的维管束中没有形成层，不能进行不断的分生生长，所以这种维管束称为有限维管束或闭锁性维管束（closed bundle）。

二、维管束的类型

根据维管束中韧皮部与木质部排列方式的不同，以及形成层的有无，将维管束分为下列几种类型（图 2－23；图 2－24）：

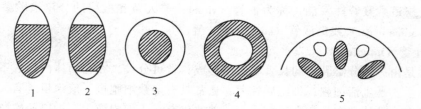

图 2－23　维管束类型模式图
1. 外韧维管束　2. 双韧维管束　3. 周韧维管束　4. 周木维管束　5. 辐射维管束

1．有限外韧维管束（closed collateral vascular bundle）
韧皮部位于外侧，木质部位于内侧，中间没有形成层。如单子叶植物茎的维管束。

2．无限外韧维管束（open collateral vascular bundle）
无限外韧维管束与有限外韧维管束的主要不同点是韧皮部与木质部之间有形成层，可使植物逐渐进行增粗生长。如裸子植物和双子叶植物茎中的维管束。

3．双韧维管束（bicollateral vascular bundle）
木质部内外两侧都有韧皮部。常见于茄科、葫芦科、夹竹桃科、萝藦科、旋花科、桃金娘科等植物茎中的维管束。

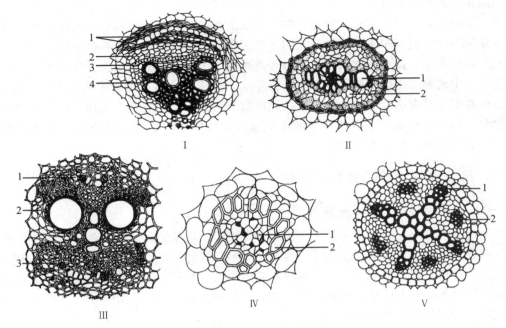

图 2-24　维管束类型详图

Ⅰ.外韧维管束（马兜铃）　1.压扁的韧皮部　2.韧皮部　3.形成层　4.木质部

Ⅱ.周韧维管束（真蕨的根茎）　1.木质部　2.韧皮部

Ⅲ.双韧维管束（南瓜茎）　1、3.韧皮部　2.木质部

Ⅳ.周木维管束（菖蒲根茎）　1.韧皮部　2.木质部

Ⅴ.辐射维管束（毛茛根）　1.原生木质部　2.韧皮部

4．周韧维管束（amphicribral vascular bundle）

木质部位于中间，韧皮部围绕在木质部的四周。如百合科、禾本科、棕榈科、蓼科及蕨类某些植物。

5．周木维管束（amphivasal vascular bundle）

韧皮部位于中间，木质部围绕在韧皮部的四周。常见于少数单子叶植物的根状茎，如菖蒲、石菖蒲、铃兰等。

6．辐射维管束（radial vascular bundle）

韧皮部和木质部相互间隔成辐射状排列，在多数单子叶植物根中排列成一圈，中间多具有宽阔的髓部；在双子叶植物根的初生构造中木质部常分化到中心，呈星角状，韧皮部位于两角之间，彼此相间排列，这类维管束称为辐射维管束。

第三节　植物组织培养的意义和应用

植物组织培养（plant tissue culture）是指在自然环境中将从植物体上分离出的器官、组织、细胞在人为的无菌等条件下，将其置于含有合成培养基的容器中，使其能生长发育的一种技术。在组织培养中，常把从活植物体上切取下来的部分组织或器官叫作外植体。当我们把已分化的外植体组织中不分裂的静止细胞置于能促进细胞增殖的培养基上以后，细胞生理将会发生某些变化，使细胞进入分裂状态，这种由一个成熟细胞转变为分生状态的过程称为脱分化。一个成熟的植物细胞在经历了脱分化后，还能通过再分化而形成一个完整的植株，是因为这些细胞具有全能性的特征，就是说任何一个具有完整的膜系统和一个完整细胞核的植物细胞，都具有形成一个完整植株的全部遗传信息，即使是已经过分化并高度成熟的细胞，也具有回复到分生状态的可能。

一、植物组织培养的材料和条件

（一）培养材料的来源和条件

植物组织培养的材料几乎包括了植物的各种组织，从藻类、菌类到苔藓、蕨类和种子植物的各部分都可作为组织培养的材料。被子植物多采用根尖、茎尖、叶、叶芽、叶柄、花药、花粉、子房、胚和胚珠等；裸子植物常采用幼苗、芽、韧皮部等部分。同一植株的不同部分在离体培养条件下的脱分化和再生能力是不相同的，植物的幼嫩部分比已经完全成熟的部分更适合于用作组织培养的起始材料。

不同的组织选用的培养方法不同，其培养的条件也不相同，包括温度、光线、通气、酸碱度、渗透压以及灭菌条件等。对于大多数植物材料，温度在 20℃ ~ 28℃ 间即可满足生长需要，最适宜的温度为 26℃ ~ 27℃。根据实验要求和实验材料的不同，光照的强度和照射时间均不相同，有些植物在暗培养的条件下生长较好，并且有利于次生代谢产物的合成，而在诱导器官分化时则需要一定强度的光照。悬浮培养中的细胞旺盛生长需要大量的空气，需有良好的通气条件，而固体培养时一般不需要特殊的通气设备。多数植物的组织生长的最适 pH 值是 5.0 ~ 6.5 间，渗透压在 101.33 ~ 203.55kPa 可促进植物组织生长，而在 203.55kPa 以上将使植物组织生长受到限制以至不能生存。

（二）培养基

在组织培养的过程中对培养基有着更严格的要求。近年来采用的化学合成的培养基大致由以下几种主要成分组成：

（1）碳水化合物：其来源主要为蔗糖、葡萄糖、果糖类，其中以蔗糖最为常用。

（2）无机盐：除了碳、氢、氧外，还有氮、磷、钾、硫以及钙、钠、镁等。

（3）微量元素：包括铁、铜、锰、锌、钼、钴、碘、硼等。

（4）维生素：包括肌醇、烟酸、盐酸硫胺素（VB_1）和盐酸吡哆辛（VB_6）等。

（5）氨基酸：常用的是甘氨酸等。

（6）植物激素：目前用人工方法可以合成多种类似植物激素作用的化学物质，培养基中常附加生长素类的物质有吲哚乙酸（IAA）、吲哚丁酸（IBA）、2,4 - 二氯苯氧乙酸（2,4 - D）和萘乙酸（NAA）；细胞分裂素类物质有激动素（Kt）、玉米素（zeatin）和 6 - 苄氨基嘌呤（6 - BA）等。

此外，有些培养基还添加些天然产物，如椰子汁、酵母提取液、水解酪蛋白等。培养基中加入 0.5%～1% 的琼脂即为静止培养的固体培养基，是一种普遍采用的方法。凡是不加入凝固剂的即是液体培养基，用液体培养基进行组织培养的方法称为液体培养。不同组织材料的培养基配方不同，维持生长和诱导细胞分裂、分化的培养基也不相同，所以，配方的种类因不同的植物组织和不同的要求而不相同。

二、植物组织、细胞的培养方法

近些年，植物组织培养的技术发展很快，从器官、组织、细胞到原生质体等都做了大量的研究工作，特别是对植物细胞培养的研究和利用越来越引起人们的注意，已经获得了丰硕的成果。如利用酶解或机械破碎等技术分离出单个的细胞，再采用不同方法进行细胞繁殖和培养出植株，利用花药培养诱导形成单倍体植株，从体细胞分离出原生质体进行培养，使其再生、分化而发育成植株，利用种间原生质体融合而形成杂种细胞，进而分化形成杂种植株等，均取得了显著的成绩。

（一）愈伤组织培养

在自然条件下，植物表面经常会被霉菌或细菌污染，所以选用的材料必须先经过灭菌处理。常用的灭菌剂有次氯酸钠溶液、升汞溶液、乙醇、过氧化氢等。材料经灭菌处理后，再用无菌水反复冲洗。

在无菌条件下，将选用和处理好的材料块迅速培植在固体培养基上，在适宜的条件下，组织切口表面很快长出一种脱分化的薄壁组织块，称为愈伤组织（callus）。愈伤组织是利用组织伤口表面而形成的薄壁组织，是植物组织培养和细胞培养的基本材料，植物的许多组织在适宜的条件下都能形成愈伤组织，如储藏薄壁组织、同化薄壁组织、维管形成层、根的中柱鞘、胚乳、子叶、叶肉组织及维管组织等。愈伤组织的诱发多在固体培养基上进行，如果将这种愈伤组织转入含有促进细胞分化的培养基上，经一定时间就能诱导发育形成整株植物。因此愈伤组织既是诱导形成植物的主要途径，又可成为某种植物代谢产物的来源。在适宜的培养条件下，愈伤组织可长期传代下去（图 2-25），这种培养称为继代培养（continuing culture）。

为了提高生长速度，在生产上常常选用液体培养方法来代替含有琼脂的固体培养基培养，即悬浮培养（suspension culture）。由于悬浮培养时营养成分可较快地渗入细胞体内等原

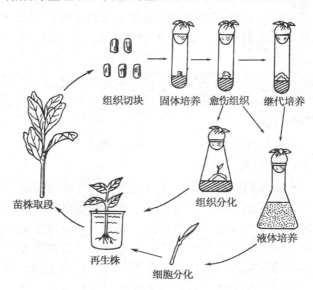

组织切块　固体培养　愈伤组织　继代培养

苗株取段　　组织分化

再生株　　细胞分化　　液体培养

图 2-25 植物组织培养示意图

因，可加快细胞的生长和分裂的速度，从而提高产量。

（二）细胞培养

植物细胞培养是细胞工程的主要研究内容，可分为单细胞培养和悬浮细胞培养，其中悬浮细胞培养是一种更为常用的方法。

1．悬浮细胞培养

悬浮细胞培养是将含有游离细胞的培养液通过一种特殊的设备使其不断滚动，细胞在液体的培养基中总是处于悬浮状态的一种培养方法。首先将愈伤组织、无菌苗、根尖或叶肉组织等破碎，经不锈钢网过滤，得到单细胞滤液作为培养材料，接种于培养器皿中震荡培养，一定时间后细胞数量达到最多，生长逐渐停止，然后移植进行继代培养。悬浮细胞培养是从愈伤组织的液体培养基础上发展起来的一种培养技术，它的特点是能产生大量的均匀的植物细胞，而不像愈伤组织培养所产生的细胞已有了分化了的细胞群，同时其细胞增殖的速度也比愈伤组织快，所以可以把植物细胞像微生物一样培养，并应用到发酵工业中去，生产一些植物特有的产物。特别是在药用植物资源遭到人为破坏，难以满足需要的情况下，利用植物细胞的大规模培养技术，生产各种药用植物特别是贵重稀有药用植物的细胞，是提取药用植物有效成分的一个极为有价值的途径。

2．单细胞培养

利用果胶酶等解离植物薄壁组织，或从分散性较好的愈伤组织等经机械粉碎制备单细胞。在适宜的培养条件下，单个细胞可经过细胞分裂和细胞分化形成芽、根等器官，或经过胚状体，最后发育成为一株完整的植物体。

平板培养是单细胞培养的一种常用方法，过程是将分散的植物细胞植于具有薄层固体培养基器皿内的培养方法。选用的薄壁组织经机械破碎或酶解分散后洗涤、离心，再将浓缩物记数后稀释，接种到经加热融化而刚冷却至35℃左右的固体培养基中充分混匀，倒入培养皿中，密封后于25℃含5%CO_2气体的培养箱中培养，一定时间后细胞将分裂形成细胞团。

花粉粒是植物的单倍体细胞，可通过花药培养诱发花粉粒分裂形成愈伤组织，在一定条件下也可诱导分化成单倍体植物，如用曼陀罗、柑橘、茶叶、牡丹等的花药培养出的单倍体植株。

（三）原生质体培养及融合技术

1．原生质体培养

随着植物细胞培养的深入研究，近些年利用酶法分离原生质体取得了重大的进展。实验证明，许多植物的原生质体可在适当的培养条件下，生长发育成为完整的植株。首先，利用纤维素酶等将细胞壁分解除掉，成为一个由原生质膜包围着的裸露的生活细胞，将这种裸露的细胞相当于一个单细胞培养，在适当的条件下逐渐再生出细胞壁，继续诱导生长和分裂，第二周即可形成细胞团，5周左右就可出现肉眼可见的组织团块，将其转移到分化培养基上，诱导分化出芽，再将有芽的组织块移植到可促使生根的培养基上，获得完整的再生幼苗（图2－26）。其亦可培养出结构与功能全能性的植株，亦可通过自发突变及人工诱导而筛选出功能特异的突变细胞和植株。如从怀地黄、枸杞、胡萝卜、颠茄、曼陀罗、石龙芮、石刁柏、芸苔、矮牵牛、烟草等植物诱导培育出的原生质体再生植株。

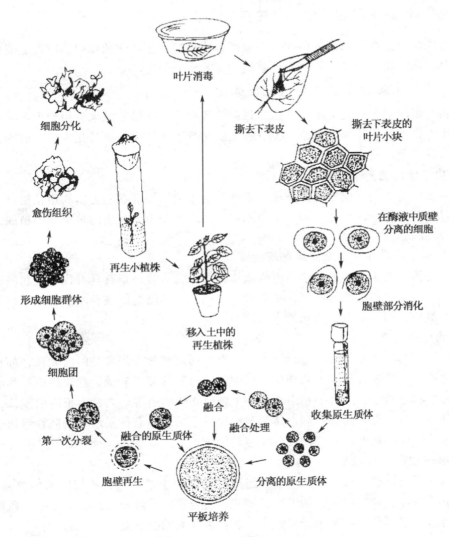

细胞分化

愈伤组织

形成细胞群体

细胞团

第一次分裂

胞壁再生

叶片消毒

撕去下表皮

撕去下表皮的叶片小块

再生小植株

移入土中的再生植株

融合

融合处理

融合的原生质体

平板培养

分离的原生质体

收集原生质体

在酶液中质壁分离的细胞

胞壁部分消化

图 2-26　植物叶肉细胞原生质体培养示意图

2. 原生质体融合

原生质体融合是指使两个或两个以上的植物细胞原生质体合并成一个多核细胞的过程，也称为植物体细胞杂交。在适当条件下，利用物理或化学的方法可将来源不同的植物原生质体融合，继续发育生成细胞壁，成为完整的植物细胞。如烟草与天仙子、烟草与矮牵牛等通过融合而得到的杂种植株。另外，因为没有细胞壁的阻碍，也可将原生质体作为受体进行细胞器的移植和大分子物质的引入，吸收外源的遗传物质，通过融合进一步诱导成为一株杂种植物体。目前，细胞融合范围已发展到种间、属间、科间等的实验。这项研究工作有着非常深远的意义，通过诱导不同种间、属间及不同科的原生质体的融合，可能打破有性杂交不亲和性的界限，广泛组合各种基因型，有效地培育出具有各种优良经济性状的新品种。

三、植物组织培养在药学中的应用

植物组织培养研究越来越受到人们的重视，这项技术在药学领域中的应用主要包括两个方面，就是药用植物的育种、快速无性繁殖和有效成分的生产。

（一）药用植物的育种、快速无性繁殖

随着植物组织培养研究的不断深入，目前已经有大量的研究成果应用到生产实践中，我国已培育出上百种药用植物试管苗，上百种植物实行了大规模的商品化生产，试管苗工厂将成为一种新兴产业。

1. 利用单倍体花药育种

根据单倍体的生殖细胞具有发育成一完整单倍体植株的潜在能力，利用花粉培育植株已被应用在多种药用植物的育种，如利用曼陀罗、人参的花粉培养出的单倍体小植株，可有效地缩短育种年限。

2. 利用体细胞及体细胞杂交培育新品种

通过人工诱导使不同种的体细胞原生质体融合，为有效地培育具有优良性状的药用植物新品种开辟了一条新的有效的途径，如烟草－天仙子等体细胞的杂种植株，以及培养原生质体形成再生植株，如怀地黄、枸杞原生质体的培育。

3. 快速无性繁殖

有的药用植物不能依靠种子进行繁殖，还有的药用植物常规育种时间太长，如利用组织培养的方法可大大缩短育种和生长周期。如中药贝母的繁殖率较低，利用组织培养的方法繁育出 3 个月左右的鳞茎，其大小相当于用种子繁殖 2 年的鳞茎。人参生长周期较长，病害严重，常规育种困难，有人研究可利用体细胞胚胎发生的基本条件不断筛选胚性组织进行继代培养，可保持绿苗分化的能力，发育成完整的植株。

4. 代替原植物的栽培

对于某些药用植物，可利用组织培养进行大规模的生产，来代替植物的传统栽培方法。该方法可节约土地，降低成本，如天麻、灵芝、麦角菌、番红花、芦荟、三七、西洋参等多种药用植物组织培养已应用于生产实践中，获得了巨大的经济效益。

（二）药用植物的有效成分生产

植物体内各种有效成分的含量和质量是与其遗传特性、生长条件、收获时间以及贮藏运输等因素有着直接的联系。如能采用类似培养微生物生产抗生素的方法生产有效成分，将可利用人为的作用来控制有效成分的生产。因此利用组织培养方法生产药用有效成分，探索天然药物生产工业化的途径已经是当前中药生产研究的重要内容。目前，这方面的研究已取得了很大成绩。例如人参细胞培养的技术和规模目前都已达到一定水平，可通过组织培养获得活性人参细胞粉，除含有人参皂苷外，还含有天然人参所不具有的酶类和其他活性成分；培养的紫草细胞可直接用于制造口服或外用消炎剂，也可用于提取紫草素等。

　　植物细胞培养生产的代谢产物是取之不尽、用之不竭的天然药物资源。目前植物细胞培养技术正处于快速发展阶段，利用植物细胞培养获得的有用物质已达 400 多种，其中有生物碱、维生素、激素、色素、多糖、杀虫剂等。以生产有效化合物为目的的组织培养和细胞培养研究的药用植物已有数十种，其中人参、西洋参、三七、紫草、元胡、三尖杉、红豆杉等组织培养和细胞培养物中的有效成分均达到或超过原植物体。如将雷公藤属植物茎中诱发的愈伤组织经 5~6 次继代培养，提取物中均含有类似原植物所含有的具抗肿瘤作用的细胞毒素物质雷公藤乙素，其含量比原植物高 4.3 倍。目前，人参、紫草、洋地黄及黄连等已实现细胞培养工业化，不久将会有更多的有药用价值的植物细胞实现工业化生产。

　　植物组织培养是生命科学研究中的一个重要内容，也是现代生物技术在植物学领域研究、应用的一个重要组成部分。植物组织培养的研究从 20 世纪初期开始至今已有近百年历史，我国从 20 世纪 60 年代初开始这项研究工作，至今已取得了丰硕的成果。同时，由于相关学科的迅速发展，促进了组织培养研究的技术、方法等不断更新，新的成果不断取得，充分表明了植物组织培养在基础理论研究和实际应用等方面都具有极为深远的意义和价值，不但为生物科学的研究提供了一条崭新的途径，而且为解决农作物和药用植物的培育以及植物的代谢产物的研究和利用等开辟了广阔的前景。

　　随着中药事业的迅速发展，中药生产的规范化管理将会越加备受人们的关注，在现代化的生产过程中，科学育种、科学培植、科学生产等是中药生产规范化管理中的重要环节，植物组织培养这一新技术在中药开发等领域中的研究和应用必将为中医药事业的发展做出更大的贡献。

第三章

植物的器官

器官是由多种组织构成的，具有一定的外部形态和内部结构，并执行一定生理机能的植物体的组成部分。

被子植物的器官一般可分为根、茎、叶、花、果实和种子六个部分（图 3 – 1）。

被子植物器官依据它们的生理功能，通常又可分为两大类：一类称营养器官（vegetative organs），包括根、茎和叶，它们共同起着吸收、制造和供给植物体所需要营养物质的作用，使植物体得以生长、发育。另一类称繁殖器官（reproductive organs），包括花、果实和种子，它们主要起着繁殖后代延续种族的作用。植物的各种器官在植物的生命活动中是相互依存的统一整体，它们在生理功能和形态结构上都有着密切联系。

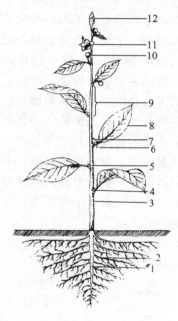

图 3 – 1　植物体的器官

1. 主根　2. 侧根　3. 茎　4. 叶柄
5. 腋芽　6. 节　7. 叶腋　8. 叶片
9. 节间　10. 果　11. 花　12. 顶芽

第一节　根

根（root）通常是植物体生长在土壤中的营养器官，具有向地性、向湿性和背光性。根主要有吸收、输导、固着、支持、贮藏和繁殖等功能。植物体所需要的水分和无机盐靠根从土壤中吸收，根的吸收作用主要靠根毛或根的幼嫩部分。有些植物的根还具有合成氨基酸、生物碱、生物激素及橡胶的能力，如烟草的根能合成烟碱，橡胶草的根能合成橡胶等。可作为药用的根有很多种，如人参、党参、三七、黄芪、百部等。也有一些药用根连同上部的根状茎入药，如人参的"芦头"，就是根状茎。

一、根的形态和类型

（一）根的形态

根通常呈圆柱形，生长在土壤中，越向下越细，向四周分枝，形成复杂的根系。一般不生芽、叶和花，细胞中不含叶绿体。

（二）根的类型

1．主根和侧根、纤维根

植物最初生长出来的根是由种子的胚根直接发育来的，它不断向下生长，这种根称主根（main root）；在主根的侧面生长出来的分枝称为侧根（lateral root）；在侧根上还能形成小分枝称纤维根。

2．定根和不定根

根就其发生起源可分为定根（normal root）和不定根（adventitious root）两类。主根、侧根和纤维根都是直接或间接由胚根生长出来的，有固定的生长部位，所以称定根，如桔梗、人参、棉花等的根。有些植物的根并不是直接或间接由胚根所形成，而是从茎、叶或其他部位生长出来的，这些根的产生没有一定的位置，故称不定根。如玉蜀黍、麦、稻、薏苡的种子萌发后，由胚根发育成的主根不久即枯萎，而从茎的基部节上长出许多大小、长短相似的须根来，这些根就是不定根；如人参根状茎（芦头）上的不定根，药材上称为"艼"；又如秋海棠、落地生根的叶以及菊、桑、木芙蓉的枝条插入土中后所生出的根都是不定根。在栽培上常利用此特性进行插条繁殖。

3．直根系和须根系

一株植物地下部分所有根的总和称为根系。在双子叶植物和裸子植物中，主根和侧根以及各级的纤维根共同组成植物的根系。单子叶植物的根系主要由不定根及其分支的各级侧根组成。根系常有一定的形态，按其形态的不同可分为直根系（tap root system）和须根系（fibrous root system）两类（图3-2）。

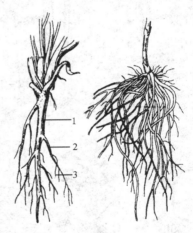

（1）直根系：主根发达，主根和侧根的界限非常明显的根系称直根系。它的主根通常较粗大，一般垂直向下生长，上面产生的侧根较小，如桔梗、沙参、人参、棉花和蒲公英的根系。

（2）须根系：主根不发达，或早期死亡，而从茎的基部节上生长出许多大小、长短相仿的不定根，簇生呈胡须状，没有主次之分的根系称须根系。如玉蜀黍、稻、麦、葱、蒜、徐长卿、龙胆等的根系。

图3-2　直根系和须根系
1.主根　2.侧根　3.纤维根

（三）根的变态

根与植物其他器官一样，在长期的历史发展过程中，由于适应生活环境的变化，形态构造产生了许多变态，常见的种类（图3-3，图3-4）有：

1．贮藏根（storage root）

根的一部分或全部肥大肉质，其内贮藏大量的营养物质，这种根称贮藏根。依形态不同又可分为：

（1）肉质直根（fleshy tap root）：主要由主根发育而成，一株植物上只有一个肉质直根，其上部具有胚轴和节间很短的茎，其肥大部位可以是韧皮部，如胡萝卜，也可以是木质部，如萝卜。有的肉质直根肥大呈圆锥状，如白芷、桔梗；有的肥大呈圆柱形，如菘蓝、丹参；有的肥大成圆球形，如芜青根。

（2）块根（root tuber）：和肉质直根不同，块根主要是由不定根或侧根发育而成，因此在一株上可形成多个块根。另外，它的组成没有胚轴和茎的部分。扦插繁殖的甘薯块根就是由不定根形成，麦冬的块根也是由须根前端或中部膨大而成。药用块根还有天门冬、郁金、何首乌、百部等。

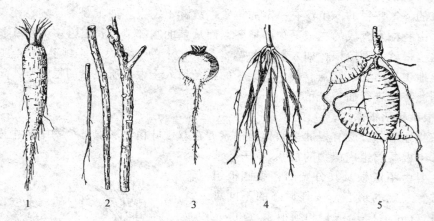

图 3 - 3　根的变态（地下部分）
1. 圆锥根　2. 圆柱根　3. 圆球根　4. 块根（纺锤状）　5. 块根（块状）

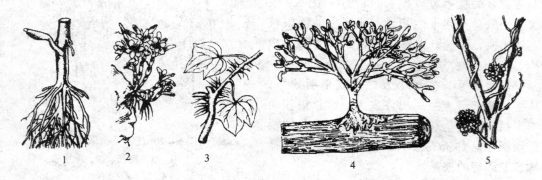

图 3 - 4　根的变态（地上部分）
1. 支持根（玉蜀黍）　2. 气生根（石斛）
3. 攀援根（常春藤）　4. 寄生根（槲寄生）　5. 寄生根（菟丝子）

2. 支持根（prop root）

自茎上产生一些不定根深入土中，以增强支持茎干的力量，这种根称支持根，如玉蜀黍、高粱、薏苡、甘蔗等在接近地面的茎节上所生出的不定根。

3．气生根（aerial root）

由茎上产生，不深入土里而暴露在空气中的不定根，称为气生根。它具有在潮湿空气中吸收和贮藏水分的能力，如石斛、吊兰、榕树等。

4．攀援根（附着根）（climbing root）

攀援植物在茎上生出不定根，能攀附于石壁、墙垣、树干或其他物体上，使其茎向上生长，这种根称为攀援根，如薜荔、络石、常春藤等。

5．水生根（water root）

水生植物的根飘浮在水中呈须状，称水生根，如浮萍等。

6．寄生根（parasitic root）

寄生植物的根插入寄主的组织内，吸取寄主体内的水分和营养物质，以维持自身的生活，这种根称为寄生根，如菟丝子、列当、槲寄生、桑寄生等。其中菟丝子、列当等植物体内不含叶绿素，不能自制养料，完全依靠吸收寄主体内的养分维持生活的，称全寄生植物。槲寄生、桑寄生等植物一方面由寄生根吸收寄主体内的养分，而同时自身含叶绿素，可以制造一部分养料，称半寄生植物。

值得注意的是，寄生植物可以通过寄生根的吸收作用，把有毒寄主的毒性成分带入寄生植物体内，如马桑寄生等。

二、根的内部构造

（一）根尖的构造

不论主根或侧根、定根或不定根，其最先端到生有根毛的部分称根尖（root tip）。大约长为 4～6mm，是根的生命活动最活跃的部分。根的伸长，水分和养料的吸收，以及一切成熟组织的分化都在此进行，根尖损伤后就影响根的生长和发育。根据根尖细胞生长和分化的程度不同，根尖可划分为根冠、分生区、伸长区和成熟区四个部分（图3-5）。

1．根冠（root cap）

位于根的最顶端，像帽子一样包被在生长锥的外围，由多层不规则排列的薄壁细胞组成，有保护作用。当根不断生长向前延伸时，根冠外层细胞与土粒发生磨擦，常受破坏，不断解体、死亡和脱落，此时，靠生长锥附近的根冠细胞不断进行细胞分裂，产生新的根冠细胞，补充更替，使根冠始终保持一定的形态和厚度。同时，根冠外层细胞被损坏后形成黏液，有助于根向前延伸发展。绝大多数植物的根尖都有根冠，但寄生植物和有菌根共生的植物通常无根冠。此外，根冠细胞内常含淀粉粒。

2．分生区（meristematic zone）

分生区也称为生长锥，位于根冠的上方，呈圆锥状，长约1mm，为顶端分生组织所在部位，是细胞分裂最旺盛的部分。分生区最先端的一群细胞来源于种子的胚，属于原分生组织，细胞形状为多面体，排列紧密，细胞壁薄，细胞质浓，液泡小，细胞核相对较大。这些分生组织细胞可不断地进行细胞分裂增加细胞数目。分裂产生的细胞经过生长和分化，逐步形成根的各种组织。

3. 伸长区 （elongation zone）

位于生长锥上方到出现根毛的地方，一般长 2~5mm 左右，多数细胞已逐渐停止分裂，细胞中液泡大量出现。从生长锥分裂出来的细胞在此迅速伸长，特别是沿根的长轴方向显著延伸，使根尖不断伸入土壤中。同时，细胞开始分化，相继出现导管和筛管，故细胞的形状已有不同。

4. 成熟区 （maturation zone）

位于伸长区的上方，细胞分化成熟，并形成了各种初生组织。本区的最大特点是表皮的一部分细胞的外壁向外突出形成众多根毛 （root hair），故也称根毛区 （root-hair zone），根毛的生活期很短，老的根毛陆续死亡，从伸长区上部又陆续生出新的根毛。根毛的产生增加了根的吸收面积。水生植物一般无根毛。

根据以上叙述，可以了解根的发育是起源于生长锥的分生组织。由生长锥的原分生组织分裂出来的细胞逐渐分化为原表皮层、基本分生组织和原形成层等初生分生组织。最外层的原表皮层细胞进行垂周分裂，增加表面积，进一步分化为根的表皮。基本分生组织在中间，进行垂周分裂和平周分裂，增大体积，进而分化为根的皮层。原形成层在最内，分化为根的维管柱。

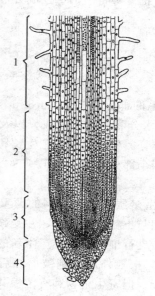

图 3-5　根尖的构造
1. 根毛区　2. 伸长区
3. 分生区　4. 根冠

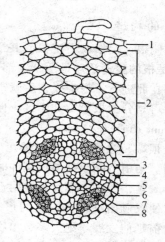

图 3-6　双子叶植物幼根的初生构造
1. 表皮　2. 皮层　3. 内皮层　4. 中柱鞘
5. 原生木质部　6. 后生木质部　7. 初生韧皮部
8. 尚未成熟的后生木质部

（二）根的初生构造

由初生分生组织分化形成的组织，称初生组织 （primary tissue），由其形成的构造称初生构造 （primary structure）。通过根尖的成熟区作一横切面，根的初生构造从外到内可分为表皮、皮层和维管柱三部分（图 3-6）。

1. 表皮（epidermis）

位于根的最外围，由单层细胞组成，细胞排列整齐、紧密，无细胞间隙，细胞壁薄，不角质化，富有通透性，没有气孔。一部分细胞外壁突出，形成根毛，这些特征与其他器官表皮不同，而与根的吸收功能密切相适应，所以有吸收表皮之称。

2. 皮层（cortex）

位于表皮内方，由多层薄壁细胞所组成，细胞排列疏松，有明显的细胞间隙，占有根相当大的部分。通常可分为外皮层、皮层薄壁组织（中皮层）和内皮层。

（1）外皮层（exodermis）：为皮层最外方紧接表皮的一层细胞，排列整齐、紧密，没有细胞间隙。在表皮被破坏后，外皮层细胞的细胞壁常增厚并栓质化，以增强保护作用。

（2）皮层薄壁组织（中皮层）（cortex parenchyma）：为外皮层内方的多层细胞，细胞壁薄，排列疏松，有细胞间隙，具有将根毛吸收的溶液转送到根的维管柱的作用，又可以将维管柱内的养料转送出来，有的还有贮藏作用。所以皮层实际上是兼有吸收、运输和贮藏作用的基本组织。

（3）内皮层（endodermis）：为皮层最内的一层细胞，排列紧密整齐，无细胞间隙。内皮层的细胞壁增厚情况特殊，一种是内皮层细胞的径向壁（侧壁）和上下壁（横壁）的局部增厚（木质化或木栓化），增厚部分呈带状，环绕径向壁和上下壁而成一整圈，称凯氏带（Casparian strip）。因增厚部分宽度常远比其所在的细胞壁狭窄，故从横切面观，径向壁增厚的部分呈点状，故又称凯氏点（Casparian dots）；而单子叶植物内皮层细胞其径向壁、上下壁以及内切向壁（内壁）显著增厚，只有外切向壁（外壁）比较薄，因此从横切面观时内皮层细胞壁增厚部分呈马蹄形。也有的内皮层细胞壁全部木栓化加厚。在内皮层细胞壁增厚的过程中，有少数正对初生木质部角的内皮层细胞的胞壁不增厚，这些细胞称为通道细胞（passage cell），有利于水分和养料的内外流通（图 3-7，图 3-8）。

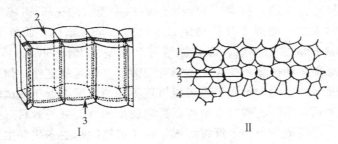

图 3-7 内皮层及凯氏带

Ⅰ. 内皮层细胞立体观，示凯氏带　Ⅱ. 内皮层细胞横切面观，示凯氏点

1. 皮层细胞　2. 内皮层　3. 凯氏带（点）　4. 中柱鞘

3. 维管柱（vascular cylinder）

在根的内皮层以内的所有组织构造统称为维管柱，在横切面上占有较小的面积，包括中柱鞘、初生木质部和初生韧皮部三部分，有的植物还具有髓部。

（1）**中柱鞘**（pericycle）：也称维管柱鞘，在内皮层以内，为维管柱最外方的组织，常为薄壁细胞。通常双子叶植物的中柱鞘由一层细胞构成；也有少数为两层至多层构成，如桃、桑、柳以及裸子植物等；也有的中柱鞘为厚壁组织，如竹类、菝葜、黏鱼须等。根的中柱鞘细胞较大，排列整齐，其分化程度较低，具有潜在的分生能力，在一定时期可以产生侧根、不定根、不定芽以及参与形成层和木栓形成层的形成等。

（2）**初生木质部**（primary xylem）**和初生韧皮部**（primary phloem）：是根的输导系统，在根的最内方，根的初生构造中的木质部和韧皮部因是由原形成层直接分化形成，故称为初生木质部和初生韧皮部。一般初生木质部分为几束，呈星芒状，初生韧皮部排列在初生木质部星芒状之间

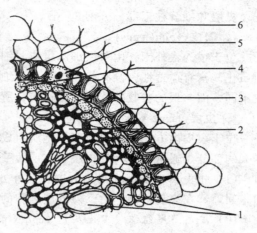

图 3 - 8 鸢尾属植物幼根横切面的一部分
1. 木质部 2. 韧皮部 3. 皮层薄壁组织
4. 中柱鞘 5. 通道细胞 6. 内皮层

成辐射维管束，是根的初生构造的特点。初生木质部分化成熟的顺序是自外向内的向心分化，称为外始式（exarch），先分化的初生木质部称原生木质部（protoxylem），其导管直径较小，多呈环纹或螺纹状，位于木质部的角隅处；后分化的初生木质部称后生木质部（metaxylem），其导管直径较大，多呈梯纹、网纹或孔纹状。这种分化成熟的顺序表现了形态构造和生理机能的统一性，因为最初形成的导管出现在木质部的外方，由根毛吸收的水分和无机盐类通过皮层传到导管中的距离就短些，有利于水分等物质的迅速运输。

根的初生木质部分为几束，其束的数目随植物种类而异，如十字花科、伞形科的一些植物根中只有两束，称二原型（diarch）；毛茛科的唐松草属有三束，称三原型（triarch）；葫芦科、杨柳科及毛茛科毛茛属的一些植物有四束，称四原型（tetrarch）；棉花和向日葵有四至五束，蚕豆有四至六束；一般双子叶植物束数少，为二至六原型，而单子叶植物至少是六束，即六原型（hexarch），常为多束，即多原型（七原型以上，polyarch），有些单子叶植物可达数百束之多。对于某种植物，初生木质部束的数目有相对稳定性，但也常发生变化，同种植物的不同品种或同株植物的不同根也可能出现不同的情况。近年的试验指出，在离体培养根中，培养基中生长素吲哚乙酸的含量可以影响初生木质部束的数目。被子植物的初生木质部由导管、管胞、木薄壁细胞和木纤维组成；裸子植物的初生木质部主要是管胞。初生韧皮部束的数目和初生木质部束的数目相同，它分化成熟的发育方向也是外始式，即在外方的先分化成熟的初生韧皮部，称原生韧皮部（protophloem）；在内方的后分化成熟的初生韧皮部称后生韧皮部（metaphloem）。被子植物的初生韧皮部一般有筛管和伴胞，韧皮薄壁细胞，偶有韧皮纤维，裸子植物的初生韧皮部主要是筛胞。

在初生木质部和初生韧皮部之间有一至多层薄壁细胞，在双子叶植物根中，这些细胞以后可以进一步转化为形成层的一部分，由此产生次生构造。

一般双子叶植物的根初生木质部往往一直分化到维管柱的中心，因此，一般根不具髓部

(pith)。但也有些植物初生木质部不分化到维管柱的中心，维管柱的中心仍保留有未经分化的薄壁细胞，因此，这些根中就有髓部，如乌头、龙胆、桑等。单子叶植物的根初生木质部一般不分化到中心，因而有发达的髓部，如百部块根（图3-9）。也有髓部细胞增厚木化而成厚壁组织的，如鸢尾。

（三）侧根的形成

在根的初生生长过程中不断地产生侧根，形成根系。侧根起源于中柱鞘，当侧根形成时，中柱鞘相应部位的细胞发生变化，细胞质变浓，液泡变小，重新恢复分裂能力。首先进行平周分裂，使细胞层数增加，并向外突起。然后同时进行平周分裂和垂周分裂，产生一团新细胞，形成侧根原基，其顶端分化为生长锥和根冠，生长锥细胞继续进行分裂、生长和分化，逐渐伸入皮层。这时，根尖细胞分泌含酶物质将皮层细胞和表皮细胞部分溶解，从而突破皮层和表皮，形成侧根。侧根的木质部和韧皮部与其母根的木质部和韧皮部直接相连，因而形成一个连续的系统（图3-10）。

侧根常发生在母根根尖的成熟区，而且位置常固定。一般情况下，在二原型的根中，侧根发生于原生木质部与原生韧皮部之间；在三原型和四原型的根中，在正对着原生木质部的位置形成侧根；在多原型的根中，在正对着原生韧皮部或原生木质部的位置形成侧根。所以，侧根是纵列成行排列。

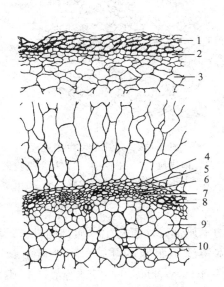

图3-9 直立百部（块根）横切面详图
1. 根被 2. 外皮层 3. 皮层 4. 内皮层
5. 中柱鞘 6. 韧皮部 7. 韧皮纤维
8. 木质部 9. 髓 10. 髓部纤维

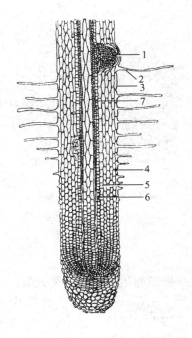

图3-10 侧根的起源
1. 侧根（起源于中柱鞘） 2. 根毛
3. 表皮 4. 皮层 5. 内皮层
6. 中柱鞘 7. 维管柱

（四）根的次生构造

绝大多数蕨类植物和单子叶植物的根在整个生活期中，一直保存着初生构造；而一般双子叶植物和裸子植物的根则可以次生增粗，形成次生构造，次生构造是由次生分生组织（形成层和木栓形成层）细胞分裂、分化而产生的。

1. 形成层的产生及其活动

当根进行次生生长时，在初生木质部和初生韧皮部之间的一些薄壁细胞恢复分裂功能，转变成为形成层（cambium），并逐渐向初生木质部外方的中柱鞘部位发展，使相连接的中柱鞘细胞也开始分化成为形成层的一部分，这样形成层就由片断连成一个凹凸相间的形成层环（图 3－11，图 3－12）。

形成层的原始细胞只有一层，但在生长季节，由于刚分裂出来的尚未分化的衍生细胞与原始细胞相似，从而形成多层细胞，合称为形成层区。通常讲的形成层就是指形成层区，横切面观多为数层排列整齐的扁平细胞。

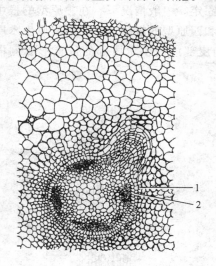

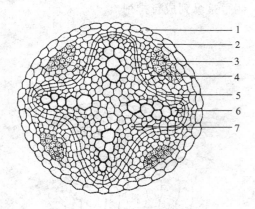

图 3－11　蚕豆根的横切面
1. 内皮层　2. 中柱鞘

图 3－12　形成层发生的过程
1. 内皮层　2. 中柱鞘　3. 初生韧皮部
4. 次生韧皮部　5. 形成层　6. 初生木
质部　7. 次生木质部

形成层细胞不断进行平周分裂，向内产生新的木质部，加于初生木质部的外方，称为次生木质部（secondary xylem），包括导管、管胞、木薄壁细胞和木纤维；向外产生新的韧皮部，加于初生韧皮部的内方，称为次生韧皮部（secondary phloem），包括筛管、伴胞、韧皮薄壁细胞和韧皮纤维。由于位于韧皮部内方的形成层分生的木质部细胞多，分裂的速度快，于是使凹凸相间的形成层环逐渐成为圆环状。此时，木质部和韧皮部已由初生构造的间隔排列转变为内外排列。次生木质部和次生韧皮部合称为次生维管组织，是次生构造的主要部分（图 3－13）。

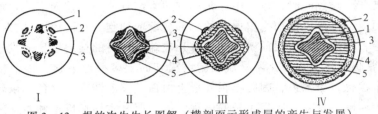

图 3 - 13　根的次生生长图解（横剖面示形成层的产生与发展）

1. 初生木质部　2. 初生韧皮部　3. 形成层　4. 次生木质部　5. 次生韧皮部

　　形成层细胞活动时，在一定部位也分生一些薄壁细胞，这些薄壁细胞沿径向延长，呈辐射状排列，贯穿在次生维管组织中，称次生射线（secondary ray），位于木质部的称木射线（xylem ray），位于韧皮部的称韧皮射线（phloem ray），两者合称维管射线（vascular ray）。在有些植物的根中，由中柱鞘部分细胞转化的形成层所产生的维管射线较宽，故在横切面上可见数条较宽的维管射线，将次生维管组织分割成若干束。这些射线都具有横向运输水分和养料的机能（图3 - 14）。

　　在次生生长的同时，初生构造也起了一些变化，因新生的次生维管组织总是添加在初生韧皮部的内方，初生韧皮部遭受挤压而被破坏，成为没有细胞形态的颓废组织。由于形成层产生的次生木质部的数量较多，并添加在初生木质部之外，因此，粗大的树根主要是木质部，非常坚固。

　　在根的次生韧皮部中，常有各种分泌组织分布，如马兜铃根（青木香）有油细胞，人参有树脂道，当归有油室，蒲公英根有乳汁管。有的薄壁细胞（包括射线薄壁细胞）中常含有结晶体及贮藏多种营养物质，如糖类、生物碱等，多与药用有关。

　　2. 木栓形成层的产生及其活动

　　由于形成层的活动，根不断加粗，外方的表皮及部分皮层因不能相

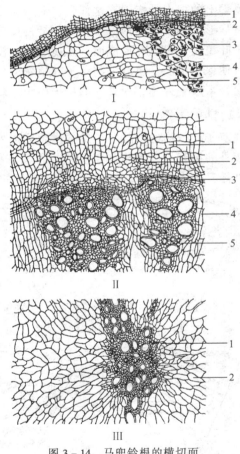

图 3 - 14　马兜铃根的横切面

Ⅰ. 1. 木栓层　2. 木栓形成层　3. 皮层
　　4. 淀粉粒　5. 分泌细胞

Ⅱ. 1. 韧皮部　2. 筛管群　3. 形成层
　　4. 射线　5. 木质部

Ⅲ. 1. 木质部　2. 射线

应加粗而遭到破坏。与此同时，根的中柱鞘细胞通常恢复分裂机能而形成木栓形成层（也可以由表皮分化而成，也可以由初生皮层中的一部分薄壁细胞分化而成），它向外分生木栓层，向内分生栓内层，栓内层为数层薄壁细胞，排列较疏松。有的栓内层比较发达，成为"次生皮层"，但是通常仍然称为皮层。木栓层细胞在横切面上多呈扁平状，排列整齐，往往多层相迭，细胞壁木栓化，呈褐色，因此根在外形上由白色逐渐转变为褐色，由较柔软、较细小而逐渐转变为较粗硬，这就是次生生长的体现。栓内层、木栓形成层和木栓层三者合称周皮（periderm）。在周皮外方的各种组织（表皮和皮层）由于和内部失去水分和营养的联系而全部枯死。所以一般根的次生构造中没有表皮和皮层，而为周皮所代替。

随着根的增粗，到一定时候，原木栓形成层便终止了活动；在其内方的薄壁细胞又能恢复分生能力产生新的木栓形成层，从而形成新的周皮。

植物学上的根皮是指周皮这部分，而药材中的根皮类药材，如香加皮、地骨皮、牡丹皮等，却是指形成层以外的部分，主要包括韧皮部和周皮。

单子叶植物的根没有形成层，不能加粗，没有木栓形成层，不能形成周皮，而由表皮或外皮层行使保护机能。也有一些单子叶植物，如百部、麦冬等，表皮分裂成多层细胞，细胞壁木栓化，形成一种称"根被"的保护组织。

（五）根的异常构造

某些双子叶植物的根除了正常的次生构造外，还产生一些通常少见的结构类型，例如产生一些额外的维管束以及附加维管柱、木间木栓等，形成了根的异常构造（anomalous structure），也称三生构造（tertiary structure）。常见的有以下几种类型（图3-15）：

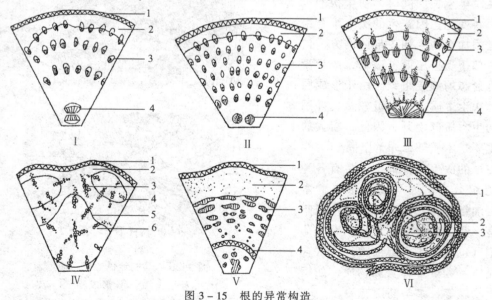

图3-15 根的异常构造

Ⅰ. 牛膝 Ⅱ. 川牛膝 Ⅲ. 商陆 1. 木栓层 2. 皮层 3. 异型维管束 4. 正常维管束
Ⅳ. 何首乌 1. 木栓层 2. 皮层 3. 单独维管束 4. 复合维管束 5. 形成层 6. 木质部
Ⅴ. 黄芩 1. 木栓层 2. 皮层 3. 木质部 4. 木栓细胞环
Ⅵ. 甘松 1. 木栓层 2. 韧皮部 3. 木质部

1. 同心环状排列的异常维管组织

在一些双子叶植物的根中，初生生长和早期次生生长都是正常的。当正常的次生生长发育到一定阶段，次生维管柱的外围又形成多轮呈同心环状排列的异常维管组织。如商陆、牛膝和川牛膝根的初生结构和早期次生结构都是正常的，其初生木质部为二原型，次生维管柱被两条宽大的次生射线分隔成两个明显分离的束。当根的直径达 0.5 ~ 1.2mm 时，维管形成层的活动减弱，此时次生韧皮部束外缘的韧皮薄壁细胞首先进行多次不定向的细胞分裂，形成许多排列不整齐的薄壁细胞；然后，其中的一些细胞发生一或二次平周分裂，结果在两个大的次生韧皮束外侧各形成一个短的弧状异常形成层片段，每一个异常形成层片段沿着次生韧皮部束的外缘侧向延伸，靠近宽大的韧皮射线，其末端部分向内扩展，靠近正常的维管形成层。最后，韧皮射线也发生平周分裂，与弧状异常形成层片段连成环状。因此，第一轮异常形成层是由韧皮薄壁细胞和韧皮射线细胞共同形成的。

此类异常维管束的轮数因植物种而异。在牛膝根中，异常维管束排成 2 ~ 4 轮，川牛膝的异常维管束排成 3 ~ 8 轮，美洲商陆根中可形成 6 轮。每轮异常维管束的数目与根的粗细和该轮异常维管束所在的位置有关。在同一种植物中，根的直径愈粗，每轮异常维管束的数目愈多。

2. 附加维管柱

有些双子叶植物的根在维管柱外围的薄壁组织中能产生新的附加维管柱（auxillary stele），形成异常构造。如何首乌块根在正常次生结构的发育过程中，次生韧皮部外缘保留着初生韧皮纤维束，它们的外方为数层由中柱鞘衍生的薄壁组织细胞。在异常次生生长开始时，一些初生韧皮纤维束周围的薄壁组织细胞脱分化，细胞内贮藏的淀粉粒逐渐减少以至消失，接着其中细胞发生以纤维束为中心的切向分裂，从而形成一圈异常形成层，它向内产生木质部，向外产生韧皮部，形成异型维管束。异型维管束有单独的和复合的两种，其构造与中央维管柱很相似。故在何首乌块根的横切面上可以看到一些大小不等的圆圈状花纹，药材鉴别上称为"云锦花纹"。

3. 木间木栓

有些双子叶植物的根在次生木质部内也形成木栓带，称为木间木栓（interxylary cork）或内涵周皮（included periderm）。木间木栓通常由次生木质部薄壁组织细胞分化形成，如黄芩的老根中央可见木栓环，新疆紫草根中央也有木栓环带，甘松根中的木间木栓环包围一部分韧皮部和木质部而把维管柱分隔成 2 ~ 5 个束。在根的较老部分，这些束往往由于束间组织死亡裂开而互相脱离，成为单独的束，使根形成数个分支。

第二节 茎

茎是种子植物重要的营养器官，通常生长在地面以上，但有些植物的茎或部分茎生长在地下，如姜、黄精、藕等。有些植物的茎极短，叶由茎生出呈莲座状，如蒲公英、车前。当种子萌发成幼苗时，其主茎是由胚芽连同胚轴开始发育，经过顶芽和腋芽的背地生长，重复产生分枝，如此发展下去就形成了植物体整个地上部分的茎。

茎有输导、支持、贮藏和繁殖的功能。根部吸收来的水分和无机盐以及叶制成的有机物质通过茎输送到植物体各部分以供给各部器官生活的需要，植物的叶、花、果实都是依靠茎给以支持。有些植物的茎有贮藏水分和营养物质的作用，如仙人掌的肉质茎贮存大量的水分，甘蔗的茎贮存蔗糖，半夏的块茎贮存淀粉。此外，有些植物茎能产生不定根和不定芽，如柳、桑、马铃薯等，所以常用茎来进行繁殖。

许多植物的茎（或茎皮）可作药材，如麻黄、桂枝、天仙藤、首乌藤、忍冬藤、杜仲、合欢等。

一、茎的形态和类型

（一）茎的外形

茎一般呈圆柱形，有的茎呈方形，如唇形科植物薄荷、紫苏的茎；有的呈三角形，如莎草科植物荆三棱、香附的茎；有的呈扁平形，如仙人掌的茎。茎常为实心，但也有些植物的茎是空心的，如芹菜、胡萝卜、南瓜的茎等；而稻、麦、竹等禾本科植物的茎的节间中空，节是实心的，且有明显的节和节间，特称它为秆。

茎的顶端有顶芽，叶腋有腋芽，茎上着生叶和腋芽的部位称节（node），节与节之间称节间（internode），木本植物的茎枝上还分布有叶痕（leaf scar）、托叶痕（stipule scar）、芽鳞痕（bud scale scar）和皮孔（lenticel）等（图 3 - 16）。节与节间是茎的形态主要特征，而根无节和节间之分，且根上不生叶，这是根和茎在外形上的主要区别。在叶着生处，叶柄和茎之间的夹角处称叶腋。叶痕是叶从茎上脱落后留下的痕迹，托叶痕是托叶脱落后留下的痕迹，芽鳞痕是包被芽的鳞片脱落后留下的疤痕，皮孔是茎枝表面隆起呈裂隙状的小孔，常呈浅褐色，这些痕迹每种植物都有一定的特征，常可作为鉴别植物的依据。

一般植物的茎节仅在叶着生的部位稍膨大，而有些植物茎节特别明显，呈膨大的环，如牛膝、石竹、玉蜀黍；也有些植物茎节处特别细缩，如藕。各种植物节间的长短也很不一致，长的可达几十厘米，如竹、南瓜；短的还不到一毫米，如蒲公英。

着生有叶和芽的茎称为枝条（shoot），有些植物具有两种枝条，一种节间较长，称长枝（long shoot），另一种节间很短，称短枝（spur shoot）。一般短枝着生在长枝上，能生花结果，所以又称果枝，如苹果、梨和银杏等。

（二）芽

芽（bud）是尚未发育的枝条、花或花序。根据芽的生长位置、发育性质、有无鳞片包被及活动能力等有以下几种分类方法：

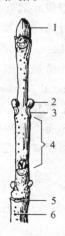

图 3 - 16　茎的外形
1. 顶芽　2. 腋芽　3. 叶痕
4. 节间　5. 芽鳞痕　6. 皮孔

1．依芽的生长位置分

（1）定芽（normal bud）：芽在茎上生长有一定的位置。定芽又分为：

①顶芽（terminal bud）：生于茎枝顶端的芽称顶芽。

②腋芽（axillary bud）：生于叶腋的芽称腋芽或侧芽。有的植物腋芽生长位置较低，被覆盖在叶柄的基部内，直到叶脱落后才显露出来，称柄下芽，如刺槐、悬铃木（法国梧桐）、黄檗。

③副芽（accesory bud）：一些植物顶芽或腋芽旁边又生出 1~2 个较小的芽称副芽，如桃、葡萄等。在顶芽或腋芽受伤后可代替它们而发育。

（2）不定芽（adventitious bud）：芽的生长无一定位置，不是从叶腋或枝顶发出，而是生在茎的节间、根、叶及其他部位上的芽，称不定芽（图 3－17）。

2．依芽的性质分

（1）叶芽（leaf bud）：发育成枝与叶的芽，又称枝芽。

（2）花芽（flower bud）：发育成花和花序的芽。

（3）混合芽（mixed bud）：能同时发育成枝叶和花或花序的芽。

3．依芽鳞的有无分

（1）鳞芽（scaly bud）：芽的外面有鳞片包被，如杨、柳、樟等。

（2）裸芽（naked bud）：芽的外面无鳞片包被，多见于草本植物，如茄、薄荷；木本植物如枫杨和吴茱萸。

4．依芽的活动能力分

（1）活动芽（active bud）：正常发育的芽，即当年形成、当年萌发或第二年春天萌发的芽。

（2）休眠芽（潜伏芽）（dormant bud）：长期保持休眠状态而不萌发的芽。但休眠期是相对的，在一定的条件下可以萌发，如树木砍伐后，树桩上往往由休眠芽萌发出许多新枝条。

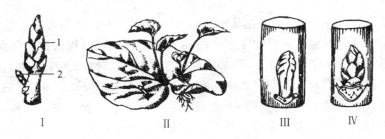

图 3－17 芽的类型

Ⅰ．定芽（1．顶芽 2．腋芽） Ⅱ．不定芽 Ⅲ．裸芽 Ⅳ．鳞芽

（三）茎的类型（图 3－18）

1．按茎的质地分

（1）木质茎（woody stem）：茎质地坚硬，木质部发达称木质茎。具木质茎的植物称木本植物。一般有 3 种类型：若植株高大，具明显主干，下部不分枝的称乔木（tree），如厚朴、杜仲；若主干不明显，植株矮小，在近基部处发生出数个丛生的植株称灌木（shrub），如夹竹桃、木芙蓉；若介于木本和草本之间，仅在基部木质化的称亚灌木或半灌木，如草麻黄、

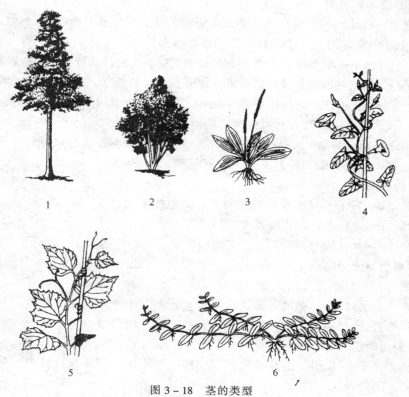

图 3-18 茎的类型

1. 乔木 2. 灌木 3. 草本 4. 缠绕藤本 5. 攀援藤本 6. 匍匐茎

牡丹、草珊瑚。

（2）草质茎（herbaceous stem）：茎质地柔软，木质部不发达称草质茎。具草质茎的植物称草本植物，常分 3 种类型：若植物在一年内完成其生长发育过程的称一年生草本（annual herb），如红花、马齿苋；若在第二年完成其生长发育过程的称二年生草本（biennial herb），如白菜、萝卜；若生长发育过程超过二年的称多年生草本（perennial herb），其中地上部分某个部分或全部死亡，而地下部分仍保持生活力的称宿根草本，如人参、黄连、白及、黄精；若植物体保持常绿若干年不凋的称常绿草本，如麦冬、万年青。

（3）肉质茎（succulent stem）：茎的质地柔软多汁，肉质肥厚的称肉质茎，如芦荟、仙人掌、垂盆草。

2. 按茎的生长习性分

（1）直立茎（erect stem）：直立生长于地面，不依附其他物体的茎，如紫苏、杜仲、松、杉。

（2）缠绕茎（twining stem）：细长，自身不能直立而依靠茎自身缠绕其他物体作螺旋状上升的茎，如五味子、葎草呈顺时针方向缠绕，牵牛、马兜铃呈逆时针方向缠绕，何首乌、猕猴桃则无一定规律。

（3）攀援茎（climbing stem）：细长，自身不能直立，而依靠攀援结构依附其他物体上升的茎，如栝楼、葡萄攀援结构是茎卷须，豌豆的攀援结构是叶卷须，爬山虎的攀援结构是吸盘，钩藤、葎草的攀援结构是钩、刺；络石、薜荔的攀援结构是不定根。

（4）匍匐茎（stolon）：茎细长，平卧地面，沿地表面蔓延生长，节上生有不定根，如连钱草、积雪草、红薯；如节上不产生不定根则称平卧茎，如蒺藜、地锦。

另外，缠绕茎、攀援茎和匍匐茎根据其质地又可称为草质藤本或木质藤本。

（四）茎的变态

茎的变态种类很多，可分为地上茎的变态和地下茎的变态两大类型。

1．地上茎（aerial stem）的变态（图 3 - 19）

（1）叶状茎（leafy stem）或叶状枝（leafy shoot）：茎变为绿色的扁平状或针叶状，易被误认为叶，如仙人掌、竹节蓼、天门冬等。

（2）刺状茎（枝刺或棘刺）（shoot thorn）：茎变为刺状，常粗短坚硬不分枝，如山楂、酸橙等，皂荚、枸橘的刺常分枝。刺状茎生于叶腋，可与叶刺相区别。月季、花椒茎上的刺是由表皮细胞突起形成，无固定的生长位置，易脱落，称皮刺，与刺状茎不同。

（3）钩状茎（hook - like stem）：通常呈钩状，粗短，坚硬，无分枝，位于叶腋，由茎的侧轴变态而成，如钩藤。

（4）茎卷须（stem dendril）：常见于具攀援茎植物，茎变为卷须状，柔软卷曲，多生于叶腋，如栝楼等。但葡萄的茎卷须由顶芽变成，而后腋芽代替顶芽继续发育，使茎成为合轴式生长，而茎卷须被挤到叶柄对侧。

（5）小块茎（tubercle）和小鳞茎（bulblet）：有些植物的腋芽常形成小块茎，形态与块茎相似，如山药的零余子（珠芽）。也有的植物叶柄上的不定芽也形成小块茎，如半夏。有些植物在叶腋或花序处由腋芽或花芽形成小鳞茎，如卷丹腋芽形成小鳞茎，洋葱、大蒜花序中花芽形成小鳞茎。小块茎和小鳞茎均有繁殖作用。（图 3 - 19）

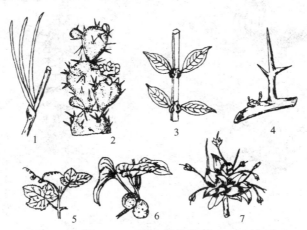

图 3 - 19　地上茎的变态

1．叶状枝（天门冬）　2．叶状茎（仙人掌）　3．钩状茎（钩藤）　4．刺状茎（皂荚）

5．茎卷须（葡萄）　6．小块茎［山药的珠芽（零余子）］　7．小鳞茎（洋葱花序）

(6) 假鳞茎 (false bulb)：附生的兰科植物茎的基部肉质膨大呈块状或球状部分，此种茎称假鳞茎。如石仙桃、石豆兰、羊耳蒜等。

2. 地下茎的变态 (图 3 - 20)

地下茎 (subterraneous stem) 和根类似，但具有茎的特征，可与根区分。常见的类型有：

(1) 根状茎 (根茎) (rhizome)：常横卧地下，节和节间明显，节上有退化的鳞片叶，具顶芽和腋芽。有的植物根状茎短而直立，如人参、三七的根状茎；有的植物根状茎呈团块状，如姜、苍术、川芎的根状茎。根状茎的形态及节间长短随植物而异，如白茅、芦苇的根状茎细长，黄精的根状茎具明显的茎痕。

(2) 块茎 (tuber)：肉质肥大，呈不规则块状，与块根相似，但有很短的节间，节上具芽及鳞片状退化叶或早期枯萎脱落。如天麻、半夏、马铃薯等。

(3) 球茎 (corm)：肉质肥大呈球形或扁球形，具明显的节和缩短的节间；节上有较大的膜质鳞片；顶芽发达；腋芽常生于其上半部，基部具不定根。如慈菇、荸荠等。

(4) 鳞茎 (bulb)：球形或扁球形，茎极度缩短称鳞茎盘，被肉质肥厚的鳞叶包围；顶端有顶芽，叶腋有腋芽，基部生不定根。百合、贝母鳞叶狭，呈覆瓦状排列，外面无被覆盖的称无被鳞茎；洋葱鳞叶阔，内层被外层完全覆盖，称有被鳞茎。

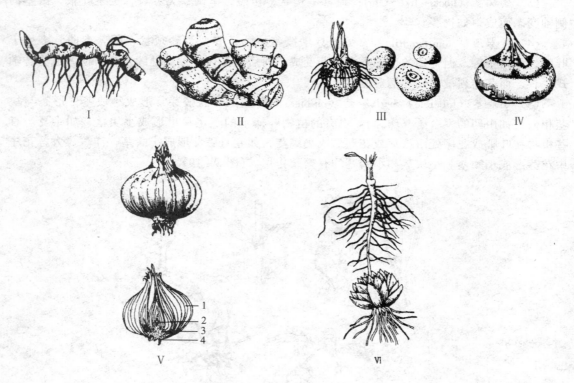

图 3 - 20 地下茎的变态

Ⅰ. 根茎（玉竹）Ⅱ. 根茎（姜）Ⅲ. 块茎（半夏：左为新鲜品，右为除外皮的药材）Ⅳ. 球茎（荸荠）
Ⅴ. 鳞茎（洋葱）1. 鳞片叶　2. 顶芽　3. 鳞茎盘　4. 不定根　Ⅵ. 鳞茎（百合）

二、茎的内部构造

种子植物的主茎是由胚芽发育而来，主茎上的侧枝是由腋芽发育而来。主茎或侧枝顶端均具顶芽，保持顶端生长能力，使植物体不断长高。

（一）茎尖的构造

茎尖是指茎或枝的顶端，为顶端分生组织所在的部位。它的结构与根尖基本相似，即由分生区（生长锥）、伸长区和成熟区三部分组成。但茎尖顶端没有类似根冠的构造，而是由幼小的叶片包围着。在生长锥四周能形成叶原基或腋芽原基的小突起，后发育成叶或腋芽，腋芽则发育成枝。成熟区的表皮不形成根毛，但常有气孔和毛茸。

由生长锥分裂出来的细胞逐渐分化为原表皮层、基本分生组织和原形成层等初生分生组织。这些分生组织细胞继续分裂分化，进而形成茎的初生构造（图 3 – 21，图 3 – 22）。

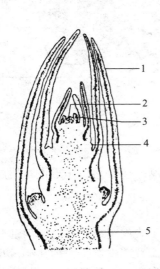

图 3 – 21　忍冬芽的纵切面

1．幼叶　2．生长点　3．叶原基

4．腋芽原基　5．原形成层

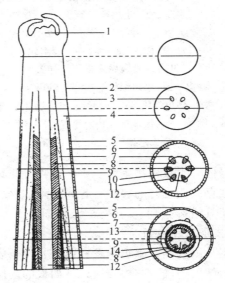

图 3 – 22　茎尖的纵切面和不同部位横切面图解

1．分生组织　2．原表皮　3．原形成层

4．基本分生组织　5．表皮　6．皮层

7．初生韧皮部　8．初生木质部　9．维管形成层

10．束间形成层　11．束中形成层　12．髓

13．次生韧皮部　14．次生木质部

（二）双子叶植物茎的初生构造

通过茎的成熟区作一横切面，可观察到茎的初生构造。从外到内分为表皮、皮层和维管柱三部分（图 3 – 23）。

1．表皮（epidermis）

由原表皮层发育而来，是由一层长方形、扁平、排列整齐无细胞间隙的细胞组成。一般

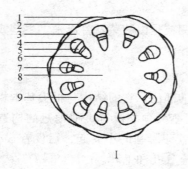

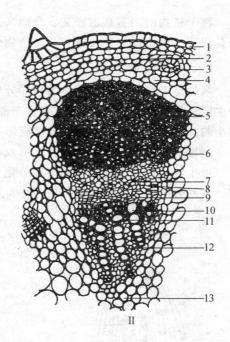

图 3-23　Ⅰ. 双子叶植物茎的初生构造
简图（向日葵嫩茎横切面）

1. 表皮　2. 皮层厚角组织　3. 皮层
4. 初生韧皮纤维　5. 韧皮部　6. 木质部
7. 形成层　8. 髓　9. 髓射线

Ⅱ. 向日葵嫩茎横切面详图

1. 表皮　2. 厚角组织　3. 分泌道　4. 皮层
5. 初生韧皮纤维　6. 髓射线　7. 初生韧皮部
8. 筛管　9. 形成层　10. 导管　11. 木纤维
12. 木薄壁细胞　13. 髓

不具叶绿体，少数植物茎的表皮细胞含有花青素，使茎呈紫红色，如甘蔗、蓖麻。表皮还有各式气孔存在，也有的表皮有各式毛茸。表皮细胞的外壁稍厚，通常角质化形成角质层。少数植物还具蜡被。

2. 皮层（cortex）

皮层是由基本分生组织发育而来，位于表皮内方，是位于表皮和维管柱之间的部分。由多层生活细胞构成，与根相比，不如根的皮层发达，从横切面看其皮层所占的比例较小。其细胞大、壁薄，常为多面体、球形或椭圆形，排列疏松，具细胞间隙。靠近表皮的细胞常具叶绿体，故嫩茎呈绿色；有些在近表皮部分常有厚角组织，以加强茎的韧性，有的厚角组织排成环形，如葫芦科和菊科某些植物；有的分布在茎的棱角处，如芹菜、薄荷；有的皮层中还可有纤维、石细胞，如黄柏、桑；有的还有分泌组织，如向日葵。

茎的皮层最内一层细胞大多仍为一般的薄壁细胞，无内皮层，故皮层与维管区域之间无明显分界。少数植物茎皮层最内一层细胞含有大量淀粉粒，称淀粉鞘（starch sheath），如蚕豆、蓖麻。

3. 维管柱（vascular cylinder）

维管柱过去常称为中柱，包括呈环状排列的维管束、髓部和髓射线等，所占的比例较大。

按照中柱的定义，将种子植物根、茎等轴状器官的初生构造中皮层以内的部分称中柱（stele），中柱最外部分所特有的组织区域称中柱鞘。在根的初生构造中，具典型的内皮层和中柱鞘，皮层和中柱有明显分界。但大多数植物的茎与根的构造不同，无明显的内皮层和中柱鞘，因此皮层和中柱无明显界线。为避免中柱定义的模糊和混乱，改用维管柱代替中柱。但有些植物的初生维管束之外有环状和帽状的纤维束存在，过去称为中柱鞘纤维，为避免混乱，将起源于韧皮部，位于初生韧皮部外侧的纤维束称初生韧皮纤维，如向日葵、麻类；而起源于韧皮部之外，位于皮层内侧成环包围初生维管束的称周维纤维或环管纤维，如马兜铃、南瓜等。

（1）初生维管束（primary vascular bundle）：双子叶植物的初生维管束包括初生韧皮部、初生木质部和束中形成层（fascicular cambium）。藤本植物和大多数草本植物维管束之间的距离较大，即束间区域较宽，而木本植物维管束排列紧密，束间区域较窄，维管束似乎连成一圆环状。

①初生韧皮部（primary phloem）：位于维管束外方，由筛管、伴胞、韧皮薄壁细胞和韧皮纤维组成，分化成熟方向和根相同，是外始式（exarch）。原生韧皮部薄壁细胞发育成的纤维常成群地位于韧皮部外侧，过去称中柱鞘纤维，现在称初生韧皮纤维束，可加强茎的韧性。

②初生木质部（primary xylem）：位于维管束的内侧，由导管、管胞、木薄壁细胞和木纤维组成，其分化成熟的方向和根相反，由内向外，为内始式（endarch）。

③束中形成层（fascicular cambium）：位于初生韧皮部和初生木质部之间，是原形成层遗留下来，由1~2层具有分生能力的细胞组成，可使茎不断加粗。

（2）髓（pith）：位于茎的中心部位，由基本分生组织产生的薄壁细胞组成，草本植物茎的髓部较大，木本植物茎的髓部一般较小，但通脱木、旌节花、接骨木、泡桐等木质茎有较大的髓部。有些植物髓局部破坏，形成一系列的横髓隔，如猕猴桃、胡桃。有些植物茎的髓部在发育过程中消失形成中空的茎，如连翘、芹菜、南瓜。有些植物茎的髓部最外层有一层紧密的、小型的壁较厚的细胞围绕着大型的薄壁细胞，这层细胞称环髓区（perimedullary region）或髓鞘，如椴树。

（3）髓射线（medullary ray）：也称初生射线（primary ray），位于初生维管束之间的薄壁组织，内通髓部，外达皮层。在横切面上呈放射状，是植物体中横向运输的通道，并具贮藏作用。双子叶草本植物髓射线较宽，木本植物的髓射线很窄。髓射线细胞分化程度较浅，具潜在分生能力，在次生生长开始时，与束中形成层相邻的髓射线细胞能转变为形成层的一部分，即束间形成层（interfascicular cambium）。此外，在一定条件下，髓射线细胞会分裂产生不定芽、不定根。

（三）双子叶植物茎的次生构造

双子叶植物茎在初生构造形成后，接着进行次生生长，即维管形成层和木栓形成层进行分裂活动，形成次生构造，使茎不断加粗。木本植物的次生生长可持续多年，故次生构造发达。

1.双子叶植物木质茎的次生构造

（1）形成层及其活动：当茎进行次生生长时，邻接束中形成层的髓射线细胞恢复分生能力，转变为束间形成层，并和束中形成层连接，此时形成层成为一个圆筒。从横切面上看，形成一个完整的形成层环。

　　形成层细胞多呈纺锤形，液泡明显，称纺锤原始细胞。少数细胞近等径，称射线原始细胞。形成层成为一完整环后，纺锤原始细胞开始进行切向分裂，向内产生次生木质部，增添于初生木质部外方；向外产生次生韧皮部，增添于初生韧皮部内侧并将初生韧皮部挤向外侧。通常次生木质部数量比次生韧皮部大得多。同时，射线原始细胞也进行分裂产生次生射线细胞，存在于次生木质部和次生韧皮部，形成横向的联系组织，称维管射线（vascular ray）。初生构造中位于髓射线部分的形成层部分分裂分化形成维管组织，部分则形成维管射线，所以木本植物维管束之间距离变窄。藤本植物次生生长时，束间形成层不分化为维管组织，只分化成薄壁细胞，所以藤本植物的次生构造中维管组织仍呈分离状态，束间距离较宽，如木通马兜铃（关木通）。

　　在茎加粗生长的同时，形成层细胞也进行径向或横向分裂，增加细胞，扩大本身的圆周，以适应内方木质部的增大，同时形成层的位置也逐渐向外推移。

　　①次生木质部：是木本茎次生构造的主要部分，是木材的主要来源。次生木质部是由导管、管胞、木薄壁细胞、木纤维和木射线组成。导管主要是梯纹、网纹及孔纹导管，其中孔纹导管最普遍。导管、管胞、木薄壁细胞和木纤维等是次生木质部中的纵向系统，是由形成层的纺锤状原始细胞所产生的细胞发展而成的。此外，由形成层的射线原始细胞衍生的细胞径向延长，形成维管射线，位于次生木质部内的称木射线（xylem ray），常由多列细胞组成，也有一列细胞组成的，细胞壁木质化。

　　形成层的活动受季节影响很大，温带和亚热带的春季或热带的雨季由于气候温和，雨量充足，形成层活动旺盛，所形成的次生木质部中的细胞径大壁薄，质地较疏松，色泽较淡，称早材（early wood）或春材（spring wood）。温带的夏末秋初或热带的旱季形成层活动逐渐减弱，所形成的细胞径小壁厚，质地紧密，色泽较深（图3-24），称晚材（late wood）或秋材（autumn wood）。在一年中早材和晚材是逐渐转变的，没有明显的界限，但当年的秋材与第二年的春材界限分明，形成一同心环层，称年轮（annual ring）或生长轮（growth ring）。但有的植物（如柑橘）一年可以形成3轮，这些年轮称假年轮，这是由于形成层有节奏地活动，每年有几个循环的结果。假年轮的形成也有的是由于一年中气候变化特殊，或被害虫吃掉了树叶，生长受影响而引起。

　　在木质茎（木材）横切面上可见到靠近形成层的部分颜色较浅，质地较松软，称边材（sap wood），边材具输导作用；而中心部分颜色较深，质地较坚固，称心材（heart wood），心材中一些细胞常积累代谢产物，如挥发油、单宁、树胶、色素等，有些射线细胞或轴向薄壁细胞通过导管上的纹孔侵入导管内，形成侵填体（tylosis），使导管或管胞堵塞，失去运输能力。心材比较坚硬，不易腐烂，且常含有某些化学成分。茎木类药材如沉香、苏木、檀香、降香等均为心材入药。

　　茎内部各种组织纵横交错，十分复杂，应充分理解其立体结构。通常鉴定木类药材时采用三种切面即横切面、径向切面、切向切面进行比较观察。

　　横切面（transverse section）：是与纵轴垂直所作的切面。可见年轮为同心环状，所见到的射线为纵切面，呈辐射状排列，可见射线的长度和宽度。两射线间的导管、管胞、木纤维和木薄壁细胞等都呈大小不一、细胞壁厚薄不同的类圆形或多角形。

　　径向切面（radial section）：是通过茎的直径作的纵切面。可见年轮呈垂直平行的带状，射线则横向分布，与年轮呈直角，并可见到射线的高度和长度，一切纵长细胞如导管、管胞、木纤维等均为纵切面，呈纵长筒状或棱状，其次生壁的增厚纹理也很清楚。

　　切向切面（tangential section）：是不通过茎的中心而垂直于茎的半径所作的纵切面。可明显地看到年轮呈 U 形的波纹，射线为横切面，细胞群呈纺锤状，作不连续的纵行排列。可分辨射线的宽度和高度及细胞列数和两端细胞的形状。所见到的导管、管胞、木纤维等的形态与径向切面相似。在木材的三个切面中，射线的形状最为突出，可作为判断切面类型的重要依据（图3－25，图3－26）。

　　②次生韧皮部：形成层向外分裂形成次生韧皮部，由于向外分裂的次数远不如向内分裂的次数多，因此次生韧皮部的细胞数量要比次生木质部少，次生韧皮部形成时，初生韧皮部被挤压到外方，形成颓废组织（obliterated tissue）（即筛管、伴胞及其他薄壁细胞被挤压破坏，细胞界线不清）。次生韧皮部常由筛管、伴胞、韧皮纤维和韧皮薄壁细胞组成。有的种类还有石细胞，如肉桂、厚朴、杜仲；有的具乳汁管，如夹竹桃。

　　次生韧皮部中的薄壁细胞中含有多种营养物质和生理活性物质。韧皮射线是次生韧皮部内的薄壁组

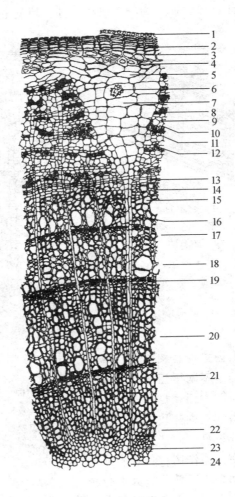

图 3－24　双子叶植物茎（椴）四年生构造

1．枯萎的表皮　2．木栓层　3．木栓形成层

4．厚角组织　5．皮层薄壁组织　6．草酸钙结晶

7．髓射线　8．韧皮纤维　9．伴胞

10．筛管　11．淀粉细胞　12．结晶细胞

13．形成层　14．薄壁组织　15．导管

16．早材（第四年木材）　17．晚材（第三年木材）

18．早材（第三年木材）　19．晚材（第二年木材）

20．早材（第二年木材）

21、22．次生木质部（第一年木材部）

23．初生木质部（第一年木材）

24．髓

织，是维管射线位于次生韧皮部的部分，细胞壁不木质化，形状也不及木射线那样规则。韧

皮射线和木射线相连，为维管射线，其长短宽窄亦因植物种类而异。

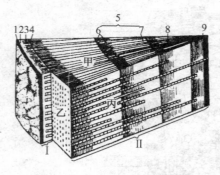

图3-25 树皮、木材、年轮简图
甲．横切面 乙．切向切面
丙．径向切面
Ⅰ．树皮 1．木栓组织 2．皮层
3．韧皮部 4．形成层
Ⅱ．木材 5．年轮 6．晚材 7．早材
8．射线 9．髓

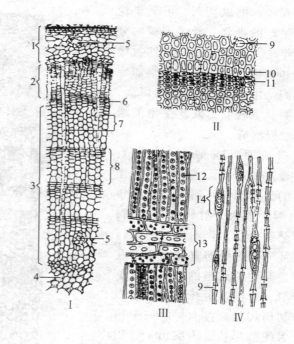

图3-26 松茎三切面
Ⅰ．横切面 Ⅱ．早材、晚材 Ⅲ．径向切面 Ⅳ．切向切面
1．木栓及皮层 2．韧皮层 3．木质部 4．髓 5．树脂道
6．形成层 7．髓射线 8．年轮 9．具缘纹孔切面（管胞）
10．早材 11．晚材 12．具缘纹孔表面观 13．髓射线纵切
14．髓射线横切

（2）木栓形成层及周皮：茎的次生生长使茎不断增粗，但表皮一般不能相应增大而死亡。此时，多数植物茎由表皮内侧皮层薄壁组织细胞恢复分裂机能而产生周皮，代替表皮行使保护作用。一般木栓形成层的活动只不过数月，大部分树木又可依次在其内方产生新的木栓形成层，这样，发生的位置就会向内移，可深达次生韧皮部，形成新的周皮。老周皮内方的组织被新周皮隔离后逐渐枯死，这些周皮以及被它隔离的死亡组织的综合体常剥落，故称落皮层（rhytidome）。有的落皮层呈鳞片状脱落，如白皮松；有的呈环状脱落，如白桦；有的裂成纵沟，如柳、榆；有的呈大片脱落，如悬铃木。但也有的周皮不脱落，如黄柏、杜仲。落皮层也称外树皮。"树皮"有两种概念，狭义的树皮即落皮层，广义的树皮指形成层以外的所有组织，包括落皮层和木栓形成层以内的次生韧皮部（内树皮）。如皮类药材厚朴、杜仲、肉桂、黄柏、秦皮、合欢皮的药用部分均指广义树皮。

2．双子叶植物草质茎的次生构造

因草质茎生长期短，次生生长有限，次生构造不发达，木质部的量较少，质地较柔软。其结构特征（图3-27，图3-28）为：

（1）最外层为表皮。常有各式毛茸、气孔、角质层、蜡被等附属物。少数植物表皮下方有木栓形成层分化，向外产生1~2层木栓细胞，向内产生少量栓内层，但表皮未被破坏仍存在。

（2）有些种类仅具束中形成层，没有束间形成层。还有些种类不仅没有束间形成层，束中形成层也不明显。

（3）髓部发达，有的种类的髓部中央破裂成空洞状，髓射线一般较宽。

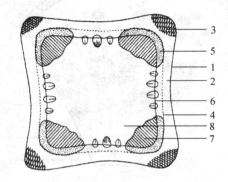

图 3 - 27　薄荷茎横切面简图

1．表皮　2．皮层　3．厚角组织　4．内皮层
5．韧皮部　6．形成层　7．木质部　8．髓

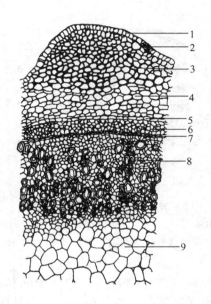

图 3 - 28　薄荷茎横切面详图

1．表皮　2．橙皮苷结晶　3．厚角组织
4．皮层　5．内皮层（不具凯氏点）　6．韧皮部
7．形成层　8．木质部　9．髓

3．双子叶植物根状茎的构造

双子叶植物根状茎一般系指草本双子叶植物的根状茎，其构造与地上茎类似，它的构造特征为：

（1）表面通常具木栓组织，少数具表皮或鳞叶。

（2）皮层中常有根迹维管束（即茎中维管束与不定根中维管束相连的维管束）和叶迹维管束（茎中维管束与叶柄维管束相连的维管束）斜向通过。

（3）皮层内侧有时具纤维或石细胞。维管束为外韧型，呈环状排列。

（4）贮藏薄壁细胞发达，机械组织多不发达。

（5）中央有明显的髓部（图 3 - 29，图 3 - 30）。

4．双子叶植物茎和根状茎的异常构造

某些双子叶植物的茎和根状茎除了形成一般的正常构造外，通常有部分薄壁细胞能恢复分生能力，转化成形成层，通过这些形成层活动产生多数异型维管束，形成了异常构造。例如：

（1）髓维管束：是指位于双子叶植物茎或根状茎的髓中的维管束。如在胡椒科风藤（海风藤）茎的横切面上可见除正常排成环状的维管束外，髓中还有异型维管束 6～13 个。大黄根状茎的横切面上除可见正常的维管束外，髓部有许多星点状的异型维管束，其形成层呈环状，外侧为由几个导管组成的木质部，内侧为韧皮部，射线呈星芒状排列。此

外，在大花红景天根状茎的髓中；苋科倒扣草茎的髓部也有异型维管束存在（图3-31，图3-32）。

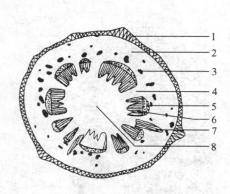

图3-29 黄连根状茎横切面简图
1. 木栓层 2. 皮层 3. 石细胞群 4. 射线
5. 韧皮部 6. 木质部 7. 根迹 8. 髓

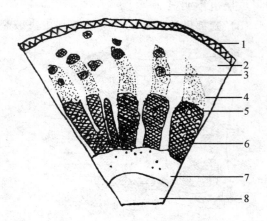

图3-30 虎杖根状茎横切面简图
1. 木栓层 2. 皮层 3. 纤维束 4. 韧皮部
5. 形成层 6. 木质部 7. 髓 8. 空隙

（2）同心环状排列的异常维管组织：在某些双子叶植物茎内，初生生长和早期次生生长都是正常的。当正常的次生生长发育到一定阶段，次生维管柱的外围又形成多轮呈同心环状排列的异常维管组织。如密花豆的老茎（鸡血藤）的横切面上可见韧皮部呈2~8个红棕色至暗棕色环带，与木质部相间排列（图3-33）。其最内一圈为圆环，其余为同心半圆环。常春油麻藤茎的横切面亦可见上述异型构造。

（3）木间木栓：在甘松根状茎的横切面上，可见木间木栓呈环状，包围一部分韧皮部和木质部，把维管柱分隔为数束（图3-34）。

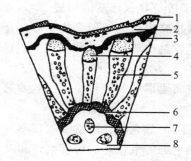

图3-31 茎的异常构造（风藤横切面
部分放大简图）
1. 木栓层 2. 皮层 3. 中柱鞘纤维（周维纤维）
4. 韧皮部 5. 木质部 6. 纤维束环
7. 异型维管束 8. 髓

（四）单子叶植物茎和根状茎的构造特点

1. 单子叶植物茎的构造特征

（1）单子叶植物茎一般没有形成层和木栓形成层，终身只具初生构造，不能无限增粗。

（2）单子叶植物茎的最外层是由一列表皮细胞所构成的表皮，通常不产生周皮。禾本科植物茎秆的表皮下方往往有数层厚壁细胞分布，以增强支持作用。

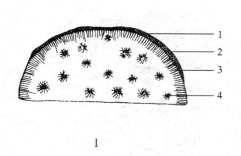
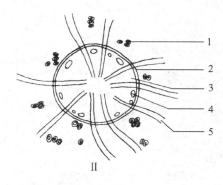

图 3 – 32　大黄根状茎横切面简图

Ⅰ．大黄　1．韧皮部　2．形成层　3．木质部射线　4．星点

Ⅱ．星点简图（放大）　1．导管　2．形成层　3．韧皮部　4．黏液腔　5．射线

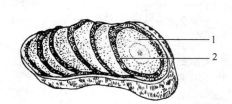
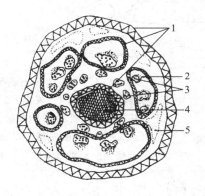

图 3 – 33　密花豆茎横切面　　　　图 3 – 34　甘松根状茎横切面

1．木质部　2．韧皮部　　　　1．木栓层　2．韧皮部　3．木质部　4．髓　5．腔隙

（3）表皮以内为基本薄壁组织和散布在其中的多数维管束，因此无皮层和髓及髓射线之分。维管束为有限外韧型（图 3 – 35）。多数禾本科植物茎的中央部位（相当于髓部）萎缩破坏，形成中空的茎秆。

此外，也有少数单子叶植物茎具形成层而有次生生长，如龙血树、丝兰和朱蕉等。但这种形成层的起源和活动情况与双子叶植物不同，如龙血树的形成层起源于维管束外的薄壁组织，向内产生维管束和薄壁组织，向外产生少量薄壁组织。

2．单子叶植物根状茎的构造特征

（1）少有周皮，如射干、仙茅。表面仍为表皮或木栓化皮层细胞。禾本科植物根状茎表皮较特殊，表皮细胞平行排列，每纵行多为 1 个长形的细胞和 2 个短细胞纵向相间排列，长形细胞为角质化的表皮细胞，短细胞中一个是栓化细胞，一个是硅质细胞，如白茅、芦苇。

（2）皮层常占较大体积，常分布有叶迹维管束，维管束多为有限外韧型，但有周木型的，如香附，有的则兼有有限外韧型和周木型两种，如石菖蒲（图 3 – 36）。

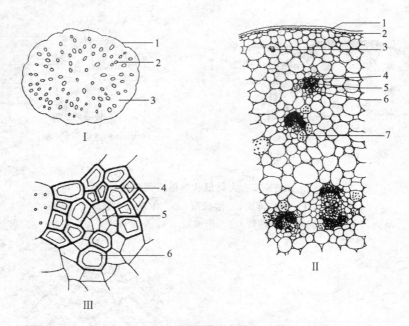

图 3-35　石斛茎横切面简图及详图

Ⅰ. 石斛茎的简图　1. 表皮　2. 维管束　3. 基本组织（薄壁组织）

Ⅱ. 石斛茎的详图　1. 角质层　2. 表皮　3. 针晶束　4. 纤维束

5. 韧皮部　6. 木质部　7. 薄壁细胞

Ⅲ. 石斛茎外韧维管束放大　4. 纤维束　5. 韧皮部　6. 木质部

（3）内皮层大多明显，具凯氏带，如姜、石菖蒲。也有的内皮层不明显，如知母（图 3-37）、射干。

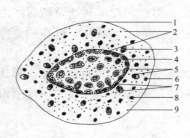

图 3-36　石菖蒲根状茎横切面简图

1. 表皮　2. 薄壁组织　3. 叶迹维管束
4. 内皮层　5. 木质部　6. 纤维束
7. 韧皮部　8. 草酸钙结晶　9. 油细胞

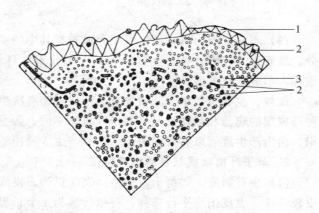

图 3-37　知母根状茎横切面简图

1. 栓化皮层　2. 维管束　3. 黏液细胞

（4）有些植物根状茎在皮层靠近表皮部位的细胞形成木栓组织，如生姜；有的皮层细胞转变为木栓细胞而形成所谓的"后生皮层"，以代替表皮行使保护功能。

（五）裸子植物茎的构造特点

裸子植物茎均为木质，因此它的构造（图3-38）与木本双子叶植物茎相似，不同点为：

（1）次生木质部主要由管胞、木薄壁细胞、射线所组成，如柏科、杉科；或无木薄壁细胞，如松科；除麻黄和买麻藤以外，裸子植物均无导管，管胞兼有输送水分和支持作用。

（2）次生韧皮部是由筛胞、韧皮薄壁细胞组成，无筛管、伴胞和韧皮纤维。

（3）松柏类植物茎的皮层、韧皮部、木质部、髓，甚至髓射线中常有树脂道。

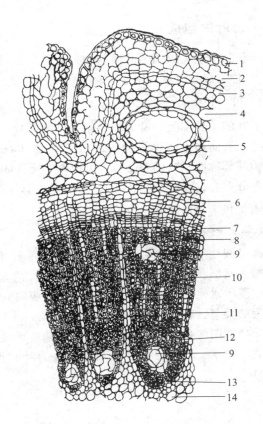

图 3-38　裸子植物茎（一年生松茎）横切面

1. 表皮　2. 木栓层　3. 木栓形成层　4. 皮层
5. 上皮细胞　6. 韧皮部　7. 形成层　8. 木射线
9. 树脂道　10. 次生木质部　11. 髓射线
12. 后生木质部　13. 原生木质部　14. 髓

第三节　叶

叶（leaf）一般为绿色扁平体，含有大量叶绿体，具有向光性。叶是植物进行光合作用制造有机养料的重要器官，叶还具有气体交换和蒸腾作用。

植物的叶除上述三种生理功能外，有的植物叶具有贮藏作用，如百合、贝母的肉质鳞片叶等。尚有少数植物的叶具繁殖作用，如秋海棠、落地生根等。

药用的叶有大青叶、桑叶、紫苏叶等。也有的叶只以某一部位入药，如黄连的叶柄基部入药，称剪口连，全叶柄入药称千子连。

一、叶的组成

叶起源于茎尖周围的叶原基。发育成熟的叶一般由叶片（blade）、叶柄（petiole）、托叶（stipules）三部分组成（图 3 – 39）。

（一）叶片

是叶的主要部分，常为绿色扁平体。叶片的全形称叶形，有上表面和下表面之分，顶端称叶端（leaf apex）或叶尖，基部称叶基（leaf base），边缘称叶缘（leaf margin）。叶片内分布有许多叶脉（veius）。叶脉是叶片中的维管束，起着输导和支持作用。

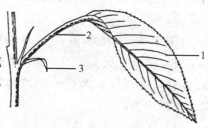

图 3 – 39　叶的组成部分
1. 叶片　2. 叶柄　3. 托叶

（二）叶柄

常呈圆柱形、半圆柱形或稍扁平，上表面（腹面）多有沟槽。其形状随植物种类的不同而有较大的差异，如水浮莲、菱等水生植物的叶柄上具膨胀的气囊（air sac），其结构利于浮水。有的植物叶柄基部具膨大的关节，称叶枕（leaf cushion，pulvinus），能调节叶片的位置和休眠运动，如含羞草。有的叶柄能围绕各种物体螺旋状扭曲，起着攀援作用，如旱金莲。亦有的植物叶片退化，叶柄变成叶片状，以代替叶片的功能，称为叶状柄（phyllode），如台湾相思树、柴胡等（图 3 – 40）。

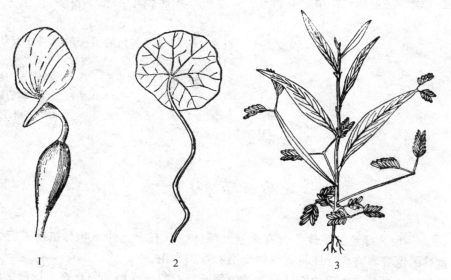

图 3 – 40　特殊形态的叶柄
1. 水浮莲　2. 旱金莲　3. 台湾相思树

有些植物的叶柄基部或叶柄全部扩大形成叶状，称为叶鞘（leaf sheath），叶鞘部分或全部包裹着茎杆，加强了茎的支持作用，并保护了茎的居间生长和叶腋内的幼芽，如前胡、当归、白芷等伞形科植物叶的叶鞘是由叶柄基部扩大形成。淡竹叶、芦苇、小麦、姜、益智、砂仁等禾本科及姜科植物叶的叶鞘是由相当于叶柄的部位扩大形成的（图3－41）。

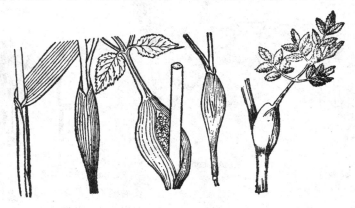

图3－41 各种形态的叶鞘

禾本科植物叶的特点除叶鞘外，于叶鞘与叶片相接处的腹面还有膜状的突起物，称为叶舌（ligulate）。叶舌能使叶片向外弯曲，使叶片可更多地接受阳光，同时可以防止水分和真菌、昆虫等进入叶鞘内。在叶舌的两旁另有一对从叶片基部边缘延伸出来的突出物，称为叶耳（auricle）。叶耳、叶舌的有无、大小及形状常作为识别禾本科植物种的依据之一（图3－42）。

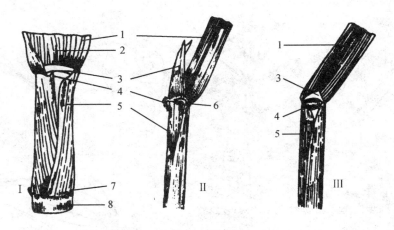

图3－42 禾本科植物叶片与叶鞘交界处的形态
Ⅰ. 甘蔗叶　Ⅱ. 水稻叶　Ⅲ. 小麦叶
1. 叶片　2. 中脉　3. 叶舌　4. 叶耳　5. 叶鞘　6. 叶环　7. 叶鞘基部　8. 节间

有些植物的叶不具叶柄，叶片基部包围在茎上，称抱茎叶（amlpexicaul leaf），如苦荬菜。若无柄叶的基部或对生无柄叶的基部彼此愈合，被茎所贯穿（图3－43），称贯穿叶或穿茎叶（perfoliate leaf），如元宝草。

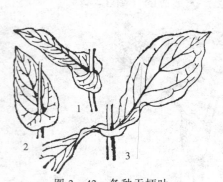
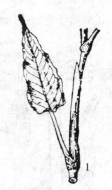
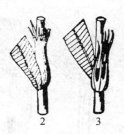
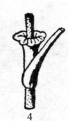

图3-43　各种无柄叶
1. 抱茎叶　2. 贯穿叶
3. 对生叶于叶基愈合

图3-44　托叶鞘的若干形状
1. 长椭圆形托叶鞘　2. 全裂托叶鞘
3. 顶端撕裂状的托叶鞘　4. 高脚碟状托叶鞘

（三）托叶

托叶（stipules）是叶柄基部的附属物，常成对着生于叶柄基部的两侧，托叶的形状多种多样，有的托叶很大，呈叶片状，如豌豆、贴梗海棠等；有的托叶与叶柄愈合成翅状，如金樱子、月季；有的托叶细小呈线状；如桑、梨；有的托叶变成卷须，如菝葜；有的托叶呈刺状，如刺槐；有的托叶联合成鞘状，并包围于茎节的基部，称托叶鞘（ocrea），为何首乌、虎杖等蓼科植物的主要特征（图3-44，图3-45）。

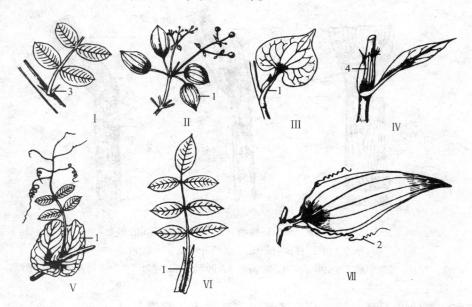

图3-45　托叶的变态
Ⅰ. 刺槐　Ⅱ. 茜草　Ⅲ. 鱼腥草　Ⅳ. 辣蓼　Ⅴ. 豌豆　Ⅵ. 蔷薇　Ⅶ. 菝葜
1. 叶片状托叶　2. 托叶卷须　3. 托叶刺　4. 托叶鞘

凡具备叶片、叶柄、托叶三部分的叶称完全叶（complete leaf），如桃、桑、柳的叶；缺少任何一部分的叶称不完全叶（incomplete leaf）。有缺少叶柄和托叶的，如石竹、龙胆的叶；有缺少叶柄的，如烟草、荠菜的叶；有缺少托叶的，如女贞、樟树的叶。有些植物的叶具托叶，但早脱落，称托叶早落，如锦葵科的棉花、苘麻的叶。

二、叶的形状

叶的形状通常是指叶片的形状。若要比较准确地描述叶的形状应该首先描述叶片的全形，然后分别描述叶的尖端、叶的基部、叶缘的形状和叶脉的分布等各部分的形态特征。

（一）叶片的全形

叶片的大小和形状变化很大，随植物种类而异，甚至在同一植株上，其形状也有不一样的，但一般同一种植物叶的形状是比较稳定的，在分类学上常作为鉴别植物的依据。叶片的形状主要是根据叶片的长度和宽度的比例以及最宽部位的位置来确定（图3-46）。

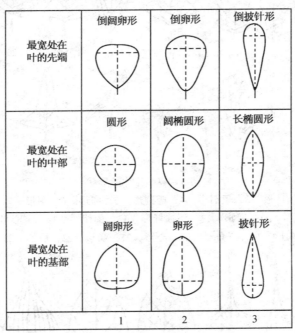

图3-46 叶片形状图解

常见的叶形有20多种，如针形、披针形、椭圆形等。但植物的叶片千差万别，故在描述时也常使用"广"、"长"、"倒"等字样放在前面，如广卵形、长椭圆形、倒披针形等。有许多植物的叶并不属于上述的其中一种类型，而是两种形状综合，这样就必须用不同的术语予以描述，如卵状椭圆形、椭圆状披针形等（图3-47）。

（二）叶端

叶片的尖端简称叶端或叶尖。常见的形状有尾状（caudate）、渐尖（acuminate）、钝形（obtuse）、微凹（retuse）、微缺（emarginate）、倒心形（obcordate）、截形（truncate）、芒尖

（aristate）等（图 3 – 48）。

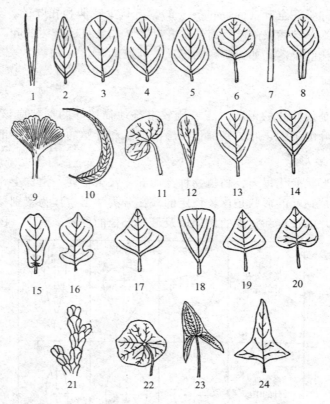

图 3 – 47　叶片的形状

1. 针形　2. 披针形　3. 矩圆形　4. 椭圆形　5. 卵形　6. 圆形　7. 条形　8. 匙形
9. 扇形　10. 镰形　11. 肾形　12. 倒披针形　13. 倒卵形　14. 倒心形　15、16. 提琴形
17. 菱形　18. 楔形　19. 三角形　20. 心形　21. 鳞形　22. 盾形　23. 箭形　24. 戟形

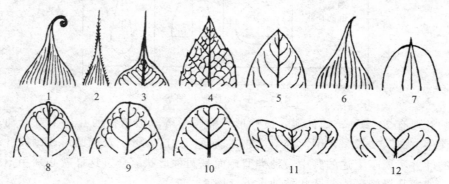

图 3 – 48　叶端的形状

1. 卷须叶　2. 芒尖　3. 尾尖　4. 渐尖　5. 急尖　6. 骤尖　7. 凸尖
8. 微凸　9. 钝形　10. 微凹　11. 微缺　12. 倒心形

（三）叶基

叶片的基部简称叶基。常见的形状有钝形（obtuse）、心形（cordate）、楔形（cuneate）、耳形（auriculate）、渐狭（attenuate）、歪斜（oblique）、抱茎（amplexicaul）、穿茎（perfoliate）等（图3–49）。

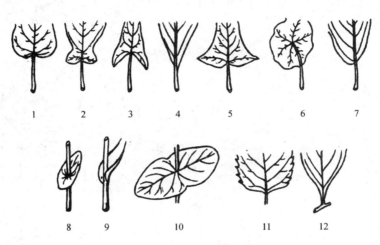

图3–49 叶基的形状

1. 心形 2. 耳形 3. 箭形 4. 楔形 5. 戟形 6. 盾形
7. 歪形 8. 穿茎 9. 抱茎 10. 合生穿茎 11. 截斜 12. 渐狭

（四）叶缘

叶片的边缘称叶缘。当叶片生长时，叶片的边缘生长若以均一的速度进行，结果叶缘平整，出现全缘叶；如果边缘生长速度不均，有的部位生长较快，而有的部位生长较缓慢或很早停止生长，则使叶缘不平整，出现各种不同的形态，常见的有全缘（entire）、波状（undulate）、牙齿状（dentate）、锯齿状（serrate）、重锯齿状（double serrate）、圆齿状（crenate）等（图3–50）。

（五）叶脉和脉序

叶脉（veins）即叶片中的维管束，有输导和支持作用。其中最大的叶脉称中脉或主脉（midrib）。主脉的分支称侧脉（lateral vein），侧脉的分支称细脉（veinlet）。叶脉在叶片中的分布及排列形式称脉序（venation），可分为分叉脉序、平行脉序和网状脉序（图3–51，图3–52）三种主要类型。

1. 分叉脉序（dichotomous venation）

每条叶脉均呈多级二叉状分支，是比较原始的一种脉序，在蕨类植物中普遍存在，而在种子植物中少见，如银杏。

2. 平行脉序（parallel venation）

各条叶脉近似于平行分布，是单子叶植物的脉序类型。其中主脉和侧脉从叶片基部平行伸出直到尖端者，称直出平行脉序，如淡竹叶。有的主脉明显，其两侧有许多平行排列的侧

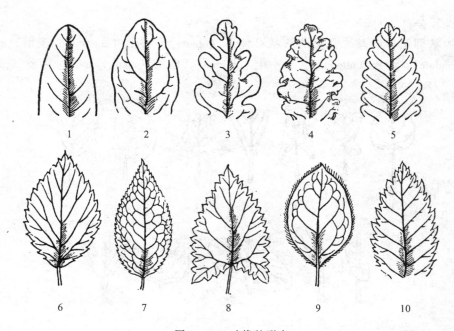

图 3 - 50 叶缘的形态

1. 全缘 2. 浅波状 3. 深波状 4. 皱波状 5. 圆齿状

6. 锯齿状 7. 细锯齿状 8. 牙齿状 9. 睫毛状 10. 重锯齿状

脉与主脉垂直，称横出平行脉序，如芭蕉。有的各条叶脉均自基部以辐射状态伸出，称射出平行脉，如棕榈。有些植物的叶脉从叶片基部直达叶尖，中部弯曲形成弧形，称弧形脉序，如车前、黄精。

3. 网状脉序（netted venation）

具有明显的主脉，经多级分枝后，最小细脉互相连接形成网状，是双子叶植物的脉序类型。其中有一条明显的主脉，两侧分出许多侧脉，侧脉间又多次分出细脉交织成网状，称羽状网脉，如桂花、桃等。有的由叶基分出多条较粗大的叶脉，呈辐射状伸向叶缘，再多级分枝形成网状，称掌状网脉，如南瓜、蓖麻等。少数单子叶植物也具有网状脉序，如薯蓣、天南星，但其叶脉末梢大多数是连接的，没有游离的脉梢。此点有别于双子叶植物的网状脉序。（图 3 - 51，图 3 - 52）

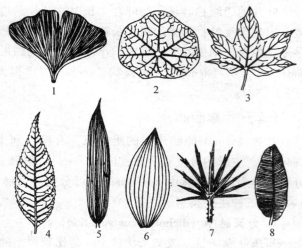

图 3 - 51 叶脉的种类

1. 分叉状脉 2、3. 掌状网脉 4. 羽状网脉

5. 直出平行脉 6. 弧形脉 7. 射出平行脉

8. 横出平行脉

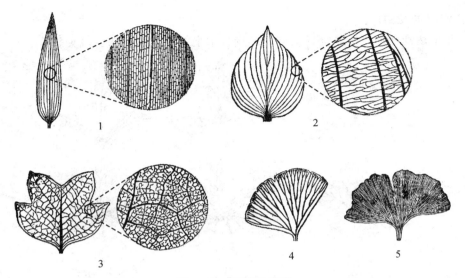

图 3 - 52　脉序的类型
1．平行脉序　2．弧形脉序　3．网状脉序
4、5．叉状脉序　1~3 的放大部分，示细脉的分布

（六）叶片的质地

常见的有膜质（membranaceous），叶片薄而半透明，如半夏，有的膜质叶干薄而脆，不呈绿色，称干膜质，如麻黄的鳞片叶；草质（herbaceous），叶片薄而柔软，如薄荷、商陆、藿香叶等；革质（coriaceous），叶片厚而较强韧，略似皮革，如枇杷、山茶、夹竹桃叶等；肉质（succulent），叶片肥厚多汁，如芦荟、马齿苋、景天叶等。

（七）叶的表面附属物

叶和其他器官一样，表面常有附属物而呈各种表面形态特征。光滑的如冬青、枸骨等；被粉的如芸香等；粗糙的如紫草、腊梅等；被毛的如蜀葵、毛地黄等。

三、叶片的分裂、单叶和复叶

（一）叶片的分裂

植物的叶片常是全缘或仅叶缘具齿或细小缺刻，但有些植物的叶片叶缘缺刻深而大，形成分裂状态，常见的叶片分裂有羽状分裂、掌状分裂和三出分裂三种（图 3 - 53）。依据叶片裂隙的深浅不同，又可分为浅裂、深裂和全裂（图 3 - 54）三种。

1．浅裂（lobate）
叶裂深度不超过或接近叶片宽度的 1/4，如药用大黄、南瓜等。

2．深裂（parted）
叶裂的深度一般超过叶片宽度的 1/4，但不超过叶片宽度的 1/2，如唐古特大黄、荆芥等。

3. 全裂 (divided)

叶裂几乎达到叶的主脉基部或两侧，形成数个全裂片，如大麻、白头翁等。

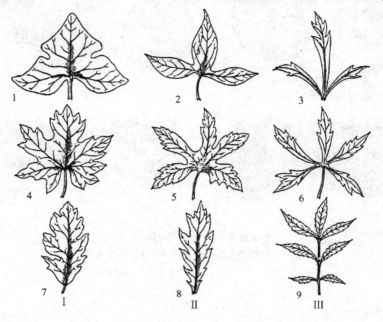

图 3 – 53 叶片的分裂
1. 三出浅裂　2. 三出深裂　3. 三出全裂　4. 掌状浅裂
5. 掌状深裂　6. 掌状全裂　7. 羽状浅裂　8. 羽状深裂　9. 羽状全裂

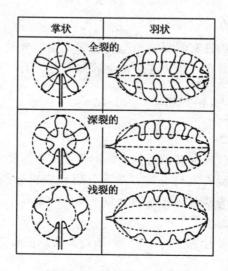

图 3 – 54 叶片的分裂图解

（二）单叶与复叶

植物的叶有单叶和复叶两类。

1. 单叶（simple leaf） 一个叶柄上只生一个叶片的，称单叶，如厚朴、女贞、樟等。

2. 复叶（compound leaf） 一个叶柄上生有两个或两个以上叶片的，称复叶（图3-55），如五加、白扁豆等。复叶的叶柄称总叶柄（common petiole），总叶柄以上着生叶片的轴状部分称叶轴（rachis），复叶上的每片叶称小叶（leaflet），其叶柄称小叶柄（petiolule）。

根据小叶的数目和在叶轴上排列的方式不同，复叶又可分为以下几种（图3-56）：

（1）**三出复叶**（ternately compound leaf）：叶轴上着生有3片小叶的复叶。若顶生小叶具有柄的，称羽状三出复叶，如大豆、胡枝子叶等。若顶生小叶无柄的，称掌状三出复叶，如酢浆草、半夏等。

（2）**掌状复叶**（palmately compound leaf）：叶轴缩短，在其顶端集生3片以上小叶，呈掌状展开，如五加、人参等。

（3）**羽状复叶**（pinnately compound leaf）：叶轴长，小叶片在叶轴两侧排成羽毛状。若羽状复叶的叶轴顶端生有1片小叶，则称单（奇）数羽状复叶（odd-pinnately compound leaf），如苦参、黄檗、盐肤木等。若羽状复叶的叶轴顶端具2片小叶，则称双（偶）数羽状复叶（even-pinnately compound leaf），如决明、皂荚、落花生等。若叶轴作一次羽状分枝，形成许多侧生小叶轴（rachilla），在小叶轴上又形成羽状复叶，称二回羽状复叶（bipinnate leaf），如合欢、云实、含羞草等。若叶轴作二次羽状分枝，第二级分枝上又形成羽状复叶的，称三回羽状复叶（tripinnate），如南天竹、苦楝等。

（4）**单身复叶**（unifoliate compound leaf）：叶轴上只具有1个叶片，是一种特殊形态的复叶，可能是由三出复叶两侧的小叶退化成翼状形成，其顶生小叶与叶轴连接处具一明显的关节，如柑橘、柠檬、柚等芸香科柑橘属植物的叶。

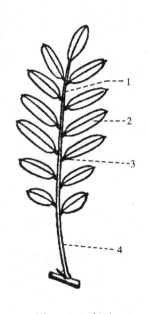

图3-55 复叶

1. 叶轴 2. 小叶 3. 小叶柄
4. 总叶柄 5. 腋芽

复叶易和生有单叶的小枝相混淆，在识别时首先应分清叶轴和小枝的区别，叶轴与小枝是绝对不同的。第一，叶轴的顶端无顶芽，而小枝的顶端具顶芽；第二，小叶的腋内无侧芽，总叶柄的基部才有芽，而小枝的每一单叶叶腋内均有芽；第三，通常复叶上的小叶在叶轴上排列在同一平面上，而小枝上的单叶与小枝常成一定的角度；第四，复叶脱落时整个复叶由总叶柄处脱落，或小叶先脱落，然后叶轴连同总叶柄一起脱落，而小枝不脱落，只有叶脱落。具全裂叶片的单叶其裂口虽可达叶柄，但不形成小叶柄，故易与单叶区分。

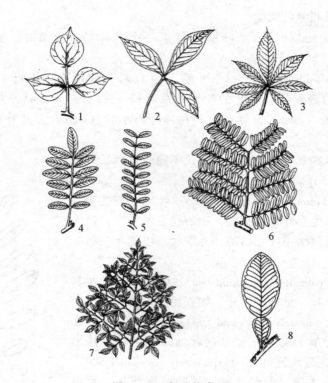

图 3 – 56　复叶的类型

1．羽状三出复叶　2．掌状三出复叶　3．掌状复叶　4．单数羽状复叶
5．双数羽状复叶　6．二回羽状复叶　7．三回羽状复叶　8．单身复叶

四、叶序

叶在茎枝上排列的次序或方式称叶序（phyllotaxy）。常见的叶序有下列几种（图 3 – 57）：

1．互生

互生（alternate）指在茎枝的每个节上只生一片叶子，各叶交互而生，它们常沿茎枝作螺旋状排列，如桑、樟等的叶序。

2．对生

对生（opposite）指在茎枝的每个节上着生相对两片叶子，有的与相邻的两叶成十字排列成交互对生，如薄荷、忍冬、龙胆等的叶序；有的对生叶排列于茎的两侧成二列状对生。如小叶女贞、水杉等的叶序。

3．轮生

轮生（whorled 或 verticillate）指每个节上轮生 3 片或 3 片以上的叶，如夹竹桃、直立百部、轮叶沙参等的叶序。

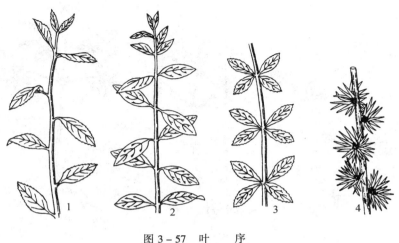

图 3-57 叶　序
1. 互生　2. 对生　3. 轮生　4. 簇生

4. 簇生

簇生（fascioled）指 2 片或 2 片以上的叶子着生短枝上成簇状，如银杏、落叶松、枸杞等的叶序。此外，有些植物的茎极为短缩，节间不明显，其叶似从根上生出，称基生叶（basal leaf），基生叶常集生而成莲座状，称莲座状叶丛（rosette），如蒲公英、车前等。

同一植物可以同时存在 2 种或 2 种以上的叶序，如桔梗的叶序有互生、对生及三叶轮生，栀子的叶序有对生和三叶轮生。

叶在茎枝上排列无论是哪一种方式，相邻两节的叶片都不重叠，总是从相当的角度而彼此镶嵌着生，称叶镶嵌（leaf mosaic）。叶镶嵌使叶片不致互相遮盖，有利于进行光合作用。叶镶嵌现象比较明显的有常春藤、爬山虎等。

五、异形叶性及叶的变态

（一）异形叶性

一般情况下，每种植物的叶具有一定形状，但有的植物在同一植株上却有不同形状的叶，这种现象称为异形叶性（heterophylly）。异形叶性的发生有两种情况，一种是由于植株发育年龄的不同，所形成的叶形各异，如人参（图 3-58），一年生的只有一枚由三片小叶组成的复叶，二年生的为一枚掌状复叶（五小叶），三年生的有二枚掌状复叶，四年生的有三枚掌状复叶，五年生的有四枚掌状复叶；半夏幼苗期的叶为单叶，而以后生长的叶为三全裂；蓝桉（图 3-59）幼枝上的叶是对生、无柄的椭圆形叶，而老枝上的叶则是互生、有柄的镰形叶；益母草基生叶略呈圆形，中部叶椭圆形、掌状分裂，顶生叶不分裂而呈线形近无柄；另一种是由于外界环境的影响，引起叶的形态变化，如慈菇（图 3-60）的沉水叶是线形，浮水的叶呈椭圆形，挺水叶则呈箭形。

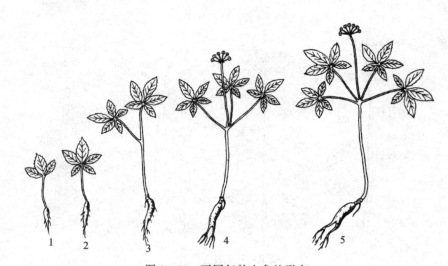

图 3 - 58　不同年龄人参的形态

1．一年生　2．二年生　3．三年生　4．四年生　5．五年生

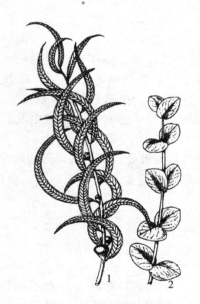

图 3 - 59　蓝桉的异形叶

1．老枝　2．幼枝

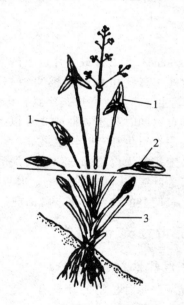

图 3 - 60　慈菇的异形叶

1．挺水叶　2．浮水叶　3．沉水叶

（二）叶的变态

叶的变态种类很多，常见的如下列几种：

1. 苞片（bract）

生于花序中或花序基部的变态叶称苞片；围于花序基部一至多层的苞片合称为总苞（involucre），总苞中的各个苞片称总苞片；花序中每朵小花的花柄上或花的花萼下较小的苞

片称小苞片（bractlet）。苞片的形状多与普通叶不同，常较小，绿色，也有形大而呈各种颜色的。总苞的形状和轮数的多少常为种、属鉴别的特征，如壳斗科植物的总苞常在果期硬化成壳斗状，成为该科植物的主要特征之一；菊科植物的头状花序基部则由多数绿色总苞片组成总苞；鱼腥草花序下的总苞是由四片白色的花瓣状苞片组成；天南星科植物的花序外面常围有一片大型的总苞片，称佛焰苞（spathe），如天南星、半夏等。

2．鳞叶（scale leaf）

叶特化或退化成鳞片状，称鳞片或鳞叶。可分为膜质和肉质两种，膜质鳞叶菲薄，一般不呈绿色，如姜、荸荠等根状茎、球茎上的鳞片，以及木本植物的冬芽（鳞芽）外的褐色鳞片叶；肉质鳞叶肥厚，能贮藏营养物质，如百合、洋葱等鳞茎上的肥厚鳞叶。

3．刺状叶（acicular leaf）

是由叶片或托叶变态成坚硬的刺状，如小檗的叶变成三刺，通称"三棵针"（图3-61）；仙人掌的叶亦退化成针刺状；红花、枸骨上的刺是由叶尖、叶缘变成的；刺槐、酸枣的刺是由托叶变成的。

4．叶卷须（leaf tendril）

是指叶的全部或一部分变为卷须，借以攀援其他物体，如豌豆的卷须是由顶端的小叶变成的，菝葜的卷须是由托叶变成的。根据卷须的生长部位也可与茎卷须区别。

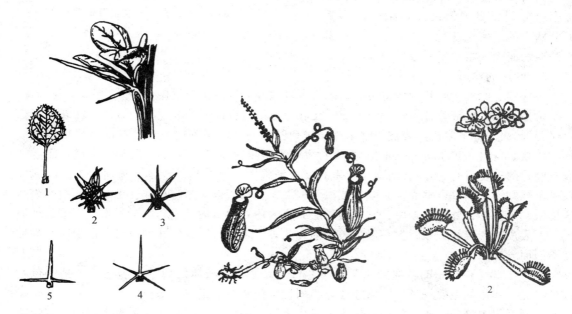

图3-61　小檗的异形叶（刺）
　1~5表示叶在个体发
育过程中逐渐转变为刺形

图3-62　叶的变态示捕虫草
　1．猪笼草　2．捕蝇草

5．捕虫叶（insectivorous leaf）

是指食虫植物的叶，叶片形成囊状、盘状或瓶状等捕虫结构，当昆虫触及时立即能自动闭合将昆虫捕获，后被腺毛或腺体的消化液所消化。如捕蝇草、猪笼草（图 3 – 62）等。

六、叶的组织构造

叶是由茎尖生长锥后方的叶原基（leaf primordium）发育而来。叶的各部分在芽开放以前早已形成。叶通过叶柄与茎相连，叶柄的构造和茎的构造很相似，但叶片是一个较薄的扁平体，在构造上与茎有显著不同之处。

（一）双子叶植物叶的一般构造

1. 叶柄的构造

叶柄的横切面一般呈半圆形、圆形、三角形等，向茎的一面平坦或凹下，背茎的一面凸出。叶柄与茎相似，最外面为表皮，表皮内方为皮层，皮层中具厚角组织，有时也具厚壁组织。在皮层中有若干个大小不同的维管束，每个维管束的结构和幼茎中的维管束相似，木质部位于上方（腹面），韧皮部位于下方（背面），木质部与韧皮部间常具短暂活动的形成层。在叶柄中进入的维管束数目可原数不变一直延伸至叶片内，但也可分裂成更多的束，或合成为一束，故叶柄中的维管束变化极大，若从不同水平的横切面上观察常不一致（图 3 – 63）。

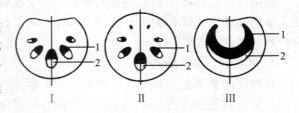

图 3 – 63　三种类型叶柄横切面简图
1. 木质部　2. 韧皮部

2. 叶片的构造

一般双子叶植物叶片的构造可分为表皮、叶肉和叶脉三部分（图 3 – 64，图 3 – 65）。

（1）表皮：包被着整个叶片的表面，在叶片上面（腹面）的表皮称上表皮，在叶片下面（背面）的表皮称下表皮，表皮通常由一层排列紧密的生活细胞组成，也有由多层细胞构成的，称复表皮（multiple epidermis），如夹竹桃和海桐叶片的表皮由 2～3 层细胞组成；印度橡胶树叶片的表皮可有 3～4 层细胞。叶片的表皮细胞中一般不具叶绿体。顶面观表皮细胞一般呈不规则形，侧壁（垂周壁）多呈波浪状，彼此互相嵌合，紧密相连，无间隙；横切面观表皮细胞近方形，外壁常较厚，常具角质层，有的还具有蜡被、毛茸等附属物。大多数种类上、下表皮都有气孔分布，但一般下表皮的气孔较上表皮为多，气孔的数目、形状因植物种类不同而异。

（2）叶肉（mesophyll）：在上、下表皮之间，由含有叶绿体的薄壁细胞组成，是绿色植物进行光合作用的主要场所。叶肉通常分为栅栏组织和海绵组织两部分。

①栅栏组织（palisade tissue）：位于上表皮之下，细胞呈圆柱形，排列整齐紧密，其细胞的长轴与上表皮垂直，形如栅栏。细胞内含有大量叶绿体，光合作用效能较强。栅栏组织在叶片内通常排成一层，也有排列成 2 层或 2 层以上的，如冬青叶、枇杷叶，各种植物叶肉的栅栏组织排列的层数不一样，可作为叶类药材鉴别的特征。

②海绵组织（spongy tissue）：位于栅栏组织下方，与下表皮相接，由一些近圆形或不规则形状的薄壁细胞构成，细胞间隙大，排列疏松如海绵状，细胞中所含的叶绿体一般较栅栏

组织为少。

叶片的内部构造中，栅栏组织紧接上表皮下方，而海绵组织位于栅栏组织与下表皮之间，这种叶称两面叶（bifacial leaf）。有些植物的叶在上下表皮内侧均有栅栏组织，称等面叶（isolateral leaf），如番泻叶、桉叶等；有的植物没有栅栏组织和海绵组织的分化，亦为等面叶，如禾本科植物的叶。在叶肉组织中，有的植物含有油室，如桉叶、橘叶等；有的植物含有草酸钙簇晶、方晶、砂晶等，如桑叶、枇杷叶等；有的还含有石细胞，如茶叶。

叶肉组织在上下表皮的气孔内侧形成一较大的腔隙，称孔下室（气室）。这些腔隙与栅栏组织和海绵组织的胞间隙相通，有利于内外气体的交换。

（3）叶脉：主要为叶片中的维管束，主脉和各级侧脉的构造不完全相同。主脉和较大侧脉是由维管束和机械组织组成。维管束的构造和茎的相同，由木质部和韧皮部组成，木质部位于向茎面，韧皮部位于背茎面。在木质部和韧皮部之间常具形成层，但分生能力很弱，活动时间很短，只产生少量的次生组织。在维管束的上下方常有厚壁或厚角组织包围，这些机械组织在叶的背面最为发达，因此主脉和大的侧脉在叶片背面常成显著的突起。侧脉越分越细，构造也越趋简化，最初消失的是形成层和机械组织，

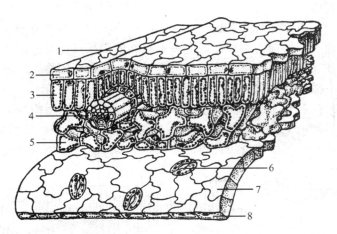

图 3 – 64　叶片结构的立体图解
1. 上表皮（表面观）　2. 上表皮（横切面）
3. 叶肉的栅栏组织　4. 叶脉　5. 叶肉的海绵组织
6. 气孔　7. 下表皮（表面观）　8. 下表皮（横切面）

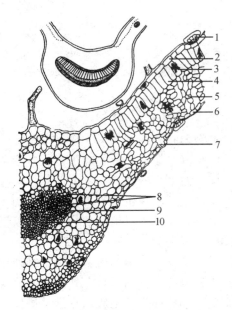

图 3 – 65　薄荷叶横切面简图及详图
1. 腺毛　2. 上表皮　3. 橙皮苷结晶
4. 栅栏组织　5. 海绵组织　6. 下表皮　7. 气孔
8. 木质部　9. 韧皮部　10. 厚角组织

其次是韧皮部组成分子，木质部的构造也逐渐简单，组成它们的分子数目也减少。到了叶脉的末端木质部中只留下 1 ~ 2 个短的螺纹管胞，韧皮部中则只有短而狭的筛管分子和增大的

伴胞。

近年来研究发现，在许多植物的小叶脉内常有特化的细胞——具有向内生长的细胞壁，由于壁的向内生长形成许多不规则的指状突起，因而大大增加了壁的内表面与质膜表面积，使质膜与原生质体的接触更为密切，此种细胞称为传递细胞（transfer cell）。传递细胞能够更有效地从叶肉组织输送光合作用产物到达筛管分子。

叶片主脉部位的上下表皮内方一般为厚角组织和薄壁组织，无叶肉组织。但有些植物在主脉的上方有一层或几层栅栏组织，与叶肉中的栅栏组织相连接，如番泻叶（图 3 - 66）、石楠叶等，是叶类药材的鉴别特征。

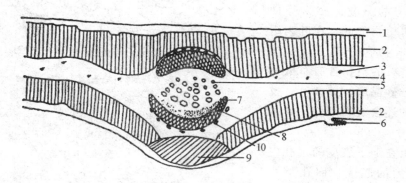

图 3 - 66　番泻叶横切面简图

1．表皮　2．栅栏组织　3．草酸钙簇晶　4．海绵组织　5．导管
6．非腺毛　7．韧皮部　8．厚壁组织　9．厚角组织　10．草酸钙棱晶

（二）单子叶植物叶的构造

单子叶植物的叶外形多种多样，有条形（稻、麦）、管形（葱）、剑形（鸢尾）、卵形（玉簪）、披针形（鸭跖草）等。叶可以有叶柄和叶片，但是大多数分化成叶片与叶鞘，而叶片较窄，脉序一般是平行脉。

在内部构造上，叶片也有很多变化，但仍和一般双子叶植物一样具有表皮、叶肉和叶脉三种基本结构。现以禾本科植物的叶为例加以说明。

1．表皮

表皮细胞的排列比双子叶植物规则，排列成行，有长细胞和短细胞两种类型，长细胞为长方柱形，长径与叶的纵轴平行，外壁角质化，并含有硅质。短细胞又分为硅质细胞和栓质细胞两种类型，硅质细胞的胞腔内充满硅质体，故禾本科植物叶坚硬而表面粗糙；栓质细胞则胞壁木栓化。此外，在上表皮中有一些特殊大型的薄壁细胞，称泡状细胞（bulliform cell），细胞具有大型液泡，在横切面上排列略呈扇形，干旱时由于这些细胞失水收缩，使叶片卷曲成筒，可减少水分蒸发，故又称运动细胞（motor cell）。表皮上下两面都分布有气孔，气孔是由 2 个狭长或哑铃状的保卫细胞构成，两端头状部分的细胞壁较薄，中部柄状部分细胞壁较厚，每个保卫细胞外侧各有 1 个略呈三角形的副卫细胞。

2．叶肉

禾本科植物的叶片多呈直立状态，叶片两面受光近似，因此一般叶肉没有栅栏组织和海绵组织的明显分化，属于等面叶类型，但也有个别植物叶的叶肉组织分化成栅栏组织和海绵组织，属于两面叶类型。如淡竹叶的叶肉组织中栅栏组织由一列圆柱形的细胞组成，海绵组织由一至三列（多两列）排成较疏松的不规则圆形细胞组成（图3－67）。

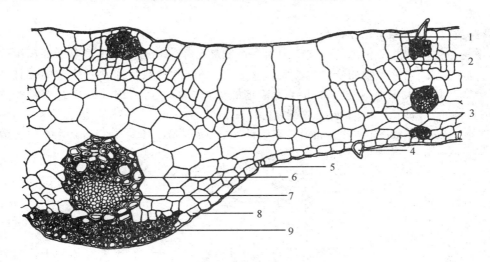

图3－67　淡竹叶（叶）横切面详图
1．上表皮（运动细胞）　2．栅栏组织　3．海绵组织　4．非腺毛
5．气孔　6．木质部　7．韧皮部　8．下表皮　9．厚角组织

3．叶脉

叶脉内的维管束近平行排列，主脉粗大，维管束为有限外韧型。主脉维管束的上下两方常有厚壁组织分布，并与表皮层相连，增强了机械支持作用。在维管束外围常有1～2层或多层细胞包围，构成维管束鞘（vascular bundle sheath）。如玉米、甘蔗由一层较大的薄壁细胞组成，水稻、小麦则由一层薄壁细胞和一层厚壁细胞组成。

（三）气孔指数、栅表比和脉岛数

1．气孔指数（stomatal index）

同一植物的叶片，其单位面积（mm²）上的气孔数目称为气孔数（stomatal numder）。而其单位面积上气孔数与表皮细胞的比例较为恒定，这种比例关系称为气孔指数。测定叶类的气孔指数常可用来作为区别不同种的药用植物或叶类、全草类中药的参考依据。

$$气孔指数 = \frac{单位面积上的气孔数}{单位面积上的气孔数 + 单位面积上的表皮细胞数} \times 100\%$$

如中药欧菘蓝 *Isatis tinctoria* L. 叶片的上、下表皮的气孔指数分别为 16.5%～25.8%，19%～27%，蓼蓝 *Polygonum tinctorium* Ait. 叶片的上、下表皮的气孔指数分别为 8.4%～11.4%、22.4～28.0%，大青 *Clerodendron cyrtophyllum* Turcz. 叶片的上、下表皮的气孔指数

分别为 0.70% ~ 10.2%、22.1% ~ 32.5%。

2．栅表比（palisade ratio）

叶肉中栅栏细胞与表皮细胞之间有一定的关系，一个表皮细胞下的平均栅栏细胞数目称为"栅表比"。栅表比是相当恒定的，可用来区别不同种的植物叶。如尖叶番泻 *Cassia acutifolia* Delile 叶片的栅表比为 1∶（4.5 ~ 18），狭叶番泻 *C. angustifolia* Vahl. 叶片的栅表比为 1∶（4.0 ~ 12.0）。

3．脉岛数（vein islet number）

叶脉中最微细的叶脉所包围的叶肉组织为一个脉岛（vein islet）。每平方毫米面积中的脉岛个数称为脉岛数。同种植物的叶其单位面积（mm^2）中脉岛的数目通常是恒定的，且不受植物的年龄和叶片的大小而变化，故可作为鉴定的依据。如中药紫珠叶的来源中，杜虹花 *Callicarqa formosana* Rolfe. 叶的脉岛数为 11.31 ± 1.82 个/mm^2，大叶紫珠 *C. macrophylla* Vahl. 叶的脉岛数为 3.82 ± 1.44 个/mm^2，华紫珠 *C. cathayana* H. T. Chang 叶的脉岛数为 4.66 ± 1.73 个/mm^2。

第四节　花

花（flower）是种子植物特有的繁殖器官，通过传粉、受精，形成果实和种子，起着繁衍后代延续种族的作用，所以种子植物又称为显花植物。种子植物花的特化程度不同，其中裸子植物的花构造较简单，无花被，单性，形成雄球花和雌球花；被子植物的花则高度进化，构造较为复杂。一般所述的花就是指被子植物的花。

花由花芽发育而成。花是节间极度缩短、不分枝的、适应生殖的变态枝。花梗和花托是枝条的部分，着生在花托上的花被、雄蕊和雌蕊均是变态叶。

花的形态和构造随植物种类而异。但其形态构造特征较其他器官稳定，变异较小，植物在长期进化过程中所发生的变化也往往从花的构造中得到反映，因此掌握花的特征对研究植物分类、药材原植物的鉴别以及花类药材的鉴定等都有重要意义。

很多植物的花可供药用。花类药材中有的是植物的花蕾，如辛夷、金银花、丁香、槐米等；有的是已开放的花，如洋金花、红花、木棉花、金莲花等；有的是花的一部分，如莲须是雄蕊，玉米须是花柱，番红花是柱头，松花粉、蒲黄是花粉粒，莲房则是花托；也有的是花序，如菊花、旋覆花、款冬花等。

一、花的组成及形态

花通常是由花梗、花托、花被、雄蕊群和雌蕊群等部分组成（图 3 - 68）。其中雄蕊和雌蕊是花中最重要的能育部分，具有生殖功能。花被、花梗、花托均为花中的不育部分。花被常分为花萼和花冠，具有保护和引诱昆虫传粉等作用。花梗和花托主要起支持作用。

（一）花梗

花梗（pedicel），又称花柄，通常呈绿色、圆柱形，是花与茎的连接部分，使花处于一

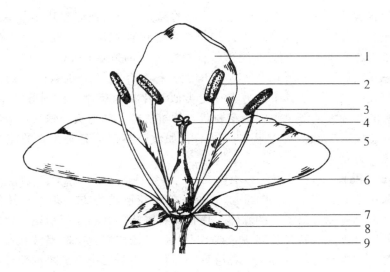

图 3 - 68　花的组成部分
1. 花瓣　2. 花药　3. 花丝　4. 柱头
5. 花柱　6. 子房　7. 花托　8. 花萼　9. 花梗

定的空间位置。花梗的有无、长短、粗细等因植物的种类而异。果实形成时，花梗便成为果柄。

（二）花托

花托（receptacle）是花梗顶端稍膨大的部分，花被、雄蕊群、雌蕊群均着生其上。花托的形状随植物种类而异。一般植物的花托呈平坦或稍凸起的圆顶状；有的呈圆柱状，如木兰、厚朴；有的呈圆锥状，如草莓；有的呈倒圆锥状，如莲的花托；有的凹陷呈杯状，如金樱子、蔷薇、桃。有的花托在雌蕊基部或在雄蕊与花冠之间形成肉质增厚部分，呈扁平垫状、杯状或裂瓣状，常可分泌蜜汁，称花盘（disc），如柑橘、卫矛、枣等。有的花托在雌蕊基部向上延伸成一柱状体，称雌蕊柄（gynophore），如黄连、落花生等。也有的花托在花冠以内的部分延伸成一柱状体，称雌雄蕊柄（androgynophore），如白花菜、西番莲等。

（三）花被

花被（perianth）是花萼和花冠的总称。多数植物具有分化明显的花萼和花冠，也有一些植物的花萼和花冠形态相似而不易区分，称为花被，如厚朴、五味子、百合、黄精等。

1. 花萼（calyx）

花萼是一朵花中所有萼片（sepals）的总称，位于花的最外层。萼片一般呈绿色的叶片状，其形态和构造与叶片相似。其上下表皮层均有气孔和表皮毛，以下表皮为多；叶肉由不规则的薄壁细胞组成，细胞含叶绿体，一般没有栅栏组织和海绵组织的分化。

一朵花的萼片彼此分离的称离生萼（chorisepalous calyx），如毛茛、菘蓝等大多数植物的花萼；萼片互相连合的称合生萼（gemosepalous calyx），如丹参、桔梗等，其连合的部分称萼筒或萼管，形状有唇形、漏斗状、筒状等，分离的部分称萼齿或萼裂片。有些植物的萼筒一边向外凸起成伸长的管状，称距（spur），如旱金莲、凤仙花等。一般植物的花萼在开花后即脱落；有些植物的花萼在开花前即脱落，称早落萼（caducous calyx），如延胡索、白屈菜等。也有些花萼开花后不脱落并随果实一起增大，称宿存萼（persistent calyx），如柿、酸浆等。萼片一般排成一轮，若在其下方另有一轮类似萼片状的苞片，称副萼（epicalyx），如棉花、蜀葵等。有的萼片大而颜色鲜艳呈花瓣状，称瓣状萼，如乌头、铁线莲等。此外，菊科植物的花萼常变态成羽毛状，称冠毛（pappus），如蒲公英等；苋科植物的花萼常变成膜质半透明，如牛膝、青葙等。

2. 花冠（corolla）

花冠是一朵花中所有花瓣（petals）的总称，位于花萼的内方。花瓣常具各种鲜艳的颜色。有的花瓣基部具有能分泌蜜汁的腺体，使花具有香味，有利于招引昆虫传播花粉。花瓣的构造与叶相似，上表皮细胞常呈乳头状或绒毛状，下表皮细胞有时呈波状弯曲，有时可见少数气孔和毛茸。相当于叶肉的部位比花萼更为简化，由数层排列疏松的薄壁细胞组成。无栅栏细胞的分化，有时可见分泌组织和贮藏物质，如丁香的花瓣中有油室；红花的花瓣中有分泌管，内含红棕色物质；金银花的花瓣中含有草酸钙结晶。花瓣中的维管组织不发达，有时只有少数螺纹导管。

花瓣彼此连合的称合瓣花冠（synpetalous corolla），为合瓣花亚纲植物所具有，其下部连合的部分称花冠筒，上部分离的部分称花冠裂片，如丹参、桔梗等。花瓣彼此分离的称离瓣花冠（choripetalous corolla），为离瓣花亚纲植物所具有，如甘草、仙鹤草等。有些植物的花瓣基部延长成管状或囊状，亦称距，如紫花地丁、延胡索等。有些植物的花冠上或花冠与雄蕊之间生有瓣状附属物，称副花冠（corona），如徐长卿、水仙等。

花冠有多种形态，可为某类植物独有的特征。常见的花冠类型有下列几种（图 3 – 69）：

①十字形（cruciform）：花瓣 4 枚，分离，上部外展呈十字形，如菘蓝、萝卜等十字花科植物的花冠。

②蝶形（papilionaceous）：花瓣 5 枚，分离，上面 1 枚位于最外方且最大称旗瓣，侧面 2 枚较小称翼瓣，最下面 2 枚最小，顶端部分常连合并向上弯曲，称龙骨瓣，如甘草、槐花等豆科植物的花冠。

③唇形（labiate）：花冠下部筒状，上部为二唇形，上唇常 2 裂，由 2 枚裂片连合而成，下唇由 3 枚裂片连合而成，如益母草、丹参等唇形科植物的花冠。

④管状（tubular）：花冠合生，花冠筒细长呈管状，如红花、菊花等菊科植物的管状花。

⑤舌状（liguliform）：花冠基部连合呈一短筒，上部向一侧延伸成扁平舌状，如蒲公英、向日葵等菊科植物的舌状花。

⑥漏斗状（funnel – form）：花冠筒较长，自下向上逐渐扩大，上部外展呈漏斗状，如牵牛等旋花科植物和曼陀罗等部分茄科植物的花冠。

⑦高脚碟状（salverform）：花冠下部细长呈管状，上部水平展开呈碟状，如水仙花、长春花等植物的花冠。

⑧钟状（companulate）：花冠筒宽而较短，上部裂片扩大外展似钟形，如沙参、桔梗等

桔梗科植物的花冠。

⑨辐状或轮状（wheel – shaped）：花冠筒甚短而广展，裂片由基部向四周扩展，形如车轮状，如龙葵、枸杞等部分茄科植物的花冠。

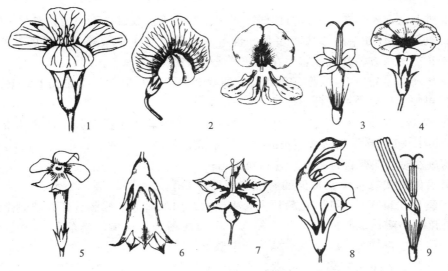

图 3 – 69　花冠的类型

1．十字形　2．蝶形　3．管状　4．漏斗状

5．高脚碟状　6．钟状　7．辐状　8．唇形　9．舌状

3．花被卷迭式

花被卷迭式是指花被各片的排列方式及相互关系，它在花蕾即将绽开时尤为明显。常见的花被卷迭式（图 3 – 70）有：

①镊合状（valvate）：花被各片的边缘彼此互相接触排成一圈，但互不重叠，如桔梗、葡萄的花冠。若花被各片的边缘稍向内弯称内向镊合，如沙参的花冠；若花被各片的边缘稍向外弯称外向镊合，如蜀葵的花萼。

②旋转状（contorted）：花被各片彼此以一边重迭成回旋状，如夹竹桃、龙胆的花冠。

③覆瓦状（imbricate）：花被边缘彼此覆盖，但其中有 1 片完全在外面，有 1 片完全在内面，如山茶的花萼、紫草的花冠。若在覆瓦状排列的花被中有 2 片完全在外面，有 2 片完全在内面，称重覆瓦状（quincuncial），如桃、野蔷薇的花冠。（图 3 – 70）

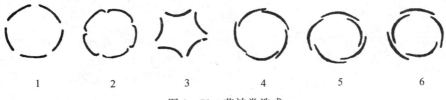

图 3 – 70　花被卷迭式

1．镊合状　2．内向镊合状　3．外向镊合状　4．旋转状　5．覆瓦状　6．重覆瓦状

（四）雄蕊群

雄蕊群（androecium）是一朵花中所有雄蕊的总称。

1. 雄蕊的组成

典型的雄蕊由花丝和花药两部分组成。各类植物的雄蕊数目是不同的，多与花瓣同数或为其倍数，数目超过 10 个的称雄蕊多数，也有一朵花仅有 1 个雄蕊的，如京大戟、白及、姜等，位于花被的内方，常直接着生在花托上或贴生在花冠上。

（1）花丝（filament）：为雄蕊下部细长的柄状部分，其基部着生于花托上，上部承托花药。花丝的粗细、长短随植物种类而异。

（2）花药（anther）：为花丝顶部膨大的囊状体，是雄蕊的主要部分。花药常由 4 个或 2 个药室（anther cell）或称花粉囊（pollen sac）组成，分成左右两半，中间为药隔（connective）。雄蕊成熟时，花药自行裂开，花粉粒散出。

花药开裂的方式有多种，常见的有纵裂，即花粉囊沿纵轴开裂，如水稻、百合等；孔裂，即花粉囊顶端裂开一小孔，花粉粒由孔中散出，如杜鹃等；瓣裂，即花粉囊上形成 1～4 个向外展开的小瓣，成熟时瓣片向上掀起，散出花粉粒，如樟、淫羊藿等。此外还有横裂，即花粉囊沿中部横裂一缝，花粉粒从缝中散出（图 3－71）。

花药在花托上着生的方式也不一致，常见的有：

①基着药：花药基部着生在花丝顶端，如樟、茄等。

②丁字着药：花药背部中央一点着生在花丝顶端，与花丝略呈丁字形，如水稻、百合等。

③个字着药：花药上部连合，着生在花丝上，下部分离，花药与花丝呈个字形，如泡桐、玄参等。

④广歧着药：两个药室完全分离平展，几乎成一直线着生在花丝顶端，如薄荷、益母草等。

⑤全着药：花药全部贴生在花丝上，如紫玉兰等。

⑥背着药：若花丝的背部贴生于花丝上称背着药，如杜鹃、马鞭草等（图 3－72）。

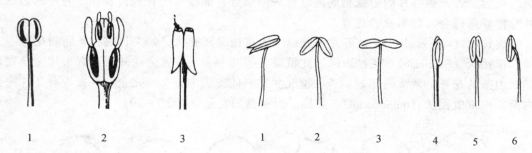

图 3－71　花药开裂的方式　　　　　　　图 3－72　花药着生方式
　1. 纵裂　2. 瓣裂　3. 孔裂　　　　　1. 丁字着药　2. 个字着药　3. 广歧着药
　　　　　　　　　　　　　　　　　　4. 全着药　5. 基着药　6. 背着药

2. 雄蕊的类型

一朵花中雄蕊的数目、长短、离合、排列方式等随植物种类而异。花中的雄蕊一般是相互分离的，有些植物的雄蕊部分或全部连合在一起或长短不一，常见的有以下类型（图3-73）：

①单体雄蕊（monadelphous stamen）：花中所有雄蕊的花丝连合成一束，呈筒状，花药分离，如蜀葵、木槿等锦葵科植物和远志、瓜子金等远志科植物以及苦楝、香椿等楝科植物的雄蕊。

②二体雄蕊（diadelphous stamen）：花中雄蕊的花丝连合成2束，如甘草、野葛等许多豆科植物有10枚雄蕊，其中9枚连合，1枚分离；延胡索、紫堇等罂粟科植物有6枚雄蕊，分为2束，每束3枚。

③多体雄蕊（polyadelphous stamen）：雄蕊常多数，花丝连合成数束，如金丝桃、元宝草等藤黄科植物和橘、酸橙等部分芸香科植物的雄蕊。

④聚药雄蕊（synantherous stamen）：雄蕊的花药连合成筒状，花丝分离，如蒲公英、白术等菊科植物的雄蕊。

⑤二强雄蕊（didynamous stamen）：花中有4枚雄蕊，其中2枚的花丝较长，2枚较短，如益母草、薄荷等唇形科植物，马鞭草、牡荆等马鞭草科植物和玄参、地黄等玄参科植物的雄蕊。

⑥四强雄蕊（tetradynamous stamen）：花中有6枚雄蕊，其中4枚的花丝较长，2枚较短，如菘蓝、独行菜等十字花科植物的雄蕊。

有少数植物的花一部分雄蕊不具花药，或仅见痕迹，称不育雄蕊或退化雄蕊，如丹参、鸭跖草等；也有少数植物的雄蕊发生变态，没有花药与花丝的区别而成花瓣状，如姜、姜黄等姜科植物以及美人蕉的雄蕊。

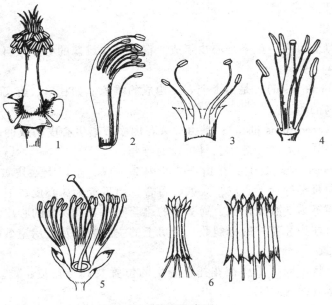

图3-73　雄蕊的类型
1. 单体雄蕊　2. 二体雄蕊　3. 二强雄蕊
4. 四强雄蕊　5. 多体雄蕊　6. 聚药雄蕊

（五）雌蕊群

雌蕊群（gynoecium）是一朵花中所有雌蕊（pistil）的总称，位于花的中心部分。

1．雌蕊的组成

雌蕊是由心皮（carpel）构成的。心皮是适应生殖的变态叶。裸子植物的心皮（又称大孢子叶或珠鳞）展开成叶片状，胚珠裸露在外，被子植物的心皮边缘结合成囊状的雌蕊，胚珠包被在囊状的雌蕊内，这是裸子植物与被子植物的主要区别。当心皮卷合形成雌蕊时，其边缘的合缝线称腹缝线（ventral suture），相当于心皮中脉部分的缝线称背缝线（dorsal suture），胚珠常着生在腹缝线上。

雌蕊的外形似瓶状，由柱头、花柱、子房三部分组成。

（1）柱头（stigma）：是雌蕊顶部稍膨大的部分，为承受花粉的部位。柱头常成圆盘状、羽毛状、星状、头状等多种形状，其上带有乳头状突起，并常能分泌黏液，有利于花粉的附着和萌发。

（2）花柱（style）：是柱头与子房之间的连接部分，起支持柱头的作用，也是花粉管进入子房的通道。花柱的粗细、长短、有无随植物种类而异，如玉米的花柱细长如丝，莲的花柱粗短如棒，而木通、罂粟则无花柱，其柱头直接着生于子房的顶端，唇形科和紫草科植物的花柱插生于纵向分裂的子房基部，称花柱基生（gynobasic）。有些植物的花柱与雄蕊合生成一柱状体，称合蕊柱（gynostemium），如白及等兰科植物。

（3）子房（ovary）：是雌蕊基部膨大的囊状部分，常呈椭圆形、卵形等形状，其底部着生在花托上。子房的外壁称子房壁，子房壁以内的腔室称子房室，其内着生胚珠，因此子房是雌蕊最重要的部分。

2．雌蕊的类型

被子植物的雌蕊可由一至多个心皮组成。根据组成雌蕊的心皮数目不同，雌蕊可分为以下类型（图3-74）：

①单雌蕊（simple pistil）：是由1个心皮构成的雌蕊，如甘草、野葛等豆科植物和桃、杏等部分蔷薇科植物的雌蕊。

②离生雌蕊（apocarpous pistil）：是由一朵花内多数离生心皮构成的雌蕊，如毛茛、乌头等毛茛科植物和厚朴、五味子等木兰科植物的雌蕊。

③复雌蕊（syncarpous pistil）：是由一朵花内2个或2个以上心皮彼此连合构成的雌蕊，如菘蓝、丹参、向日葵等为2心皮；大戟、百合、南瓜等为3心皮；卫矛等为4心皮；贴梗海棠、桔梗、木槿等为5心皮；橘、蜀葵等的雌蕊则由5个以上的心皮连合而成。组成雌蕊的心皮数往往可由柱头和花柱的分裂数、子房上的主脉数以及子房室数等来判断。

3．子房的位置

由于花托的形状不同，子房在花托上着生的位置及其与花被、雄蕊之间关系也发生变化，常有以下类型（图3-75）：

（1）子房上位（superior ovary）：花托扁平或隆起，子房仅底部与花托相连，花被、雄蕊均着生在子房下方的花托上，称子房上位，这种花称下位花（hypogynous flower），如油菜、金丝桃、百合等。若花托下陷，子房着生于凹陷花托中央而不与花托愈合，花被、雄蕊均着

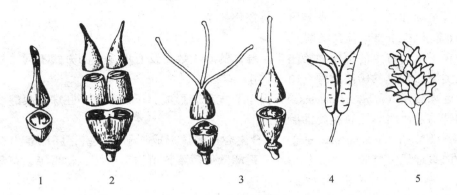

图 3 - 74 雌蕊的类型
1. 单心皮雌蕊 2. 二心皮复雌蕊 3. 三心皮复雌蕊
4. 三心皮单雌蕊 5. 离生雌蕊

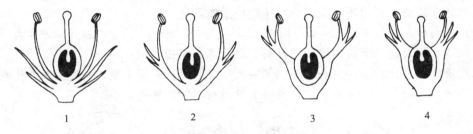

图 3 - 75 子房的位置简图
1. 子房上位（下位花） 2. 子房上位（周位花）
3. 子房半下位（周位花） 4. 子房下位（上位花）

生于花托的上端边缘，亦为子房上位，这种花称周位花（perigynous flower），如桃、杏等。

（2）子房下位（inferior ovary）：花托凹陷，子房完全生于花托内并与花托愈合，花被、雄蕊均着生于子房上方的花托边缘，称子房下位，这种花称上位花（epigynous flower），如贴梗海棠、丝瓜等。

（3）子房半下位（half - inferior ovary）：子房下半部着生于凹陷的花托中并与花托愈合，上半部外露，花被、雄蕊均着生于花托的边缘，称子房半下位，这种花称周位花，如桔梗、党参、马齿苋等。

4. 子房的室数

子房室的数目由心皮的数目及其结合状态而定。单雌蕊的子房只有 1 室，称单子房，如甘草、野葛等豆科植物的子房。合生心皮雌蕊的子房称复子房，其中有的仅是心皮边缘连合，形成的子房只有 1 室，如栝楼、丝瓜等葫芦科植物的子房；有的心皮边缘向内卷入，在中心连合形成了与心皮数相等的子房室，称复室子房，如百合、黄精等百合科植物和桔梗、南沙参等桔梗科植物的子房；有的子房室可能被假隔膜完全或不完全地分隔，如菘蓝、芥菜等十字花科植物和益母草、丹参等唇形科植物的子房。

5．胎座（placenta）及其类型

胚珠在子房内着生的部位称胎座。因雌蕊的心皮数目及心皮连合的方式不同，常形成不同的胎座类型。常见的胎座类型（图3-76）有：

（1）边缘胎座（marginal placenta）：由单心皮雌蕊形成，子房1室，胚珠沿腹缝线的边缘着生，如野葛、决明等豆科植物的胎座。

（2）侧膜胎座（parietal placenta）：由合生心皮雌蕊形成，子房1室，胚珠着生在相邻两心皮连合的腹缝线（侧膜）上，如罂粟、延胡索等罂粟科植物和栝楼、丝瓜等葫芦科植物的胎座。

（3）中轴胎座（axial placenta）：由合生心皮雌蕊形成，子房多室，胚珠着生在各心皮边缘向内伸入于中央而愈合成的中轴上，其子房室数往往与心皮数目相等，如玄参、地黄等玄参科植物和桔梗、沙参等桔梗科植物以及百合、贝母等百合科植物的胎座。

（4）特立中央胎座（free-central placenta）：由合生心皮雌蕊形成，但子房室的隔膜和中轴上部消失，形成1子房室，胚珠着生在残留于子房中央的中轴周围，如石竹、太子参等石竹科植物和过路黄、点地梅等报春花科植物的胎座。

（5）基生胎座（basal placenta）：由1~3心皮形成，子房1室，1枚胚珠着生在子房室基部，如大黄、何首乌等蓼科植物和向日葵、白术等菊科植物的胎座。

（6）顶生胎座（epicao placenta）：由1~3心皮形成，子房1室，1枚胚珠着生在子房室顶部，如桑、构树等桑科植物和草珊瑚等金粟兰科植物的胎座。

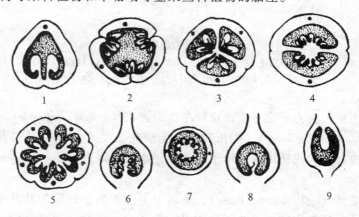

图3-76 胎座的类型

1．边缘胎座　2．侧膜胎座　3、4、5．中轴胎座
6、7．特立中央胎座　8．基生胎座　9．顶生胎座

6．胚珠（ovule）的构造及其类型

胚珠是着生在胎座上的卵形小体，受精后发育成种子，其数目、类型随植物种类而异。

（1）胚珠的构造：胚珠着生在子房内，常呈椭圆形或近圆形，其一端有一短柄称珠柄（funicle），与胎座相连，维管束即从胎座通过珠柄进入胚珠。大多数被子植物的胚珠有2层珠被（integument），外层称外珠被（outer integument），内层称内珠被（inner integument），裸子植物及少数被子植物仅有 1 层珠被，极少数植物没有珠被。在珠被的顶端常不相连合而留下 1 小孔，称珠孔（micropyle），是受精时花粉管到达珠心的通道。珠被里面为珠心（nucellus），由薄壁细胞组成，是胚珠的重要部分。珠心中央发育着胚囊（embryo sac）。一般成熟的胚囊有 1 个卵细胞、2 个助细胞、3 个反足细胞和 2 个极核细胞等 8 个细胞。珠被、珠心基部和珠柄汇合处称合点（chalaza），是维管束进入胚囊的通道。

（2）胚珠的类型：胚珠生长时，由于珠柄、珠被、珠心等各部分的生长速度不同而形成不同的胚珠类型。常见的有：

①直生胚珠（atropous ovule）：胚珠直立且各部分生长均匀，珠柄在下，珠孔在上，珠柄、珠孔、合点在一条直线上。如三白草科、胡椒科、蓼科植物的胚珠。

②横生胚珠（hemitropous ovule）：胚珠一侧生长较另一侧快，使胚珠横向弯曲，珠孔和合点之间的直线与珠柄垂直。如毛茛科、锦葵科、玄参科和茄科的部分植物的胚珠。

③弯生胚珠（campylotropous ovule）：胚珠的下半部生长速度均匀，上半部的一侧生长速度快于另一侧，并向另一侧弯曲，使珠孔弯向珠柄，胚珠呈肾形。如十字花科和豆科部分植物的胚珠。

④倒生胚珠（anatropous ovole）：胚珠的一侧生长迅速，另一侧生长缓慢，使胚珠倒置，合点在上，珠孔下弯并靠近珠柄，珠柄较长并与珠被愈合，外面形成一明显的纵脊称珠脊。大多数被子植物的胚珠属此种类型（图 3-77）。

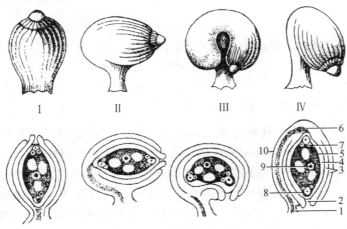

图 3-77 胚珠的构造及类型

Ⅰ.直生胚珠　Ⅱ.横生胚珠　Ⅲ.弯生胚珠　Ⅳ.倒生胚珠
1.珠柄　2.珠孔　3.珠被　4.珠心　5.胚囊　6.合点
7.反足细胞　8.卵细胞和助细胞　9.极核细胞　10.珠脊

二、花的类型

在长期的演化过程中，被子植物花的各部分都发生了不同程度的变化，使花的形态构造多种多样，形成不同类型的花，常见的有：

（一）完全花和不完全花

一朵具有花萼、花冠、雄蕊群、雌蕊群的花称完全花（complete flower），如油菜、桔梗等的花。如缺少其中一部分或几部分的花称不完全花（incomplete flower），如鱼腥草、丝瓜等的花。

（二）重被花、单被花、无被花和重瓣花（图3-78）

一朵具有花萼和花冠的花称重被花（double perianth flower），如桃、甘草等的花。仅有花萼而无花冠的花称单被花（simple perianth flower），这种花萼常称花被。单被花的花被片常呈一轮或多轮排列，多具鲜艳的颜色，如玉兰的花被片为白色，白头翁的花被片为紫色等。不具花被的花称无被花（achlamydeous flower）或裸花（naked flower），无被花常具显著的苞片，如杨、胡椒、杜仲等的花。

一般植物的花瓣呈一轮排列且数目稳定，但许多栽培植物的花瓣常呈数轮排列且数目比正常多，称重瓣花（double flower），如碧桃等栽培植物。

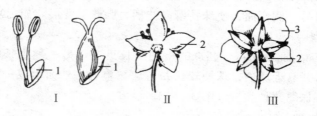

图3-78　花的类型

Ⅰ.无被花（裸花）　Ⅱ.单被花　Ⅲ.重被花

1.苞片　2.花萼　3.花瓣

（三）两性花、单性花和无性花

一朵具有雄蕊和雌蕊的花称两性花（bisexual flower），如桔梗、油菜等的花。仅有雄蕊或仅有雌蕊的花称单性花（unisexual flower），其中仅有雄蕊的花称雄花（male flower），仅有雌蕊的花称雌花（female flower）。同株植物既有雄花又有雌花称单性同株或雌雄同株（monoecism），如南瓜、半夏等；若同种植物的雌花和雄花分别生于不同植株上称单性异株或雌雄异株（dioecism），如银杏、天南星等。同种植物既有两性花又有单性花称杂性同株，如朴树；若同种植物两性花和单性花分别生于不同植株上称杂性异株，如葡萄、臭椿等。有些植物花的雄蕊和雌蕊均退化或发育不全，称无性花（asexual flower），如八仙花花序周围的花。

（四）辐射对称花、两侧对称花和不对称花

植物的花被各片的形状大小相似，通过花的中心可作几个对称面的花称辐射对称花（actinomorphic flower）或整齐花，如具有十字形、辐状、管状、钟状、漏斗状等花冠的花。若花被各片的形状大小不一，通过其中心只可作一个对称面，称两侧对称花（zygomorphic flower）或不整齐花，如具有蝶形、唇形、舌状花冠的花。通过花的中心不能作出对称面的花称不对称花（asymmetric flower），如美人蕉、缬草等极少数植物的花。

三、花程式和花图式

为了简化对花的描述，常采用花程式或花图式。

（一）花程式

花程式（flower formula）是采用简单的字母、符号及数字表示花各部分的组成、数目、排列方式以及相互关系的公式。主要方法是：

（1）以拉丁名（或德文）首字母的大写表示花的各组成部分：如：

P：表示花被，来源于拉丁文 perianthium。

K：表示花萼，来源于德文 kelch。

C：表示花冠，来源于拉丁文 corolla。

A：表示雄蕊，来源于拉丁文 androecium。

G：表示雌蕊，来源于拉丁文 gynoecium。

（2）以数字表示花各部分的数目：在各拉丁字母的右下角以 1、2、3、4 ..... 10 表示各部分数目；以 ∞ 表示 10 以上或数目不定；以 0 表示该部分缺少或退化；在雌蕊的右下角依次以数字表示心皮数、子房室数、每室胚珠数，并用"："相连。

（3）以符号表示其他特征：如以 ♀ 表示两性花；以 ♀ 表示雌花；以 ♂ 表示雄花。以 ＊ 或 $\otimes$ 表示辐射对称花；以 ↑ 或 ⥮ 表示两侧对称花。各部分的数字加"（）"表示连合；数字之间加"＋"表示排列的轮数。在 G 的上方或下方加"—"表示子房位置，如 $\underline{G}$ 表示子房上位；$\overline{G}$表示子房下位；$\overline{\underline{G}}$表示子房半下位。

举例说明如下：

桑花程式：$♂ P_4 A_4$；$♀ P_4 \underline{G}_{(2:1:1)}$

表示桑花为单性花；雄花花被片 4 枚，分离，雄蕊 4 枚，分离；雌花花被片 4 枚，分离，雌蕊子房上位，由 2 心皮合生，子房 1 室，每室 1 枚胚珠。

玉兰花程式：$♀ ＊ P_{3+3+3} A_\infty \underline{G}_{\infty:1:2}$

表示玉兰花为两性花；辐射对称；单被花，花被片 3 轮，每轮 3 枚，分离；雄蕊多数，分离；雌蕊子房上位，心皮多数，分离，每室 2 枚胚珠。

紫藤花程式：$♀ ↑ K_{(5)} C_5 A_{(9)+1} \underline{G}_{(1:1:\infty)}$

表示紫藤花为两性花；两侧对称；萼片 5 枚，连合；花瓣 5 枚，分离；雄蕊 10 枚，9 枚连合，1 枚分离，即二体雄蕊；雌蕊子房上位，1 心皮，子房 1 室，每室胚珠多数。

桔梗花程式：$♀ ＊ K_{(5)} C_{(5)} A_5 \overline{\underline{G}}_{(5:5:\infty)}$ 表示桔梗花为两性花；辐射对称；萼片 5 枚，连合；花瓣 5 枚，连合；雄蕊 5 枚，分离；雌蕊子房半下位，由 5 心皮合生，子房 5 室，每室胚珠多数。

贴梗海棠花程式：$♀ ＊ K_{(5)} C_5 A_\infty \overline{G}_{(5:5:\infty)}$

表示贴梗海棠花为两性花；辐射对称；萼片 5 枚，连合；花瓣 5 枚，分离；雄蕊多数，分离；雌蕊子房下位，由 5 心皮合生，子房 5 室，每室胚珠多数。

（二）花图式

花图式（flower diagram）是以花的横断面投影为依据，采用特定的图形来表示花各部分的排列方式、相互位置、数目及形状等实际情况的图解式。通常在花图式的上方用小圆圈表示花轴或茎轴的位置；在花轴相对一方用部分涂黑带棱的新月形符号表示苞片；苞片内方用由斜线组成或黑色带棱的新月形符号表示花萼；花萼内方用黑色或空白的新月形符号表示花瓣；雄蕊用花药横断面形状、雌蕊用子房横断面形状绘于中央（图 3 – 79）。

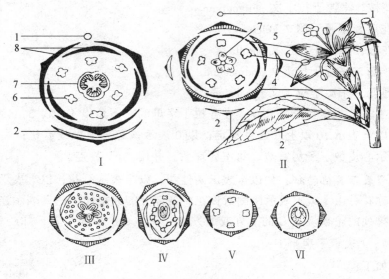

图 3 – 79　花图式

Ⅰ. 单子叶植物　Ⅱ. 双子叶植物　Ⅲ. 苹果

Ⅳ. 豌豆　Ⅴ. 桑的雄花　Ⅵ. 桑的雌花

1. 花序轴　2. 苞片　3. 小苞片　4. 萼片

5. 花瓣　6. 雄蕊　7. 雌蕊　8. 花被

花程式和花图式各有优缺点，花程式不能完全表达出花各轮的相互关系及花被的卷迭情况等特征，花图式则不能表达子房与花其他部分的相关位置等特征，应将两者配合使用。一般花程式和花图式多用于表示某一分类单位（如科、属）的花的特征。

四、花序

花在花枝或花轴上排列的方式和开放的顺序称花序（inflorescence）。有些植物的花单生于茎的顶端或叶腋，称单生花，如玉兰、牡丹等。多数植物的花按照一定的顺序排列在花枝上而形成花序。花序中的花称小花，着生小花的部分称花序轴（rachis）或花轴，花序轴可有分枝或不分枝。支持整个花序的茎轴称总花梗（柄），小花的花梗称小花梗，无叶的总花梗称花葶（scape）。

根据花在花轴上的排列方式和开放顺序，花序的种类可以分为：

（一）无限花序（总状花序类）

在开花期间，花序轴的顶端继续向上生长，并不断产生新的花蕾，花由花序轴的基部向顶端依次开放，或由缩短膨大的花序轴边缘向中心依次开放，这种花序称无限花序（indefinite inflorescence）。无限花序有以下类型（图 3 - 80）：

1．总状花序（raceme）

花序轴细长，其上着生许多花梗近等长的小花。如菘蓝、荠菜等十字花科植物的花序。

2．复总状花序（compound raceme）

花序轴产生许多分枝，每一分枝各成一总状花序，整个花序似圆锥状，又称圆锥花序（panicle）。如槐树、女贞等的花序。

3．穗状花序（spike）

花序轴细长，其上着生许多花梗极短或无花梗的小花。如车前、马鞭草等的花序。

4．复穗状花序（compound spike）

花序轴产生分枝，每一分枝各成一穗状花序。如小麦、香附等禾本科、莎草科植物的花序。

5．荑荑花序（catkin）

似穗状花序，但花序轴下垂，其上着生许多无梗的单性或两性小花。如柳、枫杨等杨柳科、胡桃科植物的花序。

6．肉穗花序（spadix）

似穗状花序，但花序轴肉质肥大成棒状，其上着生许多无梗的单性小花，花序外面常有一大型苞片，称佛焰苞（spathe），如天南星、半夏等天南星科植物的花序。

7．伞房花序（corymb）

似总状花序，但花轴下部的花梗较长，上部的花梗依次渐短，整个花序的花几乎排列在一个平面上，如山楂、苹果等蔷薇科部分植物的花序。

8．伞形花序（umbel）

花序轴缩短，在总花梗顶端集生许多花梗近等长的小花，放射状排列如伞，如五加、人参等五加科植物的花序以及石蒜科一些植物的花序。

9．复伞形花序（compound umbel）

花序轴顶端集生许多近等长的伞形分枝，每一分枝又形成伞形花序，如前胡、野胡萝卜等伞形科植物的花序。

10．头状花序（capitulum）

花序轴顶端缩短膨大成头状或盘状的花序托，其上集生许多无梗小花，下方常有 1 至数层总苞片组成的总苞，如向日葵、旋覆花等菊科植物的花序。

11．隐头花序（hypanthodium）

花序轴肉质膨大而下凹成中空的球状体，其凹陷的内壁上着生许多无梗的单性小花，顶端仅有 1 小孔与外面相通，如无花果、薜荔等桑科部分植物的花序。

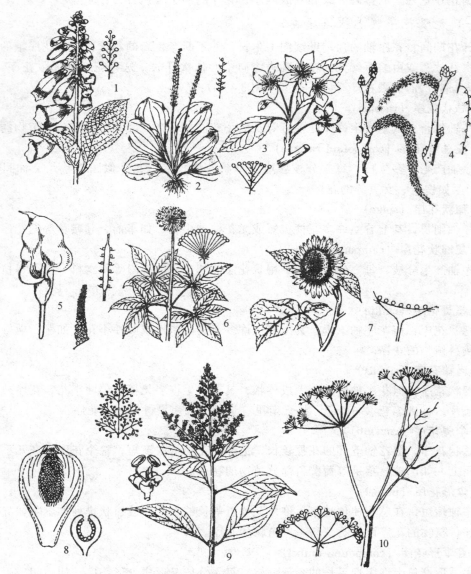

图 3 - 80　无限花序的类型

1．总状花序（洋地黄）　2．穗状花序（车前）　3．伞房花序（梨）　4．葇荑花序（杨）

5．肉穗花序（天南星）　6．伞形花序（人参）　7．头状花序（向日葵）

8．隐头花序（无花果）　9．复总状花序（女贞）　10．复伞形花序（小茴香）

（二）有限花序（聚伞花序类）

植物在开花期间，花序轴顶端或中心的花先开，因此花序轴不能继续向上生长，只能在顶花下方产生侧轴，侧轴又是顶花先开，这种花序称有限花序（definite inflorescence），其开花顺序是由上而下或由内而外依次进行。根据花序轴产生侧轴的情况不同，有限花序分为以下类型（图3-81）：

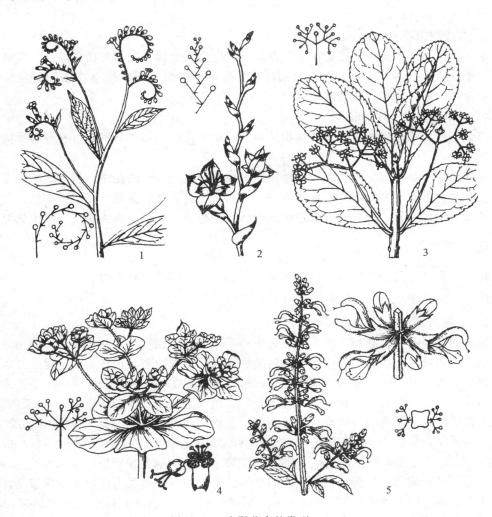

图3-81　有限花序的类型
1.螺旋状聚伞花序（琉璃草）　2.蝎尾状聚伞花序（唐菖蒲）　3.二歧聚伞花序（大叶黄杨）
4.多歧聚伞花序（泽漆）　5.轮伞花序（薄荷）

1．单歧聚伞花序（monochasium）

花序轴顶端生1朵花，而后在其下方依次产生1侧轴，侧轴顶端同样生1花，如此连续分枝就形成单歧聚伞花序。若花序轴的分枝均在同一侧产生，花序呈螺旋状卷曲，称螺旋状聚伞花序（hericoid cyme），如紫草、附地菜等的花序。若分枝在左右两侧交互产生而呈蝎尾状的，称蝎尾状聚伞花序（scorpioid cyme），如射干、姜等的花序。

2．二歧聚伞花序（dichasium）

花序轴顶端生1朵花，而后在其下方两侧同时各产生1等长侧轴，每一侧轴再以同样方式开花并分枝，称二歧聚伞花序，如大叶黄杨、卫矛等卫矛科植物的花序，以及石竹、卷耳、繁缕等石竹科植物。

3．多歧聚伞花序（pleiochasium）

花序轴顶端生 1 朵花，而后在其下方同时产生数个侧轴，侧轴常比主轴长，各侧轴又形成小的聚伞花序，称多歧聚伞花序。大戟、甘遂等大戟属的多歧聚伞花序下面常有杯状总苞，也称杯状聚伞花序（大戟花序）。

4．轮伞花序（verticillaster）

聚伞花序生于对生叶的叶腋成轮状排列，称轮伞花序，如益母草、丹参等唇形科植物的花序。

花序的类型常随植物种类而异，往往同科植物具有同类型的花序。但有的植物在花轴上同时生有两种不同类型的花序形成混合花序，如紫丁香、葡萄为聚伞花序圆锥状，丹参、紫苏为轮伞花序假总状，楤木为伞形花序圆锥状，茵陈蒿、豨莶草为头状花序圆锥状等。

五、花的功能

花的主要功能是进行生殖，通过开花、传粉、受精等过程来完成。

（一）花药的发育与花粉粒的形成

1．花药的发育

雄蕊的主要部分是花药。花药由花芽中的雄蕊原基的顶端部分发育而来。幼小的花药由原表皮及其内部的一团基本分生组织细胞组成，外观为四棱形。在其 4 个角隅处的表皮内方均分化出形大、分裂能力强的孢原细胞（archesporial cell），孢原细胞通过一次平周分裂产生内外两层细胞，外层为周缘细胞（parietal cell），内层为造孢细胞（sporogenous cell），中间的细胞分裂形成药隔细胞和维管束，形成药隔。以后周缘细胞进行平周和垂周分裂成 3～5 层细胞，自外向内依次为 1 层细胞的药室内壁（endothecium）、1～3 层细胞的中层（middle layer）和 1 层细胞的绒毡层（tapetum），与花药的表皮共同构成花粉囊壁。

当花药接近成熟时，药室内壁细胞的垂周壁和内切向壁出现不均匀的条状增厚，增厚的成分为纤维素，因此称纤维层（fibrous layer）。同侧两个花粉囊相接处的药室内壁细胞不增厚，始终保持薄壁状态，花药成熟时即在此处开裂，散出花粉粒。

中层在花药发育成熟的过程中常被吸收，细胞被破坏。

绒毡层具有高度的生理活性，细胞含有较多的营养物质，对花粉粒的发育具有重要的营养和调节作用。在花粉粒成熟时，绒毡层细胞多已解体。

在花粉囊壁形成的同时，内方的造孢细胞也分裂形成多个体积大、近圆形的花粉母细胞，每个花粉母细胞通过减数分裂形成 4 个单倍体的子细胞，每个子细胞发育成为花粉粒。最初 4 个花粉粒连在一起，称四分体（tetrad），绝大多数植物的四分体会进一步分离成 4 个花粉粒（图 3－82）。

2．花粉粒的发育和构造

由四分体分离的单核细胞是尚未成熟的花粉粒，相当于小孢子，它从绒毡层细胞取得营养，进一步发育并进行一次不均等分裂，产生 2 个不同的细胞，较大的一个是营养细胞，较

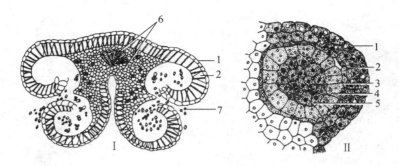

图 3 – 82 花药的构造

Ⅰ. 成熟后开裂的花药 Ⅱ. 幼期花药的一个花粉囊

1. 表皮 2. 纤维层 3. 中层的薄壁细胞 4. 绒毡层

5. 花粉母细胞 6. 药隔及维管束 7. 花粉粒

小的一个是生殖细胞。而后生殖细胞再分裂形成 2 个精子。有些植物如小麦、水稻等的生殖细胞在花粉粒内进行分裂，因而在成熟的花粉粒中就有 3 个细胞（三核花粉粒），有些植物如兰科、玄参科等大多数植物的生殖细胞要在授粉后在花粉管中分裂，所以大多数植物的成熟花粉粒（雄配子体）只有 2 个细胞（二核花粉粒）（图 3 – 83）。

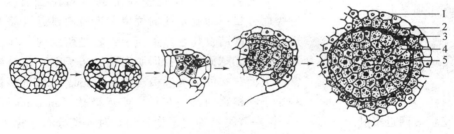

图 3 – 83 花粉粒的发育

1. 表皮 2. 纤维层 3. 中间层 4. 绒毡层 5. 花粉母细胞

花粉粒一般均具有极性及对称性。其极性取决于在四分体中所处的地位。花粉母细胞经过减数分裂产生四分体，分离后形成 4 粒花粉。由四分体中心的一点通过花粉粒中央向外引伸的线为花粉的极轴（polar axis）。花粉粒向四分体中心的一端为近极（proximal），向外的一端为远极（distal）。与极轴垂直的线为赤道轴（equatorial axis）。在大多数情况下花粉粒均具有明显的极性，根据萌发孔等的排列和形态可在单粒花粉粒上看出它们的极面和赤道面的位置（图 3 – 84）。

成熟的花粉粒有内、外两层壁，内壁较薄，主要由纤维素和果胶质组成。外壁较厚而坚硬，主要由花粉素组成，其化学性质极为稳定，具有较好的抗高温、抗高压、耐酸碱、抗分解等特性。花粉粒外壁表面光滑或有各种雕纹，如瘤状、刺突、凹穴、棒状、网状、条纹状等，常为鉴定花粉的重要特征。花粉粒的内壁上有的地方没有外壁，形成萌发孔（germ pore）或萌发沟（germ furrow）。花粉萌发时，花粉管就从孔或沟处向外突出生长（图 3 – 85）。

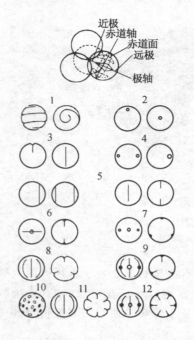

图 3 - 84　被子植物花粉粒类型图解
1. 螺旋状萌发孔　2. 单孔
3. 单沟　4. 二孔　5. 二沟
6. 二孔沟　7. 三孔　8. 沟
9. 三孔沟　10. 散孔　11. 多沟
12. 多孔沟

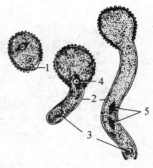

图 3 - 85　花粉粒的萌发
1. 萌发孔　2. 花粉管　3. 营养核
4. 生殖细胞　5. 两个精子

不同种类的植物花粉粒萌发孔或萌发沟的数目也不同。如香蒲科、禾本科为单孔花粉，百合科、木兰科为单沟花粉，桑科为 2 孔花粉，沙参、丁香等为 3 孔花粉，商陆科为 3 沟花粉，夹竹桃为 4 孔花粉，凤仙花为 4 沟花粉，瞿麦为 5 萌发孔，薄荷为 5 萌发沟等。

萌发孔（沟）在花粉粒上的分布位置有 3 种情况：①极面分布：即萌发孔的位置在远极面或近极面上；②赤道分布：即萌发孔在赤道面上，若是萌发沟，其长轴与赤道垂直；③球面分布：即萌发孔散布于整个花粉粒上。通常对极面分布的称为远极沟（anacolpus），如许多裸子植物和单子叶植物的具沟花粉，或远极孔（anaporus），如禾本科植物的花粉。而近极孔（cataporus）仅在蕨类植物孢子中见到。对赤道分布的称为（赤道）沟或孔，因为这是双子叶植物的主要类型，赤道可以不必特别标明。对球面分布的称为散沟（pancolpi），如马齿苋属植物的花粉，或散孔（panpori），如藜科的花粉。如果花粉的极性不能判明时，也可一律称为沟或孔。此外，在花粉粒的萌发沟内中央部位具一圆形或椭圆形的内孔，称为具孔沟（colporate）花粉。有时花粉粒上的萌发孔不典型，孔、沟或孔沟不明显，可以在前面冠以"拟"（- oid）字，如拟孔、拟沟。

花粉粒的形状、颜色、大小随植物种类而异。花粉粒常为圆球形、椭圆形、三角形、四边形或五边形等。不同种类植物的花粉有淡黄色、黄色、橘黄色、墨绿色、青色、红色或褐色等不同颜色。大多数植物花粉粒的直径在 $15 \sim 50 \mu m$ 之间。

大多数植物的花粉粒在成熟时是单独存在的，称单粒花粉，有些植物的花粉粒是 2 个以上（多数为 4 个）集合在一起，称复合花粉，极少数植物的许多花粉粒集合在一起，称花粉块，如兰科、萝藦科等植物（图3 - 86）。

由于花粉外壁具有抗酸、碱和抗生物分解的特性，使花粉粒在自然界中能保持数万年不腐败，可为鉴定植物、考古和地质探矿提供科学依据。花粉中含有人体必需的氨基酸、维生素、脂类、多种矿物成分、微量元素以及激素、黄酮类化合物、有机酸等，对人体有保健作用。钩吻（大茶药）、博落回、乌头、雷公藤、藜芦、羊踯躅（闹羊花）等的花粉和花蜜均有毒。也有些花粉有毒或引起人体变态反应，产生气喘、枯草热等花粉疾病。现已证明黄花蒿、艾、三叶豚草、蓖麻、葎草、野苋菜、苦楝及木麻黄等常见植物可引起花粉病。

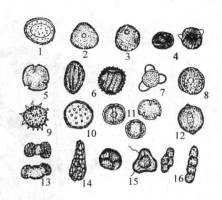

图 3 - 86　花粉粒类型示例

1．刺状雕纹（番红花）　2．单孔（水烛）

3．三孔（大麻）　4．三孔沟（曼陀罗）

5．三沟（莲）　6．螺旋孔（谷精草）

7．三孔，齿状雕纹（红花）　8．三孔沟（钩吻）

9．散孔，刺状雕纹（木槿）　10．散孔（芫花）

11．三孔沟（密蒙花）　12．三沟（乌头）

13．具气囊（油松）　14．花粉块（绿花阔叶兰）

15．四合花粉，每粒花粉具有 3 孔沟（羊踯躅）

16．四合花粉（杠柳）

（二）胚珠的发育和胚囊的形成

在子房壁的内表皮下胎座上生有一团珠心组织，珠心基部的细胞分裂较快，逐渐向上扩展，包围珠心，形成珠被，具有两层珠被的先形成内珠被，后形成外珠被。珠被以内是大小均匀一致的珠心细胞，以后在靠近珠孔处的表皮下一般只有一个细胞长大形成具有分生能力的孢原细胞。孢原细胞可以直接成为胚囊母细胞（embryosac mother cell），但有些植物的孢原细胞分裂成为 2 个细胞，外边的细胞成为珠心细胞，里面的成为造孢细胞，造孢细胞发育成为胚囊母细胞（大孢子母细胞），经减数分裂形成 4 个子细胞，由其中一个发育成大孢子，其余 3 个逐渐消失。

现将常见的被子植物胚囊的发育过程简述如下：首先是大孢子萌发，体积增大，大孢子的细胞核进行第一次分裂，形成 2 个核，随即分别移到胚囊两端，然后再进行 2 次分裂，以致每端有 4 个核，以后每端各有一核移向中央形成 2 个极核（polar nuclei），有些植物这两个极核融合成为中央细胞（central cell），近珠孔一端的 3 个核成为 3 个细胞，中央的为卵细胞（egg cell），两边各有 1 个助细胞（synergid），近合点端的 3 个核也形成 3 个细胞，成为反足细胞（antipodal cell），这样就形成了 8 个细胞的胚囊（即雌配子体）。在胚囊发育的过程中吸取了珠心的养分，以致珠心组织逐渐被侵蚀，而胚囊本身逐渐扩大，直至占据胚珠中央的大部分。有些植物的反足细胞可再分裂，形成多个细胞，如水稻、小麦等（图 3 - 87）。

（三）开花与传粉

1．开花

开花是种子植物发育成熟的标志，当雄蕊的花粉粒和雌蕊的胚囊成熟时，花被由包被状态而逐渐展开，露出雄蕊和雌蕊，呈现开花。不同种类植物的开花年龄、季节和花期不完全相同，一年生草本植物当年开花结果后逐渐枯死；二年生草本植物通常第一年主要进行营养生长，第二年开花后完成生命周期；大多数多年生植物到达开花年龄后可年年开花，但竹类一生中只开花一次。每种植物的开花季节是一致的，有的先花后叶，有的花叶同放，有的先

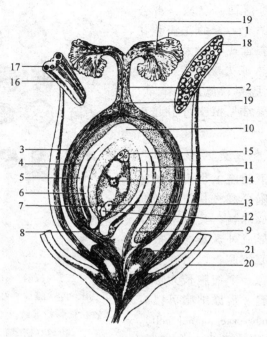

图 3 - 87 花的纵切面图解

1. 柱头 2. 花柱 3. 子房 4. 胚珠 5. 外珠被 6. 内珠被 7. 珠心
8. 珠孔 9. 珠柄 10. 合点 11. 胚囊 12. 助细胞 13. 卵细胞
14. 中央细胞（由两极核融合而成） 15. 反足细胞 16. 花药 17. 花粉囊
18. 花粉粒 19. 花粉管 20. 花被 21. 蜜腺

叶后花。植物的花期亦随植物种类而异。

2. 传粉（pollination）

花开放后花药裂开，花粉粒通过风、水、虫、鸟等不同媒介的传播，到达雌蕊的柱头上，这一过程为传粉。传粉有自花传粉和异花传粉两种方式。

（1）自花传粉（self - pollination）：是雄蕊的花粉自动落到同一花的柱头上的传粉现象，如小麦、棉花、番茄等。若花在开放之前就完成了传粉和受精过程，称闭花传粉（cleistogamy），如豌豆、落花生等。自花传粉植物的特征是：两性花，雄蕊与雌蕊同时成熟，柱头可接受自花的花粉。

（2）异花传粉（cross pollination）：是雄蕊的花粉借助风或昆虫等媒介传送到另一朵花的柱头上的现象，借风传粉的花称风媒花，其特征是：多为单性花，单被或无被，花粉量多，柱头面大并有黏液质等，如大麻、玉蜀黍、杨等。借昆虫传粉的花称虫媒花，其特征是：多为两性花，雄蕊和雌蕊不同时成熟，花有蜜腺，具香气，花被颜色鲜艳，花粉量少，花粉粒表面多具突起，花的形态构造较适应昆虫传粉，如益母草、桔梗、南瓜以及兰科植物的花。此外还有鸟媒花和水媒花。异花传粉较自花传粉进化，是被子植物有性生殖中一种极为普遍的传粉方式。风媒花和虫媒花等的多种多样特征是植物长期自然选择的结果。

（四）受精

被子植物的受精（fertilization）全过程包括受精前花粉在柱头上萌发，花粉管生长并到达胚珠，进入胚囊，精子与卵细胞及中央细胞结合。其过程为：成熟花粉粒经传粉后落到柱头上，因柱头上有黏液而附于柱头上。花粉粒在柱头上萌发，自萌发孔长出若干个花粉管，其中只有一个花粉管能继续生长，经由花柱伸入子房。如果是 3 个细胞的花粉粒，营养细胞和 2 个精子细胞都进入花粉管，有些植物的花粉粒只有 2 个细胞即营养细胞和生殖细胞，也都进入花粉管，生殖细胞在花粉管内分裂成 2 个精子。大多数植物的花粉管到达胚珠时通过珠孔进入胚囊，称珠孔受精；少数植物则由合点进入胚囊，称合点受精。花粉管进入胚囊后先端破裂，精子进入胚囊（此时营养细胞大多已分解消失），其中一个精子与卵结合，形成二倍体的受精卵（合子），以后发育成胚。精子与卵结合的过程称受精作用。另一精子则与 2 个极核结合或与 1 个次生核结合，形成三倍体的初生胚乳核，以后发育成胚乳，这一过程称双受精（double fertilization），是被子植物特有的现象。在双受精过程中，合子既恢复了植物体原有的染色体数目，保持了物种的相对稳定性，又使来自父本和母本的具有差异的遗传物质重组，并且在同样具有父母本的遗传性的胚乳中孕育，增强了后代的生活力和适应性，也为后代提供了可能出现变异的基础。

第五节　果　实

果实是被子植物特有的繁殖器官，一般由受精后雌蕊的子房发育形成。外被果皮，内含种子，果实具有保护种子和散布种子的作用。

一、果实的形成与组成

（一）果实的形成

被子植物的花经传粉和受精后，各部分发生很大的变化，花萼、花冠一般脱落，雄蕊及雌蕊的柱头、花柱也枯萎，子房逐渐膨大，发育成果实，胚珠发育形成种子。这种由子房发育形成的果实称真果（true fruit），如桃、杏、柑橘、柿等；但也有些植物除子房外，花的其他部分如花被、花柱及花序轴等也参与果实的形成，这种果实称假果（spurious fruit，false fruit），如梨、苹果、无花果、凤梨等。

果实的形成需要经过传粉和受精作用，但有些植物只经传粉而未经受精作用也能发育成果实，这种果实无籽，称单性结实。单性结实是自发形成的，称自发单性结实，如香蕉、无籽葡萄、无籽柿、无籽柑橘等。但也有些是通过人为诱导，形成具有食用价值的无籽果实，这种结实称诱导单性结实，如马铃薯的花粉刺激番茄的柱头，也可用同类植物或亲缘相近的植物的花粉浸出液喷洒到柱头上而形成无籽果实。无籽果实不一定都是由单性结实形成，也可在植物受精后胚珠发育受阻而成为无籽果实的。还有些无籽果实是由于四倍体和二倍体植物进行杂交而产生不孕性的三倍体植株形成的，如无籽西瓜。

（二）果实的组成和构造

果实由果皮和种子构成。果实的构造一般是指果皮的构造，果皮通常可分为三层，由外向内为外果皮、中果皮、内果皮。有的果皮可明显地观察到外、中、内三层结构，如桃、杏；有的果皮三层界限并不明显，如落花生、向日葵等。由于果皮类型不同，其果皮的分化程度亦不一致。

1．外果皮（exocarp）

是果实的最外层，常由一列表皮细胞或表皮与某些相邻组织构成。外被角质层或蜡被，偶有气孔或毛茸，如桃、吴茱萸具有非腺毛及腺毛；有的还具刺、瘤突、翅等附属物；有的在表皮中含有色物质或色素，如花椒；有的在表皮细胞间嵌有油细胞，如北五味子。

2．中果皮（mesocarp）

是果皮的中层，占果皮的大部分，多由薄壁细胞组成，具有多数细小维管束，有的含石细胞、纤维，如马兜铃、连翘等；有的含油细胞、油室及油管等，如胡椒、陈皮、花椒、小茴香、蛇床子等。

3．内果皮（endocarp）

是果皮的最内层，多由一层薄壁细胞组成，有的具1至多层的石细胞，核果的内果皮（果核）即由多层石细胞组成，如杏、桃、梅等。

严格地说，果皮是指成熟的子房壁，若果实的组成部分除心皮外，尚包含其他附属的结构组织，如花托等，则果皮的含义也扩大到非子房壁的附属结构或组织部分。由此可见，果实的发育是一个十分复杂的过程，果皮的三层常不能和子房壁的三层组织完全对应起来。

二、果实的类型

果实的类型很多，依据参加果实形成的部分不同可分为真果和假果。根据果实的来源、结构和果皮性质的不同可分为单果、聚合果和聚花果三大类。

（一）单果

单果（simple fruit）是由单雌蕊或复雌蕊所形成的果实，即一朵花只结成1个果实，依据单果果皮的质地不同，分为肉质果和干果。

1．肉质果（fleshy fruit）

果皮肉质多浆，成熟时不开裂。又分为：

（1）浆果（berry）：由单雌蕊或复雌蕊、上位或下位子房发育形成的果实，外果皮薄，中果皮和内果皮肉质多浆，内有1至多粒种子。如葡萄、枸杞、番茄、忍冬等。

（2）柑果（hesperidium）：由复雌蕊、上位子房发育形成的果实，外果皮较厚，革质，内含多数油室；中果皮疏松呈白色海绵状，内具多分支的维管束（橘络），与外果皮结合，界限不明显；内果皮膜质，分隔成多室，内壁生有许多肉质多汁的囊状毛。柑果是芸香科柑橘属所特有的果实，如橙、柚、橘、柠檬等。

（3）核果（drupe）：典型的核果是由单雌蕊、上位子房发育形成的果实。外果皮薄，中果皮肉质，内果皮坚硬、木质，形成坚硬的果核，每核内含1粒种子，如桃、杏、胡桃等。

有的核果和浆果相似，称浆果状核果，如人参、三七等。

（4）梨果（pome）：为一种假果，由2～5个合生心皮、下位子房与花筒一起发育形成，肉质可食部分是由原来的花筒与外、中果皮一起发育而成，其间界限不明显，内果皮坚韧，革质或木质，常分隔成2～5室，每室常含2粒种子。为蔷薇科梨亚科特有的果实，如苹果、梨、山楂等（图3-88）。

（5）瓠果（pepo）：由3心皮合生的具侧膜胎座的下位子房与花托一起发育形成的假果。花托与外果皮形成坚韧的果实外层，中内果皮及胎座肉质，成为果实的可食部分。为葫芦科特有的果实，如葫芦、西瓜、瓜蒌、罗汉果等（图3-89）。

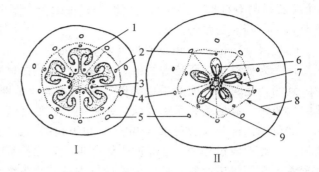

图3-88　梨果的结构

Ⅰ．未成熟的果实　Ⅱ．已成熟的果实

1．胚珠　2．心皮的中央维管束　3．心皮的侧生维管束

4．花瓣维管束　5．萼片维管束　6．种子

7．果皮　8．花筒部分　9．子房室

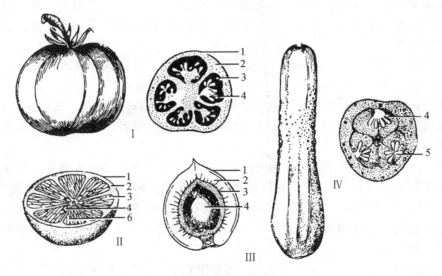

图3-89　单果类肉质果

Ⅰ．浆果（番茄）　Ⅱ．柑果　Ⅲ．核果（杏）　Ⅳ．瓠果（黄瓜）

1．外果皮　2．中果皮　3．内果皮　4．种子　5．胎座　6．肉质毛囊

2．干果（dry fruit）

果实成熟时果皮干燥，开裂或不开裂，可分为裂果和不裂果。

（1）裂果（dehiscent fruit）：果实成熟后果皮自行开裂，依据开裂方式不同分为：

①蓇葖果（follicle）：由单雌蕊或复雌蕊发育形成的果实，成熟时沿腹缝线或背缝线开

裂。但一朵花中只一个雌蕊形成的蓇葖果较少，如淫羊藿；一朵花中两个心皮离生雌蕊形成2个蓇葖果的有杠柳、徐长卿、萝藦等；一朵花中多个心皮离生雌蕊形成聚合蓇葖果的如八角茴香、芍药、玉兰等。

②荚果（legume）：由单心皮发育形成的果实，成熟时沿腹缝线和背缝线开裂，果皮裂成2片。为豆科植物所特有的果实，如赤小豆、白扁豆等。但也有成熟时不开裂的，如落花生、紫荆、皂荚。有的荚果成熟时在种子间呈节节断裂，每节含1种子，不开裂，如含羞草、山蚂蝗。有的荚果呈螺旋状，并具刺毛，如苜蓿。还有的荚果肉质呈念珠状，如槐。

③角果：常分为长角果（silique）和短角果（silicle），是由2心皮合生的子房发育而成的果实，在形成过程中由2心皮边缘合生处生出隔膜，将子房隔成2室，此隔膜称假隔膜，种子着生在假隔膜两侧，果实成熟后果皮沿两侧腹缝线开裂，成两片脱落，假隔膜仍留在果柄上。角果是十字花科特有的果实，长角果细长，如萝卜、油菜等；短角果宽短，如菘蓝、独行菜等。

④蒴果（capsule）：是由复雌蕊发育而成的果实，子房1至多室，每室含多数种子。果实成熟开裂的方式较多，常见的有：①纵裂：果实开裂时沿心皮纵轴开裂，其中沿腹缝线开裂的称室间开裂，如马兜铃、蓖麻等；沿背缝线开裂的称室背开裂，如百合、鸢尾棉花等；沿背、腹二缝线开裂，但子房间隔膜仍与中轴相连称室轴开裂，如牵牛、曼陀罗等。②孔裂：果实顶端呈小孔状开裂，种子由小孔散出，如罂粟、桔梗等。③盖裂：果实中部呈环状开裂，上部果皮呈帽状脱落，如马齿苋、车前、莨菪等。④齿裂：果实顶端呈齿状开裂，如王不留行、瞿麦等。

（2）不裂果（闭果）（indehiscent fruit）：果实成熟后，果皮不开裂或分离成几部分，但种子仍包被于果实中。常分为：

①瘦果（achene）：含单粒种子的果实，成熟时果皮易与种皮分离，如白头翁、毛茛等；菊科植物的瘦果是由下位子房与萼筒共同形成的，称连萼瘦果，又称菊果，如蒲公英、红花、向日葵等。

②颖果（caryopsis）：果实内亦含1粒种子，果实成熟时果皮与种皮愈合，不易分离，农业生产中常把颖果称"种子"，是禾本科植物特有的果实。如小麦、玉米、薏苡等。

③坚果（nut）：果皮坚硬，内含1粒种子，如板栗、栎等的褐色硬壳是果皮，果实外面常有由花序的总苞发育成的壳斗附着于基部。有的坚果特小，无壳斗包围，称小坚果，如益母草、薄荷、紫草等。

④翅果（samara）：果皮一端或周边向外延伸成翅状，果实内含1粒种子，如杜仲、榆、臭椿等。

⑤胞果（utricle）：亦称囊果，由复雌蕊上位子房形成的果实，果皮薄，膨胀疏松地包围种子，而与种皮极易分离，如青葙、地肤子、藜等。

⑥双悬果（cremocarp）：由2心皮的复雌蕊发育而成，果实成熟后心皮分离成2个分果（schizocarp），双双悬挂在心皮柄（carpophorum）上端，心皮柄的基部与果柄相连，每个分果内各含1粒种子，为伞形科特有的果实。如当归、白芷、前胡、小茴香、蛇床子等。（图3-90）

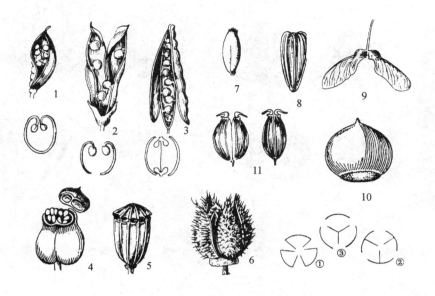

图 3 - 90　单果类干果

1. 菁葖果　2. 荚果　3. 长角果　4. 蒴果（盖裂）　5. 蒴果（孔裂）
6. 蒴果（纵裂）①室间开裂　②室背开裂　③室轴开裂
7. 颖果　8. 瘦果　9. 翅果　10. 坚果　11. 双悬果

（二）聚合果

聚合果（aggregate fruit）是由 1 朵花中许多离生雌蕊形成的果实（图 3 - 91），每个雌蕊形成 1 个单果，聚生于同一花托上，根据单果类型不同可分为：

（1）聚合菁葖果：许多菁葖果聚生在同一花托上，如乌头、厚朴、八角茴香等。

（2）聚合瘦果：许多瘦果聚生于突起的花托上，如白头翁、毛茛等。在蔷薇科蔷薇属中，许多骨质瘦果聚生于凹陷的花托中，称蔷薇果，如金樱子、蔷薇等。

（3）聚合核果：许多核果聚生于突起的花托上，如悬钩子。

（4）聚合坚果：许多坚果嵌生于膨大、海绵状的花托中，如莲。

（5）聚合浆果：许多浆果聚生在延长或不延长的花托上，如北五味子、南五味子等。

（三）聚花果（复果）

聚花果（collective fruit, multiple fruit）是由整个花序发育成的果实（图 3 - 92），如桑椹，其开花后花被变得肥厚多汁，包被一个瘦果；凤梨（菠萝）是由多数不孕的花着生在肥大肉质的花序轴上所形成的果实，其肉质多汁的花序轴成为果实的可食部分；无花果是由隐头花序形成的复果称为隐头果（syconium），其花序轴肉质化并内陷成囊状，囊的内壁上着生许多小瘦果，其肉质化的花序轴是果实的可食用部分。

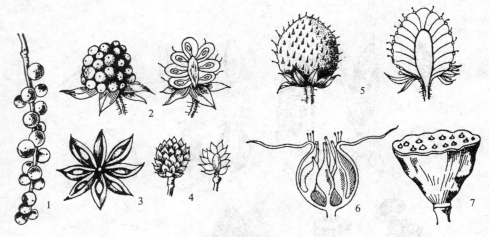

图 3-91　聚合果

1. 聚合浆果　2. 聚合核果　3. 聚合蓇葖果　4~6. 聚合瘦果（蔷薇果）　7. 聚合坚果

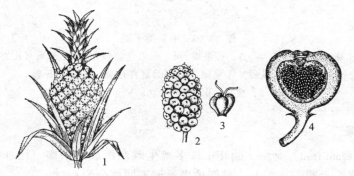

图 3-92　聚花果

1. 凤梨　2. 桑椹　3. 带有花被的桑椹的一个小果实　4. 无花果

第六节　种　子

种子（seed）是种子植物特有的器官，是由胚珠受精后发育而成，其主要功能是繁殖。

一、种子的形态和组成

种子的形状、大小、色泽、表面纹理等随植物种类不同而异。种子常呈圆形、椭圆形、肾形、卵形、圆锥形、多角形等。大小差异亦悬殊，大的有椰子、槟榔、银杏，小的有菟丝子、葶苈子，极小的呈粉末状，如白及、天麻。种子的颜色亦多样，绿豆为绿色，白扁豆为白色，赤小豆为红紫色，相思子一端为红色，另一端为黑色。种子的表面有的光滑，具光泽，如红蓼、北五味子；有的粗糙，如长春花、天南星；有的具皱褶，如乌头、车前；有的具翅，如木蝴蝶；有的密生瘤刺状突起，如太子参；有的顶端具毛茸，称种缨，如白前、萝摩、络石。

种子的结构一般由种皮、胚、胚乳三部分组成，也有的种子没有胚乳，有的种子还具外胚乳。

1．种皮

种皮（seed coat，testa）由珠被发育而来。有的种子在种皮外尚有假种皮（aril），是由珠柄或胎座部位的组织延伸而成，有的为肉质，如龙眼、荔枝、苦瓜、卫矛；有的呈菲薄的膜质，如砂仁、豆蔻等。在种皮上常可看到以下结构：

（1）种脐（hilum）：是种子成熟后从种柄或胎座上脱落后留下的疤痕，常呈圆形或椭圆形。

（2）种孔（micropyle）：来源于胚珠的珠孔，为种子萌发时吸收水分和胚根伸出的部位。

（3）合点（chalaza）：来源于胚珠的合点，是种皮上维管束汇合之处。

（4）种脊（raphe）：来源于珠脊，是种脐到合点之间的隆起线，内含维管束，倒生胚珠发育的种子种脊较长，弯生或横生胚珠形成的种子种脊短，直生胚珠发育的种子无种脊。

（5）种阜（caruncle）：有些植物的种皮在珠孔处有一由珠被扩展形成的海绵状突起物，称种阜，种子萌发时可以帮助吸收水分，如蓖麻、巴豆等。

2．胚乳

胚乳（endosperm）是极核细胞受精后发育而成，常位于胚的周围，呈白色，胚乳中含丰富的淀粉、蛋白质、脂肪等，是种子内的营养组织，供胚发育时所需的养料。

大多数植物的种子当胚发育和胚乳形成时，胚囊外面的珠心细胞被胚乳吸收而消失，但也有少数植物种子的珠心或珠被的营养组织在种子发育过程中未被完全吸收而形成营养组织，包围在胚乳和胚的外部，称外胚乳（perisperm），如肉豆蔻、槟榔、胡椒、姜等。槟榔的种皮内层和外胚乳（红色）常插入胚乳（白色）中形成错入组织（图3-93），肉豆蔻的外胚乳内层细胞向内伸入，与类白色的胚乳交错，亦形成错入组织。

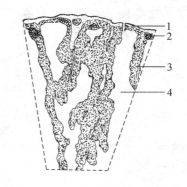

图3-93 槟榔（种子）横切面简图
1．种皮 2．维管束
3．错入组织 4．内胚乳

3．胚

胚（embryo）是由卵细胞受精后发育而成，是种子中尚未发育的幼小植物体，由以下几部分组成：

（1）胚根（radicle）：正对着种孔，将来发育成植物的主根。

（2）胚轴（hypocotyl）：又称胚茎，为连接胚根与胚芽的部分，发育成为连接根与茎的部分。

（3）胚芽（plumule）：在种子萌发后发育成植物的主茎和叶。

（4）子叶（cotyledon）：为胚吸收和贮藏养料的器官，在种子萌发后可变绿而进行光合作用。一般而言，单子叶植物具1枚子叶，双子叶植物具2枚子叶，裸子植物具多枚子叶。

二、种子的类型

被子植物的种子常依据胚乳的有无，分为两种类型：

1. 有胚乳种子（albuminous seed）

种子中有发达的胚乳，胚相对较小，子叶薄（图3-94），如蓖麻、大黄、稻等。

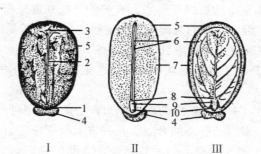

图3-94　有胚乳种子

Ⅰ. 外形　Ⅱ. 与子叶垂直面纵切　Ⅲ. 与子叶平行面纵切

1. 种脐　2. 种脊　3. 合点　4. 种阜　5. 种皮

6. 子叶　7. 胚乳　8. 胚芽　9. 胚茎　10. 胚根

2. 无胚乳种子（exalbuminous seed）

种子中胚乳的养料在胚发育过程中被胚吸收并贮藏于子叶中，故胚乳不存在或仅残留一薄层，这类种子的子叶较肥厚（图3-95），如大豆、杏仁、南瓜子等。

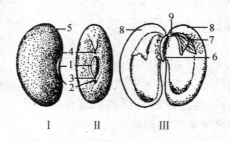

图3-95　无胚乳种子（菜豆种子）

Ⅰ. 菜豆外形　Ⅱ. 菜豆外形（示种孔、种脊、种脐、合点）

Ⅲ. 菜豆的构造剖面（已除去种皮）

1. 种脐　2. 合点　3. 种脊　4. 种孔　5. 种皮

6. 胚根　7. 胚芽　8. 子叶　9. 胚轴

下篇 药用植物的分类

第四章 药用植物分类概述

第一节 植物分类学的目的和任务

植物分类学（plant taxonomy）是研究整个植物界不同类群的起源、亲缘关系和进化发展规律的学科，它是一门理论性、实用性和直观性均较强的生命学科。掌握了植物分类学，就可以把自然界极其繁杂的各种各样植物进行鉴定、分群归类、命名并按系统排列起来，便于认识、研究和利用。药用植物分类采用了植物分类学的原理和方法，对有药用价值的植物进行鉴定、研究和合理开发利用。

植物分类学是一门历史悠久的学科，在人类识别和利用植物的实践中发展和完善。早期的植物分类学只是根据植物的用途、习性、生境等进行分类；中世纪应用了植物的外部形态差异来区分植物的各个分类等级，如种、属、科以及更大的分类群（taxa）；近代科学的发展大大促进了植物分类学研究的深入，对植物种、属、科之间的亲缘关系逐渐有了较清晰的认识。

植物分类学的主要任务是：

1．分类群的描述和命名

运用植物形态学、解剖学等知识，对植物个体间的异同进行比较研究，将类似的一群个体归为"种"（species）一级的分类群，并对各分类群进行性状描述，按照《国际植物命名法规》确定拉丁学名。这是植物分类学的首要任务。

2．探索植物"种"的起源与演化

借助植物生态学、植物地理学、古植物学、生物化学、分子生物学等学科的研究资料，探索植物"种"的起源和演化，为建立植物的自然分类系统提供依据。

3．建立自然分类系统

根据对植物的各分类群之间亲缘关系的研究，确定不同分类等级，排列顺序，以期建立符合客观实际的植物自然分类系统。

4．编写植物志

运用植物分类学的知识，根据不同的需要，对某地区、某国家、某类用途或某分类群的植物进行采集、鉴定、描述和按照分类系统编排，成为不同用途的植物志。

药用植物分类是将植物分类学知识运用于药用植物的研究，如对药用植物的资源调查、原植物鉴定、种质资源研究、栽培品种的鉴别等。通过药用植物分类的研究可使人们掌握和运用好中药资源，并正确地鉴定植物类药物的类群。

第二节 植物个体发育和系统发育

植物的个体发育（ontogeny）是由单细胞的受精卵发育成为一个成熟的植物个体的过程，其中包括形态和生殖的各个方面的发展变化。据已掌握的资料，从植物胚胎学的研究中证实，在个体发育过程中所发生的一系列变化，往往按照系统发育中所进行的主要变化及主要形态，有顺序的再行重演一次。胚胎最初的形态变化与祖先演化的形态变化很近似，特别是受精卵至胚胎期间更加明显，以后才逐步地转变成现代植物种类的形态。

个体发育也就是系统发育的反复重演，因此，可以说千百万年间所进行的系统发育演化过程仅仅在胚胎发育的短短时间内所完成的个体发育过程就能够观察得到。

植物的系统发育（phylogeny）是植物从它的祖先演进到植物界状态的经过，也是由原始单细胞植物界的植物种族发生、成长和演进的历史。每一种植物都有它自己漫长的演进历史，这个历史是可以不断上溯到植物有机体的起源、发生和发展，一般认为同一种或同一类群出于共同的祖先。

植物的发生和发展也都是和地球本身的化学元素、环境条件、变迁历史分不开的。地球有自身的形成和发展过程，地球上的地质、空气成分、水分、温度和湿度都在不断变化。这些变化都联系着植物的发生和发展，从而促使植物有机体在生理机能上和形态构造上发生变化，能适应环境变化的种类或类群得到进一步发展，不能适应的即大批死亡，新的植物类群总是不断地代替老的类群。

植物进化发展的过程从研究化石植物中得到更好的证实。现在地球上有的植物类群已灭绝了，但在化石中可发现它们的遗迹。最早最古老的水生植物便是单细胞的藻菌植物。随着环境的变迁，由单细胞发展到多细胞的藻菌植物，有的演变成具有茎叶的湿生的苔藓植物，有的逐渐发展成具有根、茎、叶的能适应陆生环境的蕨类植物，其中出现最早的陆生蕨类是裸蕨类，也是形态结构最简单的维管束植物。如现仅存的松叶兰 *Psilotum nudum*（L.）Griseh.，是水生多细胞植物向陆地上挺进的先锋，为后来的更高级的蕨类和种子植物的形成准备了条件。有的逐渐发展成具有根、茎、叶、花、果实、种子的种子植物，即裸子植物和被子植物。距今约 3 亿年的古生代泥盆纪，裸子植物开始出现，它所处环境比蕨类植物更为干旱，所以种子的构造是对这种环境条件更好的适应。距今 2.1 亿年至 2.6 亿年的上古生代时，是裸子植物最繁盛的时期，至中生代末期的白垩纪（距今6000 万年至1.3亿年）时，骤然地出现了种子植物的高级类型——被子植物，随即大部分裸子植物也相继灭绝。因此，从白垩纪起，地球上植物界的景观就接近于现代植物界的景观了。

种子植物的飞跃是整个植物界最大的飞跃之一。这种生命形态的发生和发展，是有机界运动的变改形式，随着地球上气候的变化，植物也相应地发生了变化。经过漫长的演化过程，种子植物由乔木和灌木发展到草本和一年生草本植物。自从地球有了被子植物之后，便给哺乳类动物创造了良好的条件。因此从新生代的第三纪起，生物界便有剧烈的变化和发展，以果实和种子为食物的猿猴在被子植物的环境中获得更好的进化。

因此，被子植物对于人类的发生起着一定的作用。人类出自动物界，在劳动的过程中创造了自身，战胜了自然，人类是改善和改造自然界强大的因素。人类在充分利用野生植物资源的同时，还创造了大量的栽培植物，这便是植物界发展的最高阶段。

这一演进过程说明植物的生活习性和构造愈相同，亲缘关系愈相近，并显示着植物进化的一般规律，即由简单到复杂、由低级到高级、由水生到陆生、由少数种到种类繁多的演进过程。

第三节 药用植物研究方法及其进展

药用植物学是中药学和植物学的桥梁，研究内容和中药生产、科研实践中急需解决的关键问题密切相关，研究技术是开放的，与时俱进的。本节着重介绍目前在药用植物领域比较常用的研究技术，以利于同学们初步了解药用植物科研前沿，为未来从事药用植物科研奠定基础。

一、形态分类方法

形态分类研究方法是指根据外部形态特征进行分类，主要包括采集、观察、记录、制作标本等野外工作和实验室研究，在此基础上寻找形态变化规律，阐释药用植物疑难种的归属和范围，揭示形态变化和中药材质量变异的关系。目前这方面的主要研究集中在重要药用植物疑难物种的划分和药用植物种质资源的分类鉴定。

我国幅员辽阔，气候多变，致使有些药用植物形态变化幅度较大，由于对某些特征是否间断了解不够深入，产生许多物种划分上的争议；研究形态变化的规律可以澄清一些存在争议的植物类群，为中药材基原正本清源。例如在光果甘草的调查中发现一类和其相似的植物，其果实表面被疏毛或刺毛状腺体，被定名为密腺甘草 *G. glabra* L. *var. glandulosa* X. Y. Li，后又经调查发现果实形态变异是连续变异的（图 4-1），因此将其归并为光果甘草。由于光果甘草是《中国药典》05 版规定的法定物种，密腺甘草归入光果甘草的研究结论扩大了药用甘草的资源。

随着中药规范化栽培研究的开展，药用植物的育种研究逐渐成为人们关注的焦点，其中育种材料的选择是重要的环节之一，最基本的方法是利用现有种质资源进行优选。在对种质资源进行选择时，首先是对外形特征的选择，根据外形特征划分变异类型，然后将这些变异类型作为基础材料，再进行优质、高产、抗逆等形状筛选，从中选择优良的种质资源。例如，采用盛花期与非花期相结合，依据植株习性、被毛情况、叶片特征、花蕾特征、开花茬数等，对山东金银花的种质资源进行调查，依据植物形态分类学知识进行初步划分，将山东金银花种质划分为 3 个系列 16 个品种，以指导金银花的良种选育。

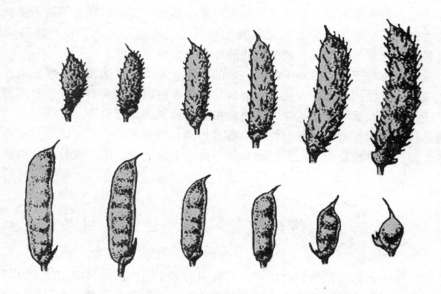

图 4 – 1　光果甘草果实变异幅度

二、显微结构分类方法

药用植物显微结构分类是利用光学显微镜观察植物器官外部或内部的显微特征，提供药用植物分类鉴定依据的方法。例如，柴胡（*Bupleurum chinense* DC.）木质部的木纤维束排列成断续的环状；狭叶柴胡（*B. scorzonerifolium* Willd.）木质部的木纤维较少而散列，根据以上特征可以区别柴胡和狭叶柴胡。另外，粉末特征也是进行显微构造分类鉴定的重要依据，例如，马兜铃科的广防己（*Aristolochia fangchi*）的根含有草酸钙簇晶，而防己科防己（*Stephania tetrandra*）的根含有草酸钙柱晶和方晶，根据草酸钙晶体的类型可区别两种防己。

另外，随着中药材规范化栽培的迅速发展，栽培药材正在迅速替代野生药材，如何快速鉴别栽培和野生药材是中药材质量控制的重要指标之一；由于环境的影响，不同产地的植物显微结构也可能发生变化，这也是辨认道地药材的依据之一。所以，研究不同产地、栽培和野生的药用植物器官的内部构造，对研究道地药材及控制药材质量具有一定的意义。

例如，对不同生长年限的栽培和野生黄芩进行研究，发现野生黄芩与一、二年生栽培品横切面观的导管排列方式不同，野生黄芩导管为切向排列，栽培一年生品为径向排列，二年生品为团状排列。

三、孢粉分类方法

孢粉结构分类方法是通过孢子或花粉的形状、表面纹饰、孔沟的类型、孔沟的位置等特征提供分类依据的方法。在命名新种时通常要观察花粉粒，以提供更多的证据。例如有人命名新种乌鲁木齐萹蓄 *Polygonum urumuqiense* F. Z. Li，Y. T. Hu F. J. Lu 时，发现它的形态和萹蓄近似，但萹蓄花粉为卵球形，表面相邻两颗粒间距离约为 1.44μm，颗粒直径约为

0.26μm；乌鲁木齐萹蓄花粉粒为长球形，表面相邻两颗粒间平均距离 1.7μm，颗粒平均直径约为 0.20μm。这些差异可作为乌鲁木齐萹蓄新种成立的依据之一。

在植物的分门中，孢粉结构也起着重要作用。例如，蕨类植物门的孢子为单射线和三射线，且萌发器官位于近极，裸子植物门的花粉为单沟型，萌发器官常位于远极，被子植物门的花粉为单孔、三孔、三沟、三孔沟等类型，萌发器官多位于赤道。在被子植物门的分类中，孢粉学证据也很重要，双子叶植物纲花粉常具 3 个萌发孔，而单子叶植物纲常具单个萌发孔。这些研究均为药用植物类群的划分提供了依据。

花粉特征还可用于科下等级的分类，例如，对桑寄生科 33 种 5 变种植物的花粉形态进行了研究，并与澳大利亚 2 属 6 种植物的花粉形态进行比较。结果显示，桑寄生科花粉外壁纹饰可明显分为两个类型：一种类型为刺状或条状纹饰，另一种为颗粒状纹饰，和该科的鞘花族和桑寄生族两个族相吻合。从花粉粒形态上支持了桑寄生科分成鞘花族和桑寄生族的观点。

花粉粒特征在种质资源研究中也有一定作用。例如，借助扫描电镜对栽培在同一生境下的 18 个半夏居群的花粉形态、大小及表面纹饰等特征进行观测比较，结果发现，半夏各居群的花粉粒大小存在较大的差异，17 个有珠芽的半夏居群花粉粒平均值为 17.42μm × 14.86μm，无珠芽的半夏居群的花粉粒明显小于所有有珠芽的半夏居群，仅有 13.23μm × 11.98μm；各半夏居群花粉粒表面均具刺状突起，但刺的长短、疏密及刺端和刺基变化因居群不同而有所不同。

四、生态分类方法

经典植物分类学对种的划分往往忽视生态条件对形态习性的影响，当某些性状表现出许多形态变化时，从形态上往往难以划分，这些问题可以通过改变生态条件进行栽培试验，还可以观察一个种在它的分布区内，由于气候及土壤等条件的差异，所引起的种群形态变化，来验证有争议物种划分的客观性。

例如，阔叶山麦冬 *Liriope platyphylla* Wang et Tang 是以其高出于叶的花葶和宽大的叶而有别于短葶山麦冬 *L. muscari*（Decne.）Bailey，但在观察上述性状时发现这两个种的上述形态呈连续性变异而且是可塑的，与不同的生境条件有关，所以将两种归并。

目前在药用植物规范化栽培（GAP）研究中，其中一项重要工作就是选择优良种源，主要研究内容就是采用生态分类的研究方法，将不同产地的种源栽培于同一环境中，再观察其各种特征（产量、质量、抗逆性、农艺性状等）变异，如果出现明显差异，这个种源即可成为进一步进行优良品种选育的基础。

五、细胞分类学方法

细胞分类学是利用染色体资料探讨植物分类问题的学科，它的研究内容包括染色体的结构特征和数量特征。

染色体的结构特征包括染色体的核型和带型。核型是指染色体的长度、着丝点的位置和随体的有无等，由此可以反映染色体的缺失、重复和倒位、移位等遗传变异，核型通常通过照片、绘图将染色按照大小排列起来的核型图表示；带型是指染色体经特殊染色显带后带的颜色深浅、宽窄和位置顺序等，由此可以反映常染色质和异染色质的分布差异；染色体的数目通常用基数 X 表示，X 即配子体的染色体数目。例如芍药属以前放在毛茛科中，但该属染色体 X = 5，较大，这和毛茛科其他属 X = 6 ~ 9 不同，这是芍药属从毛茛科分出成立芍药科的依据之一。

染色体的长度用绝对长度和两臂的相对长度来表示，是物种的一个相当稳定的特征，例如北萱草 *H. esculenta* Koidz. 和大苞萱草 *H. middendorfii* Trautv et Mey 曾被认为是小萱草 *Hemerocallis dumortierii* Mor 的两个变种，通过核型分析证明，北萱草、大苞萱草和小萱草的核型差异水平已超出种内变异水平，根据核型、外部形态及地理分布资料的综合分析，将北萱草与大苞萱草修订为 2 个种。

六、化学分类学方法

植物化学分类学是以植物化学成分为依据，以经典植物分类为基础，研究植物化学成分在植物类群中的分布规律，探讨植物演化的一门科学。植物化学分类学可用于探讨物种形成、种下变异；还可用于研究个体发育过程中化学成分的合成、转化和积累动态；还可以解决从种下等级到目级水平的分类问题。

植物化学分类学已广泛应用于濒危珍稀药用植物替代品的寻找等方面。例如，具有降压与安定作用的蛇根碱自印度的夹竹桃科萝芙木属植物蛇根木 *Rauvolfia serpenitina*（L.）Benth ex Kurz 中发现后，根据植物化学分类学方法，从该属的其他约 20 种植物中亦发现了利血平，并从萝芙木属的两个近缘属中也找到了同类生物碱；又如，莨菪烷类生物碱主要集中分布于茄科茄族中的天仙子亚族、茄参亚族及曼陀罗族植物中，并从中发现了生物碱含量较高的新原料植物——矮莨菪（*Przewalskia shebbearei*（C. E. C. Fischer）Kuang, ined）及马尿泡（*P. tangutica* Maxim.）。但是，植物的系统发育与其所含化学成分的关系是十分复杂的，由于植物界系统发育的历史很长，发掘出来的古生物学资料不够齐全，加上多数植物的化学成分尚未明了，有些成分的分布规律还未被揭示及认识，所以有关植物的系统发育与化学成分关系尚在深入研究之中。

另外，植物化学分类学还可辅助植物系统分类研究，例如，石竹科、粟米草科和商陆科、紫茉莉科、番杏科、仙人掌科、马齿苋科、落葵科、藜科、苋科、刺戟草科形态相似，曾认为它们均属于中央种子目，但化学分类研究发现，石竹科、粟米草科不含甜菜拉因而含花青苷，而其他科含甜菜拉因而不含花青苷，因而将石竹科、粟米草科从中央种子目分出，另立为石竹目。

再如，对人参属形态研究发现，人参属植物可分为两个类群，第一类群的根状茎短而通常直立，具肉质根，种子大，分布区狭小和间断分布，人参、西洋参、三七是这一类型的代表植物；第二类群的根状茎长而匍匐，肉质根常不发达或无，种子较小，代表植物如姜状三七 *P. zingiberensis*、屏边三七 *P. stipuleanatus*、竹节参 *P. japnicus* 及其变种狭叶竹节参 *P. japonicus var. angustifolius*、珠子参 *P. japonicus var. major*；植物化学分类研究发现，第一类群所含的三萜皂苷元以达玛烷型四环三萜为主，第二类群所含三萜皂苷元以齐墩果烷型五环三萜为主，佐证了人参属分成两个类群的合理性。

另外，HPLC 和 LC－MS 等分析技术的发展极大促进了在种或种下的植物化学分类学发展。例如，对 7 种 18 个样品的葛属植物按其主要活性成分（葛根素、黄豆苷、黄豆苷元）的含量进行分类，结果发现野葛分成一大类，粉葛及其他种分成一大类，野葛根据产地不同又分成 4 类。又如根据薄荷所含的化学成分，可将薄荷分成 4 个化学型，分别是薄荷酮—胡薄荷酮型、氧化胡椒酮—氧化胡椒烯酮型、香芹酮—柠檬烯型、薄荷酮—薄荷醇乙酯型；又如穿龙薯蓣（*Dioscorea nipponica*）分布于长江以北地区，根茎有剥落性栓皮，染色体数为 20；其亚种（*ssp．rosthornii*）分布于长江以南的华中地区，根茎没有剥落栓皮，染色体数目为 40；前者的薯蓣皂苷元含量高，后者含量低，为亚种的成立提供了依据。

七、数值分类学方法

数值分类学以形态特征为基础，利用所有可以得到的数据，按一定的数学模型，应用计算机运算得出结果，从而作出定量比较，客观地反映类群之间的关系。主要包括主成分分析、聚类分析和分支分析。

例如，根据人参属 52 个形态性状、细胞学性状和化学性状，对中国人参属 10 个种和变种进行数值分类学研究，结果说明，把人参属分为两个类群是合理的。再如利用数值分类方法将鼠尾草属药用植物资源划分为 3 类——高山丹参类、低山丹参类和非丹参类，为鼠尾草属植物分类鉴定、资源开发及丹参药材道地性研究提供了依据。

八、分子系统学方法

分子系统学是利用分子生物学研究植物系统学，在大分子水平探讨植物系统发育和演化的科学。研究的主要对象包括蛋白质（同工酶、种子蛋白等）、基因组（核基因组、叶绿体基因组）等。目前分子系统学的研究热点是叶绿体基因组和核基因组。

（一）同工酶

同工酶是指具有相同催化功能而结构及理化性质不同的一类酶，其结构的差异来源于基因类型的差异，因此并不一定是同一基因的产物，每一种酶不同电泳酶谱表现型可能是由于不同的基因座引起的，也可能是同一基因座上的不同的等位基因引起的，后一类等位酶特称为等位酶。同工酶差异可以用于种下、种间的分类学研究。

例如在分析柑橘属及其 5 个近缘属的过氧化物酶等 8 种同工酶基础上，比较了属间、种间的酶谱差异，结果表明，六属之间酶谱差异十分明显，各属都有独特的酶带，支持 6 个属的分类处理，并提出将柑橘属分为 3 个亚属的观点。

（二）DNA

1．叶绿体基因

被子植物的叶绿体基因组的大小、组成是相当一致的。叶绿体基因组由很多基因组成，其中一些基因可以用作分类群之间亲缘关系的研究，如 rbcL 基因和 matK 基因等。

rbcL 基因是编码 1，5－二磷酸核酮糖羧化酶大亚基的基因，适用于科及科级以上、属、亚属、种间的研究。例如基于 rbcl 基因序列对约 265 科 499 种种子植物的 rbcL 基因序列进行了研究，重建了种子植物系统发育分支图，这一研究被认为是植物系统学研究的里程碑；又如基于 rbcl 基因序列对甘草属进行分析，发现该基因的变异和甘草酸的有无具有相关性，可将甘草属植物分为含甘草酸组和不含甘草酸组。

matK 基因位于 trnK 基因的内含子中，是叶绿体基因组中进化速率最快的基因之一，具有重要的系统学价值，常用于科内、属内甚至种间亲缘关系研究。例如基于 matK 基因对虎耳草属进行系统发育重建，发现虎耳草属由分化极为清楚的两支组成，对形态分类的组、种具有较好的分辨率。

2．核基因组

常用于植物系统学研究的核基因组基因或基因间区有很多，如 18S 基因、5S 基因、ITS 序列等。

核基因组的内转录间隔区（internal transcribed spacer，ITS）是位于 18S – 26S rRNA 基因之间，被 5．8SrRNA 基因分为两段，即 ITS1 和 ITS2，ITS 区适用于被子植物分类研究，适用于科内，尤其是近缘属间及种间关系的分类研究。例如利用 ITS 序列对甘草属植物进行了分类研究，发现甘草属植物可以被划分为两个分支，和形态分类结果一致，而且支持黄甘草、蜜腺甘草分别和胀果甘草、光果甘草归并；再如对人参属的 ITS 序列进行分析，结果发现美洲分布的两个种（西洋参和 *Panax trifolius*）中，西洋参和东亚分布的人参、三七的亲缘关系更为接近。

无论是核基因组还是叶绿体基因组，都是利用 PCR 技术对其进行扩增，进而测序，通过分析软件进行排序、比较，然后进行系统学研究；另外，上述研究结果还可用于药用植物和中药材的鉴定。

PCR（Polymerase Chain Reaction）是将所要研究的 DNA 片段在数小时内扩增到肉眼能直接观察和判断的技术，包括变性、复性（退火）、延伸 3 个步骤，完成这三个步骤称为一个循环，一般要进行 35 个循环左右。PCR 扩增需在 PCR 仪中进行，反应体系由模板 DNA、dNTPs、Taq DNA 聚合酶、镁离子、引物组成。在进行 PCR 时，首先 DNA 双链要解链形成单链，以便它与引物结合，为下轮反应作好准备，这个过程称为变性；然后两个引物分别在两条 DNA 链上分别找到各自的结合位点并与之结合，这个过程称为退火（复性）；最后模板 – 引物结合物在 DNA 聚合酶的作用下，以 dNTPs 为原料，与 DNA 模板进行碱基配对，合成一条新的与模板 DNA 链互补的新链，这个过程称为延伸。

PCR 技术可和电泳技术结合，对基因组 DNA 多态性进行研究，目前常用的有 RAPD（Random amplified polymorphism DNA）、AFLP（Amplified restriction fragment polymorphism）、SSR（Length polymorphism of simple sequence repeat）等。

（1）RAPD（Random amplification of polymorphic DNA）

RAPD 是利用一个 10 个碱基的随机引物，通过 PCR 扩增来检测 DNA 多态性的技术。RAPD 只需一个引物，长度为 10 个核苷酸，扩增时引物必须在两条链上都找到结合位点，并且这两个结合位点之间的距离在 PCR 扩增范围之内（Taq DNA 聚合酶通常为 1kB 左右），这段 DNA 片断才能被扩增出来。如果这段 DNA 片断出现大片断的缺失、插入，那么这段 DNA

的长度就会发生变化；如果引物结合处的序列发生变异，会导致引物结合位点消失，从而扩增出的片断数目会产生变化。所以，如果研究对象的 DNA 发生变异，则会在电泳图谱上出现数目、位置的变化。

RAPD 适用于近缘属、种间以及种下等级的分类学研究。例如，利用 RAPD 技术对 22 个类型的药用菊花种质资源进行研究，结果表明不同的药用菊花种质资源在分子水平上确实存在较大差异；药用菊花栽培类型间的差异与环境因素有关，但更大程度上由其遗传因素决定，该结论为菊花的优良品种选育提供了依据；再如利用 RAPD 分析不同种源的盾叶薯蓣，发现 DNA 多态性与薯蓣皂苷元含量差异具有相关性，盾叶薯蓣的 DNA 多态性可能对薯蓣皂苷元的形成和积累有显著的影响。

（2）AFLP（amplification fragment length polymorphism）

AFLP 是利用限制性内切酶对基因组 DNA 进行酶切，然后对酶切片段进行选择性扩增，以检测 DNA 多态性的方法。进行 AFLP 时，首先用限制性内切酶将基因组 DNA 切割成长短不一的片段，但由于片断太多，所以看不到能够分开的谱带，为将谱带分开，利用连接酶将这些片段和接头（一段人工合成的 DNA）连接，根据接头序列和酶切位点序列，再加上 1~3 个选择性碱基设计引物，选择性扩增这些酶切片段。这样由于是选择性扩增，使谱带的数目明显减少，扩增产物通过变性聚丙酰胺凝胶电泳检测，通过谱带数目、位置变化比较不同类群 DNA 的多态性。AFLP 技术可以进行种间、居群、品种的分类学研究。

例如，利用 AFLP 方法对全国 10 个主要产地的野生或栽培半夏进行研究，结果发现 AFLP 产生的谱带在不同的半夏种源中存在差异，不同种源之间遗传关系的远近与总生物碱含量差异趋势一致，实验结果为半夏的道地性研究、种质资源鉴定、品种选育提供了分子水平的依据。

3. SSR（simple sequence repeat）

SSR 也被称为微卫星（microsatellite）DNA，是植物基因组中由 1~6 个核苷酸为基本单元组成的串联重复序列，常见的是由 2 个核苷酸组成的串连重复序列，如（AT）n。因为不同物种的 SSR 长度和重复的单位数都不同，可根据不同物种的 SSR 指纹图谱进行分类学研究。SSR 研究中的关键是引物的设计，由于微卫星的两端序列比较保守，可以根据保守区域设计引物，利用设计好的引物进行 PCR，将微卫星序列扩增出来，以反映不同研究对象的 SSR 多态性。SSR 技术在药用植物研究中尚处于起步阶段，但由于其高分辨率等特点，在药用植物品种选育、种质资源研究中具有较大的潜力。

4. ISSR（inter simple sequence repeat）

ISSR 是利用在 SSR 序列的 3′端或 5′端加上 2~4 个随机核苷酸作为引物，选择性地扩增 SSR 之间 DNA 的技术。由于药用植物基因组中 SSR 非常多，改变引物中选择性碱基的数目可调节谱带数目，以增加或减少多态性。ISSR 结合了 RAPD 和 SSR 的优点，引物设计简单，重复性好，多态性高，是药用植物品种选育、种质资源研究的有力工具。

例如，利用 ISSR 技术对怀地黄的 8 个品种和 2 个茎尖培养脱毒系进行了遗传多样性分析，可将怀地黄的 8 个品种和 2 个茎尖培养脱毒系分为 2 类，利用其中一个引物可将 10 个供试地黄材料区分开来，实验结果为构建怀地黄的 DNA 指纹图谱、品种鉴定和遗传多样性分析提供了依据。

除此之外，还有基于杂交的 RFLP（Restriction fragment length polymorphic DNA），适用于研究属间、种间、居群水平甚至品种间遗传分化研究。

第四节   植物的分类单位

植物的分类设立各种单位，即分类等级。分类等级的高低常以植物之间亲缘关系的远近、形态相似性及构造的简繁程度来确定。随着科学技术深入发展，各种先进的技术手段运用于植物分类学，尤其近年来，化学成分和分子生物学技术加入，药用植物的特征性化学成分和 DNA 指纹图谱等生物信息图谱已被植物分类学家用于修订一些药用植物类群分类等级的佐证。

植物各个分类等级按照其高低和从属亲缘关系顺序地排列起来，将植物界的各种类别按其相同点归为若干门，每个门分为若干纲，纲中分若干目，目中分若干科，科再分属，属下再分种。常用分类等级的分类单位排列见表 4－1。

表 4－1   植物界分类单位排列

中文	英文	拉丁文
界	kingdom	regnum
门	division	divisio（phylum）
纲	class	classis
目	order	ordo
科	family	familia
属	genus	genus
种	species	species

在各级单位之间，有时因范围过大，不能完全包括其特征或系统关系，因而有必要再增设一级时，可在各级前加亚（sub）字，如亚门、亚纲、亚目、亚科、亚属及亚种。对整个植物界分成几个门，在门下设多少纲，就其分类法不同也就不一致。

一般植物分类单位用拉丁词来表示，其词尾有规定，如：门的拉丁名词尾一般加－phyta；纲的拉丁名词尾加－opsida；目的拉丁名词尾加－ales；科的拉丁名词尾加－aceae。但需要说明的是某些等级的词尾因过去历史上习用已久，仍可保留其习用名和词尾。如双子叶植物（Dicotyledoneae）和单子叶植物纲（Monocotyledoneae）的词尾可以不用－opsida。

此外，尚有 8 个科经国际植物学会决定为保留科名，其可以用习用名，也可以用规范名，见表 4－2。

科一级单位在必要时也可分亚科。亚科的拉丁名词尾加－oideae，如豆科分为含羞草亚科 Mimosoideae、云实亚科（苏木亚科）Caesalpinoideae、蝶形花亚科 Papilionoideae 等三个亚科。有时除科以下分亚科外，还有族（tribus）和亚族（subtribus），在属以下除亚属以外，还有组（sectio）和系（series）各单位。

表 4－2　　　　　　　　　　　　　8 个科的习用科名和规范科名

科　名	习用科名	规范科名
十字花科	Cruciferae	Brassicaceae
豆　科	Leguminosae	Fabaceae
藤　黄　科	Guttiferae	Hypercaceae
伞　形　科	Umbellifera	Apiaceae
唇　形　科	Labiatae	Lamiaceae
菊　科	Compositae	Asteraceae
棕　榈　科	Palmae	Arecaceae
禾　本　科	Gramineae	Poaceae

种（species）是生物分类的基本单位，是生物体演变过程中在客观实际中存在的一个环节（阶段）。它们具有许多共同特征，呈现为性质稳定的繁殖群体，占有一定空间（自然分布区），由具有实际或潜在繁殖能力的居群所组成，而与其他这样的群体在生殖上隔离的物种，称为生物物种。

居群是指在特定空间和时间里生活着的自然的或人为的同种个体群，因此说每种物种往往由若干居群所组成。一个居群又由许多个体所组成，各个居群总是不连续地分布于一定的居住场所或区域内，不同居群（种群）的生长环境存在着一些差异，因而会产生一些不大的变异。因此，正确地鉴定一个种，其分类鉴别的对象不应仅仅凭个别标本的特征，而是要收集许多份标本，通过统计分析种内的变异幅度，再确定其属哪个分类等级，这样可以避免因分类上的主观性而产生混乱。

随着环境因素和遗传基因的变化，种内的各居群会产生比较大的变异，因此出现了种以下分类等级，即亚种（subspecies）、变种（varietas）及变型（forma）。这些等级与种一样有它的定义。

亚种（subspecies，缩写为 subsp. 或 ssp.）：一般认为是一个种内的居群（种群），在形态上多少有变异，并具有地理分布、生态或季节上的隔离，这样的居群（种群）即是亚种。

变种（varietas，缩写为 var.）：是一个种在形态上多少有变异，而变异比较稳定，它的分布范围（或地区）比亚种小得多，并与种内其他变种有共同的分布区。

变型（forma，缩写为 f.）：是一个种内有细小变异，但无一定分布区的居群。有时将栽培植物中的品种也视为变型。

品种（curtivar cu）：为人工栽培植物的种内变异的居群。通常是在于形态上或经济价值上的差异，如色、香、味、形状、大小，以及植株高矮和产量等的不同，如菊花的栽培品种有亳菊、滁菊、贡菊等，栽培的地黄的品种有金状元、新状元、北京 1 号等。如果品种失去了经济价值，那就没有品种的实际意义，它将被淘汰。药材中一般所称的品种，实际上既指分类学上的"种"，有时又指栽培的药用植物的品种。

现以金樱子为例示其分类等级如下：

植物界 Regnum vegetabile
 被子植物门 Angiospermae
  双子叶植物纲 Dicotyledoneae
   蔷薇目 Rosales
    蔷薇科 Rosaceae
     蔷薇亚科 Rosoideae
      蔷薇属 *Rosa*
       金樱子 *Rosa laevigata* Michx.

第五节　植物种的命名

世界各国由于语言、文字和生活习惯的不同，同一种植物在不同的国家或地区往往有不同的名称。如中药人参的英、俄、德、法、日名分别为 ginseng、Женъшенъ、kraftwurz、gensang、オタネニンジン，我国不同地区不同时代还有棒槌、人衔、鬼盖、土精、神草、玉精、人葰、海腴、紫团参、人精、人祥等多个名称。另外，同名异物现象又普遍存在，如在药用植物中就有 45 种不同植物均被称为"万年青"，它们隶属于 28 个科。植物名称的混乱给植物分类、资源利用和国内外交流造成了很大的困难。为此，国际上制定了《国际植物命名法规》（International Code of Botanical Nomenclature，简称 ICBN）和《国际栽培植物命名法规》（International Code of Nomenclature for Cultivated Plants，简称 ICNCP）等生物命名法规，给每一个植物分类群制定了世界各国可以统一使用的科学名称，即学名（scientific name），并使植物学名的命名的方法统一、合法有效。

一、植物种的名称

根据《国际植物命名法规》，植物学名必须用拉丁文或其他文字加以拉丁化来书写。种的名称采用了瑞典植物学家林奈（Linnaeus）倡导的"双名法"（Binominal nomenclature），由两个拉丁词组成，前者是属名，第二个是种加词，后附上命名人的姓名，一种植物完整的学名包括以下三个部分：

属名	+	种加词	+	命名人
名词主格 （首字母大写）		形容词（性、数、格同属名）或名词（主格、属格） （全部字母小写）		姓氏或姓名缩写（每个词的首字母大写）

（一）属名

植物的属名是各级分类群中最重要的名称，不仅是种加词依附的支柱，也是科级名称构成的基础，还是一些化学成分名称的构成部分。属名使用拉丁名词的单数主格，首字母必须大写。属名来源广泛，如形态特征、生活习性、用途、地方俗名、神话传说等。如：

桔梗属 *Platycodon* 来自希腊语 platys（宽广）+ kodon（钟），因该属植物花冠为宽钟形。石斛属 *Dendrobium* 来自希腊语 dendron（树木）+ bion（生活），因该属植物多生活于树干上。

人参属 *Panax*，拉丁语的 panax 是能医治百病的，指本属植物的用途。

荔枝属 *Litchi* 来自荔枝的中国广东俗名 *Litchi*。

芍药属 *Paeonia* 来自希腊神话中的医生名 *paeon*。

（二）种加词

植物的种加词（specific epithet）用于区别同属中不同种，多数使用形容词（如植物的形态特征、习性、用途、地名等），也用同格名词或属格名词。种加词全部字母小写。

（1）形容词：形容词作为种加词时，性、数、格要与属名一致。如：

掌叶大黄 *Rheum palmatum* L.，种加词来自 *palmatus*（掌状的），表示该植物叶掌状分裂，与属名均为中性、单数、主格。

黄花蒿 *Artemisia annua* L.，种加词 *annua*（一年生的），表示其生长期为一年，与属名均为阴性、单数、主格。

当归 *Angelica sinensis*（Oliv.）Diels，种加词 *sinensis*（中国的）是形容词，表示产于中国，与属名均为阴性、单数、主格。

（2）同格名词：种加词用一个和属名同格的名词，其数、格与属名一致，而性则不必一致。如：

薄荷 *Mentha haplocalyx* Briq.，种加词为名词，和属名同为单数主格，但 *haplocalyx* 为阳性，而 *Mentha* 为阴性。

樟树 *Cinnamomum camphora*（L.）Presl.，种加词为名词，和属名同为单数主格，但 *camphora* 为阴性，而 *Cinnamomum* 为中性。

（3）属格名词：种加词用名词属格，大多引用人名姓氏。也有用普通名词单数和复数属格作为种加词。用名词属格作种加词不必与属名性别一致。如：

掌叶覆盆子 *Rubus chingii* Hu，种加词是纪念蕨类植物学家秦仁昌先生的，姓氏末了是辅音，加 - *ii* 而成 *chingii*。

三尖杉 *Cephalotaxus fortunei* Hook.f.，种加词是纪念英国植物采集家 Robert Fortune 的，姓氏末了是元音，加 - *i* 而成 *fortunei*。

高良姜 *Alpinia officinarum* Hance，种加词 *officinarum* 为 *officina*（药房）的复数属格。

（三）命名人

植物学名中，命名者的引证一般只用其姓，如遇同姓者研究同一门类植物，则加注名字的缩写词，以便区分。引证的命名人的姓名要用拉丁字母拼写，并且每个词的首字母必须大写。我国的人名姓氏现统一用汉语拼音拼写。命名者的姓氏较长时可用缩写，缩写之后加缩略点"."。共同命名的植物用 et 连结不同作者。当某一植物名称为某研究者所创建,但未合格发表,后来的特征描记者在发表该名称时仍把原提出该名称的作者作为该名称的命名者,引证时在两作者之间用 ex(从、自)连接,如缩短引证,正式描记者姓氏应予保留。举例如下:

海带 *Laminaria japonica* Aresch., Aresch. 为瑞典植物学家 J. E. Areschoug 姓氏缩写。

银杏 *Ginkgo biloba* L., L. 为瑞典著名的植物学家 Carolus Linnaeus 的姓氏缩写。

紫草 *Lithospermum erythrorhizon* Sieb. et Zucc. 由德国 P. F. von Siebold 和 J. G. Zuccarini 两位植物学家共同命名。

延胡索 *Corydalis yanhusuo* W. T. Wang ex Z. Y. Su et C. Y. Wu,该植物名称由我国植物分类学家王文采先生创建,后苏志云和吴征镒两位先生在整理罂粟科紫堇属(*Corydalis*)植物时描记了特征并合格发表,所以在 W. T. Wang 之后用 ex 相连。

二、植物种以下等级分类群的名称

植物种以下等级分类群有亚种(subspecies)、变种(varietas)和变型(forma),其缩写分别为 subsp.(或 ssp.)、var. 和 f.。如:

鹿蹄草 *Pyrola rotundifolia* L. subsp. *chinensis* H. Andces.,是圆叶鹿蹄草 *Pyrola rotundifolia* L. 的亚种。

山里红 *Crataeyus pinnatifida* Bge. var. *major* N. E. Br.,是山楂 *Crataeyus pinnatifida* Bge. 的变种。

重瓣玫瑰 *Rosa rugosa* Thunb. f. *plena*(Regel)Byhouwer,是玫瑰 *Rosa rugosa* Thunb. 的变型。

三、栽培植物的名称

《国际栽培植物命名法规》处理农业、林业和园艺上使用特殊植物类别的独立的命名,定义了品种(cultivar),并规定了品种加词(cultivar epithet)的构成和使用。栽培品种名称是在种加词后加栽培品种加词,首字母大写,外加单引号,后不加命名人。如菊花 *Dendranthema morifolium*(Ramat.)Tzvel. 作为药用植物栽培后,培育出不同的品种,形成了不同的道地药材,分别被命名为亳菊 *Dendranthema morifolium* 'Boju'、滁菊 *Dendranthema morifolium* 'Chuju'、贡菊 *Dendranthema morifolium* 'Gongju'、湖菊 *Dendranthema morifolium* 'Huju'、小白菊 *Dendranthema morifolium* 'Xiaobaiju'、小黄菊 *Dendranthema morifolium* 'Xiaohuangju' 等。

根据国际植物命名法规所发表的名称的加词,当该类群的地位合适于品种时,可作为国际栽培植物命名法规中的品种加词使用。如日本十大功劳 *Mahonia japonica* DC. 作为品种被命名为 *Mahonia* 'Japonica';百合 *Lilium brownii* F. E. Brown. var. *viridulum* Backer 作为品种处理时,可命名为 *Lilium brownii* 'Viridulum'。

四、学名的重新组合

有的植物学名种加词后有一括号,括号内为人名或人名缩写,表示该学名已经重新组合而成。重新组合包括属名的更动，一个亚种转属于另一种等。重新组合时，应保留原命名人，并加括号以示区别。如：

紫金牛 *Ardisia japonica*（Hornst.）Blume，原先 C. F. Hornstedt 将其命名为 *Bladhia japonica* Hornst，后经 Karl Ludwig von Blume 研究列入紫金牛属 *Ardisia*，经重新组合而成现名。

射干 *Belamcanda chinensis*（L.）DC.，林奈（Linnaeus）最初将射干归于 *Iris* 属，学名为 *Iris chinensis* L.，后来瑞士康道尔（de Candolle）研究认为应归于射干属 *Belamcanda* 更为合适，经重新组成而成现名。

第六节 植物界的分门

在植物界各分类群中，最大的分类等级是门。由于不同的植物学家对分门有不同的观点，产生了 16 门、18 门等不同的分法。另外，人们还习惯于将具有某种共同特征的门归成更大的类别，如藻类植物、菌类植物、颈卵器植物、维管植物、孢子植物、种子植物、低等植物、高等植物等。

根据目前植物学常用的分类法，将药用植物的门排列如下：

植物界的分门

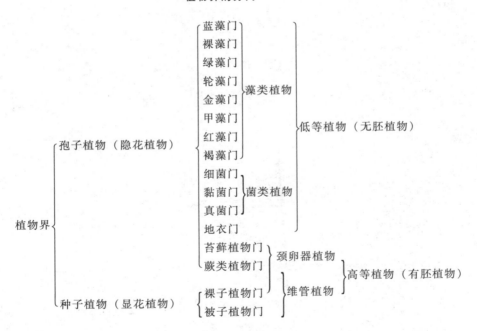

孢子植物（spore plant）和种子植物（seed plant）：在植物界，藻类、菌类、地衣门、苔藓植物门、蕨类植物门的植物都用孢子进行有性生殖，不开花结果，因而称为孢子植物或隐花植物（cryptogamia）；裸子植物门和被子植物门的植物有性生殖开花并形成种子，所以称种

子植物或显花植物（phanerogams）。

低等植物（lower plant）和高等植物（higher plant）：在植物界，藻类、菌类及地衣门的植物在形态上无根、茎、叶的分化，构造上一般无组织分化，生殖器官是单细胞，合子发育时离开母体，不形成胚，称为低等植物或无胚植物（non – embryophyte）；自苔藓植物门开始，包括蕨类植物门、裸子植物门、被子植物门的植物在形态上有根、茎、叶的分化，构造上有组织的分化，生殖器官是多细胞，合子在母体内发育成胚，称为高等植物或有胚植物（embryophyte）。

颈卵器植物（archegoniatae）和维管植物（vascular plant）：在高等植物中，苔藓植物门和蕨类植物门的植物有性生殖过程中，在配子体上产生多细胞构成的精子器（antheridium）和颈卵器（archegonium），因而将这两类植物称为颈卵器植物；从蕨类植物门开始，包括裸子植物门和被子植物门植物，植物体内有维管系统，其他植物则无维管系统，故称具维管系统的植物为维管植物，不具维管系统的植物为非维管植物（non – vascular plant）。

第五章
藻 类 植 物

第一节　藻类植物概述

藻类（algae）是极古老的植物，形体较小而构造简单（少数大型海藻有简单的组织分化），仅有单细胞、群体、丝状体或叶状体，这种植物体称为原植体（autotrophic thallo-phytes），因而它们属原植体植物。它们的形态结构的多样性反映了从单细胞到多细胞的进化过程。藻类植物体常较小，小的藻体是肉眼不能看到的，在显微镜下方能看到它们的形态构造，藻体较大的是海藻中的褐藻和红藻，一般从数厘米到十多厘米高，世界上最大的藻类是生于太平洋东岸寒流中的巨藻科的藻类，最大的可达100m以上。

（一）藻体形态构造及特点

藻类植物体构造简单，没有真正的根、茎、叶分化。多为单细胞、多细胞群体、丝状体、叶状体和枝状体等，仅少数具有组织体分化和类似根、茎、叶的构造。常见单细胞的如微观藻、小球藻、衣藻等；多细胞呈丝状的如水绵、双星藻、刚毛藻等；多细胞呈叶状的如海带、昆布、裙带菜等；多细胞呈树枝状的如马尾藻、石花菜等。

绝大多数藻类的细胞内含有叶绿素和其他色素，能进行光合作用。由于各种藻类植物细胞内所含叶绿素和其他色素的成分和比例不同，使植物呈现不同的颜色。如含藻蓝素的藻类呈蓝绿色，含墨角藻黄素的呈褐色，含藻红素的呈红色等等。上述各种色素构成了藻类植物细胞内所特有的色素体（载色体），也有少数不形成色素体的。不同藻类植物色素体的形状大小各异，有小盘状、杯状、网状、星状、带状等等。色素在藻类植物的性状中占有比较重要的位置，并且与它们的进化有关。由于藻类植物具有叶绿素形成的色素体，能够进行光合作用，故能自己制造有机物，是一种自养植物。各种藻类通过光合作用制造的养分以及所贮藏的营养物质是不同的，如蓝藻贮存的是蓝藻淀粉（cyanophycean starch）、蛋白质粒；绿藻贮存的是淀粉、脂肪；褐藻贮存的是褐藻淀粉（laminarin）、甘露醇（mannitol）；红藻贮存的是红藻淀粉（floridean starch）、红藻糖（floridose）等。

（二）藻体繁殖

藻类繁殖的方式有营养繁殖、无性生殖和有性生殖三类。

营养繁殖是营养体上的一部分从母体分离出来后又能长成一个新个体的繁殖方式。多细胞体的断裂部分能长成新个体，也属于营养繁殖。

产生生殖细胞发育成下一代称为生殖，生殖细胞是由细胞壁内的原生质体产生的。1个细胞内可以产生1个生殖细胞，也可以产生少数以至多数的生殖细胞。无性生殖的生殖细胞称孢子（spore），产生孢子的母细胞称孢子囊（sporangium）；有性生殖的生殖细胞称配子（gamete），产生配子的母细胞称配子囊（gametangium）。孢子囊、配子囊都是单细胞的生殖器官。孢子无需结合，1 个孢子可长成 1 个新个体。孢子主要有游动孢子（zoospore）、不动孢子［又称静孢子（aplanospore）］和厚壁孢子（akinete）三种。

在一般情况下，配子必须两两相结合成为合子（zygote），由合子萌发长成新个体，或合子产生孢子长成新个体；在极少数情况下，1 个配子不经过结合也能长成 1 个个体，称单性生殖。根据相结合的两个配子的大小、形状、行为又分为同配（isogamy）、异配（heterogamy）和卵配（oogamy）。同配指相结合的两个配子的大小、形状、行为完全一样；异配指相结合的两个配子的形状一样，但大小和行为有些不同，大的比较不活泼，称为雌配子（female gamete），小的比较活泼，称为雄配子（male gamete）；卵配指相结合的两个配子的大小、形状、行为都不相同，大的无鞭毛，圆球形，不能游动，特称为卵（egg），小的具鞭毛，很活泼，特称为精子（sperm）。卵和精子的结合称为受精作用（简称受精 fertilization），结果形成受精卵（fertilized egg），又称合子。卵配生殖可以认为是显著分化的异配生殖。合子不在性器官内发育为多细胞的胚，而是直接形成新个体，故藻类植物是无胚植物。

（三）生态习性及分布

藻类植物约有 3 万余种，广布于全球。绝大多数是水生的，也有少数是气生的。生于水中的藻类又因水中含盐分的多少分淡水藻、海藻和半咸水藻，即生于近海含盐量低于 0.3% 水中的藻。此外，还有些水生藻类能耐低温和高温，如冰雪藻。蓝藻能生长在温泉中，水温一般为 50℃左右，有时可高达 85℃。

气生藻是生长在树皮、树叶、岩石、墙壁、花盆、土壤表面这些不为水浸泡的地方的藻类，它们一般有厚壁或胶鞘以适应干旱，但也要在湿润的条件下才能生长得旺盛和进行繁殖。气生藻呈绿色、黑色、褐色、橘色的粉屑或茸毛状。

有些藻类生于活的动植物体内，称为内生藻类；有的藻类生于活的动植物体内，并危害宿主，称为寄生藻类；有的藻类和其他生物形成互利的关系，称为共生藻类，地衣就是藻类和菌类共生的复合体。

上述各种生态习性的藻类在世界各地潮湿地区都可见到。热带、寒带、海水、淡水、温泉、地面、土壤内、树皮和岩石上都有分布。常常在不同的环境条件下生长着不同的藻类。

（四）藻类药用概况

藻类植物种类繁多，资源丰富。我国利用藻类供食用、药用的历史悠久，在历代本草中均有记载，如海藻、昆布、紫菜、石莼、鹧鸪菜、葛仙米等。

藻类植物含丰富的蛋白质、氨基酸、维生素、矿物质等营养成分，在开发蛋白质等营养源方面受到人们的关注，如对螺旋藻属（*Spirulina*）的极大螺旋藻 *S. maxima* Setch. et Gandn. 和钝顶螺旋藻 *S. platensis*（Notdst.）Geitl. 的研究发现，它们的蛋白质含量达到干重的 56%，比酵母（48%）、大豆粉（48%）、干乳（30%）和小麦（12%）都高。它们的蛋白质中含有多种重要的氨基酸，如天冬氨酸、酪氨酸等可同奶酪媲美。并从螺旋藻中还提取分离出消炎、抗肿瘤成分。此外，由于螺旋藻具有很强的光合作用能力，二磷酸核酮糖羧化酶含量极高，可作为提取这种酶的资源。近年来又开展了从海藻中寻找抗肿瘤、抗菌、抗病毒、降血压、降胆固醇、防止冠心病和慢性气管炎、抗放射性药物的研究。

由此可见，开发海洋生物资源，向海洋索取原料，寻找新的药物资源，发展海洋保健食品，对藻类的深入研究是有广阔前景的。

第二节　藻类植物的分类

藻类植物的分门各家有所不同。通常藻类分为 8 个门：蓝藻门、裸藻门、绿藻门、轮藻门、金藻门、甲藻门、褐藻门、红藻门。分门的主要依据是光合作用色素的种类和贮存养分的种类；其次是细胞壁的成分、鞭毛着生的位置和类型、生殖方式和生活史等（表 5－1）。

表 5－1　　　　　　　　　　　　　　　藻类植物各门的主要特征比较

门	色素成分	贮藏物质	细胞壁的主要成分	繁殖方式	鞭毛	生境	药用种数
蓝藻门	叶绿素 a；藻蓝素；胡萝卜素；叶黄素	蓝藻淀粉	糖原	营养繁殖无性生殖	无	多生于海洋和污水，少陆生	7
绿藻门	叶绿素 a、b；胡萝卜素；叶黄素	淀粉	纤维素	营养繁殖，无性生殖，有性生殖（同配、异配、卵配）	2～8 根相等鞭毛，顶生	分布广泛	29
红藻门	叶绿素 a、d；藻红素；胡萝卜素；叶黄素	红藻淀粉红藻糖	纤维素藻胶	营养繁殖，无性生殖，有性生殖（卵配）	无	绝大多数生于浅海中	48
褐藻门	叶绿素 a、c；胡萝卜素；墨角藻黄素	褐藻淀粉甘露醇	纤维素加褐藻糖胶	营养繁殖，无性生殖，有性生殖（同配、异配、卵配）	2 根不等长鞭毛	绝大多数生于浅海中	23

一、蓝藻门

（一）蓝藻门的一般特征

蓝藻门（Cyanophyta）植物是一类原始的低等植物，是由单细胞或许多细胞组成的群体或丝状体，细胞内无真正的细胞核或没有定形的核。蓝藻植物细胞里的原生质体分化为中心质和周质（periplasm）两部分。中心质又称中央体（central body），在细胞中央，其中含有 DNA。蓝藻细胞中无组蛋白，不形成染色体，DNA 以细纤丝状存在，无核膜和核仁的结构，但有核的功能，故称原始核。蓝藻细胞与细菌细胞的构造相同，两者都是原始核，而不是真核，故称它们为原核生物。周质又称色素质（Chromatoplasm），在中心质的四周。蓝藻细胞没有分化成载色体等细胞器。在电子显微镜下观察，周质中有光合片层，这些片层不集聚成束，而是单条有规律地排列。在光合片层的表面有叶绿素 a、藻蓝蛋白、藻红蛋白及一些黄色色素，是光合作用的场所。因此，藻体多呈蓝绿色，稀呈红色。蓝藻光合作用的产物为蓝藻淀粉和蓝藻颗粒体，这些营养物质分散在周质中。周质中有气泡，充满气体，是适应于浮游生活的一种细胞器，在显微镜下观察呈黑色、红色或紫色。

蓝藻以细胞直接分裂的方法繁殖，即营养繁殖。丝状体种类能分裂成若干小段，每小段各自成长为新个体。

蓝藻除了进行营养繁殖外，还可以产生孢子，进行无性生殖。丝状类型的可（颤藻科除外）产生厚壁孢子，此种孢子可长期休眠，以渡过不良环境，环境适宜时孢子萌发，分裂形成新的丝状体。

蓝藻约150属，1500余种，药用7种。蓝藻分布很广，从两极到赤道，从高山到海洋，到处都有它们的踪迹。主要是生活在淡水中，海水中也有。生活于水底的种类常附着在石上、木桩上，以及其他植物体上；此外，在潮湿土壤上、岩石上、树干上以及建筑物上也常见。温泉水中及温泉水边也生有蓝藻。有些种与真菌共生形成地衣。也有些蓝藻与某些苔类、蕨类及裸子植物共生。

（二）药用植物

葛仙米 *Nostoc commune* Vauch.：属于念珠藻科。植物体由许多圆球形细胞组成不分枝的单列丝状体，形如念珠。丝状体外面有一个共同的胶质鞘，形成片状或团块状的胶质体。在丝状体上相隔一定距离产生一个异型胞（图5－1），异型胞壁厚，与营养细胞相连的内壁为球状加厚，称为节球。在两个异型胞之间，或由丝状体中某些细胞死亡，将丝状体分为许多小段，每小段即形成藻殖段（连锁体）。异型胞和藻殖段的产生有利于丝状体的断裂和繁殖。分布于各地，生长于潮湿土壤上或地下水位较高的草地上。民间习称"地木耳"，可供食用和药用。能清热、收敛、明目。

本门主要药用植物还有：发菜 *Nostoc flagilliforme* Born. et Flah. 是我国西北地区可供食用的一种蓝藻。海雹菜 *Brachytrichia quoyi*（C. Ag.）Born. et Flah.，能解毒利水。苔垢菜 *Calothrix crustacea*（Chanv.）Thur.，能利水、解毒。螺旋藻 *Spirulina platensis*（Nordst.）Geitl. 藻体富含蛋白质、维生素等多种营养物质，能治营养不良及增强免疫力。

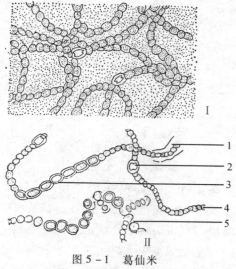

图5－1　葛仙米

Ⅰ．植物体的一部分　Ⅱ．藻丝
1. 胶质鞘　2. 异型胞　3. 厚壁孢子
4. 营养细胞　5. 厚壁孢子萌发

二、绿藻门

（一）绿藻门的一般特征

绿藻门（Chlorophyta）植物体的形态是多种多样的，有单细胞、群体、丝状体和叶状体。

少数单细胞和群体类型的营养细胞前端有鞭毛，终生能运动。绝大多数绿藻的营养体不能运动，只在繁殖时形成的游动孢子和配子有鞭毛，能运动。

绿藻的细胞内都具有真核，具核膜、核仁。绿藻细胞有细胞壁，分两层，是原生质体分泌的。内层主要成分为纤维素，外层是果胶质，常常黏液化。绿藻细胞中的载色体和高等植物的叶绿体结构类似，呈各种形状，如杯状、环带状、星状、螺旋带状、网状等。电子显微镜下观察有双层膜包围，光合片层为 3~6 条叠成束排列。载色体中还含有 DNA，但不是所有载色体都有，主要色素有叶绿素 a 和 b、α-胡萝卜素和 β-胡萝卜素以及一些叶黄素类。在载色体内通常有 1 至数枚蛋白核。同化产物是淀粉，其组成与高等植物的淀粉类似，淀粉多贮存于蛋白质核周围。有时也贮存蛋白质和油。细胞核 1 至多数，通常位于靠壁的原生质中。单核种类细胞核常位于中央，悬在原生质丝上（如水绵属）。

绿藻多种多样，单细胞藻类依靠细胞分裂产生各种孢子进行繁殖。如衣藻产生游动孢子，而小球藻产生不动孢子等，它们以不同的孢子进行繁殖。多细胞丝状体靠断裂下来的片段再长成独立的个体（新的藻体），绿藻的不少种类的生活史中有明显的世代交替现象，有性生殖世代较明显。有性生殖的生殖细胞称配子，两个生殖细胞结合形成合子，合子直接萌发成为新个体，或经过减数分裂形成孢子，发育形成新的个体。水绵、新月藻等具有特殊的有性生殖——接合生殖。

绿藻是藻类植物中最大的一门，约有 350 个属，约 6700 种，药用 29 种。绿藻分布在淡水和海水中，海产种类约占 10%，淡水产种类约占 90%。另外也有不少种生活在半咸水中。淡水种类的分布很广，江河、湖泊、沟渠、积水坑中，潮湿的土壤表面，墙壁上，岩石上，树干上，花盆四周。有的绿藻也可以寄生在动物体内，或者与真菌共生形成地衣。一般淡水种不受水温的限制，大部分分布在世界各地。

（二）药用植物

蛋白核小球藻 Chlorella pyre-noidosa Chick.：为单细胞植物，细胞圆球形或卵圆形，不能自由游泳，只能随水浮沉，细胞很小，细胞壁很薄，壁内有细胞质和细胞核，一个近似杯状的色素体（载色体）和一个淀粉核。小球藻只能无性繁殖，繁殖时原生质体在壁内分裂 1~4 次，产生 2~16 个不能游动的孢子。这些孢子和母细胞一样，只不过小一些，称似亲孢子。孢子成熟后，母细胞壁破裂散于水中，长成与母细胞同样大小的小球藻（图 5-2）。

小球藻分布很广，多生于小河、沟渠、池塘中。藻体富含蛋白质，

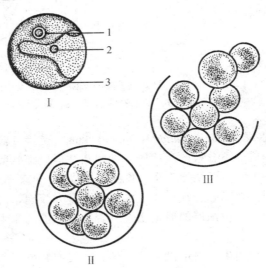

图 5-2 蛋白核小球藻

I. 蛋白核小球藻的构造（1. 淀粉核 2. 细胞核 3. 载色体）

II、III 不动孢子的形成和释放

过去用于治疗水肿、贫血。

　　石莼 *Ulva lactuca* L.：藻体是由两层细胞构成的膜状体，黄绿色，边缘波状，基部有多细胞的固着器。无性生殖产生具有 4 条鞭毛的游动孢子；有性生殖产生具有 2 条鞭毛的配子，配子结合成合子，合子直接萌发成新个体（图 5 – 3）。由合子萌发的植物体只产生孢子，称孢子体（sporophyte）；由孢子萌发的植物体只产生配子，称配子体（gametophyte）。这两种植物体在形态构造上基本相同，只是体内细胞的染色体数目不同而已。配子体的细胞染色体是单倍的（n）；孢子体的细胞染色体是双倍的（2n）。由于两种植物体大小一样，所以石莼的生活史是同形世代交替。分布于浙江至海南岛沿海。供食用，称"海白菜"。药用能软坚散结、清热祛痰、利水解毒。

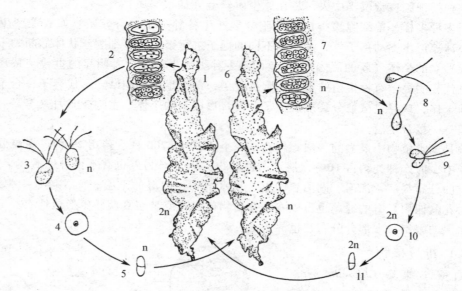

图 5 – 3　石莼的形态构造和生活史

1．孢子体　2．游动孢子囊的切面　3．游动孢子　4．游动孢子静止期　5．孢子萌发
6．配子体　7．配子囊的切面　8．配子　9．配子结合　10．合子　11．合子萌发

　　水绵 *Spirogyra nitida*（Dillw.）Link．是接合藻目中水绵属的常见植物。植物体是由 1 列细胞构成的不分枝的丝状体，细胞圆柱形。细胞壁分两层，内层为纤维素构成，外层为果胶质。壁内有一薄层原生质，载色体带状，1 至多条，螺旋状绕于细胞周围的原生质中，有多数的蛋白核纵列于载色体上。细胞中有大液泡，占据细胞腔内的较大空间。细胞单核，位于细胞中央，被浓厚的原生质包围着。核周围的原生质与细胞腔周围的原生质之间有原生质丝相连。

　　水绵的生活史中没有游动细胞，仅有特殊的有性生殖——接合生殖（conjugation），常有3 种形式：梯形接合、侧面接合和直接侧面接合。梯形接合时，两条丝状体平行靠近，在两细胞相对一侧相互产生突起，突起渐伸长而接触，接触处的壁溶解，形成连通两个细胞的短管，即接合管（conjugation tube），此时，细胞内的原生质体形成配子，经接合管移至相对的另一条丝状体的细胞中，形成合子。侧面接合是同一条丝状体上相邻两个细胞在横壁处各生出突起，连通成接合管，一个细胞中的配子通过接合管与相邻细胞中的配子形成合子。侧面接合是雌雄同体的。直接侧面接合时无接合管，横壁上有溶孔，相邻细胞的配子通过溶孔结合成合子。合子为椭圆形、有厚壁，壁上具各种纹饰。合子从母细胞分离后，待环境适宜时萌发成新的植物。

水绵是常见的淡水藻，在小河、池塘或水田、沟渠中均可见到。藻体能治疮疡及烫伤。

三、红藻门

（一）红藻门的一般特征

红藻门（Rhodophyta）植物体绝大多数是多细胞的丝状体、片状体、树枝状体等，少数为单细胞或群体。细胞壁两层，内层由纤维素构成，外层为果胶质构成。光合作用色素有藻红素、叶绿素 a、b，β-胡萝卜素和叶黄素、藻蓝素等，一般藻红素占优势，故藻体呈紫色或玫瑰红色。贮藏的营养物质为红藻淀粉（floridean starch）和红藻糖（floridose）。

红藻的繁殖有营养繁殖、无性生殖和有性生殖三种。

营养繁殖以细胞分裂来增加细胞的数目。少数种类借原植物体折断进行繁殖。无性繁殖产生无鞭毛的不动孢子。有性生殖都是相当复杂的卵配生殖。多数雌雄异体，少数雌雄同体。雄性生殖器官称精子囊（spermatangium），产生无鞭毛的不动精子。精子囊有的是由营养细胞转化而成，其中原生质体经数次分裂后形成许多不动精子，如紫菜亚纲。在真红藻亚纲中，由皮层细胞或由特殊丝体的顶端细胞形成精子囊母细胞，精子囊母细胞形成 2~5 个精子囊，每个精子囊中各产生 1 个不动精子，不动精子成熟后破囊壁而出。雌性生殖器官称果胞，为似烧瓶形的一个细胞，其顶端延长部分为受精丝。果胞中含 1 个卵，当不动精子随水漂流遇到受精丝时，即停留在受精丝上，经受精丝进入果胞与卵结合。合子不离开母体，有的立即进行减数分裂，产生果孢子（如紫菜亚纲），有的不经减数分裂，发育成果孢子体（一般称为囊果）。其中的一些种类是由果胞直接生出产孢丝，产孢丝产生果孢子，成熟时与周围细胞形成果孢子体。另一些种类的合子中的核转移到特殊的辅助细胞中，进而由辅助细胞产生产孢丝，成熟时与周围细胞形成果孢子体。果孢子体不能独立生活，寄生在配子体上。果孢子脱离母体后发育成新植物体。

红藻约 558 属，3500 种，药用 48 种，除少数属种生长在淡水中外，绝大多数分布于海水中，固着在岩石等物体上。

（二）药用植物

石花菜 *Gelidium amansii* Lamouroux：属于石花菜科。藻体扁平直立，丛生，四至五次羽状分枝，小枝对生或互生。藻体紫红色或棕红色。分布于渤海、黄海、台湾北部。可供提取琼胶（琼脂），用于医药、食品和作细菌培养基。石花菜亦可食用。入药有清热解毒和缓泻作用。

甘紫菜 *Porphyra tenera* Kjellm.：属于红毛菜科。藻体薄叶片状，卵形或不规则圆形，通常高 20~30cm，宽 10~18cm，基部楔形、圆形或心形，边缘多少具皱褶，紫红色或微带蓝色。分布于辽东半岛至福建沿海，并有大量栽培。全藻供食用。入药能清热利尿、软坚散结、消痰。

海人草 *Digenea simplex*（Wulf.）C. Ag：属于松节藻科。藻体直立丛生，高 5 ~ 25cm，固着器圆盘状；枝圆柱状，不规则叉状分枝（图 5 - 4）。全体密被毛状小枝。藻体能驱蛔虫、鞭虫、绦虫。

红藻门药用植物还有：鹧鸪菜（美舌藻、乌菜）*Caloglossa leprieurii*（Mont.）J. Ag.，全藻含美舌藻甲素（海人草酸）及甘露醇甘油酸钠盐（海人草素），能驱蛔、化痰、消食。

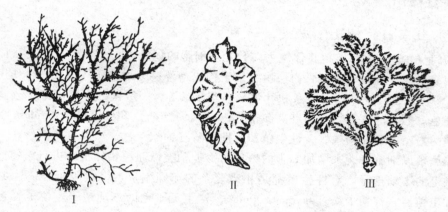

图 5 - 4　常见药用红藻
Ⅰ.石花菜　Ⅱ.甘紫菜　Ⅲ.海人草

四、褐藻门

（一）褐藻门的一般特征

褐藻门（Phaeophyta）植物体是多细胞的，是藻类植物中形态构造分化得最高级的一类，可分为分枝的丝状体，有的分枝比较简单，有的分化为匍匐枝和直立枝的异丝体型，由分枝的丝状体互相紧密结合，形成假薄壁组织及有组织分化的植物体。多数藻体的内部分化成表皮层、皮层和髓三部分。表皮层的细胞较多，内含许多载色体；皮层细胞较大，有机械固着作用，接近表皮层的几层细胞也含有载色体，含载色体的部分有同化作用；髓在中央，由无色的长细胞组成，有输导和贮藏作用。有些种类的髓部有类似筛管的构造，称为喇叭丝。褐藻门植物体的生长常在藻体的一定部位，如藻体的顶端或藻体中间，也有的是在特殊的藻丝基部。

细胞有壁，分为两层，内层为纤维素，其化学成分和维管植物一样，外层由藻胶组成。细胞壁内还含有褐藻糖胶，能使褐藻形成黏液质，退潮时，黏液质可使暴露在外面的藻体免于干燥。细胞单核，和维管植物相似，有核膜、核仁，并具有丝分裂。细胞分裂时，中心体位于核的表面。

褐藻细胞内有细胞核和形态不一的载色体，载色体内有叶绿素，但常被黄色的色素如胡萝卜素及六种叶黄素所掩盖，叶黄素中含量最高的是墨角藻黄素，因此植物体常呈褐色。光合作用积累的贮藏物质是褐藻淀粉和甘露醇，为溶解状态的碳水化合物。许多褐藻细胞中含有大量的碘和维生素，如海带的藻体中碘占鲜重的 0.3%，因此海带是提取碘的原料。

褐藻的繁殖有营养繁殖、无性生殖和有性生殖。营养繁殖以藻体断裂的方式进行；无性生殖是以游动孢子和静孢子繁殖；有性生殖是在配子体上产生配子囊，配子囊内具有不同性别的配子（即雄配子和雌配子），配子结合有同配、异配和卵配。在褐藻的生活史中，多数具有明显的世代交替。

褐藻门大约 250 属，1500 种，药用 23 种。褐藻是附着生活的植物，绝大部分生活在海水中，常以固着器固着于岩石上，少数种类漂浮于海面，仅有几个稀有种生活在淡水中。褐藻可从潮间线一直分布到低潮线下约 30m 处，是构成海底森林的主要类型。褐藻属于冷水藻类，寒带海中分布最多。褐藻的分布与海水盐的浓度、温度，以及海潮起落暴露在空气中的时间长短都有很密切的关系，因此，在寒带、亚寒带、温带、热带分布的种类各有不同。

（二）药用植物

海带 *Laminaria japonica* Aresch：属于海带科。植物体（孢子体）是多细胞的，整个植物体分为三个部分：基部分枝如根状，固着于岩石或其他物体上，称为固着器，上面是茎状的柄，柄以上是扁平叶状的带片。带片和柄部连接处的细胞具有分生能力，能产生新的细胞使带片不断延长，带片的构造比较复杂，有"表皮"、"皮层"、"髓"之分。"表皮"、"皮层"的细胞具有色素体，能进行光合作用，"髓"部是输导组织。

海带的孢子体一般长到第二年的夏末秋初，带片两面"表皮"上有些细胞发展成为棒状的单室孢子囊，夹生在不能生殖的长形细胞的隔丝中，形成深褐色、斑块状的孢子囊群区域。在隔丝的顶端有无色透明的胶质，形成一层胶质保护层——胶质冠。在棒状的孢子囊内，孢子母细胞经过减数分裂和有丝分裂，产生 32 个具侧生不等长双鞭毛的游动孢子。孢子成熟后，囊壁破裂，孢子散出，附在岩石上萌发成极小的丝状体——雌雄配子体，雄配子体细胞较小，数目较多，多分

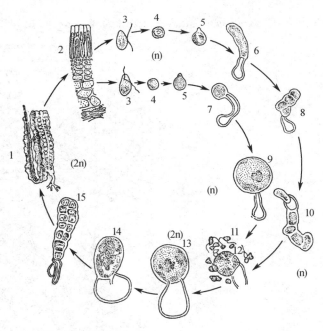

图 5-5　海带生活史

1. 孢子体　2. 孢子体横切，示孢子囊　3. 游动孢子
4. 游动孢子静止状态　5. 孢子萌发　6. 雄配子体初期
7. 雌配子体初期　8. 雄配子体　9. 雌配子体
10. 精子自精子囊放出
11. 停留在卵囊孔上的卵和聚集在周围的精子
12. 卵　13. 合子　14. 合子萌发　15. 幼孢子体

枝，分枝顶端的细胞发育成精子囊，每囊产生一个具侧生鞭毛的游动精子。雌配子体细胞较大，数目较少，不分枝，顶端的细胞膨大成为卵囊，每囊产生一卵，留在卵囊顶端。游动精子与卵结合成合子，合子逐渐发育成新的孢子体，细小的孢子体在短短的几个月内即成为大型的海带。产生孢子的植物体称孢子体，属于无性世代（或孢子体世代），染色体的数目为双倍（2n）；产生配子的植物体称配子体，属于有性世代（或配子体世代），染色体数目为单倍（n）。有性世代和无性世代互相交替发生，这种现象称世代交替，因为海带的孢子体和配子体是异型的，所以又称为异型世代交替（图5-5）。

生于辽宁、河北、山东沿海。现人工养殖已扩展到广东沿海。产量居世界首位。海带除食用外，尚作昆布药用，能软坚散结、消痰利水。用于治疗缺碘性甲状腺肿大等病。

昆布 *Ecklonia kurome* Okam.：属于翅藻科。植物体明显区分为固着器、柄和带片三部分。带片为单条或羽状，边缘有粗锯齿。分布于辽宁、浙江、福建、台湾海域。藻体能镇咳平喘、软坚散结。同科植物作昆布用的还有裙带菜 *Undaria Pinnatifida*（Harv.）Suringar，藻体大型，带片单条，中部有隆起的中肋，两侧形成羽状裂片。分布于辽宁、山东、浙江、福建沿海地区。

海蒿子 *Sargassum pallidum*（Turn.）C. Ag.：属于马尾藻科。藻体直立，高 30~60cm，

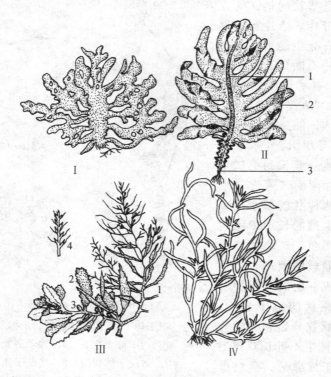

图5-6 常见的药用褐藻

Ⅰ．昆布　Ⅱ．裙带菜（1．中肋　2．裂片　3．固着器）

Ⅲ．海蒿子（1．初生"叶"　2．次生"叶"　3．气囊　4．生殖小枝和生殖托）　Ⅳ．羊栖菜

褐色。固着器盘状，主干多单生，圆柱形，两侧有羽状分枝。藻"叶"形态变化很大，初生"叶"披针形、倒卵形或倒披针形，长 5~7cm，宽 2~12mm，边缘有疏锯齿，具中肋和散生毛窠斑点，但生长不久即凋落；次生"叶"线形至披针形，有时羽状分裂。侧枝自次生"叶"的叶腋间生出，枝上又生出狭线形"叶"，其"叶"腋又长出具丝状"叶"的小枝，小枝末端常有气囊，气囊圆球形。生殖托单生或呈总状排列于生殖小枝上，长卵形至棍棒状。分布于我国黄海、渤海沿岸。生于潮线下 1~4m 的海水激荡处的岩石上。藻体称海藻（大叶海藻），能软坚散结、消痰、利水。

同属植物羊栖菜 *S. fusiforme*（Harv.）Setch. 藻体固着器假须根状；主轴周围有短的分枝及叶状突起，叶状突起棒状；其腋部有球形或纺锤形气囊和圆柱形的生殖托。分布于辽宁至海南，长江口以南为多。藻体亦作海藻（小叶海藻）药用（图 5-6）。

第六章

菌类植物

第一节　菌类植物概述

菌类植物（Fungi）和藻类植物一样，没有根、茎、叶分化，一般无光合作用色素，是靠现存的有机物质而生活的一类低等植物。其营养方式是异养（heterotrophy）的，而异养的方式是多样的。凡是从活的动植物吸取养分的称寄生（parasitism）；凡是从死的动植物或无生命的有机物吸取养分的称腐生（saprophytism）；凡是从活的动植物体上吸取养分同时又提供该活体有利的生活条件，从而彼此间互相受益、互相依赖的，称共生（symbiosis）。

真菌入药在我国有悠久的历史，从我国最早的药物书《神农本草经》及以后的其他许多本草均有记载，如灵芝、茯苓、虫草等等，至今仍广泛应用。自然界的真菌种类繁多，已被研究过且有文献可查的我国约有 12000 种，因此真菌所蕴藏的药物资源是很丰富的。

根据不完全统计，已知药用真菌约 300 种，其中具有抗癌作用的达 100 种以上。如从云芝菌丝体中提取到的蛋白多糖，猪苓中分离得到的猪苓多糖，又如香菇多糖、银耳酸性异多糖、茯苓多糖和甲基茯苓多糖、裂褶菌多糖、雷丸多糖、蝉花多糖等等，均有抗癌作用。此外，竹黄多糖、香菇多糖治疗肝炎有一定疗效。灵芝多糖对心血管系统的作用能降低整体耗氧量，增强冠状动脉流量。银耳多糖治疗慢性肺原性心脏病和冠心病方面都有一定的效果。随着科学水平不断提高，真菌的研究工作不断深入，从其中寻找新的治疗疑难病的药物和保健药物是很有希望的。

由于菌类植物生活方式的多样性，它们的分布也就非常广泛，在土壤中、水里、空气中、人及动植物体内、食物上均有它们的踪迹，广布于全球。它们的种类极为繁多，在分类上常分为三个门：细菌门、黏菌门和真菌门。由于细菌门要在微生物学中介绍，黏菌和医药关系不大，因此本章着重介绍真菌门，同时还简单介绍与医药关系密切的放线菌。

第二节　放线菌的特征及常见的放线菌

放线菌是细菌和真菌之间的过渡类型。放线菌也是单细胞的菌类，其基本形态是分枝的无隔的菌丝，菌丝在培养基上以放射状生长，因此称为放线菌。细胞的内部结构类似细菌，没有定形的核，也没有核膜、核仁、线粒体等，细胞壁是由黏肽（peptidoglycan）复合物构成，这些都与细菌相似，因此放线菌和细菌同属于原核生物。放线菌的菌丝分为气生菌丝和营养菌丝两部分。营养菌丝匍匐生长，在培养基表面或深入培养基内部吸取营养，从营养菌丝延伸到空气中的菌丝称气生菌丝，其顶端形成不同形状（直立、弯曲、螺旋、轮生等）的孢子丝，孢子丝上长有单个、双个或成串状的不同形状、不同颜色的孢子。放线菌主要以产生大量分生孢子进行繁殖（图6-1）。

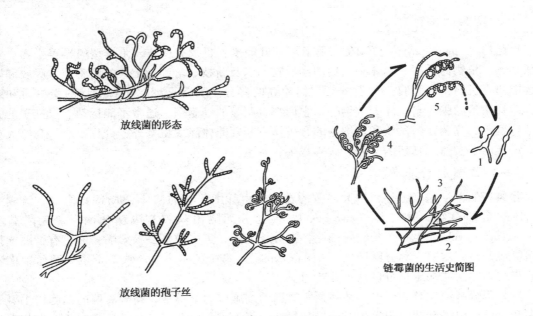

放线菌的形态

放线菌的孢子丝

链霉菌的生活史简图

图6-1　放线菌

1. 孢子的萌发　2. 基内菌丝体　3. 气生菌丝体　4. 孢子丝　5. 孢子丝分化为孢子

　　放线菌在自然界分布极为广泛，在空气中、土壤里、水中都有它们的存在。一般在土壤中较多，尤其在富含有机质的土壤里。放线菌大多为腐生菌，少数为寄生菌，往往引起人、动物、植物的病害。

　　放线菌是抗生素的重要产生菌，它们能产生各种抗生素，因而引起人们的重视。现在生产的抗生素的种类很多，除部分由细菌、真菌产生之外，大部分是由放线菌产生的，常用于医疗上的如灰色链霉菌 *Streptomyces griseus*（Krainsky）Waksman et Henrici 能生产链霉素，对结核杆菌有较强的抑制作用；金霉素链霉菌 *S. aureofaciens* Duggar 不仅能产生金霉素，同时也可产生四环素，治疗由伤寒杆菌、大肠杆菌、溶血性链球菌、金黄色葡萄球菌、肺炎球菌等引起的疾病有效；龟裂链霉菌 *S. rimosus* Sobin et Al. 能产生土霉素，抗菌效能和金霉素大致相似，并能治疗阿米巴痢疾和由病毒引起的肺炎、梅毒等；氯霉素链霉菌（委内瑞拉链霉菌）*S. venezuelae* Ehtlich et Al. 产生的氯霉素能抑制大肠杆菌、伤寒杆菌的生长；卡那霉素链霉菌 *S. kanamyceticus* Okami et Umezawa 产生卡那霉素；红霉素链霉菌 *S. erythreus* Waksman et Henrici 产生红霉素；棘孢小单孢菌绛红变种 *Micromonospora echinospora* var. *purpurea* Yan 产生庆大霉素（正泰霉素）等，这些都是医药上常用的抗生素。

第三节　真菌门

一、真菌门特征

真菌门（Eumycophyta）真菌的细胞既不含叶绿素，也没有质体，是典型的异养生物。它们从动物、植物的活体、死体和它们的排泄物，以及断枝、落叶和土壤的腐殖质中吸收和分解其中的有机物，作为自己的营养。它们贮存的养分主要是肝糖，还有少量的蛋白质和脂肪，以及微量的维生素。除少数例外，它们都有明显的细胞壁，通常不能运动。以孢子的方式进行繁殖。真菌常为丝状和多细胞的有机体，其营养体除大型菌外，分化很小。高等大型菌有定形的子实体。真菌的异养方式有寄生和腐生。

（一）真菌的营养体

除典型的单细胞真菌外，绝大多数的真菌是由纤细管状的菌丝（hypha）构成。组成一个菌体的全部菌丝称菌丝体（mycelium）。菌丝分无隔菌丝和有隔菌丝两种。无隔菌丝（non‐septate hypha）是一个长管形细胞，有分枝或无，大多数是多核无隔膜的；有横隔壁把菌丝隔成许多细胞的，称有隔菌丝（septate hypha），每个细胞内含 1 或 2 个核。菌丝轴横隔上有小孔，原生质甚至核可以从小孔流通。

绝大部分真菌均有细胞壁，某些低等真菌的细胞壁为纤维素，高等真菌的细胞壁主要成分为几丁质。但是真菌细胞壁的成分极其复杂，可随着年龄和环境条件经常变化。有些真菌的细胞壁因含各种物质，使细胞壁呈黑色、褐色或其他颜色，因此菌体呈现各种颜色。

菌丝细胞内含有原生质、细胞核和液泡，以及贮存的蛋白质、油滴和肝糖等养分。原生质通常无色透明，有些种属因含有种种色素（特别是老化菌丝），故呈现不同的颜色。细胞核在营养细胞中很小，不易观察到，但在繁殖细胞中大而明显，并易于染色。

菌丝又是吸收养分的机构。腐生菌可由菌丝直接从基质中吸取养分，或产生假根吸取养分。寄生菌在寄主细胞内寄生的直接和寄主的原生质接触而吸收养分；胞间寄生的真菌从菌丝上分生的吸器伸入寄主细胞内吸取养料。吸收养料的方式借助于多种水解酶，均是胞外酶，把大分子物质分解为可溶性的小分子物质，然后借助于较高的渗透压吸收。寄生真菌的渗透压一般比寄主高 2~5 倍，腐生菌的渗透压更高。

某些真菌在环境条件不良或繁殖的时候菌丝互相密结，菌丝体变态成菌丝组织体。常见的有根状菌索、子实体、子座和菌核。

①根状菌索（rhizomorph）：高等真菌的菌丝密结成绳索状，外形似根。颜色较深，根状菌索有的较粗，长达数尺。它能抵抗恶劣环境，环境恶劣时生长停止，适宜时再恢复生长。在木材腐朽的担子菌中根状菌索很普遍。

②子实体（sporophore）：很多高等真菌在生殖时期形成有一定形状和结构、能产生孢子的菌丝体，称子实体，如蘑菇的子实体呈伞状，马勃的子实体近球形。

③子座（stroma）：子座是容纳子实体的褥座，是从营养阶段到繁殖阶段的一种过渡形式，也是由拟薄壁组织和疏丝组织构成的。在子座上面产生许多子囊壳和子囊孢子，随即产

生子实体。

④菌核（sclerotium）：菌核是由菌丝密结成的颜色深、质地坚硬的核状体。有些种类的菌核有组织的分化，外层为拟薄壁组织，内部为疏丝组织。有的菌核无分化现象。菌核中贮有丰富的养分，对于干燥和高、低温环境抵抗力很强，是渡过不良环境的休眠体，在条件适宜时可以萌发为菌丝体或产生子实体。

（二）真菌的繁殖

通常有营养繁殖、无性生殖和有性生殖三种。

营养繁殖通过细胞分裂而产生子细胞。以芽生孢子（细胞出芽形成的孢子）、厚壁孢子（由菌丝中间个别细胞膨大形成的休眠孢子）、节孢子（由菌丝细胞断裂形成的）等各种孢子繁殖而形成新的个体。

无性生殖以游动孢子、孢囊孢子、分生孢子繁殖形成新个体。

有性生殖是以低等的真菌为配子的结合，有同配生殖与异配生殖之别，和绿藻相似。有些真菌形成卵囊和精囊，由精子和卵结合形成卵孢子。

子囊菌的有性配合后形成子囊，在子囊内产生子囊孢子；担子菌的有性生殖后在担子上形成担孢子。担孢子和子囊孢子是有性结合后产生的孢子，和无性生殖的孢子完全不同。

真菌分布非常广泛，遍布全球，从空气、水域到陆地都有它们存在，尤以土壤中最多。

二、真菌的分类

根据国际真菌研究所编著的《真菌词典》第三版（1983）记载，真菌有 5950 属，64200种。可分鞭毛菌亚门（Mastigomycotina）、接合菌亚门（Zygomycotina）、子囊菌亚门（Ascomycotina）、担子菌亚门（Basidiomycotina）、半知菌亚门（Deuteromycotina）等 5 亚门 15 纲。本章只介绍子囊菌亚门、担子菌亚门、半知菌亚门。

表 6 – 1　　　　　　　　　　　　　五亚门检索表

1．有能动孢子（游动孢子）；有性阶段的孢子典型的为卵孢子 …………………………… 鞭毛菌亚门
1．无能动孢子
　　2．具有性阶段
　　　3．有性阶段孢子为接合孢子 ……………………………………… 接合菌亚门
　　　3．无接合孢子
　　　　4．有性阶段孢子为子囊孢子 …………………………………… 子囊菌亚门
　　　　4．有性阶段孢子为担孢子 ……………………………………… 担子菌亚门
　　2．缺有性阶段 …………………………………………………………… 半知菌亚门

（一）子囊菌亚门

子囊菌亚门（Ascomycotina）是真菌中种类最多的一个亚门，全世界约有 2720 属，28650 种，除少数低等子囊菌为单细胞外，绝大多数有发达的菌丝，菌丝具有横隔，并且紧密结合成一定的形状。其最主要的特征是产生子囊，内生子囊孢子。子囊是两性核结合的场所，结合的核经减数分裂，形成子囊孢子，一般是 8 个。具有子囊的子实体也称为子囊

果（ascospore），其周围是菌丝交织而成的包被，即子囊果的壁。子囊果内排列的子囊层称为子实层（hymenium），子囊之间的丝称为侧丝。子囊果有 3 种类型（图6-2）：①闭囊壳（cleistothecium）：子囊果呈球形，无孔口，完全闭合；②子囊壳（perithecium）：子囊果呈瓶形，顶端有孔口，这种子囊果常埋于子座中；③子囊盘（apothecium）：子囊果呈盘状、杯状或碗状，子实层常露在外。子囊果的形状是子囊菌亚门分类的重要依据。有的种类则无子囊果。

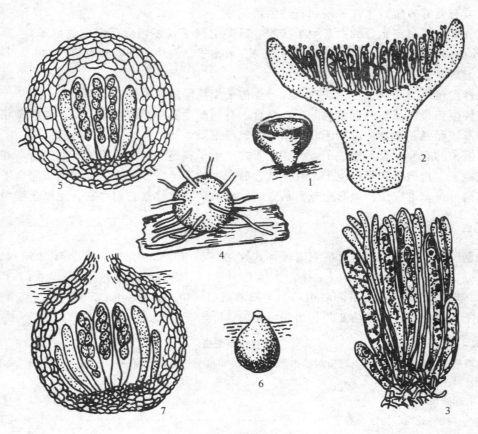

图 6-2 子囊果类型
1. 子囊盘 2. 子囊盘纵切放大 3. 子囊盘中子实层一部分放大
4. 闭囊壳 5. 闭囊壳纵切放大 6. 子囊壳 7. 子囊壳纵切放大

【药用植物】 酿酒酵母菌 *Saccharomyces cerevisiae* Hansen：属于酵母菌科。单细胞，卵圆形或球形，具细胞壁、细胞质膜、细胞核（极微小，常不易见到）、液泡、粒线体及各种贮藏物质，如油滴、肝糖等。繁殖方式有 3 种：①出芽繁殖：出芽时由母细胞生出小突起，为芽体（芽孢子），经核分裂后，一个子核移入芽体中，芽体长大后与母细胞分离，单独成为新个体。繁殖旺盛时，芽体未离开母体又生新芽，常有许多芽细胞联成一串，称为假菌丝；②孢子繁殖：在不利的环境下，细胞变成子囊，内生 4 个孢子，子囊破裂后散出孢子；③接合繁殖：有时每两个子囊孢子或由它产生的两个芽体双双结合成合子，合子不立即形成子囊，而产生若干代二倍体的细胞，然后在适宜的环境下进行减数分裂，形成子囊，再产生孢子。(图6-3)

　　酵母菌形态虽然简单，但生理却比较复杂，种类也比较多，应用也是多方面的。在工业上用于酿酒，酵母菌将葡萄糖、果糖、甘露糖等单糖吸入细胞内，在无氧的条件下，经过内酶的作用，把单糖分解为二氧化碳和酒精。此作用即发酵。在医药上，因酵母菌富含维生素B、蛋白质和多种酶，菌体可制成酵母片，治疗消化不良。并可从酵母菌中提取生产核酸类衍生物、辅酶A、细胞色素C、谷胱甘肽和多种氨基酸的原料。

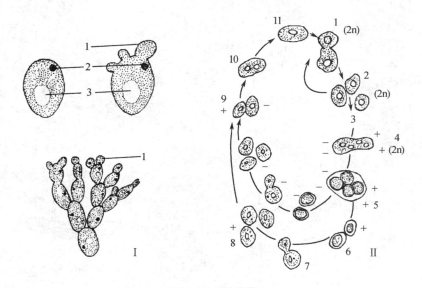

图6-3　酵母菌

Ⅰ．酵母菌属的形态（1．芽孢子　2．核　3．液泡）

Ⅱ．酿酒酵母菌生活史（1．芽殖　2．二倍体细胞　3．减数分裂　4．幼小子囊

5．成熟子囊　6．子囊孢子　7．芽殖　8．营养细胞　9．结合　10．质配　11．核配）

　　麦角菌 *Claviceps purpurea*（Fr.）Tul.：属于麦角菌科。寄生在禾本科麦类植物的子房内，菌核形成时露出子房外，呈紫黑色，质较坚硬，形状象动物的角，故称麦角。麦角落地过冬，春季寄主开花时，菌核萌发生成红头紫柄的子座，每一个菌核可生出20~30个子座；子座头部近圆形，从纵切面观可见沿外层有一层排列整齐的子囊壳，子囊壳瓶状，孔口略露于外，其内长有许多长圆柱形的子囊，每个子囊含有8枚针形的子囊孢子。孢子散出后，借助于气流、雨水或昆虫传到麦穗上，萌发成芽管，浸入子房，长出菌丝，菌丝充满子房而发生出极多分生孢子，同时分泌蜜汁，昆虫采蜜时遂将分生孢子带至其他麦穗上。菌丝体继续生长，最后不再产生分生孢子，形成紧密坚硬紫黑色的菌核即麦角（图6-4）。麦角主产于前苏联南部和西班牙西北部等地区。我国曾在19个省发现过，寄生于禾本科35属约70种植物上以及莎草科、石竹科、灯心草科等植物上。麦角含有麦角胶、麦角毒碱、麦角新碱等

活性成分，其制剂常用作子宫出血或内脏器官出血的止血剂。麦角胺可治疗偏头痛和放射病。现已用深层培养法生产麦角碱。

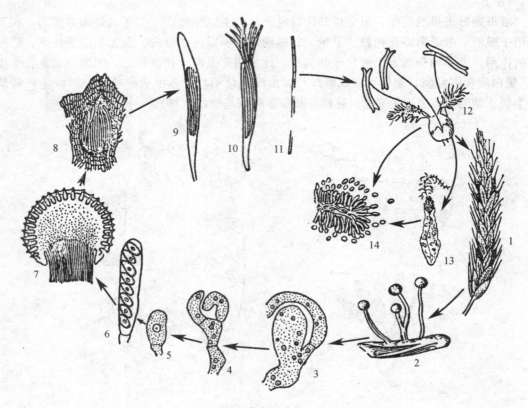

图 6 – 4 麦角菌的生活史

1．麦穗上的菌核 2．菌核萌发产生子座 3．产囊体受精 4．顶端的产囊菌丝
5．双核结合（核配） 6．子囊孢子形成 7．子座纵切，示子囊壳的排列
8．子囊壳放大 9．子囊和子囊孢子 10．子囊孢子从子囊散出 11．子囊孢子
12．子囊孢子浸染麦花 13．为菌丝浸染的麦花子房
14．菌丝顶端分生孢子梗溢出的孢子

冬虫夏草 Cordyceps sinensis（Berk．）Sacc.：冬虫夏草寄生在虫草蝙蝠蛾的幼虫上。该菌于夏秋季节以孢子侵入幼虫体内，并发育成菌丝体。染病幼虫钻入土中越冬，菌在虫体内继续发展和蔓延，破坏虫体内部组织，仅残留外皮，最后虫体内的菌丝体变得坚硬成为菌核。以菌核渡过漫长的冬天，翌年入夏从菌核上长出棒状子座，露于土外。子座顶端膨大，在表层下埋有一层子囊壳，其内形成 2 个线形子囊孢子，具多数横隔，子囊孢子从子囊壳孔口放射出来后又继续侵染健虫（图 6 – 5）。该菌大多数生长在海拔 3000m 以上的高山草甸上，分布在四川、云南、甘肃、青海、西藏等省。

冬虫夏草的药用有效成分为虫草酸，能补肺益肾、止血化痰。虫草属（Cordyceps）植物全属共 137 种，其中 125 种即 90% 以上寄生于昆虫。我国有 26 种，其中 24 种寄生在昆虫上。寄主有鞘翅目、鳞翅目、同翅目、半翅目、膜翅目、双翅目、白蚁目、直翅目以及蜘蛛。所寄生的虫期包括幼虫期、蛹期、成虫期，但除膜翅目多为成虫外，其他各目都寄生于幼虫期，有少数 2 个不同虫期都能寄生。蛹草菌 *C. militaris* (L.) Link.、凉山虫草 *C. liangshanensis* Zang. Hu et Liu、亚香棒菌 *C. hawkesii* Gray. 等的带子座的菌核与冬虫夏草有相似的疗效，带子座菌核的蝉花菌 *C. sobolifera* Hill Berk. et Br. 能清热祛风，可以从蛹草菌的培养物中得到虫草素。近年来从新鲜的冬虫夏草菌中分离得到虫草菌——蝙蝠蛾拟青霉菌株，经纯化、人工发酵培养，加工而成蝙蝠蛾拟青霉新药，用治慢性气管炎、慢性肾功能不全，预防心脑血管疾病。此外还有竹黄 *Shiraria bambusicola* P. Henn. 用于治疗风湿性关节炎、胃病及小儿百日咳等。

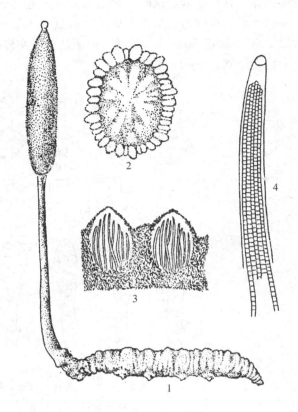

图 6 - 5 冬虫夏草
1. 植物体的全形，上部为子座，下部为已死的幼虫
2. 子座的横切面观 3. 子囊壳（子实体）放大
4. 子囊及子囊孢子

（二）担子菌亚门

担子菌亚门 Basidiomycotina 是一群多种多样的陆生高等真菌，全世界约有 1100 属，20000 余种，其中有许多种类可供食用或药用，同时也有一些是植物的病原菌或是剧毒的真菌。

担子菌的主要特征是有性生殖过程中形成的担子（basidium）、担孢子（basidiospore）是外生的，与子囊孢子生于子囊内不同。担子菌的菌丝体是由具横隔并有分枝的菌丝组成。在整个发育过程中产生两种形式不同的菌丝，先由担孢子萌发形成具有单核的菌丝，称为初生菌丝；后经单核菌丝的质配接合（细胞质结合而核不结合）而保持双核状态的菌丝，称为次生菌丝。次生菌丝双核时期相当长，这是担子菌的特点之一。在形成担子的过程中，菌丝顶端双核细胞的细胞壁上生出一个喙状突起，突起向下弯曲，两核中的上方一核进入突起中，之后上、下两核同时分裂形成 4 个子核。同时进行一个子核互换，互换后细胞便产生横隔，将上、下两细胞隔开，而突起则向下面细胞沟通，同时将上方核分裂后的一个子核移入，此时便使 1 个双核菌丝细胞变为 2 个双核细胞。由喙状突起连合成两个细胞，这种特殊的细胞分裂过程称为锁状联合。这时顶端细胞膨大成为担子，担子上很快生出 4 个小梗，于是 4 个小核分别各移入小梗内，发育形成 4 个担孢子（图 6-6）。形成担孢子的复杂结构的菌丝体称为担子果（basidiocarp），实际就是担子菌的子实体。其形态、大小、颜色各不相同，如伞状、扇状、球状、头状、笔状等。

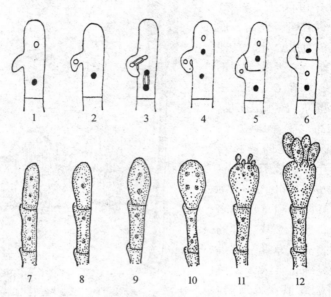

图 6-6 锁状连合、担子、担孢子的形成
1~6 锁状连合 7~12 担子、担孢子的形成

在传统的分类系统中，把担子菌亚门当作担子菌纲处理，其下分 2 个亚纲，有隔担子菌亚纲和无隔担子菌亚纲。现代分类学已将担子菌亚门分为 3 个纲：冬孢菌纲（Teliomycetes）；层菌纲（Hymenomycetes），如银耳、黑木耳、灵芝等；腹菌纲（Gasteromycetes），如马勃、地星、鬼笔等。

层菌纲中常见的一类是伞菌类，此类的子实体呈伞状或帽状，上面展开的部分称为菌盖（pileus）。菌盖下面自中央到边缘有许多呈辐射状排列的片状物，称为菌褶（gills）。菌褶上有棒状细胞称为担子，顶端具 4 个小梗，生有 4 个担孢子。夹在担子之间有些不能产生担孢子的菌丝称为侧丝，担子和侧丝组成子实层（hymenium）。菌褶的中部是菌丝交织的菌髓，有的伞菌在菌褶之间还有少数横列的大型细胞称为隔胞（囊状体），隔胞将菌褶撑开，有利于担孢子的散布（图 6-7）。菌盖的下面是细长的柄，称菌柄（stipe）。有的伞菌的子实体幼小时连在菌盖边缘和菌柄间有一层膜，称为内菌幕（partial veil），在菌盖张开时，内菌幕破裂，遗留在菌柄上的部分构成菌环（annulus）。有的子实体幼小时外面有一层膜包被，称为外菌幕（universal veil），当菌柄伸长时，包被破裂，残留在菌柄的基部的一部分形成菌托（volva）。这些结构的特征是鉴别伞菌的重要依据。很多种伞菌可供食用，但少数有毒。

【**药用植物**】 银耳（白木耳） *Tremella fuciformis* Berk.：属于银耳科。是一种腐生菌。子

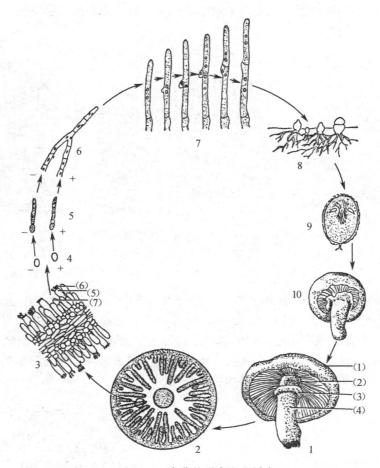

图 6 - 7 伞菌的形态和生活史

1．成熟的担子果［(1) 菌盖 　(2) 菌褶 　(3) 菌环 　(4) 菌柄］
2．菌盖横切面（示菌褶）　3．菌褶一部分放大（示子实层）［(5) 担子
(6) 担孢子 　(7) 侧丝］　4．担孢子 　5．初生菌丝体 　6．次生菌丝体
7．双核菌丝的细胞分裂 　8．菌蕾 　9．菌蕾开始分化
10．双核菌丝体发育成幼担子果

实体纯白色、胶质、半透明，由许多薄而皱褶的菌片组成，呈菊花状或鸡冠状。银耳的担子每个纵裂为 4 个细胞，4 个细胞的下半部在横切面上连成"田"字形，上半部各个细胞形成细长的管，管顶伸出子实体表面，再生小梗，小梗上着生一个担孢子。分布于福建、四川、贵州、江苏、浙江等地。生于阴湿山区栎属及其他阔叶树木上，各地多栽培。银耳是一种营养丰富的滋养补品，能滋阴、养胃、润肺、生津、益气和血、补脑强心。

木耳（黑木耳）*Auricularia auricula*（L．ex Hook.）Underw．：属于木耳科。子实体叶状或耳状，半透明，胶质，有弹性，深褐色至黑色。黑木耳的担子每个横裂分隔成 4 个细胞，每个细胞生出细长的小梗，小梗上着生担孢子（图 6 - 8）。分布于全国各地。腐生于柞、槭、榆、榕树等砍伐段木和树桩上，也有人工栽培。木耳含有麦角甾醇、脑磷脂、卵磷脂、甘露糖等，能补气益血、润肺止血。

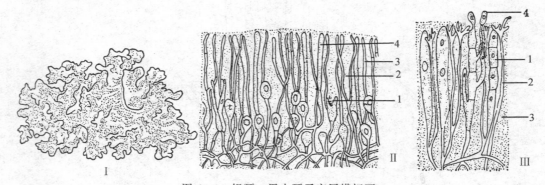

图6-8　银耳、黑木耳子实层横切面

Ⅰ. 银耳的外形　Ⅱ. 银耳子实层的垂直切面　1. 担子　2. 胶质　3. 侧丝　4. 隔胞

Ⅲ. 木耳子实层的垂直切面　1. 分隔担子　2. 侧丝　3. 胶质　4. 担孢子

　　猴头菌 *Hericium erinaceus* (Bull.) Pers.：属于齿菌科。是一种腐生菌（图6-9）。子实体外形似猴头，肉质，块状，径长5~20cm。除基部外，表面均生白色肉刺状菌针，长2~6cm，下垂，干后变黄色或黄褐色。孢子球形至近球形，透明无色。分布于黑龙江至广西等十余省区。生于栎、胡桃等立木及腐木上；也有栽培。猴头菌含多糖类和氨基酸，为常见的食用菌，入药有利五脏、助消化、滋补和抗癌作用。

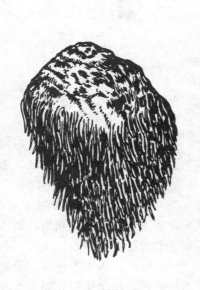

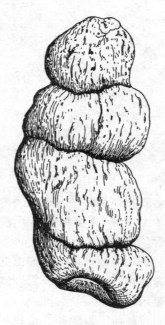

图6-9　猴头菌　　　　　　　　图6-10　茯苓菌核外形

茯苓 *Poria cocos*（Fries）Wolf.：属多孔菌科。菌核球形（图 6 - 10），或不规则块状，大小不一，小的如拳头，大的可达数十斤。表面粗糙，呈瘤状皱缩，灰棕色或黑褐色，内部白色或淡棕色，粉粒状，由无数菌丝及贮藏物质聚集而成。子实体无柄，平伏于菌核表面，呈蜂窝状，厚 3～10mm，幼时白色，成熟后变为浅褐色；孔管单层，管口多角形至不规则形，孔管内壁着生棍棒状的担子，担孢子长椭圆形至近圆柱形，外壁平滑，透明无色。全国大部分地区均有分布，现多栽培。寄生于赤松、马尾松、黄山松、云南松等的根上。菌核入药，能利水渗湿、健脾宁心。

灵芝 *Ganoderma lucidum*（Leyss ex Fr.）Karst.：属多孔菌科，为腐生真菌。子实体（图 6 - 11）木栓质。菌盖（菌帽）半圆形或肾形，初生为黄色，后渐变成红褐色，外表有漆样光泽，具环状棱纹和辐射状皱纹，菌盖下面有许多小孔，呈白色或淡褐色，为孔管口。菌柄生于菌盖的侧方。孢子卵形，褐色，内壁有无数小疣。我国许多省区有分布，生于栎树及其他阔叶树木桩上，多栽培。子实体入药，为滋补强壮剂，用于失眠、神经衰弱等症。

紫芝 *G. japonicum*（Fr.）Lloyd：菌盖及菌柄黑色，表面光泽如漆。孢子内壁有显著的小疣。分布于浙江、江西、福建、湖南、广东、广西等省区。生于腐木桩上。子实体入药，亦作灵芝用。

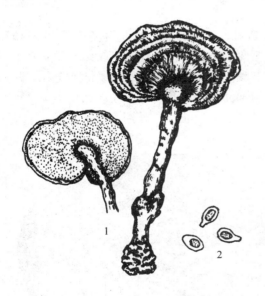

图 6 - 11　灵芝
1. 子实体　2. 孢子

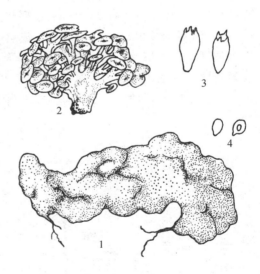

图 6 - 12　猪苓
1. 菌核　2. 子实体　3. 担子　4. 担孢子

猪苓 *Polyporus umbellatus*（Pers.）Fr.：属于多孔菌科。菌核呈长块状或扁块状（图 6 - 12），有的有分枝，表面凹凸不平，皱缩或有瘤状突起。由于不同的生长发育阶段，表面有白色、灰色和黑色三种颜色，称为白苓、灰苓和黑苓，内面白色。子实体自地下菌核内生子实体由菌核上生长，伸出地面，菌柄往往于基部相连，上部多分枝，形成一丛菌盖。菌盖肉质，伞形或伞状半圆形，干后坚硬而脆。担孢子卵圆形。我国许多省区有分布，主产于山西及陕西。寄生于枫、槭、柞、桦、柳及山毛榉等树木的根上。菌核入药，能利水渗湿。猪苓含多糖，有抗癌作用。

云芝 *Polysticus versicolor*（L.）Fr. 属于多孔菌科。子实体革质，菌盖覆瓦状叠生，无柄，平伏而反卷，半圆形至贝壳状，有细长毛或绒毛，颜色多样，有光泽，表面有狭窄的同心环带，边缘薄，波状，菌肉白色，孢子圆筒形。分布于全国各地山区，生于杨、柳、桦、栎、李、苹果等阔叶树的朽木上。子实体入药，能清热、消炎。云芝多糖有抗癌活性。

蜜环菌 *Armillaria mellea*（Vahl ex Fr.）Kummer.：属于白蘑科。子实体丛生；菌盖圆形，肉质，直径 5~10cm，黄白色，菌褶白色，中央常有暗褐色鳞片，四周有放射状条纹，菌柄长 8~13cm，海绵质或中空，中上部具菌环，菌环较厚，有时为双环。孢子（图 6-13）球形或椭圆形，透明无色。我国许多省区有分布。多生长在针叶树及阔叶树的树干基部，或生于被火烧过的树根上，形成根腐病，其菌丝体能在腐木上发光；也常生长在活树上，产生根状菌索。子实体是著名的食用菌之一，药用能明目、利肺、益肠胃。蜜环菌与天麻的生长发育有共生关系，天麻种子靠吸取"共生萌发菌"提供营养而萌发，天麻块茎也靠此营养而生长，当天麻完成周年生长过程进入休眠时，蜜环菌菌丝又分解天麻块茎的皮层和中柱组织得到营养，故可利用蜜环菌人工培育天麻。同属还有假蜜环菌 *A. tabescens*（Scop. ex Fr.）Singer. 含亮菌甲素，能消炎解毒。

脱皮马勃 *Lasiosphaera fenzlii* Reich.：属于马勃科，腐生真菌。子实体近球形至长圆形（图 6-14），直径 15~30cm，幼时白色，成熟时渐变浅褐色，外包被薄，成熟时呈碎片状剥落；内包被纸质，浅烟色，熟后全部破碎消失，仅留一团孢体。其中孢丝长，有分枝，多数结合成紧密团块。孢子球形，外具小刺，褐色。分布于西北、华北、华中、西南等地区，生于山地腐植质丰富的草地上。子实体入药，能清热、利咽、止血；外用可消炎止血。

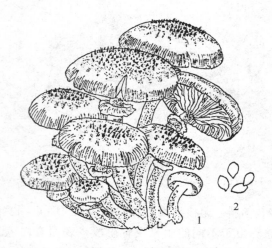

图 6-13 蜜环菌
1. 子实体外形 2. 孢子

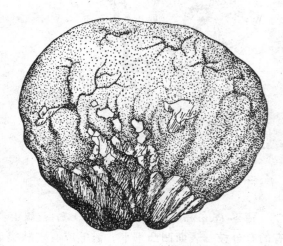

图 6-14 脱皮马勃外形

大马勃 *Calvatia gigantea*（Batsch ex Pers.）Lloyd.：子实体近球形或长圆形，几无不育

柄，由膜状外包被和较厚内包被所组成，初有绒毛，渐变光滑，成熟后成块状脱落，露出青褐色孢体。

紫色马勃 *Calvatia lilacina*（Mont．et Berk.）Lloyd.：子实体陀螺形，具长圆柱状不育柄，包被两层，薄而平滑，成熟后片状破裂，露出内部紫褐色的孢体。以上三种子实体均作马勃入药。

香菇 *Lentius edodes*（Berk.）Sing.：含丰富的蛋白质、脂肪和 B 族维生素，具香味。常食用可降低胆固醇，还含有香菇多糖，经动物实验证实具有抗癌作用。

（三）半知菌亚门

半知菌亚门（Deuteromycotina）的菌类绝大多数都具隔菌丝，只以分生孢子进行无性繁殖，其有性阶段尚未发现，故称半知菌。一旦发现有性孢子后，多数属于子囊菌。半知菌中凡已发现有性阶段的种可以使用两个名称，分别用无性阶段和有性阶段。

【药用植物】 曲霉菌 *Aspergillus*（Micheli）Link.：属于丛梗孢科。菌丝有隔，为多细胞。无性生殖发达，由菌丝体上产生大量分生孢子梗，其顶端膨大成球状，称为泡囊（visicle），在泡囊的整个表面生出很多放射状排列的小梗（sterigma），小梗单层或多层（图 6 - 15），小梗顶端长出一串串球形的分生孢子。分生孢子呈绿、黑、褐、黄、橙各种颜色。曲霉菌的种类很多，广泛分布于空气、土壤、粮食、中药材上，是酿造工业的重要菌种，并可生产柠檬酸、葡萄糖酸及其他有机酸。但有的种类对农作物及人类的身体健康有很大的危害，如黑曲霉 *Aspergillus niger* Van Tieghen 能引起粮食和中药材霉变，杂色曲霉 *A．versicolor*（Vuill.）Tirab. 能引起桃果腐烂和中药材霉变，赭曲霉 *A．ochraceus* Wilhelm 则能引起苹果、梨的果实腐烂。其中杂色曲霉产生的杂色曲霉素（sterigatocystin）可致肝脏损坏。特别是黄曲霉 *A．*

flavus Link，常在花生和花生粕上发现，能产生毒性很强的黄曲霉素（aflatoxin），能引起肝癌。

青霉菌（*Penicilliun*）：属于丛梗孢科。菌丝体由多数具有横隔的菌丝所组成，常以产生分生孢子进行繁殖。产生孢子时，菌丝体顶端产生多细胞的分生孢子梗，梗的顶端分枝 2~3 次，每枝的末端细胞分裂成串的分生孢子，形成扫帚状。分生孢子一般呈蓝绿色，成熟后随风飞散，遇适宜环境萌发成菌丝（图 6 - 16）。

青霉菌的种类很多，常在蔬菜、粮食、肉类、柑橘类水果以及皮革和食物上

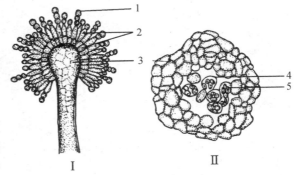

图 6 - 15 曲霉菌

Ⅰ．分生孢子梗 1．分生孢子 2．小梗 3．泡囊
Ⅱ．闭囊壳 4．子囊 5．子囊孢子

分布。如产黄青霉 *Penicillium chrysogenum* Thom、特异青霉 *P．notatum* Westling 均能产生青霉素。黄绿青霉 *P．citreo - viride* Biourge、岛青霉 *P．islandicum* Sopp 引起大米霉变，产生"黄变米"，它们产生的霉素如黄绿青霉素（citreoviridin）对动物神经系统有损害，岛青霉产生的

黄天精、环氯素、岛青霉素均对肝脏产生毒性。柑橘青霉 *P . citrinum* Thom、意大利青霉 *P . italicum* Wehmer 能引起柑橘果实软腐。橘青霉产生的橘青霉素（citrinin）能损害肾脏。

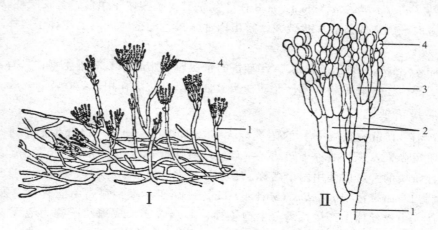

图 6 - 16　青霉菌
Ⅰ. 从营养菌丝上长出分生孢子梗　Ⅱ. 分生孢子梗
1. 分生孢子梗　2. 梗基　3. 小梗　4. 分生孢子　5. 营养菌丝

　　球孢白僵菌 *Beauveria bassiana* （Bals.） Vuill.：属于链孢霉科。寄生于家蚕幼虫体内（可寄生于 60 多种昆虫体上），使家蚕病死。干燥后的尸体称为僵蚕。入药能祛风、镇惊等。由于加强防治，近年来白僵菌对家蚕的感染大为减少。为解决僵蚕的药源问题，以蚕蛹为原料接入白僵菌，所得蚕蛹可代僵蚕用。

第七章
地 衣 植 物 门

第一节　地衣植物概述

　　地衣植物门（Lichens）植物是多年生植物，为1种真菌和1种藻类组织的复合有机体。因为两种植物长期紧密地联合在一起，无论在形态、构造、生理和遗传上都形成一个单独的固定有机体，是历史发展的结果，因此把地衣当作一个独立的门看待。本门植物有500余属，25000余种。

　　构成地衣体的真菌绝大部分属于子囊菌亚门的盘菌纲（Discomycetes）和核菌纲（Pyrenomycetes），少数为担子菌亚门的伞菌目和非褶菌目（多孔菌目）的某几个属。还有极少数属于半知菌亚门。

　　地衣体中的藻类多为绿藻和蓝绿藻。如绿藻中的共球藻属（*Trebouxia*）、橘色藻属（*Trentepohlia*）和蓝藻中的念珠藻属（*Nostoc*），约占全部地衣体藻类的90%。

　　地衣体中的菌丝缠绕藻细胞，并从外面包围藻类。藻类光合作用制造的有机物大部分被菌类所夺取，藻类和外界环境隔绝，不能从外界吸取水分、无机盐和二氧化碳，只好依靠菌类供给，它们是一种特殊的共生关系。菌类控制藻类，地衣体的形态几乎完全由真菌决定。有人曾试验把地衣体的藻类和菌类取出，分别培养，结果藻类生长、繁殖旺盛，菌类则被饿死。可见地衣体的菌类必须依靠藻类生活。

　　大部分地衣是喜光性植物，要求新鲜空气，因此，在人烟稠密，特别是工业城市附近，见不到地衣。地衣一般生长很慢，数年内才长几厘米。地衣能忍受长期干旱，干旱时休眠，雨后恢复生长，因此可以生在峭壁、岩石、树皮上或沙漠地上。地衣耐寒性很强，因此在高山带、冻土带和南、北极其他植物不能生存的地带，地衣却能生长和繁殖，常形成一望无际的广大地衣群落。

　　地衣含有抗菌的化学成分，即地衣酸（lichenic acids），地衣酸有多种类型，迄今已知的地衣酸有300多种。据估计50%以上的地衣种类都具有这类抗菌物质，如松萝酸（usnic acid）、地衣硬酸（lichesterinic acid）、去甲环萝酸（evernic acid）、袋衣酸（physodic acid）、小红石蕊酸（didymic acid）等。这些抗菌物质对革兰阳性细菌多具抗菌活性，对抗结核杆菌有高度活性。

　　近年来，世界上对地衣进行抗癌成分的筛选研究证明，绝大多数地衣种类中所含的地衣多糖（lichenin，lichenan）、异地衣多糖（isolichenin，isolichenan）均具有极高的抗癌活性。此外，地衣中有的是生产高级香料的原料。总之，地衣作为药物资源的开发前景是很广阔的。

第二节　地衣的形态和构造

一、地衣的形态（图7-1）

（一）壳状地衣

壳状地衣（crustose lichens）的地衣体是彩色、深浅多种多样的壳状物，菌丝与基质紧密相连接，有的还生假根伸入基质中，因此很难剥离。壳状地衣约占全部地衣的80%。如生于岩石上的茶渍衣属（*Lecanora*）和生于树皮上的文字衣属（*Graphis*）。

（二）叶状地衣

叶状地衣（foliose lichens）的地衣体呈叶片状，四周有瓣状裂片，常由叶片下部生出一

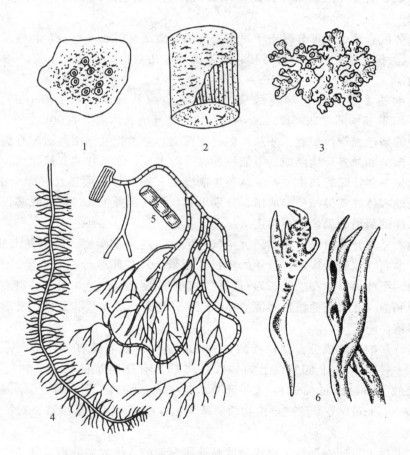

图7-1　地衣的形态
1、2. 壳状地衣（1. 茶渍衣属　2. 文字衣属）　3. 叶状地衣（梅衣属）
4~6. 枝状地衣（4. 长松萝　5. 松萝　6. 雪茶）

些假根或脐，附着于基质上，易与基质剥离。如生在草地上的地卷衣属（*Peltigera*）、石耳属（*Umbilicaria*）和生在岩石或树皮上的梅衣属（*Parmelia*）。

（三）枝状地衣

枝状地衣（fruticose lichens）的地衣体呈树枝状，直立或下垂，仅基部附着于基质上。如直立地上的石蕊属（*Cladonia*）、石花属（*Ramalina*）及悬垂分枝生于云杉、冷杉树枝上的松萝属（*Usnea*）。

但这三种类型的区别不是绝对的，其中有不少是过渡或中间类型，如标氏衣属（*Buelliu*）由壳状到鳞片状；粉衣科（Caliciaceae）地衣由于横向伸展，壳状结构逐渐消失，呈粉末状。

二、地衣的构造

不同类型的地衣其内部构造也不完全相同。从叶状地衣的横切面观可分为四层（图7-2），即上皮层、藻层或藻胞层、髓层和下皮层。上皮层和下皮层是由菌丝紧密交织而成，也称假皮层；藻胞层就是在上皮层之下由藻类细胞聚集成一层；髓层是由疏松排列的菌丝组成。根据藻细胞在地衣体中的分布情况，通常又将地衣体的结构分成两个类型：

（一）异层地衣

异层地衣（heteromerous lichens）藻类细胞排列于上皮层和髓层之间，形成明显的一层，即藻胞层。如梅衣属（*Parmelia*）、蜈蚣衣属（*Physcia*）、地茶属（*Thamnolia*）、松萝属（*Usnea*）等。

（二）同层地衣

同层地衣（homoenmerous lichens）藻类细胞分散于上皮层之下的髓层菌丝之间，没有明显的薄层与髓层之分，这种类型的地衣较少。如胶衣属（*Collema*）、猫耳衣属（*Leptogium*）。

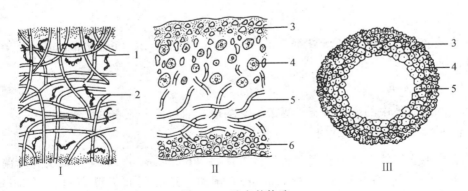

图7-2 地衣的构造

Ⅰ. 同层地衣（胶质衣属）　Ⅱ、Ⅲ. 异层地衣（Ⅱ. 蜈蚣衣属　Ⅲ. 地茶属）

1. 菌丝　2. 念珠藻　3. 上皮层　4. 藻胞层　5. 髓层　6. 下皮层

一般来说，叶状地衣大多数为异层型，从下皮层生出许多假根或脐固着于基物上。壳状地衣多数无皮层，或仅具上皮层，髓层菌丝直接与基物密切紧贴。枝状地衣都是异层型，与异层叶状地衣的构造基本相同，但枝状地衣各层的排列是圆环状，中央有的有 1 条中轴，如松萝属，有的是中空的，如地茶属。

第三节　地衣的繁殖

一、营养繁殖

营养繁殖是最普通的繁殖形式，主要是地衣体的断裂，1 个地衣体分裂为数个裂片，每个裂片均可发育为新个体。此外，粉芽、珊瑚芽和碎裂片等都是用于繁殖新的个体。

二、有性生殖

有性生殖由地衣体中的子囊菌和担子菌进行，产生子囊孢子或担孢子。前者称子囊菌地衣，占地衣种类的绝大部分；后者为担子菌地衣，为数很少。子囊菌地衣大部分为盘菌类和核菌类。

盘菌类在地衣体中有性生殖产生子囊盘。子囊盘内有子囊和子囊孢子，在子囊中间夹有侧丝。子囊盘裸露在地衣的表面并突出，称裸子器。子囊孢子放出后落于藻细胞上，萌发为菌丝，藻细胞和菌丝反复分裂，形成新地衣体。如子囊孢子落到没有藻细胞和无养料的基质上，也能萌发为菌丝，但不久即饿死。

地衣体的子囊菌为核菌类时，其子囊果为子囊壳（perithecium），埋于地衣体内或稍外露，此类地衣称核果地衣（pyrenocarp lichen）。

第四节　地衣植物的分类

通常将地衣分为三纲：子囊衣纲（Ascolichens）、担子衣纲（Basidiolichens）及半知衣纲（Deuterolichens）。

（一）子囊衣纲

子囊衣纲地衣体中的真菌属于子囊菌，本纲地衣的数量占地衣总数量的 99%。

（二）担子衣纲

担子衣纲地衣体菌类多为非褶菌目的伏革菌科（Corticiaceae）菌类，其次为伞菌目口蘑科（Tricholomataceae）的亚脐菇属（Omphalina）菌类，还有的属于珊瑚菌科（Clavariaceae）菌类；组成地衣体的藻类为蓝藻，多分布于热带，如扇衣属（Cora）。

（三）半知衣纲

根据半知衣纲地衣体的构造和化学成分，其属子囊菌的某些属。未见到它们产生子囊和子囊孢子，是一种无性地衣。

【药用植物】　松萝（节松萝、破茎松萝）*Usnea diffracta* Vain.：属于松萝科。植物体丝状，长 15～30cm，呈二叉式分枝，基部较粗，分枝少，先端分枝多。表面灰黄绿色，具光泽，有明显的环状裂沟，横断面中央有韧性丝状的中轴，具弹性，可拉长，由菌丝组成，易与皮部分离；其外为藻环，常由环状沟纹分离或呈短筒状。菌层产生少数子囊果。子囊果盘状，褐色，子囊棒状，内生 8 个椭圆形子囊孢子。分布于全国大部分省区。生于深山老林树干上或岩壁上。全草能止咳平喘、活血通络、清热解毒。含有松萝酸、环萝酸、地衣聚糖。松萝酸有抗菌作用。在西南地区常作"海风藤"入药。

同属植物长松萝（老君须）*U. longissima* Ach.，全株细长不分枝，长可达 1.2m，两侧密生细而短的侧枝，形似蜈蚣。分布和功用同上种。

雪茶（地茶）*Thamnolia vermicularis*（Sw.）Ach. ex Schaer.：属于地茶科。地衣体树枝状，白色至灰白色，长期保存则变橘黄色。高 3～6cm，直径 1～2mm，常聚集成丛，分枝单一或顶端二至三叉，长圆条形或扁带形。表面有皱纹凹陷，纵裂或小穿孔，中空。表层厚约 16.8μm，藻层厚约 67.2μm，髓层厚约 84μm。分布于四川、陕西、云南等省。生于高寒山地或积雪处。全草能清热解毒、平肝降压、养心明目。

石耳 *Umbilicaria esculenta*（Miyoshi）Minks：属于石耳科。地衣体叶状，近圆形，边缘有波状起伏，浅裂，直径 2～15cm。表面褐色，平滑或有剥落粉屑状小片，下面灰棕黑色至黑色，自中央伸出短柄（脐）。分布于我国中部及南部各省。生于悬岩石壁上。全草可供食用，含有石耳酸、茶渍衣酸。全草能清热解毒、止咳祛痰、利尿。

地衣入药的还有：石蕊 *Cladonia rangiferina*（L.）Web.，全草能祛风、镇痛、凉血止血。冰岛衣 *Cetraria islandica*（L.）Ach.，全草能调肠胃、助消化。肺衣 *Lobaria pulmonaria* Hoffm.，全草能健脾、利水、败毒、止痒。

第八章
苔 藓 植 物 门

第一节　苔藓植物的特征

苔藓植物门（Bryophyta）植物是高等植物中最原始的陆生类群。它们虽然脱离水生环境进入陆地生活，但大多数仍需生活在潮湿地区。因此它们是从水生到陆生过渡的代表类型。植物构造简单而矮小，较低等的苔藓植物常为扁平的叶状体，较高等的则有茎叶分化，但无真正的根，仅有单列细胞构成的假根。茎中尚未分化出维管束的构造。在它们的世代交替过程中，配子体很发达，具有叶绿体，自养生活，而孢子体不发达，不能独立生活，寄生在配子体上，由配子体供给营养。它们的雌性生殖器官——颈卵器（archegonirm）很发达，呈长颈花瓶状，上部细狭称颈部，中间有 1 条沟称颈沟，下部膨大称腹部，腹部中间有 1 个大型的细胞称卵细胞。雄性生殖器官——精子器（antheridium）产生的精子具 2 条鞭毛，借水游到颈卵器内，与卵结合，卵细胞受精后成为合子（2n），合子在颈卵器内发育成胚，胚依靠配子体的营养发育成孢子体（2n），孢子体不能独立生活，只能寄生在配子体上。孢子体最主要部分是孢蒴，孢蒴内的孢原组织细胞多次分裂后再经减数分裂，形成孢子（2n），孢子散出后，在适宜的环境中萌发成新的配子体。

在苔藓植物的生活史中，从孢子萌发到形成配子体，配子体产生雌雄配子，这一阶段为有性世代；从受精卵发育成胚，由胚发育形成孢子体的阶段称为无性世代。有性世代和无性世代互相交替形成了世代交替（图 8 - 1）。

苔藓植物的配子体世代在生活史中占优势，且能独立生活；而孢子体不能独立生活，只能寄生在配子体上，这是苔藓植物与其他高等植物明显不同的特征之一。

苔藓植物大多数生于阴湿的土壤上或林中的树皮、树枝及朽木上，极少数生于急流之中的岩石或干燥地区。在阴湿的森林中常形成森林苔原，苔藓也和地衣一样有促进岩石分解为土壤的作用。

苔藓植物含有脂类、烃类、脂肪酸、萜类、黄酮类等，在医药方面被利用已有悠久的历史，《嘉佑本草》已记载土马骔能清热解毒。近年来我国又发现大叶藓属（*Rhodobryum*）的一些种类治疗心血管病有较好的疗效。

第二节　苔藓植物的分类

本门植物约 23000 种，广布世界各地，我国约 2800 种，已知药用 50 余种。根据其营养

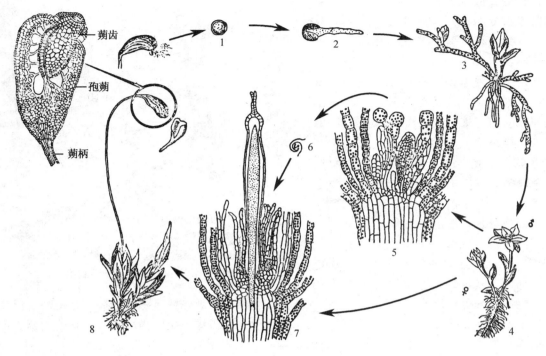

图 8 - 1　藓的生活史

1. 孢子　2. 孢子萌发　3. 原丝体上有芽及假根　4. 配子体上的雌雄生殖枝　5. 雄器孢纵切面，
示精子器和隔丝，外有苞叶　6. 精子　7. 雌器孢纵切面，示颈卵器和正在发育的孢子体
8. 成熟的孢子体仍生于配子体上

体的形态构造分为苔纲（Hepaticae）和藓纲（Musci）。也有把苔藓植物分为三个纲，即苔纲、角苔纲（Anthocerotae）和藓纲。

（一）苔纲

苔纲植物体无论是叶状体或是茎叶体多为两侧对称。多有背腹之分。假根为单细胞构造，茎通常不分化成中轴，叶多数只有一层细胞，不具中肋。孢子体的蒴柄柔弱，孢蒴的发育在蒴柄延伸生长之前，孢蒴成熟后多呈 4 瓣纵裂，孢蒴内多无蒴轴，除形成孢子外，还形成弹丝，以助孢子的散放。原丝体不发达，每一原丝体通常只发育成一个植株。苔类植物一般要求较高的温、湿度条件，在热带和亚热带常绿林内种类尤为丰富。苔纲植物体内含有芪类、单萜及倍半萜类。

【药用植物】　地钱 *Marchantia polymorpha* L.：植物体（配子体）呈扁平二叉分枝的叶状体，匍匐生长，生长点在二叉分枝的凹陷中，叶状体分为背腹两面，背面深绿色，表面生有突出的圆形杯状体，称为胞芽杯，杯中产生若干枚绿色带柄的胞芽，胞芽脱落后能发育成新植物体。

地钱的配子体是雌雄异株的，着生性器官的雌托和雄托分别长在不同叶状体的背部，腹部表皮生有假根鳞片，具有吸收、固着和保持水分的作用。雌托形状像伞，具柄，边缘深裂，呈星芒状，腹面倒悬许多颈卵器（图 8 - 2）。颈卵器分颈、腹两部，颈部外壁是一层细胞，腹部外壁由许多细胞构成，为颈沟细胞、腹沟细胞和卵细胞。雄托边缘浅裂，形如盘状，在盘状体背面生有许多小腔，每一个小腔里有一个精子器，精子器呈卵圆形，内有许多顶端具有两根等长鞭毛的游动精子，游动精子借助于水游至颈卵器内，与卵细胞融合，形成受精卵。

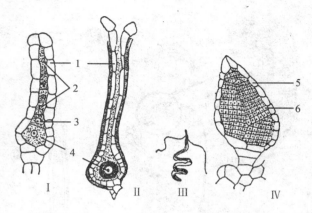

图 8 - 2 苔纲中的钱苔属的颈卵器和精子器
Ⅰ、Ⅱ．不同时期的颈卵器 Ⅲ．精子 Ⅳ．精子器
1．颈卵器壁 2．颈沟细胞 3．腹沟细胞 4．卵
5．精子器壁 6．产生精子的细胞

卵受精后在颈卵器内发育成胚，胚进一步发育成具短柄的孢子体，它由孢蒴、蒴柄、基足三部分组成。孢蒴内的孢原组织一部分细胞形成四分孢子，另一部分细胞引长，细胞壁呈螺纹加厚，在不同的湿度条件下发生伸屈运动，有弹散孢子的作用，称弹丝。孢子体成熟时蒴柄引长，孢蒴裂开，孢子借弹丝的力量散出，孢子落地萌发成原丝体。原丝体分别发育成雌、雄配子体。

苔纲的药用植物还有蛇地钱（蛇苔）（图 8 - 3）*Conocephalum conicum* （L.）Dum.，全草能清热解毒、消肿止痛；外用可治疗疮、蛇咬伤。

（二）藓纲

植物体多为辐射对称、无背腹之分的茎叶体。假根由单列细胞构成，分枝或不分枝。茎内多有中轴分化，叶常具中肋。孢子体一般都有坚挺的蒴柄，孢蒴的发育在蒴柄延伸生长之后。孢蒴外常有蒴帽覆盖，成熟的孢蒴多为盖裂，常有蒴齿构造。孢蒴内一般有蒴轴，只形成孢子而不产生弹丝。原丝体通常发达，每一原丝体常发育成多个植株。藓类植物比苔类植物要求较为低的温、湿度条件。在温带和寒带、高山冻原和森林沼泽常成为大片群落。藓纲植物体内不含芪类。

【药用植物】 葫芦藓 *Funaria hygrometrica* Hedw.：植物体（配子体）矮小直立，有茎、叶分化。茎细而短，基部分枝，下生有多细胞假根。叶小而薄，具中肋，生于茎上。配子体为雌雄同株，雌雄性生殖器官分别生于不同的枝顶。生有精子器的枝顶周围密生叶片，形如花蕾状，称为雄苞。精子丛生在雄苞内，为棒状，内有许多精子，精子呈螺旋状弯曲，前端具两根鞭毛。在精子器的周围生长多数隔丝，隔丝顶端常膨大呈球形。生有颈卵器的枝顶称为雌苞，叶片紧密包被，形状如芽。雌苞内生有许多颈卵器，颈卵器呈花瓶状，构造与地钱相似，在它之间生有隔丝。

游动精子游至颈卵器，与卵细胞融合，形成合子。合子在颈卵器内发育成胚，胚继续生长分化形成孢子体。

孢子体生长过程中颈卵器腹部断裂。成熟的孢子体分基足、蒴柄、孢蒴三部分。基足伸

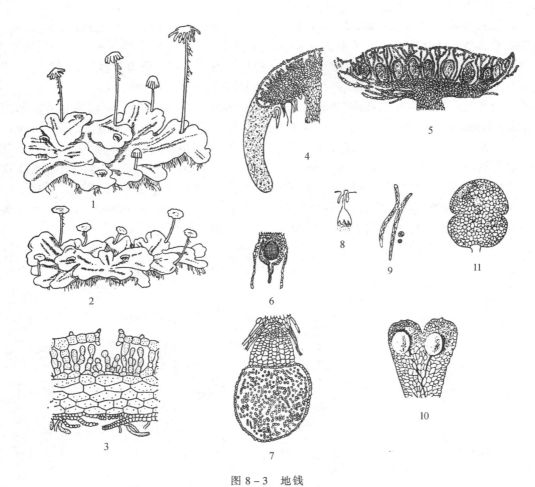

图 8-3　地钱

1. 雌株　2. 雄株　3. 配子体切面　4. 颈卵器托切面　5. 精子器托切面　6. 孢子体
7. 孢子体切面　8. 孢子囊破裂　9. 孢子弹丝　10. 胞芽杯　11. 胞芽

入配子体植株茎顶组织中吸取养料和水分，因而孢子体寄生于配子体上；蒴柄伸长，顶端膨大部分称为孢蒴。孢蒴的构造比较复杂，其内的孢子母细胞经减数分裂形成孢子。孢子成熟时孢蒴开裂，孢子散出。全草能除湿、止血。

大金发藓（土马骔）*Polytrichum commune* L. ex Hedw.：植物体高 10~30cm，常丛集成大片群落。幼时深绿色，老时呈黄褐色。有茎、叶分化。茎直立，下部有多数假根。叶丛生于茎上部，渐下渐稀而小，鳞片状，长披针形，边缘有齿，中肋突出，由几层细胞构成，叶缘则由一层细胞构成，叶基部鞘状。颈卵器和精子器分别生于两株植物体（即配子体）茎顶。早春精子器中的成熟精子在水中游动，与颈卵器中的卵细胞结合，成为合子，合子萌发而形成孢子体，孢子体的足部伸入颈卵器中吸收营养。蒴柄长，孢蒴四棱柱形，蒴内形成大量孢子，孢子萌发成原丝体，原丝体上的芽长成配子体。全国均有分布，生于山地及平原。全草入药，能清热解毒、凉血止血。

暖地大叶藓（回心草）*Rhodobryum giganteum*（Schwaegr.）Par.：属于真藓科。茎直立，具横生根状茎，叶丛生茎顶，呈伞状，绿色，茎下部叶片小，鳞片状，紫红色，紧密贴茎。雌雄异株。蒴柄紫红色，孢蒴长筒形，下垂，褐色。孢子球形。分布于西南、华南。生于溪边岩石上或潮湿林地。全草能清心明目、安神，对冠心病有一定疗效。

药用植物还有：尖叶提灯藓 *Mnium cuspidatum* Hedw.：全草入药，能清热止血。仙鹤藓 *Atrichum undulatum*（Hedw.）P. Beauv. 全草入药，能抗菌消炎。万年藓 *Climacium dendroides*（Hedw.）Web. et Mohr.，全草入药，能祛风除湿。大灰藓 *Hupnum plumaeforme* Wils.，全草入药，能清热凉血。此外，仙鹤藓属（*Atrichum*）、金发藓属（*Polytrichum*）等一些种类提取的活性物质有较强的抗菌作用。提灯藓属（*Mnium*）的一些种类是中药五倍子蚜虫越冬的寄主，所以五倍子的产量直接与提灯藓的分布、生长有关。大叶藓属（*Rhodobryum*）的一些种类治疗心血管病有较好的疗效。

第九章 蕨类植物门

第一节 蕨类植物概述

蕨类植物门（Pteridophyta）植物又称羊齿植物，具有独立生活的配子体和孢子体而不同于其他高等植物。配子体产有颈卵器和精子器。但蕨类植物的孢子体远比配子体发达，并有根、茎、叶的分化和较为原始的维管系统，蕨类植物产生孢子体和孢子。因此，蕨类植物是介于苔藓植物和种子植物之间的一群植物，它较苔藓植物进化，而较种子植物原始，既是高等的孢子植物，又是原始的维管植物。

蕨类植物的最原始或共同祖先很可能是起源于藻类，它们都具有二叉分枝，相似的世代交替，相似的多细胞性器官，具鞭毛的游动精子，相似的叶绿素，以及均储藏有淀粉类物质等。蕨类植物的藻类祖先多数研究认为是绿藻类型。

蕨类植物曾经在地球上盛极一时，古生代后期、石炭纪和二叠纪曾称为蕨类植物时代，当时那些大型种类现已绝迹，是构成化石植物的一个重要组成部分，也是煤层的重要来源。

蕨类植物分布很广，以热带、亚热带为其分布中心。适于在林下、山野、溪旁、沼泽等较为阴湿的地方生长，少数生长于水中和较干燥的地方，常为森林中草本层的重要组成部分。有的种可作为反映环境条件的指示植物。

地球上现有蕨类植物 12000 多种，广布于世界各地。我国约有 2600 多种，多数分布于西南地区和长江流域以南地区。其中可供药用的蕨类植物有 39 科，400 余种。常见的药用蕨类有贯众、金毛狗脊、海金沙、石松、卷柏、石韦、骨碎补等。有的可作为蔬菜食用，有的可作为园艺植物供观赏。

一、蕨类植物的特征

（一）孢子体

通常有根、茎、叶的分化，多为多年生草本，仅少数为一年生的。

1. 根

为须根（不定根），吸收能力较强。

2. 茎

常为根状茎，少数为直立的树干状或其他形式的地上茎，原始类型的蕨类植物既无毛也无鳞片，较为进化的蕨类常有毛而无鳞片，高级的蕨类才有鳞片，如真蕨类的石韦、槲蕨等（图 9-1）。茎内的维管系统（vascular system）形成中柱，主要类型有原生中柱（protostele）、管状中柱（siphonostele）、网状中柱（dictyostele）和散状中柱（atactostele）等。其中原生中柱为原始类型，在木质部中主要为管胞及薄壁组织，在韧皮部中主要为筛胞及韧皮薄壁组织，一般无形成层结构（图 9 - 2）。

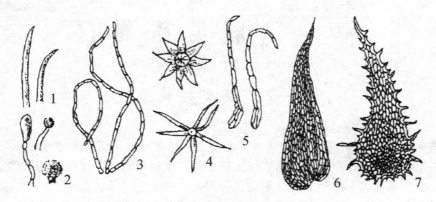

图 9 - 1　蕨类植物的毛和鳞片的类型
1. 单细胞毛　2. 腺毛　3. 节状毛　4. 星状毛
5. 鳞毛　6. 细筛孔鳞片　7. 粗筛孔鳞片

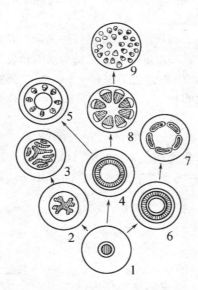

图 9 - 2　中柱类型及演化
1. 原生中柱　2. 星状中柱　3. 编织中柱
4. 外韧管状中柱　5. 具节中柱　6. 双韧管状中柱
7. 网状中柱　8. 真正中柱　9. 散状中柱

蕨类植物的各种中柱类型常是蕨类植物鉴别的依据之一。真蕨类植物很多是根状茎入药，而根状茎上常带有叶柄残基，其叶柄中的维管束的数目、类型及排列方式都有明显的不同。如贯众类生药中，东北贯众 *Dryopteris crassirhizoma* Nakai，叶柄的横切面有维管束 5～13 个，大小相似，排成环状；荚果蕨贯众 *Matteuccia struthiopteris*（L.）Todaro，叶柄横切面维管束 2 个，呈条形，排成八字形；狗脊蕨贯众 *Woodwardia japonecum*（L. f.）Sm.，叶柄横切面维管束 2～4 个，呈肾形，排成半圆形；紫萁贯众 *Osmunda japonica* Thunb.，叶柄横切面维管束一个，呈 U 字型。可作为中药"贯众"的鉴别根据（图 9 - 3）。

3. 叶

有小型叶（microphyll）与大型叶（macrophyll）两种类型。小型叶为原始类型，只有一个单一的不分枝的叶脉，没有叶隙（leaf gap）和叶柄（stipe），是由茎的表皮突出形成。大型

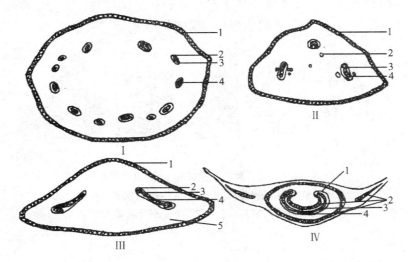

图 9 - 3　四种贯众叶柄基部横切面简图

Ⅰ东北贯众　1. 厚壁组织　2. 内皮层　3. 韧皮部　4. 木质部

Ⅱ荚果蕨贯众　1. 厚壁组织　2. 内皮层　3. 韧皮部　4. 木质部

Ⅲ狗脊蕨贯众　1. 厚壁组织　2. 分泌组织　3. 韧皮部　4. 木质部　5. 薄壁组织

Ⅳ紫萁贯众　1. 内皮层　2. 厚壁组织　3. 木质部　4. 韧皮部

叶有叶柄和叶隙，具多分枝的叶脉，是由多数顶枝经过扁化而形成的。真蕨纲植物的叶均为大型叶。

蕨类植物的叶仅能进行光合作用而不产生孢子囊和孢子的称为营养叶或不育叶（foliage leaf，sterile frond）；产生孢子囊和孢子的叶称为孢子叶或能育叶（sporophyll，fertile frond）；有些蕨类的营养叶和孢子叶是不分的，形状相同而且能进行光合作用的称同型叶（homomorphic leaf；一型）；也有孢子叶和营养叶形状完全不同的，称异型叶（heteromorphic leaf；二型）。叶由同型叶演化为异型叶。

大型叶幼时拳卷（circinate），成长后常分化为叶柄和叶片两部分。叶片有单叶或一回到多回羽状分裂或复叶；叶片的中轴称叶轴，第一次分裂出的小叶称羽片（pinna），羽片的中轴称羽轴（pinna rachis），从羽片分裂出的小叶称小羽片，小羽片的中轴称小羽轴，最末次裂片上的中肋称主脉或中脉。

4. 孢子囊

在小型叶蕨类中孢子囊单生在孢子叶的近轴面叶腋或叶的基部，孢子叶通常集生在枝的顶端，形成球状或穗状，称孢子叶穗（sporophyll spike）或孢子叶球（strobilus）。较进化的真蕨类孢子囊常生在孢子叶的背面、边缘或集生在一个特化的孢子叶上，往往由多数孢子囊聚集成群，称孢子囊群或孢子囊堆（sorus）。孢子囊群有圆形、长圆形、肾形、线形等形状。原始类群的孢子囊群是裸露的，进化类型通常有各种形状的囊群盖（indusium），也有囊群盖退化以至消失的（图 9 - 4）。孢子囊开裂的方式与环带（annulus）有关。环带是由孢子囊壁一行不均匀增厚的细胞构成，环带着生有多种形式，如顶生环带、横行中部环带、斜形环带、纵行环带等（图9-5），对孢子的散布有重要的作用。

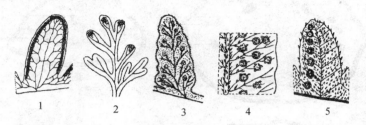

图9-4 孢子囊群在孢子叶上着生的位置

1. 边生孢子囊群（凤尾蕨属） 2. 顶生孢子囊群（骨碎补属）

3. 脉端孢子囊群（肾蕨属） 4. 有盖孢子囊群（贯众属）

5. 脉背生孢子囊群（鳞毛蕨属）

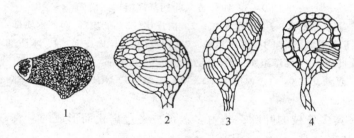

图9-5 孢子囊的环带

1. 顶生环带（海金沙属） 2. 横行中部环带（芒萁属）

3. 斜行环带（金毛狗脊属） 4. 纵行环带（水龙骨属）

5. 孢子

蕨类植物产生的孢子大小相同的称孢子同型（isospore），孢子大小不同的称孢子异型（heterospoe），即有大孢子（macrospore）和小孢子（microspore）之分。如水生真蕨类和卷柏属等。产生大孢子的囊状结构称大孢子囊（megasporangium），产生小孢子的称小孢子囊（mirosporangium），大孢子萌发后形成雌配子体，小孢子萌发后形成雄配子体。无论同型孢子或异型孢子，在形态上都分为两类，一类是肾形、单裂缝、两侧对称的二面型孢子，一类是圆形或钝三角形、三裂缝、辐射对称的四面型孢子（图9-6）。在孢子壁上通常具有不同的突起或纹饰。有的孢壁上具弹丝。

（二）配子体

孢子成熟后落到适宜的环境中即萌发成小型、结构简单、生活期短的配子体，又称原叶体（prothallus）。极大多数蕨类的配子体为绿色的、具有腹背分化的叶状体，能独立生活，在腹面产生颈卵器和精子器，分别产生卵和带鞭毛的精子，受精时还不能脱离水的环境。受精卵发育成胚，幼时胚暂时寄生在配子体上，配子体不久死亡，孢子体即行独立生活。

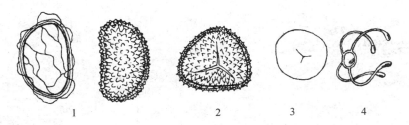

图 9 - 6 孢子的类型
1．两面型孢子（鳞毛蕨属）　2．四面形孢子（海金沙属）
3．球状四面形孢子（瓶尔小草科）　4．弹丝形孢子（木贼科）

（三）生活史

蕨类植物从单倍体的孢子开始到配子体上产生精子和卵这一阶段，称配子体世代（有性世代），其染色体数目是单倍的（n）。从受精卵开始到孢子体上产生的孢子囊中孢子母细胞进行减数分裂之前，这一阶段称孢子体世代（无性世代），其染色体数目是双倍的（2n）。这两个世代有规律地交替完成其生活史。蕨类植物和苔藓植物的生活史最大的不同有两点，一是孢子体和配子体都能独立生活；二是孢子体发达，配子体弱小，所以蕨类植物的生活史是孢子体占优势的异型世代交替（图 9 - 7）。

二、蕨类植物的化学成分

近 40 多年来对蕨类植物化学成分的研究及应用越来越多，概括起来有以下几类：

1．生物碱类

广泛地存在于小叶型蕨类植物中，如石松科的石松属（*Lycopodium*）中含石松碱（lycopodine）、石松毒碱（clavatoxine）、垂穗石松碱（lycocernuine）等。金不换碱（kimpakaine）具有较强的镇痛作用。石松科的石松属（Huperzia）含有石松碱（huperzine）。

2．酚类化合物

二元酚及其衍生物在大型叶真蕨中普遍存在，如咖啡酸（caffeic acid）、阿魏酸（ferulic acid）及绿原酸（chlorogenic acid）等。该类成分具有抗菌、止痢、止血的作用，并能升高白细胞数目。咖啡酸尚有止咳、祛痰作用。

多元酚类，特别是间苯三酚衍生物在鳞毛蕨属（*Dryopteris*）大多数种类都有存在，如绵马酸类（filicic acids）、粗蕨素（dryocrassin），此类化合物具有较强的驱虫作用，但毒性较大。

此外，在肋毛蕨属（ctenitis）、耳蕨属（polystichum）、复叶耳蕨属（Arachniodes）、鱼鳞蕨属（Acrophorus）等属植物中含有丁酰基间苯三酚类化合物。

3．黄酮类

广泛存在，如问荆含有异槲皮苷（isoquercitrin）、问荆苷（equicerin）、山柰酚（kaempferal）等。卷柏、节节草含有芹菜素（apigenin）及木犀草素（luteolin），槲蕨含橙皮苷（hesperidin）、柚皮苷（naringin）。过山蕨（*Camptosorus sibiricus* Rupr.）含多种山柰酚衍生物。石

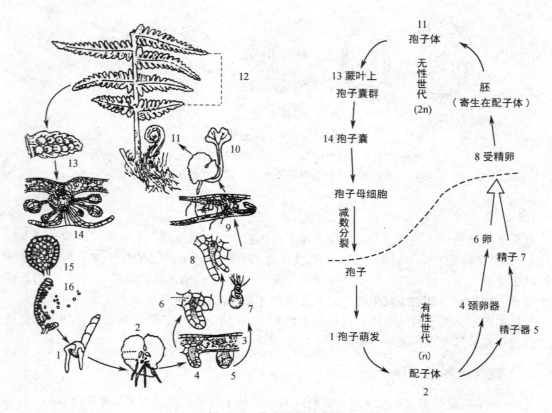

图 9-7　蕨类植物的生活史

1. 孢子的萌发　2. 配子体　3. 配子体切面　4. 颈卵器　5. 精子器　6. 雌配子（卵）　7. 雄配子
（精子）　8. 受精作用　9. 合子发育成幼孢子体　10. 新孢子体　11. 孢子体　12. 蕨叶一部分
13. 蕨叶上孢子囊群　14. 孢子囊群切面　15. 孢子囊　16. 孢子裂及孢子散出

韦属（*Pyrosia*）含 β-谷甾醇及芒果苷（mangiferin）、异芒果苷（isomangiferin）等。

4. 甾体及三萜类化合物

在石松中含有石杉素（lycoclavinin）、石松醇（lycoclavanol）等，蛇足石杉含有千层塔醇（tohogenol）、托何宁醇（tohogininol）；此外，线蕨属（colysis）植物含有四环三萜类化合物。

从紫萁、狗脊蕨、多足蕨（*Polypodium vulgare* L.）中发现含有昆虫蜕皮激素（insect moulting hormones），该类成分有促进蛋白质合成、排除体内胆固醇、降血脂及抑制血糖上升等活性。含甾体化合物有水龙骨属（Polypodium）、荚果蕨属（Matteuccia）、球子蕨属（Onoclea）、紫萁属（Osmnuda）等。

5. 其他成分

蕨类植物中含有鞣质，在石松、海金沙等孢子中还含有大量脂肪。鳞毛蕨属的地下部分含有微量的挥发油。金鸡脚蕨 *Phymatopsis hastate*（Thunb.）Kitag. 的叶中含有香豆素。此外，尚含多种微量元素、硅及硅酸，其中某些成分具有不同的生理活性，这些成分值得深入研究。

第二节 蕨类植物的分类

蕨类植物的种类较多而复杂，具有许多不同的性状，在蕨类植物分类鉴定中，常依据下列一些主要特征：①茎、叶的外部形态及内部构造。②孢子囊壁细胞层数及孢子形状。③孢子囊的环带有无及其位置。④孢子囊群的形状、生长部位及有无囊群盖。⑤叶柄中维管束排列的形式，叶柄基部有无关节。⑥根状茎上有无毛、鳞片等附属器官及形状。蕨类植物在植物分类系统中通常作为一个自然类群而被分类为蕨类植物门。又将蕨类植物门分为松叶蕨纲（Psilotinae）、石松纲（Lycopodinae）、水韭纲（Isoetinae）、木贼纲（Eguisetinae）以及真蕨纲（Filicinae）。前四纲都是小型叶蕨类，是一些较原始而古老的蕨类植物，现存的代表甚少。真蕨纲是大型叶蕨类，是最进化的蕨类植物，也是现代最繁茂的蕨类植物。1978 年我国蕨类植物学家秦仁昌教授把 5 个纲提升为 5 个亚门。本书采用 5 个亚门的分类系统。

一、松叶蕨亚门 Psilophytina

松叶蕨亚门（Psilophytina）为最原始的蕨类，孢子体无真根，基部为根状茎，向上生出气生枝。根状茎匍匐生于腐殖质土壤中、岩石隙或大树干上，表面具毛状假根；气生枝直立或悬垂，其内有原生中柱或原始管状中柱。叶小，无叶脉或仅有单一不分枝的叶脉。孢子囊2 或 3 个聚生成 1 个二或三室孢子囊，孢子同型。本亚门植物绝大多数已绝迹，仅存 1 目，1 科，2 属。广布于热带及亚热带地区。我国自大巴山脉至南方各省区有分布。

1. 松叶兰科 Psilotaceae

【形态特征】 科特征与亚门特征相同。本科有 2 属，松叶蕨属（*Psilotum*）和梅溪蕨属（*Tmesipteris*）。我国仅有松叶蕨属。

染色体：X = 13。

【分布】 1 属，3 种，分布于热带及亚热带，我国仅 1 种。北自大巴山脉，南至海南省均有分布。

【药用植物】 松叶蕨（松叶兰）*Psilotum nudum*（L.）Griseb. 附生植物，根状茎匍匐，棕褐色，内有真菌共生，表面生有毛状假根。地上茎直立或下垂，高 15~80cm，上部二至五回二叉分枝。叶极小，厚革质，三角形或针形，尖头。孢子叶阔卵形，顶端二叉。孢子囊球形，3 个聚生成一个三室孢子囊，生于叶腋内的短柄上（图 9-8）。

分布于我国东南、西南、江苏、浙江等地区。附生在树干或长在石缝中。全草（药材名：松叶蕨）为祛风湿药，能祛风湿、舒筋活血、化瘀。

二、石松亚门 Lycophytina

石松亚门（Lycophytina）孢子体有根、茎、叶的分化。茎具二叉式分枝。原生中柱或管状中柱。小型叶，常螺旋状排列。孢子叶常聚生枝顶形成孢子叶穗，孢子囊生于孢子叶的腹面，孢子同型或异型。

本亚门仅存2目，3科。

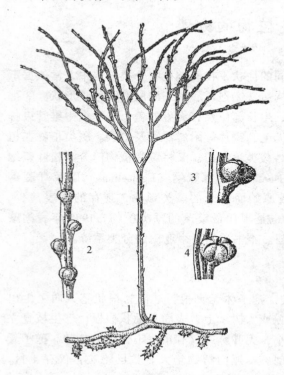

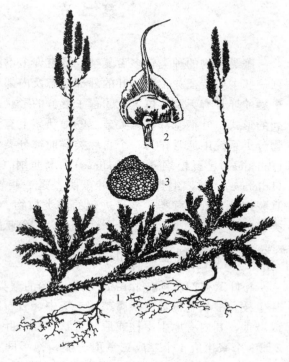

图9-8　松叶蕨

1.孢子体外形　2.孢子囊着生情况

3.未开裂的孢子囊　4.开裂的孢子囊

图9-9　石松

1.植株一部分

2.孢子叶和孢子囊　3.孢子（放大）

2. 石松科 Lycopodiaceae

【形态特征】　陆生或附生。多年生草本。主茎长而匍匐而扩展，具根茎及不定根，编织中柱。叶小，线形、钻形或鳞片状。孢子叶穗集生于茎的顶端，孢子囊圆球状肾形。孢子同型。染色体：X = 11，13，17，23。

【分布】　7属，约60种，广布于世界各地。我国5属，14种，已知药用9种。

【药用植物】　石松（伸筋草）*Lycopodium japonicum* Thunb.：多年生常绿草本。具匍匐茎和直立茎，茎二叉分枝。叶线状钻形，长3~4mm；匍匐茎上的叶疏生，直立茎上的叶密生。孢子枝生于直立茎的顶端，叶疏生。孢子叶穗长2~5cm，有柄，常2~6个生于孢子枝顶端；孢子叶卵状三角形，顶部急尖而具尖尾，边缘有不规则的锯齿；孢子囊肾形，孢子淡黄色，略呈四面体（图9-9）。

分布于东北、内蒙古、河南和长江以南各地区。生于疏林下阴坡的酸性土壤上。全草（药材名：伸筋草）为祛风湿药，能祛风除湿、舒筋活络、利尿通经。孢子作丸药包衣。

垂穗石松（铺地蜈蚣、灯笼草）*L. cernuum* L.：主茎直立（基部有次生匍匐茎）。叶稀疏，螺旋状排列，通常向下弯弓，分枝上的叶密生，条状钻形，常向下弯弓。孢子叶穗矩圆形或圆柱形，长 8～20mm，无柄，常下垂。单生于小枝顶端。孢子囊圆形。

分布于西南、华东、华南等地。生于山区林缘阴湿处。全草（药材名：伸筋草）为祛风湿药，能祛风湿、舒筋活血、镇咳、利尿。

地刷子石松 *L. complanatum* L.：匍匐茎蔓生。直立茎下部圆棒状，疏生钻形叶，茎顶端的叶密生，披针形。侧生营养枝多回分枝，扁平；末回小枝上的叶 4 列，背腹 2 列的叶较小，侧生 2 列的叶较大，贴生枝上，具内弯的尖头。孢子枝远高于营养枝，孢子囊穗 1 个；孢子叶边缘有细齿，基部有柄，孢子囊圆肾形。

分布于东北、华东、华南、西南等地。生于海拔 850～1000m 的疏林下和阴坡上。功效同石松。

石杉科（Huperziaceae）在分类学上过去通常归属于石松科之内，但由于它与石松科植物有很大的差别，因此 Rothmaler（1994 年）将其列为一个独立的科。它与石松科的区别是：植株附生于岩石、树干及苔藓层中。茎短直立或斜升，有规律地等位二叉分枝，具星芒状中柱。孢子叶与营养叶同形，不形成明显的孢子叶穗。孢子有蜂窝状的孔穴型纹饰。

常见药用植物有：蛇足石杉 *Huperzia serratum* Thunb.，分布于广东、福建、广西、云南、贵州，全草能清热凉血，生肌，灭虱；华南马尾杉 *Phlegmariurus fordii*（Bak.）Ching，分布于浙江、福建、广东、广西、台湾、贵州、云南等地，全草能清热解毒、消肿止痛。

3．卷柏科 Selaginellaceae

【形态特征】　陆生草本。茎常背腹扁平，匍匐或直立。具原生中柱至多环管状中柱。叶为单叶，细小，无柄，鳞片状，同型或异型，背腹各 2 列，交互对生，侧叶（背叶）较大而阔，近平展，中叶（腹叶）贴生并指向枝的顶端。腹面基部有一枚叶舌。孢子叶穗四棱柱形或扁圆形，生于枝的顶端。孢子囊异型，单生于孢子叶基部，肾形，孢子异型；每一大孢子囊有大孢子 1～4 枚，每一小孢子囊有多数小孢子，均为球状四面形。

染色体：X = 7～10。

【分布】　1 属，约 700 种，广布于世界各地，多产于热带、亚热带。我国有 50 余种，已知药用 25 种。

【药用植物】　卷柏（还魂草）*Selaginella tamariscina*（Beauv.）Spring：多年生草本。高 5～15cm.，主茎直立，通常单一，上部分枝多而丛生（图 9 - 10），莲座状。干旱时枝叶向内卷缩，遇雨时又展开。复叶斜向上，不平行，背叶斜展，长卵圆形，孢子叶卵状三角形，龙骨状，锐尖头，四列交互排列。孢子囊圆肾形。

分布于全国各地。生于向阳山坡或

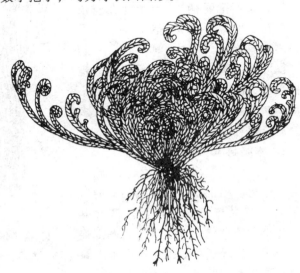

图 9 - 10　卷柏

岩石上。全草（药材名：卷柏）为活血化瘀药，能活血通经；卷柏炭能化瘀止血。

垫状卷柏 *S. pulvinata*（Hook. et Grev.）Maxim.：似卷柏，但腹叶并行，指向上方，肉质，全缘。产于全国各地。全草亦作卷柏用。

本科药用植物还有：翠云草 *S. uncinata*（Desv.）Spring，分布于浙江、福建、台湾、湖南，全草能清热解毒、利湿、通络、止血生肌。深绿卷柏 *S. doederleinii* Hieron.，分布于浙江、江西、湖南、四川、福建、台湾、广东、广西、贵州、云南，全草能消肿、驱风。江南卷柏 *S. moellendorfii* Hieron.，分布于长江以南各省区，全草能清热、止血、利湿。

三、水韭亚门 Isoephytina

水韭亚门（Isoephytina）孢子体为草本。茎短，块茎状，具原生中柱，叶细长丛生，近轴面具叶舌。孢子囊生于孢子叶的特化小穴中，大孢子囊生于外围叶上，小孢子囊生于内部叶上。孢子异型。精子多鞭毛（图 9－11）。

本亚门仅存水韭科（Isoetaceae），水韭属（*Isoetes*）。染色体：$X = 11$。约 70 余种，分布于全世界，水生或生于沼泽地。我国 3 种。常见的为中华水韭 *Isoetes sinensis* Palmer，分布于长江流域下游地区；水韭 *I. japonica* A. Br.，分布于云南。

四、楔叶亚门 Spheinophytina

楔叶亚门（Spheinophytina）孢子体有根、茎、叶的分化。茎具节和节间，节间中空，表面有纵棱，表面细胞常矿质化，含有硅质，茎内具管状中柱。小型叶，环生节上。孢子囊生于特殊的孢子叶上（又称孢囊柄），孢子叶在枝顶聚生成孢子叶球（穗）。孢子同型或异型，周壁具弹丝。

楔叶亚门植物在古生代石炭纪时曾盛极一时，既有高大的木本，也有矮小的草本，喜生于沼泽多水地区，现大多已绝迹，仅存 1 目，1 科，2 属。

4. 木贼科 Equisetaceae

【形态特征】 多年生草本。根状茎横走，棕色。地上茎直立，具明显的节和节间，有纵棱，表面粗糙，富含硅质。叶小，鳞片状，环生节上，基部连合成鞘状，边缘齿状。孢子叶盾形，聚生于枝顶成孢子叶穗。孢子圆球形，孢壁具十字形弹丝 4 条。

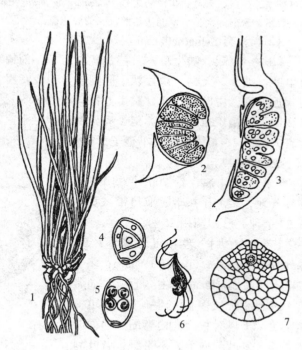

图 9－11　水韭属
1. 孢子体外形　2. 小孢子叶横切面（示小孢子囊）
3. 大孢子叶纵切面（示大孢子囊）　4、5. 雄配子体
6. 游动精子　7. 雌配子体

染色体：X = 9。

【分布】　2属，30余种。分布于热、温、寒三带。我国2属，10余种，已知药用8种。

【药用植物】　木贼（笔头草）*Hippochaete* hiemaie L.：多年生草本。地上茎单一，直立，中空，有纵棱脊20～30条，棱脊上有2行疣状突起，极粗糙。叶鞘基部和鞘齿成黑色两圈。鞘齿顶部尾尖早落而成钝头，鞘片背上有两条棱脊，形成浅沟。孢子叶穗生于茎顶，无柄，长圆形具小尖头（图9-12）。孢子同型。

分布于东北、华北、西北、四川等省区。生于山坡湿地或疏林下。地上部分（药材名：木贼）为收敛止血药，能收敛止血、利尿、明目退翳。

笔管草 *H. debils*（Roxb.）Ching 与上种的主要区别是：地上茎有分枝，小枝光滑。叶鞘基部有黑色圈，鞘齿非黑色，鞘片背上无浅沟。分布于华南、西南、长江中下游省区。

节节草 *H. ramsissima*（Desf.）Boerner：地上茎多分枝，各分枝中空，有纵棱6～20条，粗糙。鞘片背上无棱脊，叶鞘基部无黑色圈，鞘齿黑色。分布于全国各地。

以上两种的地上部分药用，功效和木贼相似。

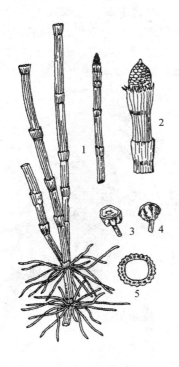

图9-12　木贼

1. 植株全形　2. 孢子叶穗

3. 孢子囊与孢子叶的正面观

4. 孢子囊与孢子叶的背面观

5. 茎的横切面

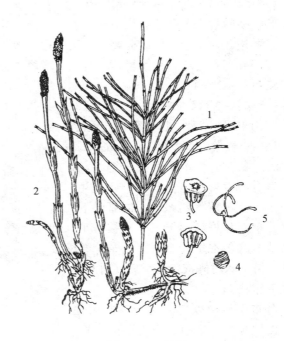

图9-13　问荆

1. 营养茎　2. 孢子茎

3. 孢子囊与孢子叶的正面观和侧面观

4. 孢子，示弹丝收卷

5. 孢子，示弹丝松展

问荆 *Equisetum arvense* L.：多年生草本。地上茎直立，二型。孢子茎紫褐色，肉质，不分枝；叶膜质，下部连合成鞘状，具较粗大的鞘齿。孢子叶穗顶生，孢子叶六角形，盾状，生6~8个长形的孢子囊。孢子茎枯萎后生出营养茎，表面具棱脊，分枝多数，轮生，中实，下部连合成鞘状，鞘齿披针形，黑色（图9-13）。

分布于东北、华北、西北、西南各省区。生于田边、沟旁。地上部分（药材名：小木贼）能利尿、止血、清热、止咳。

五、真蕨亚门 Filicophytina

真蕨亚门（Filicophytina）的孢子体有根、茎、叶的分化。根为不定根。茎除树蕨外，均为根状茎，根状茎细长横走或短而直立或倾斜，常被鳞片或毛。幼叶常拳卷，叶形多样，单叶、掌状、二歧或羽状分裂，叶簇生、远生或近生。孢子囊形态多样，有柄或无柄，环带有或无，常聚生成孢子囊群，有盖或无盖。

真蕨为现代蕨类中最占优势的一个大类群，分布于全世界，以热带、亚热带最多。

5. 紫萁科 Osmundaceae

【形态特征】 陆生草本，根状茎粗壮，直立，有宿存的叶柄基部，无鳞片，也无真正的毛。叶片幼时被棕色黏质腺状绒毛，老时脱落，叶柄长而坚突，但无关节，两侧有狭翅，叶片大，一至二回羽状，叶脉分离，二叉分枝。孢子囊大，圆球形，裸露，着生于强度收缩变形的孢子叶羽片边缘，孢子囊顶端有几个增厚的细胞（盾状环带）。孢子为四面型。

染色体：X = 11。

【分布】 3属，22种，分布于温、热带。我国1属，9种。已知药用6种。

【药用植物】 紫萁 Osmunda japonica Thunb.：多年生草本。根状茎短块状，斜生，集有残存叶柄，无鳞片。叶丛生，二型，营养叶三角状阔卵形，顶部以下二回羽状，小羽片披针形至三角状披针形，叶脉叉状分离；孢子叶小羽片狭窄，卷缩成线状，沿主脉两侧密生孢子囊（图9-14），成熟后枯死。

分布于秦岭以南温带及亚热带地区，生于山坡林下、溪边、山脚路旁。根状茎及叶柄残基（药材名：紫萁贯众）为清热解毒药，能清热解毒、止血杀虫。有小毒。

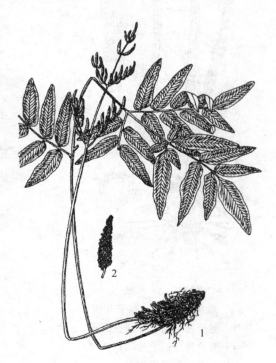

图9-14 紫萁
1. 植株全形 2. 孢子叶的羽片和孢子囊的放大

6. 海金沙科 Lygodiaceae

【形态特征】 陆生缠绕植物。根状茎横走，具原生中柱，有毛而无鳞片。叶轴（原称地上茎）细长，沿叶轴相隔一定距离有向左右方互生的距（短枝），从其两侧发生一对羽片（原称叶），羽片一至二回，二叉状或一至二回羽状，近二型，不育羽片生于叶轴下部，能育羽片生于叶轴上部。孢子囊穗生于能育羽片边缘的顶端，排成两行流苏状，环带顶生。孢子四面型。

染色体：X = 7，8，15，29。

【分布】　1属，45种，分布于热带、亚热带。我国10种，已知药用5种。

【药用植物】　海金沙 *Lygodium japonicum*（Thunb.）Sw.：缠绕草质藤本。根状茎横走，羽片近二型，纸质，连同叶轴和羽轴均有疏短毛，不育羽片尖三角形，二至三回羽状，小羽片23对，边缘有不整齐的浅锯齿；能育羽片卵状三角形，孢子囊穗生于能育羽片边缘的顶端，暗褐色。孢子表面有瘤状突起（图9－15）。

分布于长江流域及南方各省区。多生于山坡林边，灌木丛，草地。地上部分（药材名：海金沙藤）为利水渗湿药，能清热解毒、利湿热、通淋。孢子为利尿药，并可作药丸包衣。

7．蚌壳蕨科 Dicksoniaceae

【形态特征】　陆生，植物体树状，主干粗大，根状茎直立或平卧，具复杂的网状中柱，密被金黄色长柔毛，无鳞片。叶片大型，三至四回羽状；革质。孢子囊群生于叶背边缘，囊群盖裂成二瓣，形似蚌壳，内凹，革质；孢子囊梨形，环带稍斜生，有柄。孢子四面型。

染色体：X = 13，17。

【分布】　5属，40余种，分布于热带及南半球。我国1属，2种。已知药用1种。

【药用植物】　金毛狗脊 *Cibotium barometz*（L.）J. Sm.：植株树状（图9－16），高2~3m。根状茎短而粗大，密被金黄色长柔毛。叶大，有长柄，叶片三回羽状分裂，末回裂片狭披针形，边缘有粗锯齿。孢子囊群生于裂片下部小脉顶端，囊群盖二瓣。

分布于我国南部和西南各省区，生于山麓沟边及林下阴湿酸性土壤中。根状茎（药材名：狗脊）为祛风湿药，能补肝肾、强腰脊、祛风湿。

8．中国蕨科 Sinopteridaceae

【形态特征】　陆生草本。根状茎直立或斜生，少横卧，具管状中柱，被栗褐色披针形鳞片。叶簇生，一至三回羽状分裂；叶片三角形至五角形；叶柄栗色或近黑色。孢子囊群小，

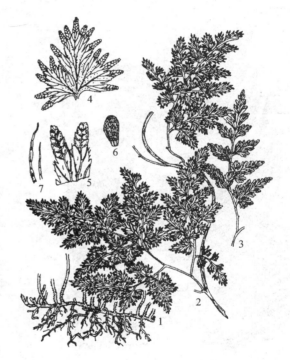

图9－15　海金沙

1. 地下茎　2. 地上茎及孢子叶　3. 不育叶（营养叶）
4. 孢子叶放大　5. 孢子囊穗放大　6. 孢子囊
7. 地下茎所生的节毛

圆形有盖，囊群盖为反折的叶边部分变质所形成；孢子囊球状梨形。孢子四面型或二面型。

染色体：X = 15，（30），29。

【分布】　14 属，300 多种，分布于全国各地。已知药用 16 种。

【药用植物】　野鸡尾（金花草）*Onychium japonicum*（Thunb.）Kunze.：多年生草本。根状茎横走，被棕色披针形鳞片。叶二型，叶柄细弱，光滑，稻秆色，叶片四至五回羽状分裂，裂片先端有短尖。孢子囊群（图 9 - 17）生裂片背面边缘横脉上，与裂片的中脉平行，囊群盖膜质，向内开裂。

分布于长江流域各省。生于阴湿林下、路边、沟边或阴湿石上。全草（药材名：野鸡尾）为清热解毒药，能清热解毒、止血生肌、退黄、利尿。

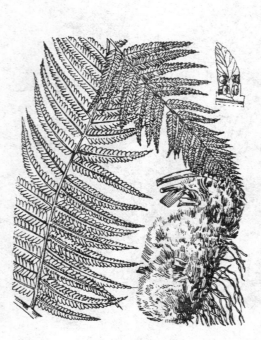

图 9 - 16　金毛狗脊

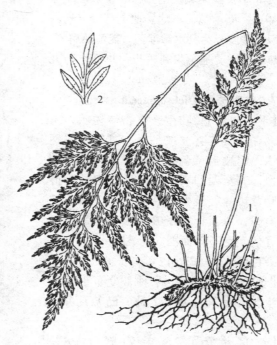

图 9 - 17　野鸡尾
1．植物全形　2．孢子叶，示孢子囊群

9. 鳞毛蕨科 Dryopteridaceae

【形态特征】　陆生草本。根状茎粗短，直立或斜生，连同叶柄多被鳞片，具网状中柱。叶一型，叶轴上面有纵沟，叶片一至多回羽状或羽裂。孢子囊群圆形，背生或顶生于叶脉上，囊群盖盾形或圆形，有时无盖。孢子囊扁圆形。孢子两面型，表面有疣状突起或有翅。

染色体：X = 41。

【分布】　20 属，1700 余种，分布于温带、亚热带地区。我国 13 属，700 多种。分布于全国各地。已知药用 60 种。

【药用植物】　绵马鳞毛蕨（东北贯众、粗茎鳞毛蕨）*Dryopteris crassirhizoma* Nakai：多年生草本。根状茎直立粗壮，连同叶柄密生棕色大鳞片。叶簇生，叶片二回羽状全裂（图9-18），叶轴上密被黄褐色鳞片。孢子囊群生于叶中部以上的羽片下面。囊群盖肾圆形，棕色。

分布于东北及河北省。生于林下潮湿处。根状茎及叶柄残基（药材名：绵马贯众）为驱虫药，能清热解毒、驱虫、止血。

贯众 *Cyrtomium fortunei* J. Sm.：多年生草本，根状茎短。叶丛生，叶柄基部密生黑褐色大鳞片；叶一回羽状，羽片镰状披针形，基部上侧稍呈耳状突起，叶脉网状（图9-19）。孢子囊群圆形，生于羽片下面，在主脉两侧各排成不整齐的3~4行，囊群盖大，圆盾形。

分布于华北、西北及长江以南各省区。生于山坡林下、溪沟边、石缝中以及墙角等阴湿处。根状茎及叶柄残基能驱虫、清热解毒。

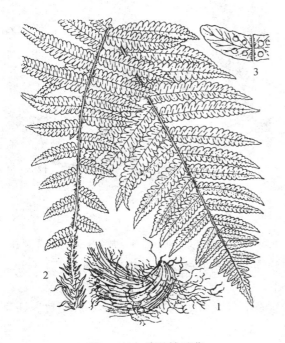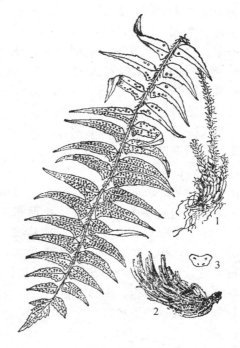

图9-18　绵马鳞毛蕨　　　　　　图9-19　贯众
1. 根状茎　2. 叶　　　　　　1. 植株全形　2. 药材外形
3. 羽片一部分，示孢子囊群　　　3. 叶柄基部横切面

10. 水龙骨科 Polypodiaceae

【形态特征】　陆生或附生，根状茎横走、被鳞片，具网状中柱。叶一型或二型；叶柄基部具关节。单叶，全缘或多少深裂，或羽裂，叶脉网状。孢子囊群圆形或线形，或有时布满叶背，无囊群盖，孢子囊梨形或球状梨形。孢子两面型。

染色体：X = 7，12，13，23，25，26，35，37。

【分布】　50属，600余种，主要分布于热带和亚热带。我国27属，150种，产于长江以南各省区。已知药用86种。

【药用植物】　石韦 *Pyrrosia lingua*（Thunb.）Farwell：多年生草本，高 10～30cm。根状茎长而横走，密生褐色披针形鳞片。叶近二型，远生，革质，叶片披针形，背面密被灰棕色星状毛，叶柄基部具关节。孢子囊群（图 9－20）在侧脉间紧密而整齐地排列，初被星状毛包被，成熟时露出。

分布于长江以南各省区，生于岩石或树干上。地上部分（药材名：石韦）为利水渗湿药，能清热止血、利尿通淋。

作石韦入药的还有：庐山石韦 *P. sheareri*（Bak.）Ching，多年生草本，高 30～60cm。根状茎粗短，横走，密被鳞片。叶片阔披针形，革质，叶基不对称，背面密生黄色星状毛及孢子囊群。分布于长江以南各省区。有柄石韦 *P. petilolsa*（Christ.）Ching，多年生草本，高 15～10cm。根状茎横走。叶二型，不育叶长为能育叶的 2/3 至 1/2，叶脉不明显，孢子囊群成熟时满布叶下面。分布于东北、华北、西南、长江中下游地区。

水龙骨 *Polypodium niponicum* Mett.：多年生草本，高 15～40cm。根状茎长而横走，黑褐色，带白粉，但顶部有圆卵状披针形鳞片。叶远生，薄纸质，两面密生灰白色短柔毛，叶柄长，叶片长圆状披针形，羽状深裂几达叶轴。孢子囊群（图 9－21）生于主脉两侧，各排成 1 行，无囊群盖。

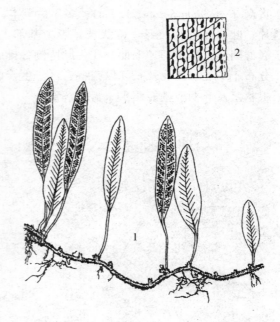

图 9－20　石韦
1. 植株全形　2. 叶片的一部分（放大）示孢子囊群托

分布于长江以南各省区。生于林下阴湿的岩石上。根状茎能清热解毒、平肝明目、祛风利湿、止咳止痰。

11. 槲蕨科 Drynariaceae

【形态特征】　陆生植物。根状茎横走，粗壮，肉质，具穿孔的网状中柱；密被鳞片，鳞片通常大而狭长，基部盾状着生，边缘有睫毛状锯齿。叶常二型，叶片深羽裂或羽状，叶脉粗而明显，一至三回形成大小四方形的网眼。孢子囊群圆形，无盖。孢子囊梨形。孢子四面型。

染色体：X = 36，37。

【分布】　8 属，25 种。分布于亚热带、马来西亚、菲律宾至澳大利亚。我国 3 属，约 15 种。分布于长江以南，已知药用 7 种。

【药用植物】　槲蕨（骨碎补、石岩姜）*Drynaria fortunei*（Kze.）J. Sm.：多年生常绿附生草本。根状茎肉质，粗壮，长而横走，密被钻状披针形鳞片。叶二型，营养叶革质，枯黄色，卵圆形，无柄，边缘羽状浅裂，形似槲树叶；孢子叶绿色，长椭圆形，羽状深裂，基部裂片耳状，叶柄短，有狭翅（图9-22）。孢子囊群圆形，生于叶背主脉两侧，各成2~3行，无囊群盖。

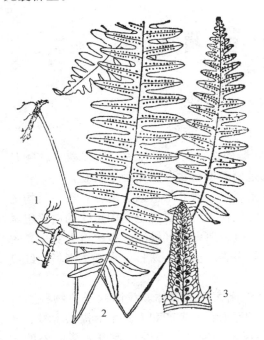

图9-21　水龙骨
1. 根茎　2. 叶
3. 羽片（放大），示叶脉及孢子囊

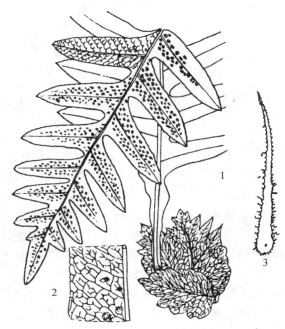

图9-22　槲蕨
1. 植株全形　2. 孢子叶的一部分（放大）
3. 鳞片

　　分布于长江以南各省区及台湾省。附生于树干或山林石壁上。根状茎（药材名：骨碎补）为祛风湿药，能补肾坚骨、活血止痛。

　　具有类似功效的有：中华槲蕨 *D.baronii*（Christ.）Diels，与上种主要区别是营养叶绿色，羽状深裂，稀少。孢子囊群在主脉两侧各排成1行。分布于陕西、甘肃、四川、云南及西藏。团叶槲蕨 *D.bonii* Christ，分布于广东、海南及广西。石莲姜槲蕨 *D.propinqua*（Wall.）J.Sm.，分布于四川、云南、贵州和广西。

第十章
裸 子 植 物 门

第一节　裸子植物概述

裸子植物门（Gymnospermae）植物大多数具颈卵器构造，又具有种子。所以裸子植物是介于蕨类植物与被子植物之间的一群高等植物。既是颈卵器植物，又是种子植物。

裸子植物最早出现于距今约 3 亿 5 千万年前的泥盆纪。到了二迭纪，银杏等裸子植物的出现，逐渐取代了古生代盛极一时的蕨类植物，由古生代末期的二迭纪到中生代的白垩纪早期，这长达 1 亿年之久的历史是裸子植物繁盛时期。由于地史、气候经过多次重大变化，古老的种类相继绝迹。现存的裸子植物中不少种类，如银杏、油杉、铁杉、水松、水杉、红豆杉、榧树等，都是第三纪的孑遗植物。

裸子植物广布于世界各地，主要在北半球，常组成大面积森林。我国裸子植物种类较多，资源丰富，是森林工业、林产化工的重要原料，为工农业生产和人民生活提供木材、纤维、栲胶、松脂等多种产品。裸子植物如侧柏、马尾松、麻黄、银杏、香榧、金钱松的枝叶、花粉、种子及根皮可供药用，同时也是庭院栽培的绿化观赏树种。

一、裸子植物的特征

1. 孢子体发达

植物体（孢子体）多为常绿高大的乔木、灌木，少落叶（银杏、金钱松），极少为亚灌木（麻黄）或藤本（买麻藤）。茎内维管束呈环状排列，具形成层及次生生长，为无限外韧型维管束，木质部具管胞而无导管（麻黄科、买麻藤科除外），韧皮部有筛胞，无筛管及伴胞。叶多针形、条形或鳞片形，极少为扁平的阔叶。

2. 花单性，胚珠裸露，不形成果实

花单性同株或异株，无花被（仅麻黄科、买麻藤科有类似花被的盖被）。雄蕊（小孢子叶）聚生成雄球花（staminate cone；小孢子叶球），雌蕊心皮（大孢子叶或珠鳞）呈叶状而不包卷成子房，常聚生成雌球花（female cone）（大孢子叶球）；胚珠（经传粉、受精后发育成种子）裸露于心皮上，所以称裸子植物。

3. 具明显的世代交替现象

在世代交替中孢子体占优势，配子体极其退化（雄配子体为萌发后的花粉粒，雌配子体为胚囊及胚乳组成），寄生在孢子体上。

4. 具颈卵器构造

大多数裸子植物具颈卵器构造，但颈卵器结构简单，埋于胚囊中，仅有 2～4 个颈壁细

胞露在外面，颈卵器内有 1 个卵细胞和 1 个腹沟细胞，无颈沟细胞，比蕨类植物的颈卵器更为退化。受精作用不需要在有水的条件下进行。

5．常具多胚现象

大多数裸子植物出现多胚现象（polyembryony），这是由于一个雌配子体上的几个颈卵器的卵细胞同时受精，形成多胚，或由一个受精卵在发育过程中发育成原胚，再由原胚组织分裂为几个胚而形成多胚。

裸子植物的生殖器官在生活史的各个阶段与蕨类植物基本上是同源的，但所用的形态术语却各不一样。现将它们之间的对照名词列于表 10 - 1：

表 10 - 1 裸子植物与蕨类植物形态术语的比较

裸 子 植 物	蕨 类 植 物
雌（雄）球花	大（小）孢子叶球
雄蕊	小孢子叶
花粉囊	小孢子囊
花粉粒（单核期）	小孢子
珠鳞（心皮或雌蕊）	大孢子叶
珠心	大孢子囊
胚囊（单细胞期）	大孢子

二、裸子植物的化学成分

裸子植物的化学成分类型很多，主要有黄酮类、生物碱类、萜类及挥发油、树脂等。

1．黄酮类 黄酮类及双黄酮类在裸子植物中普遍存在，双黄酮除蕨类植物外很少发现，是裸子植物的特征性成分。

2．生物碱类 生物碱在裸子植物中分布不普遍，现知的仅存于三尖杉科、红豆杉科、罗汉松科、麻黄科及买麻藤科。

3．树脂、挥发油、有机酸等 如松香、松节油、金钱松根皮含有土槿皮酸。

第二节 裸子植物的分类

现存的裸子植物分为 5 纲，9 目，12 科，71 属，约 800 种。我国有 5 纲，8 目，11 科，41 属，约 300 种（包括引种栽培品）。已知药用的有 10 科，25 属，100 余种。银杏科、银杉属、金钱松属、水杉属、水松属、侧柏属、白豆杉属等为我国特有科属。

一、苏铁纲 Cycadopsida

苏铁纲（Cycadopsida）植物为常绿木本植物，茎干粗壮，常不分枝。叶螺旋状排列，有鳞片叶及营养叶之分，二者交互或环状着生；鳞状叶小，密被褐色绒毛，营养叶大，羽状深裂，集生于树干顶部。雌雄异株。精子具纤毛。仅1目，1科。

1. 苏铁科 Cycadaceae

【形态特征】 树干圆柱形，常不分枝，髓部大，树皮有黏液道。鳞片状小叶密被褐色绒毛，营养叶大，深裂成羽状，革质，集生于茎的顶部。雌雄异株。雄球花木质，直立，具柄，由多数鳞片状或盾状的雄蕊构成。每个雄蕊生多数球状1室花药，花粉粒发育所产生的精子具多数纤毛。雌蕊叶状或盾状，丛生于茎顶的羽状叶与鳞片叶之间。种子核果状。胚乳丰富，子叶2枚。

染色体：X = 11。

【分布】 9属，110余种，分布于热带、亚热带地区。我国1属，8种，分布于西南、华南、华东等地。已知药用4种。

【化学成分】 种子含氧化偶氮类化合物苏铁苷（cycasin）和大泽未苷（macrozamin）等，叶含双黄酮衍生物苏铁双黄酮等。

【药用植物】 苏铁（铁树）*Cycas revoluta* Thunb.：常绿乔木，茎干圆柱形，其上有明显的叶柄残基。营养叶一回羽状深裂，叶柄基部两侧有刺，裂片条状披针形，质坚硬，深绿色有光泽，边缘反卷。雄球花圆柱状，雄蕊顶部宽平，有急尖头；下面着生许多花药（图10-1），常3~4枚聚生；雌蕊密生黄褐色绒毛，上部羽状分裂，下部柄状。柄的两侧各生1~5枚胚珠。种子核果状，熟时橙红色。

分布于四川、台湾、福建、广东、广西、云南等省区。种子及种鳞（药材名：苏铁种子）能理气止痛、益肾固精；叶（药材名：苏铁叶）为收涩药，能收敛、止痛、止痢；根（药材名：苏铁根）为祛风湿药，能祛风、活络、补肾。

本科药用植物还有：华南苏铁（刺叶苏铁）*C. rumphii* Miq.，华南各地有栽培，根治无名肿毒。云南苏铁 *C. siamensis* Miq.，云南、广东、广西有栽培，根治黄疸型肝炎；茎、叶治慢性肝炎、难产、癌症；叶治高血压。篦叶苏

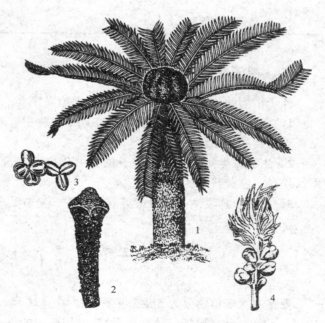

图 10-1 苏铁
1. 植株 2. 小孢叶片 3. 花药 4. 大孢子叶

铁 *C. pectinata* Griff.，产于云南，功效同苏铁。

二、银杏纲 Ginkgopsida

银杏纲（Ginkgopsida）植物为落叶乔木，枝条有长短枝之分。单叶，扇形，先端二裂，叶脉二叉状分枝。花雌雄异株，精子具多纤毛。种子核果状。仅1目，1科。

2．银杏科 Ginkgoceae

【形态特征】　落叶乔木，营养性长枝顶生，叶螺旋状排列，稀疏，有较长的叶柄；生殖性短枝侧生，叶簇生。叶片扇形，2裂。雄球花荑黄花序状，雄蕊多数，具短柄，花药2室；雌球花具长柄，柄端有2个杯状心皮，又称珠托（collar），其上各生一直立胚珠，常一个发育。种子核果状；外种皮肉质，成熟时橙黄色；中种皮白色，骨质；内种皮淡红色，纸质。胚乳肉质。

染色体：X = 12。

【分布】　仅有1属，1种和几个变种，产于我国及日本。

【化学成分】　叶的有效成分为黄酮类，包括双黄酮，还有苦味质、银杏内酯、酸性化合物等。银杏外种皮含白果酸（ginkgolicacid）、白果二酚（bilobol）等，对皮肤有毒，可引起皮炎，种仁含少量氰苷。

【药用植物】　银杏（白果、公孙树）*Ginkgo biloba* L.：我国特产。形态特征与科同（图10-2）。北自辽宁，南至广东，东起浙江，西南至贵州、云南都有栽培。去掉肉质外种皮的种子（药材名：白果）为止咳平喘药，能敛肺定喘、止带浊、缩小便；叶能益气敛肺、化湿止咳、止痢。从叶中提取的总黄酮能扩张动脉血管，用于治疗冠心病。

三、松柏纲 Coniferopsida

松柏纲（Coniferopsida）植物为木本。茎多分枝，常有长短枝之分。具树脂道。叶单生或成束，针形、条形、钻形或鳞片形。球花常

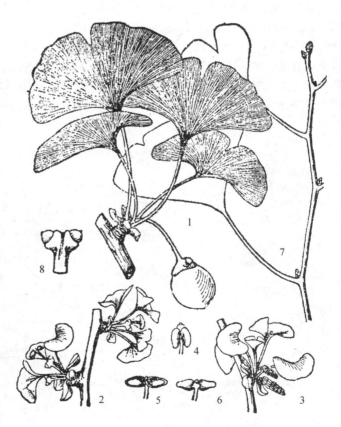

图10-2　银杏
1. 着种子的枝　2. 着雌花的枝　3. 着雄花序的枝
4. 雄蕊，示未展开之二花粉囊　5. 雄蕊正面　6. 雄蕊背面
7. 着冬芽的长枝　8. 胚珠生于杯状心皮上

排成球果状，单性同株或异株。花粉粒有气囊或无，萌发时精子无纤毛。

3.松科 Pinaceae

【形态特征】　常绿乔木，稀落叶性。叶在长枝上螺旋状排列，在短枝上簇生，针形或条形。球花单性，雌雄同株；雄球花穗状，雄蕊多数，各具2药室，花粉粒具翅；雌球花球状，由多数螺旋状排列的珠鳞（心皮）组成，每个珠鳞的腹面基部有2个胚珠，背面有1个苞片（苞鳞），与珠鳞分离。珠鳞在结果时称种鳞，聚成木质球果。种子具单翅。有胚乳，子叶2～15枚（图10-3）。

染色体：X = 12，13，22。

【分布】　10属，230余种。广部于全世界。我国10属，约130种（包括变种），分布全国各地。已知药用40余种。

【化学成分】　含树脂和挥发油，此外还含有黄酮类、多元醇、生物碱等成分。树皮中含有丰富的鞣质和酚类成分，松针和油树脂中含有多种单萜和树脂酸，木材中心含有二苯乙烯、双苄类、黄酮类化合物，如白杨素（chrysin）、球松素（pinostrobin）、生松素醇（pinobanksin）、高良姜素（galangin）等。

【药用植物】　马尾松 *Pinus massoniana* Lamb.，常绿乔木。小枝轮生，长枝上叶鳞片状；短枝上叶针状，2针一束，稀3针，细长柔软，长12～20cm，树脂道4～8个，边生。雄球花圆柱形，聚生于新枝下部成穗状；雌球花常2个生于新枝的顶端；种鳞的鳞盾菱形，鳞脐微凹，无刺头（图10-4）。球果卵圆形或圆锥状卵圆形，成熟后栗褐色。种子长卵形，子叶5～8枚。

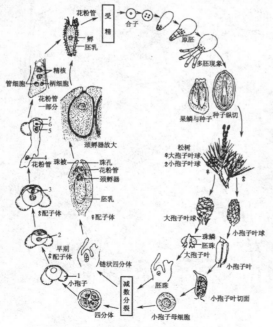

图10-3　松属生活史
1.气囊　2.核　4.管细胞　3.生殖细胞
5.精细胞　6.柄细胞　7.营养细胞

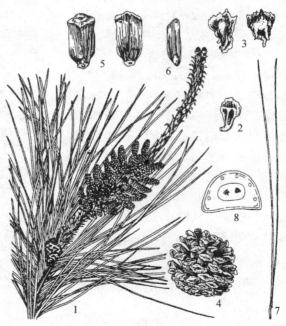

图10-4　马尾松
1.球花枝　2.雄花　3.苞鳞和珠鳞背腹面
4.球果　5.种鳞背腹面　6.种子　7.一束针叶
8.针叶的横切面

分布于淮河和汉水流域以南各地，西至四川、贵州和云南。生于阳光充足的丘陵山地酸性土壤。松节（药材名：油松节）为祛风湿药，能祛风燥湿、活血止痛。树皮（药材名：松树皮）为收敛止血药，能收敛生肌。叶（药材名：松针）为祛风湿药，能祛风活血、安神、解毒止痒。花粉（药材名：松花粉）为收敛止血药，能收敛、止血。种子（药材名：松子仁）为润下药，能润肺滑肠；松香（药材名：松香）为祛风湿药，能燥湿祛风、生肌止痛。

油松 *P. tabulaeformis* Carr.：本种与马尾松相似（图 10 - 5），但本种针叶较粗硬，长10～15cm，两针一束，树脂道边生，约 10 个。球果卵圆形，成熟时淡黄褐色，鳞盾肥厚隆起，鳞脐凸起有刺尖。种子褐色，有斑纹。

为我国特有种，分布于我国北部和西部。生于干燥的山坡上。富含树脂。功效同马尾松。

金钱松 *Pseudolarix kaempferi* Gord.：落叶乔木。长枝上的叶螺旋状散生，短枝上的叶15～30簇生，叶片条状或倒披针状条形，长 2.5～5.5cm，宽 1.5～4mm，辐射平展，秋后呈金黄色，似铜钱。球花单性，雌雄同株，雄球花数个簇生于短枝顶端，雌球花单生于短枝的顶端，苞鳞大于珠鳞（图 10 - 6），球果当年成熟，成熟时种鳞和种子一起脱落，种子具翅。分布于我国长江流域以南各省区。喜生于温暖多雨的酸性土山区。根皮（药材名：土荆皮）为驱虫药，能杀虫、止痒。

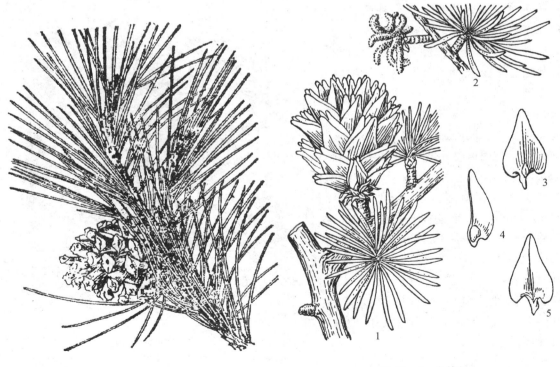

图 10 - 5 油松

图 10 - 6 金钱松
1．球果枝 2．小孢子叶球枝
3．种鳞背面及苞鳞 4．种鳞腹面 5．种子

本科药用植物还有：红松 *P. koraiensis* Sieb. et Zucc.，分布于东北长白山区及小兴安岭。种子（药材名：海松子）、松节、松尖、树脂均有舒筋止痛、祛风除湿功效，能润肺滑肠、滋补强壮。云南松 *P. yunnanensis* Franch.，分布于西南地区及广西。

4．柏科 Cupressaceae

【形态特征】 常绿乔木或灌木。叶交互对生或轮生，常为鳞片状或针状，或同一树上兼有二型叶。球花小，单性，同株或异株；雄球花生于枝顶，椭圆状卵形，有 3~8 对交互对生的雄蕊，每雄蕊有 2~6 药室；雌球花球形，由 3~6 枚交互对生的珠鳞组成，珠鳞与下面的苞鳞合生，每珠鳞有 1 至数枚胚珠。球果木质或革质，开展，或有时浆果状不开展。种子具有胚乳，子叶 2 枚。

染色体：X = 11。

【分布】 22 属，约 150 种。广布于世界各地。我国 8 属，约 40 种（包括变种），几遍全国。已知药用 20 种。

【化学成分】 含挥发油、双黄酮及酚性化合物。

【药用植物】 侧柏（扁柏）*Platycladus orientalis*（L.）Franco，［*Biota orientnlis*（L.）Endl.］：常绿乔木，小枝扁平，排成一平面，直展。叶鳞片状，交互对生，贴生于小枝上。球花单性同株。球果具种鳞 4 对，扁平，木质，蓝绿色，被白粉，覆瓦状排列，有反曲尖头，熟时木质，开裂，中部种鳞各有种子 1~2 枚，种子卵形，无翅（图10 – 7）。

为我国特有种，除新疆、青海外，分布几遍全国。枝叶（药材名：侧柏叶）为止血药，能凉血止血、祛风消肿、清肺止咳；种子（药材名：柏子仁）为安神药，能养心安神、润肠通便。

本科药用植物还有：柏木 *Cupressus funebris* Endl.，为我国特有种，分布于浙江、福建、江西、湖南、湖北、四川、贵州、广东、广西、云南，枝、叶能凉血、祛风安神。圆柏 *Sabina chinensis*（L.）Ant.，分布于内蒙古、河北、山西、河南、陕西、甘肃、山东、江苏、安徽、浙江、江西、福建、湖北、湖南、广东、广西、四川、贵州及云南，枝、叶、树皮祛风散寒、活血消肿、解毒利尿。

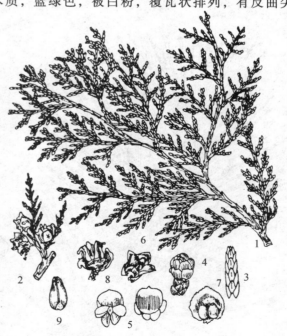

图 10 – 7 侧柏
1．着花的枝 2．着果的枝 3．小枝 4．雄球花
5．雄蕊的内面及外面 6．雌球花 7．雌蕊的内面
8．球果 9．种子

四、红豆杉纲（紫杉纲）

红豆杉纲（Taxopsida）植物为常绿乔木或灌木。叶为条形、披针形、稀鳞形、钻形或退化成叶状枝。球花单性，雌雄异株，稀同株，胚珠生于盘状或漏斗状的珠托上，或由囊状、杯状的套被所包围，不形成球果。种子具有肉质的假种皮（由套被增厚形成）或外种皮。

5. 红豆杉科（紫杉科）Taxaceae

【形态特征】　常绿乔木或灌木。叶条形或披针形，螺旋状排列或交互对生，基部常扭转排成2列，叶面中脉凹陷，叶背有2条气孔带。球花单性，雌雄异株，稀同株；雄球花常单生叶腋或苞腋，或成穗状花序状球序，雄蕊多数，具3~9个花药，花粉粒无气囊；雌球花单生或2~3对组成球序，生于叶腋或苞腋；胚珠1枚，基部具盘状或漏斗状珠托。种子核果状，全部或部分包于肉质的假种皮中。

染色体：X=11，12。

【分布】　5属，23种，主要分布于北半球。我国4属，12种，已知药用10种。

【化学成分】　含二萜及二萜生物碱如紫杉醇（taxol）、双黄酮如金松双黄酮。另外含甾醇、草酸、挥发油、鞣质等。

【药用植物】　榧树 *Torreya grandis* Fort. ex Lindl. 常绿乔木，树皮有纵条纹状纵裂。小枝近对生或轮生。叶螺旋状排列，由于叶柄的扭转而成2列，条形，革质，先端有刺状短尖，上面深绿色，无明显中脉，下面淡绿色，有两条粉白色气孔带。球花单性，雌雄异株；雄球花单生叶腋，圆柱状，雄蕊多数，各有4个药室；雌球花成对生于叶腋。种子椭圆形或卵形，成熟时核果状，由珠托发育成的假种皮所包被（图10-8），假种皮淡紫红色，肉质。

我国特有种，分布于江苏、浙江、安徽南部、福建西北部、江西及湖南等省。种子（药材名：香榧子）为杀虫药，能杀虫消积、润燥通便。

红豆杉 *Taxus wallichiana* Zucc. var. *chinensis*（Pilger）Florin，［*Taxus chinensis*（Pilger）Rehd.］：常绿乔木，树皮裂成条片剥落。叶条形，微弯或直，排成2列，长1~3cm，宽2~4mm，先端具微突尖头，叶上

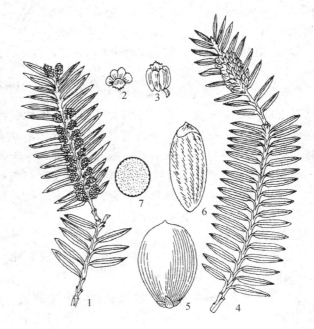

图10-8　榧树

1. 雄球花枝　2. 3. 雄蕊　4. 雌球花枝　5. 种子
6. 去假种皮的种子　7. 去假种皮与外种皮的种子横切面

面深绿色，下面淡黄色，有 2 条气孔带。种子卵圆形，上部渐窄，先端微具 2 钝纵脊，先端有突起的短尖头，种脐近圆形或宽椭圆形，生于杯状红色肉质的假种皮中（图 10-9）。

　　我国特有种，分布于甘肃、陕西、安徽、湖北、湖南、广西、贵州、四川、云南等省区。生于海拔 1000~1500m 石山杂木林中。叶能治疗癣；种子能消积、驱虫。

　　近年来从本属植物的茎皮中得到紫杉醇（taxol）具有明显的抗肿瘤作用。

　　同属植物还有：南方红豆杉 *Taxus wallichiana* Zucc. var. *mairei*（Lemee et Lévl.）L. K. Fu et N. Li，[*T. chinensis* var. *mairei*（Lemee et Lévl.）Cheng et L. K. Fu]，分布于甘肃、陕西、河南、安徽、浙江、江西、湖北、台湾、福建、广东、广西、四川、云南等省区。西藏红豆杉 *T. wallichiana* Zucc.，分布于西藏南部。云南红豆杉已与西藏红豆杉合并。东北红豆杉 *T. cuspidata* Sieb. et Zucc.，分布于黑龙江。

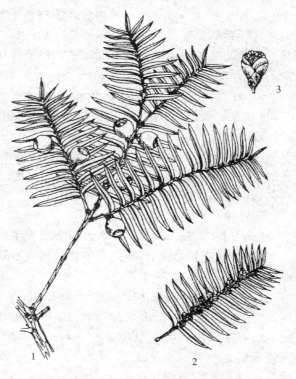

图 10-9　红豆杉
1. 种子枝　2. 雄球花枝　3. 雄球花

6. 三尖杉科（粗榧科）Cephalotaxaceae

　　【形态特征】　常绿小乔木或灌木。小枝近对生或轮生，基部有宿存芽鳞。叶条形或条状披针形，交互对生或近对生，侧枝叶在基部扭转而成 2 列，叶背有 2 条白色气孔带，叶内有树脂道。球花单性，雌雄异株，稀同株；雄球花有雄花 6~11，聚成头状，雄蕊 4~16，各具 2~4 个药室（常 3 个），花粉粒球形，无气囊；雌球花具长梗，生于小枝基部，花梗上有数对交互对生的苞片，每苞片基部生 2 枚胚珠，仅 1 枚发育。种子核果状，全部包于由珠托发育成的假种皮中，外种皮质硬，内种皮薄膜质。子叶 2 枚。

　　染色体：$X=12$。

　　【分布】　1 属，9 种，主要分布东亚。我国 7 种，3 变种，分布于黄河以南及西南各省区。已知药用 9 种（包括变种）。

　　【化学成分】　含生物碱，包括粗榧碱类生物碱（cephaiotaxine type alkaloids）和高刺桐类生物碱（homoerythrine type alkaloids）。此外，还含有多种双黄酮类化合物（biflavone）。种子含脂肪油，树皮含鞣质等。

　　【药用植物】　三尖杉 *Cephalotaxus fortunei* Hook. f.：常绿乔木，树皮红褐色，片状脱落。叶片螺旋状着生，排成 2 行，披针状条形，常弯曲，长 4~13cm，上面中脉隆起，下面中脉两侧有2条白色气孔带。雄球花8~10，聚生成头状，生于叶腋，每个雄球花有雄蕊6~16，生于苞片上；雌球花总梗长15~20mm，生于小枝基部，有数对交互对生的苞片。种子4~8枚，长卵形，核果状，假种皮熟时紫色（图10-10）。

分布于陕西、甘肃及华东、华南、西南地区。生于山林疏林、溪谷湿润而排水良好的地方。种子（药材名：三尖杉）为驱虫药，能润肺、消积、杀虫。从本科植物的枝叶中提取的三尖杉总碱对淋巴肉瘤、肺癌有较好疗效，对胃癌、上颚窦癌、食道癌有一定的疗效。

同属具有抗癌作用的药用植物还有：中国粗榧 *C. sinensis*（Rehd. et Wils）Li，分布于长江以南及陕西、甘肃、河南等省。蓖子三尖杉 *C. oliveri* Mast.，分布于广东、江西、湖南、四川、贵州、云南。台湾三尖杉 *C. wisoniana* Hayata.，分布于台湾。

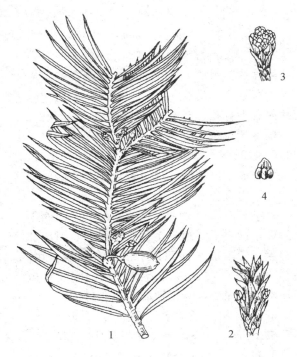

图10-10 三尖杉
1. 种子及大孢子叶球枝 2. 大孢子叶球 3. 小孢子叶球
4. 小孢子叶

五、买麻藤纲（倪藤纲）Gnetopsida

买麻藤纲（Gnetopsida）植物为灌木或木质藤本。木质部有导管，无树脂道。叶对生，鳞片状或阔叶状。球花单性，雌雄异株或同株，有类似花被的盖被（称假花被）；胚珠1枚，具1~2层珠被，具珠孔管，精子无鞭毛；颈卵器极退化或无。成熟雌球花球状或浆果状，种子包被于由盖被发育成的假种皮中，胚乳丰富。子叶2枚。

7. 麻黄科 Ephedraceae

【形态特征】 小灌木或亚灌木。小枝对生或轮生，节明显，节间有多条细纵槽纹，叶小，鳞片状，对生或轮生，2~3片合生成鞘状。球花单性，雌雄异株，稀同株。雄球花卵形或椭圆形，由2~8对交互对生或轮生的苞片组成，每苞片中有雄花1朵，外包假花被，膜质，先端2裂，每花有雄蕊2~8个，花丝合成1束，花药2~3室；雌球花由2~8对交互对生或轮生的苞片组成，仅顶端1~3枚苞片内生有雌花，雌花由顶端开口的囊状的假花被包围。胚珠1，具一层珠被，上部延长成珠被管，由假花被开口处伸出，假花被发育成革质假种皮，包围种子，最外为苞片，成熟时变成肉质，红色或橘红色。种子浆果状，胚乳丰富，子叶2枚。

染色体：X＝7。

【分布】　仅1属，约40种，分布于亚洲、美洲及欧洲东部及非洲北部等干旱地区。我国有16种，分布于东北、西北、西南等地区。已知药用15种。

【化学成分】　含多种生物碱，主要含麻黄碱，其次含伪麻黄碱，还含挥发油等。

【药用植物】　草麻黄 *Ephedra sinica* Stapf：草本状灌木，木质茎短而横卧，小枝丛生于基部。叶鳞片状，膜质。球花单性，雌雄异株。雄球花生于苞腋内，呈穗状花序，具2～4对苞片，每苞片内有1雄花，有雄蕊2～8枚，花丝合生。雌球花单生于枝顶，有苞片4对，仅先端1对苞片内有雌花2～3。每雌花具1顶端开口假花被，假花被发育成革质的假种皮。苞片成熟时增厚肉质，红色，内含种子1～2（图10－11）。

分布于东北、内蒙古、陕西、河北、山西等省区。生于沙质干燥地带，常见于山坡、河床和干旱草原，常组成大面积纯群落，有固沙作用。草质茎（药材名：麻黄）为解表药，能发汗散寒、平喘、利尿。并为提取麻黄碱原料。

同属植物作麻黄药用的还有：中麻黄 *E. intermedia* Schr. et Mey.，直立小灌木，高达1m以上，节间长3～6cm，叶裂片通常3片；雌球花珠被管常螺旋状弯曲。种子常3枚。分布于华北、西北、辽宁、山东等地。

木贼麻黄 *E. equisetina* Bge.，直立小灌木，高达1m，节间细而较短，长1～2.5cm。雌球花常2个对生于节上，珠被管弯曲。种子常1枚。本种麻黄碱的含量较其他种类高。分布于华北及陕西、甘肃、新疆等地。

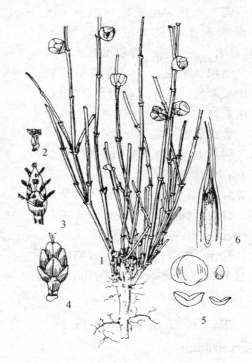

图10－11　草麻黄
1. 雌株　2. 雄花　3. 雄花序　4. 雌花序
5. 种子及苞片　6. 雌花纵切面

8. 买麻藤科 Gnetaceae

【形态特征】　多为常绿木质藤本，节膨大。单叶对生，全缘，革质，具羽状网脉。球花单性，雌雄异株，稀同株，伸长成穗状，顶生或腋生，具多轮合生环状总苞；雄球花序生于小枝上，各轮总苞内有多数雄花，排成2～4轮，上端常有一轮不育雌花，雄花具杯状假花被，雄蕊常2枚，花丝合生；雌球花序生于老枝上，每轮总苞内有4～12朵雌花，假花被囊状，紧包于胚珠之外，胚珠具2层珠被，内珠被顶端延长成珠被管。从假花被顶端开口处伸出，外珠被的肉质外层、骨质内层与假花被合生成假种皮。种子核果状，包于红色肉质的假种皮中。胚乳丰富，子叶2枚。

染色体：X＝11。

【分布】　1属，30多种，分布于亚洲、非洲、及南美洲等热带及亚热带地区。我国有

10 种，分布于华南等地区。已知药用有 8 种。

【化学成分】 含苯丙素类，如买麻藤碱（gnetine）（去甲乌药碱）和买麻藤叶林类（genetifolin）化合物。

【药用植物】 小叶买麻藤（麻骨风）*Gnetum parvifolium*（Warb.）C. Y. Cheng ex Chun：常绿木质大藤本。茎枝圆形（图 10-12），有明显皮孔，节膨大。叶对生，革质，椭圆形至狭椭圆形或倒卵形，长 4~10cm。花单性，雌雄同株；雄球花序不分枝或一次（三出或成对）分枝，其上有5~13轮杯状总苞，每轮总苞有雄花40~70 朵，上端有不育雌蕊 10~12 枚；雌球花序多生于老枝上，一次三出分枝，每轮总苞有雌花 5~7 朵。种子核果状，无柄。成熟时肉质假种皮呈红色或黑色。

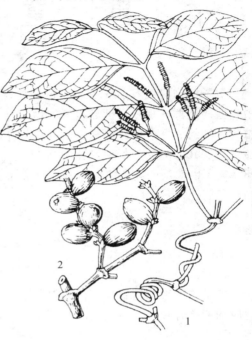

图 10-12 小叶买麻藤
1. 缠绕茎及雌花序　2. 种子枝

分布于华南。生于山谷、山坡疏林中。茎、叶（药材名：麻骨风）为祛风湿药，能祛风除湿、活血祛瘀、消肿止痛、行气健胃、接骨。

同属植物买麻藤（倪藤）*G. montanum* Markgr.，形态与上种相似，但叶较大，长 10~20cm，花单性，雌雄异株；成熟种子具短柄。分布于广东、广西、云南，功效同小叶买麻藤。

第十一章
被 子 植 物 门

被子植物门（Angiospermae）植物是当今植物界中最进化、种类最多、分布最广和生长最繁盛的类群。现知全世界被子植物共有 20 多万种，占植物界总数的一半以上。我国被子植物已知约 3 万余种，据全国中药资源普查资料（1983～1993 年），药用被子植物有 213 科，1957 属，10027 种（含种下分类等级），占我国药用植物总数的 90％，中药资源总数的78.5％，也就是说被子植物是药用种类最多的类群，大多数中药和民间药物都来自被子植物。

第一节　被子植物的主要特征

被子植物形态结构复杂化和完美化，特别是繁殖器官结构和生殖过程的特点，给予了它适应和抵御各种不良环境的内在条件，使它在地球植物界占绝对优势。被子植物的主要特征有：

1．孢子体高度发达

被子植物的孢子体高度发达，配子体极度退化。形态有乔木、灌木、草本和藤本，对环境的适应有水生、陆生、自养和异养等。

2．具有真正的花

被子植物产生了具有高度特化的真正的花。

3．胚珠被心皮所包被

被子植物的胚珠被包藏在由心皮闭合而形成的子房内，使其得到很好的保护。

4．具有独特的双受精现象

被子植物在受精过程中，一个精子与卵细胞结合，形成合子（受精卵）；另一个精子与2 个极核结合，发育成三倍体的胚乳。三倍体的胚乳为幼胚发育提供具双亲特性的营养，使新植物具有较强的生活力。

5．具有果实

被子植物受精后的心皮发育形成果实，胚珠形成种子。果实的形态多种多样，既有效地保护了种子，又促进了种子的传播。

6．高度发达的输导组织

被子植物的输导组织中的木质部出现了导管，韧皮部出现了筛管和伴胞，加强了水分和营养物质的运输能力。

第二节 被子植物分类的一般规律

　　植物的分类法是以植物的形态特征，包括营养器官和生殖器官，特别是花和果的形态特征为主要分类依据。由于被子植物几乎在距今 1.3 亿年的白垩纪同时兴盛起来，所以就难以根据化石的年龄去论断谁比谁更原始，特别是几乎找不到有关花的化石，而花部的特点又是被子植物演化分类的重要方面，这就使得研究被子植物的演化和亲缘关系相当困难。

　　表 11-1 是一般公认的被子植物形态构造的主要演化规律。

表 11-1 　　　　被子植物形态构造的主要演化规律

	初生的、原始性状	次生的、进化性状
根	主根发达（直根系）	主根不发达（须根系）
茎	乔木、灌木	多年生或一、二年生草本
	直立	藤本
	无导管，有管胞	有导管
叶	单叶	复叶
	互生成螺旋排列	对生或轮生
	常绿	落叶
	有叶绿素，自养	无叶绿素，腐生，寄生
花	单生	形成花序
	各部螺旋排列	各部轮生
	两被花	单被花或无被花
	各部离生	各部合生
	各部多数而不固定	各部有定数（3、4 或 5）
	辐射对称	两侧对称或不对称
	子房上位	子房下位
	两性花	单性花
	花粉粒具单沟	花粉粒具 3 沟或多孔
	虫媒花	风媒花
果实	单果、聚合果	聚花果
	蓇葖果、蒴果、瘦果	核果、浆果、梨果
种子	胚小、有发达胚乳	胚大、无胚乳
	子叶 2 片	子叶 1 片

应该注意不能孤立地只根据某一条规律来判定某一植物是进化还是原始，因为同一植物形态特征的演化不是同步的，同一性状在不同植物的演化意义也非绝对的，而应该综合分析，如唇形科植物的花冠不整齐，合瓣，雄蕊2~4，都表现出高级虫媒植物协调演化特征，但它具子房上位，又是原始性状。

第三节　被子植物的分类系统

几千年来，人们观察和研究了植物的形态、构造、生活史和生活习性等，积累了丰富的知识，掌握了植物间的异同点，根据植物的异同点，将植物区分为不同的分类群，并对这些分类群按等级排列形成了分类系统。

早期，人们对植物进行分类仅局限在形态、习性、用途上，往往用一个或少数几个性状作为分类依据，而未能考虑植物的亲缘和演化关系，这样的分类系统即是人为分类系统（argifical system）。如我国明朝李时珍（1518~1593）在《本草纲目》中依据了植物的外形及用途将其分为草部、木部、谷部、果部和菜部，又进一步根据习性等在草部下细分为山草类、芳草类、隰草类、毒草类、蔓草类、水草类、石草类、苔类及杂草类等；瑞典植物学家林奈（Carolus Linnaeus，1707~1778）根据植物雄蕊的有无、数目及着生情况分为24纲，第1~23纲为显花植物，第24纲为隐花植物。人为分类系统有利于某些方面的应用，人们在经济植物学中经常使用，如将植物分为油料植物、纤维植物、香料植物、药用植物、淀粉植物等。

19世纪后半期开始，随着科学技术的发展，人们掌握的植物知识越来越多，力求客观反映自然界植物的亲缘关系和演化发展，由此而建立起的分类系统被称为自然分类系统或系统发育分类系统（phylogenetic system）。如在蕨类植物的分类系统中，我国著名植物学家秦仁昌先生1978年发表的秦仁昌系统被国际蕨类学界所公认；在裸子植物的分类系统中，我国著名植物学家郑万钧系统被广泛采用；被子植物的分类系统较多，其主要的分类依据是花、果实的形态特征。随着近代植物解剖学、细胞学、分子生物学和植物化学等学科的进展，促进了植物分类学研究的深入。19世纪以来，许多植物分类学者根据各自的系统发育理论建立了许多不同的被子植物分类系统。

（一）恩格勒系统（图11-1）

1897年，德国植物学家恩格勒（A. Engler）和柏兰特（K. Prantl）在《植物自然分科志》（Die Naturlichen Pflanzenfamilien）中发表了该系统，它是植物分类史上第一个比较完整的系统。它把植物界分为13门，被子植物是第13门（种子植物门）中的一个亚门，该亚门分为单子叶植物纲和双子叶植物纲，共45目，280科。该系统经过多次修改，至1964年的第12版《植物分科志要》已将被子植物列为门，并将原置于双子叶植物前的单子叶植物移至双子叶植物之后，共有62目，344科。

恩格勒系统是以假花学说（pseudanthium theory）为理论基础，假花学说认为被子植物的花和裸子植物的球花完全一致，每个雄蕊和心皮分别相当于1个极端退化的雄花和雌花。并

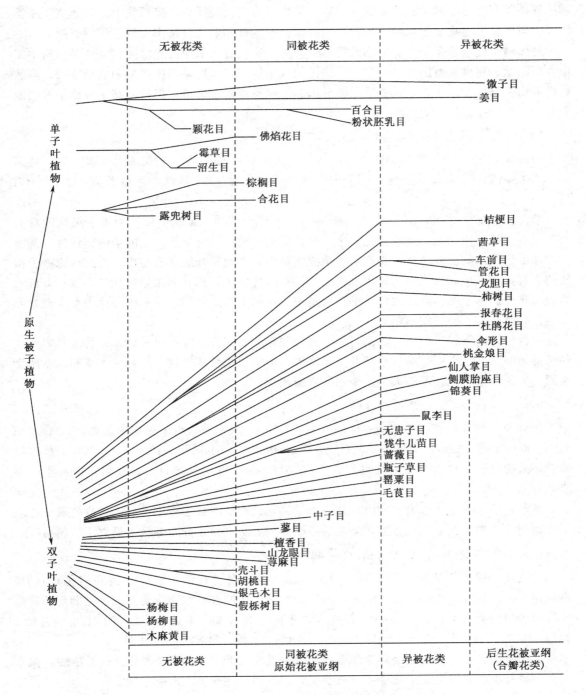

图 11 – 1 恩格勒被子植物系统图

设想被子植物来自裸子植物麻黄类植物。因此认为无花瓣、单性花、风媒花、木本植物等为原始特征，有花瓣、两性花、虫媒花、草本植物等为进化特征。在该系统中，具荑黄花序类植物被当作被子植物中最原始类型，排列在前；木兰目和毛茛目被作为较进化的类型。

恩格勒系统包括了全世界植物的纲、目、科、属，各国沿用历史已久，为许多植物学工作者所熟悉，在世界范围内使用广泛。我国的《中国植物志》基本按恩格勒系统排列，本教材也采用了恩格勒系统，只是变动了部分内容。但恩格勒系统所依据的假花学说已不被当今大多数分类学家所接受。

（二）哈钦松系统（图 11 – 2）

1926 年和 1934 年，英国植物学家哈钦松（J. Hutchinson）在《有花植物科志》（The Families of Flowering Plants）中发表了被子植物分类系统，在 1973 年修订版中共有 111 目，411 科。

哈钦松系统以真花学说（euanthium theory）为理论基础，真花学说认为被子植物的花是由原始裸子植物两性孢子叶球演化而来，并设想被子植物来自早已灭绝的本内苏铁目，其孢子叶球上的苞片演变成花被，小孢子叶演变成雄蕊，大孢子叶演变成心皮。因此认为被子植物的无被花是有被花退化而来，单性花是两性花退化而来，花各部原始性状为多数、分离和螺旋状排列。基于此，则木兰目、毛茛目是被子植物的原始类型。该系统还认为草本植物和木本植物是两支平行发展的类群。

哈钦松系统被我国华南、西南、华中的一些植物研究所、标本馆采用，并为近年来建立的塔赫他间系统、克朗奎斯特系统奠定了基础。但哈钦松系统中过分强调了木本和草本两个来源，人为因素很大，不被大多数植物学者所接受。

（三）塔赫他间系统（图 11 – 3）

1954 年，前苏联植物学家塔赫他间（A. L. Takhtajan）在《被子植物的起源》（Origins of the Angiospermous Plants）中公布了该系统。后经 1966 年、1968 年、1980 年和 1986 年数次修改。该系统将被子植物分为木兰纲和百合纲，纲下再分亚纲、超目、目和科。1986 年的系统共有 461 科。

塔赫他间系统亦主张真花学说，认为木兰目是最原始的被子植物类群，首次打破了把双子叶植物分为离瓣花亚纲和合瓣花亚纲的传统分类方法，并在分类等级上设立了"超目"。

（四）克朗奎斯特系统（图 11 – 4）

1968 年美国植物学家克朗奎斯特（A. Cronquist）在《有花植物的分类和演化》（The Evolution and Classification of Flowering Plants）中发表了新的被子植物分类系统。克朗奎斯特系统称被子植物为木兰植物门，分为木兰纲和和百合纲。1981 年进行了修订，木兰纲包括 6 亚纲，64 目，318 科；百合纲包括 5 亚纲，19 目，65 科。共 83 目，383 科。

克朗奎斯特系统接近于塔赫他间系统，但取消了"超目"，科的数目也有了压缩。该系统在各级分类的安排上比前几个系统似乎更合理，因而逐渐被人们所采用。

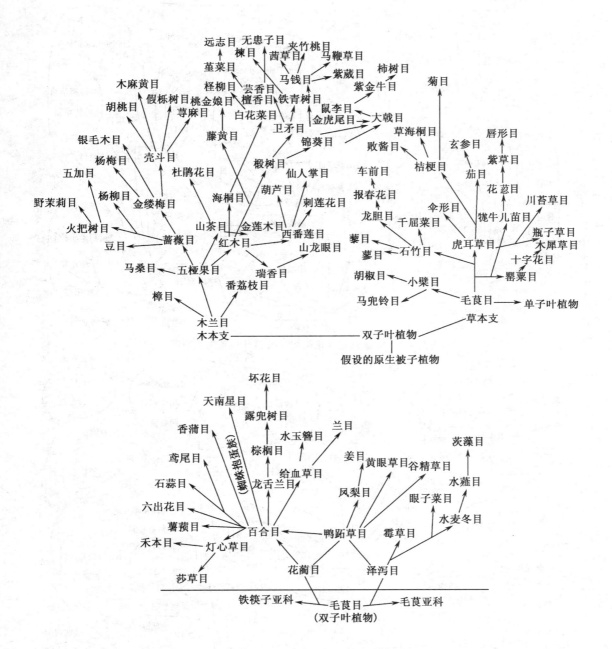

图 11-2 哈钦松被子植物分类系统图

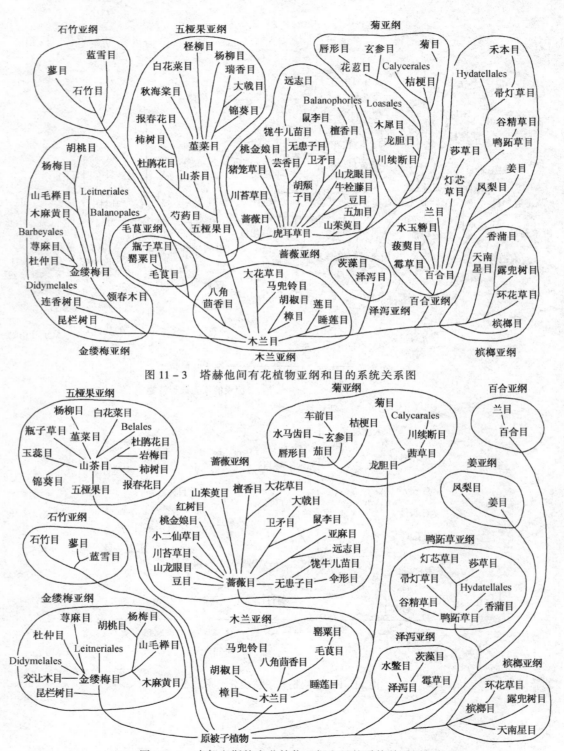

图 11 - 3　塔赫他间有花植物亚纲和目的系统关系图

图 11 - 4　克郎奎斯特有花植物亚纲和目的系统关系图

（五）被子植物主要分类系统比较（表 11-2）

表 11-2 被子植物主要分类系统比较

分类系统	超目	目数	科数	双子叶植物纲（木兰纲）最原始（上）和最进化（下）类群	单子叶植物纲（百合纲）最原始（上）和最进化（下）类群
恩格勒系统（1964 年）	无	62	344	木麻黄目木麻黄科 桔梗目菊科	沼生目泽泻科 微子目兰科
哈钦松系统（1973 年）	无	111	411	木本支：木兰目木兰科 马鞭草目透骨草科 草本支：毛茛目芍药科 唇形目唇形科	花蔺目花蔺科 禾本目禾本科
塔赫他间系统（1986 年）	有	92	461	木兰目单心木兰科 菊目菊科	泽泻目泽泻科 雨久花目雨久花科
克朗奎斯特系统（1981 年）	无	83	383	木兰目假八角科 菊目菊科	泽泻目花蔺科 兰目兰科

附：恩格勒系统的被子植物纲、亚纲、目、亚目、科顺序表

Dicotyledoneae 双子叶植物纲

Archichlamydeae 原始花被亚纲

1．Casuarinales 木麻黄目

　1．Casuarinaceae 木麻黄科

2．Juglandales 胡桃目

　2．Myricaceae 杨梅科

　3．Juglandaceae 胡桃科

3．Balanopales（Balanopsidales） 假橡树目

　4．Balanopaceae（Balanopsidaceae） 假橡树科

4．Leitneriales 银毛木目

　5．Leitneriaceae 银毛木科

　6．Didymelaceae 滴滴美木科

5．Salicales 杨柳目

　7．Salicaceae 杨柳科

6．Fagales 壳斗目（山毛榉目）

　8．Betulaceae 桦木科

　9．Fagaceae 壳斗科（山毛榉科）

7．Urticales 荨麻目

　10．Rhoipteleaceae 马尾树科

　11．Ulmaceae 榆科

　12．Eucommiaceae 杜仲科

　13．Moraceae 桑科

　14．Urticaceae 荨麻科

8．Proteales 山龙眼目

　15．Proteaceae 山龙眼科

9．Santalales 檀香目

Santalineae 檀香亚目

　16．Olacaceae 铁青树科

　17．Dipentodontaceae 十齿花科

　18．Opiliaceae 山柚子科

　19．Grubbiaceae 假石南科

　20．Santalaceae 檀香科

　21．Misodendraceae 羽毛果科

Loranthineae 桑寄生亚目

　22．Lorantllaceae 桑寄生科

10．Balanophorales 蛇菰目

　23．Balanophoraceae 蛇菰科

11．Medusandrales 毛丝花目

24．Medusandraceae　毛丝花科

12．Polygonales　蓼目

25．Polygonaceae　蓼科

13．Centrospermae　中子目

Phytolaccineae　商陆亚目

26．Phytolaccaceae　商陆科

27．Gyrostemonaceae　环蕊科

28．Achatocarpaceae　透镜籽科

29．Nyctaginaceae　紫茉莉科

30．Molluginaceae　粟米草科

31．Aizoaceae　番杏科

Portulacineae　马齿苋亚目

32．Portulacaceae　马齿苋科

33．Basellaceae　落葵科

Caryophyllineae　石竹亚目

34．Caryophyllaceae　石竹科

Chenopodiineae　藜亚目

35．Dysphaniaceae

36．Chenopodiaceae　藜科

37．Amaranthaceae　苋科

Didiereineae　刺戟亚目

38．Didiereaceae　刺戟科

14．Cacta1es　仙人掌目

39．Cactaceae　仙人掌科

15．Magnoliales　木兰目

40．Magnoliaceae　木兰科

41．Degeneriaceae　德坚勒木科

42．Himantandraceae　芳香木科

43．Winteraceae　假八角科

44．Annonaceae　番荔枝科

45．Eupomatiaceae　澳洲番荔枝科

46．Myristicaceae　肉豆蔻科

47．Canellaceae　假樟科

48．Schisandraceae　五味子科

49．Illiciaceae　八角科

50．Austrobaileyaceae　对叶藤科

51．Trimeniaceae　腺齿木科

52．Amborellaceae

53．Monimiaceae　香材树科

54．Calycanthaceae　蜡梅科

55．Gormortegaceae　油籽树科

56．Lauraceae　樟科

57．Hernandiaceae　莲叶桐科

58．Tetracentraceae　水青树科

59．Trochodendraceae　昆栏树科

60．Eupteleaceae　领春木科

61．Cercidiphyllaceae　连香树科

16．Ranunculales　毛茛目

Ranunculineae　毛茛亚目

62．Ranunculaceae　毛茛科

63．Berberidaceae　小檗科

64．Sargentodoxaceae　大血藤科

65．Lardizabalaceae　木通科

66．Menispermaceae　防己科

Nymphaeineae　睡莲亚目

67．Nymphaeaceae　睡莲科

68．Ceratophyllaceae　金鱼藻科

17．Piperales　胡椒目

69．Saururaceae　三白草科

70．Piperaceae　胡椒科

71．Chloranthaceae　金粟兰科

72．Lactoridaceae　鸟嘴果科

18．Aristolochiales　马兜铃目

73．Aristolochiaceae　马兜铃科

74．Rafflesiaceae　大花草科

75．Hydnoraceae　根寄生科

19．Guttiferales　藤黄目

Dilleniineae　五桠果亚目

76．Dilleniaceae　五桠果科

77．Paeoniaceae　芍药科

78．Crossosomataceae　流苏亮籽科

79．Eucryphiaceae　船形果科

80．Medusagynaceae　环柱树科

81．Actinidiaceae　猕猴桃科

Ochnineae 金莲木亚目

82．Ochnaceae 金莲木科

83．Dioncophyllaceae

84．Strasburgeriaceae　栓皮果科

85．Dipterocarpaceae　龙脑香科

Theineae　茶亚目

86．Theaceae　茶科

87．Caryocaraceae　多柱树科

88．Marcgraviaceae　附生藤科

89．Quiinaceae　绒子树科

90．Guttiferae　藤黄科

Ancistrocladineae　钩枝藤亚目

91．Ancistrocladaceae　钩枝藤科

20．**Sarraceniales**　管叶草目（瓶子草目）

92．Sarraceniaceae　管叶草科（瓶子草科）

93．Nepenthaceae　猪笼草科

94．Droseraceae　茅膏菜科

21．**Papaverales**　罂粟目

Papaverineae　罂粟亚目

95．Papaveraceae　罂粟科

Capparineae　白花菜亚目

96．Capparaceae　白花菜科

97．Cruciferae　十字花科

98．Tovariaceae　烈味三叶草科

Resedineae　木犀草亚目

99．Resedaceae　木犀草科

Moringineae　辣木亚目

100．Moringaceae　辣木科

22．**Batales**（**Batidales**）　肉穗果目

101．Bataceae（Batidaceae）　肉穗果科

23．**Rosales**　蔷薇目

Hamamelidineae　金缕梅亚目

102．Platanaceae　悬铃木科

103．Hamainelidaceae　金缕梅科

104．Myrothamnaceae　折扇叶科

Saxifragineae　虎耳草亚目

105．Crassulaceae　景天科

106．Cephalotaceae　囊叶草科

107．Saxifragaceae　虎耳草科

108．Brunelliaceae　瓣裂果科

109．Cunoniaceae　火把树科

110．Davidsoniaceae

111．Pittosporaceae　海桐科

112．Byblidaceae　腺毛草科

113．Roridulaceae

114．Bruniaceae　小叶树科

Rosineae　蔷薇亚目

115．Rosaceae　蔷薇科

116．Neuradaceae

117．Chrysobalanaceae

Leguminosineae　豆亚目

118．Connaraceae　牛栓藤科

119．Leguminosae　豆科

120．Krameriaceae　刚毛果科

24．**Hydrostachyales**　水穗目

121．Hydrostachyaceae　水穗科

25．**Podostemales**　川苔草目

122．Podostemaceae　川苔草科

26．**Geraniales**　牻牛儿苗目

Limnanthineae　沼泽草亚目

123．Limnanthaceae　沼泽草科

Geraniineae　牻牛儿苗亚目

124．Oxalidaceae　酢浆草科

125．Geraniaceae　牻牛儿苗科

126．Tropaeolaceae　旱金莲科

127．Zygophyllaceae　蒺藜科

128．Linaceae　亚麻科

129．Erythroxylaceae　古柯科

Euphorbiineae　大戟亚目

130．Euphorbiaceae　大戟科

131．Daphniphyllaceae　交让木科

27．**Rutales**　芸香目

Rutineae　芸香亚目

132．Rutaceae　芸香科

133．Cneoraceae　叶柄花科

134．Simaroubaceae　苦木科

135．Picrodendraceae　三叶脱皮树科

136．Burseraceae　橄榄科

137．Meliaceae　楝科

138．Akaniaceae　叠珠树科

Malpighiineae　金虎尾亚目

139．Malpighinaceae　金虎尾科

140．Trigoniaceae　三棱果科

141．Vochysiaceae　独蕊科

Polygalineae　远志亚目

142．Tremandraceae　假石南科

143．Polygalaceae　远志科

28．**Sapindales**　无患子目

Coriariineae　马桑亚目

144．Coriariaceae　马桑科

Anacardiineae　漆树亚目

145．Anacardiaceae　漆树科

Sapindineae　无患子亚目

146．Aceraceae　槭树科

147．Bretschneideraceae　伯乐树科

148．Sapindaceae　无患子科

149．Hippocastanaceae　七叶树科

150．Sabiaceae　清风藤科

151．Melianthaceae　羽叶树科

152．Aextoxicaceae　鳞枝树科

Balsamineae　凤仙亚目

153．Balsaminaceae　凤仙花科

29．**Julianiales**　三柱目

154．Julianiaceae　三柱科

30．**Celastrales**　卫矛目

Celastrineae　卫矛亚目

155．Cyrillaceae　翅萼树科

156．Pentaphylacaceae　五列木科

157．Aquifoliaceae　冬青科

158．Corynocarpaceae　棒果科

159．Pandaceae　油树科

160．Celastraceae　卫矛科

161．Staphyleaceae　省沽油科

162．Hippocrateaceae　翅子藤科

163．Stackhausiaceae　木根草科

164．Salvadoraceae　刺茉莉科

Buxineae　黄杨亚目

165．Buxaceae　黄杨科

Icacinineae　茶茱萸亚目

166．Icacinaceae　茶茱萸科

167．Cardiopteridaceae　心翼果科

31．**Rhamnales**　鼠李目

168．Rhamnaceae　鼠李科

169．Vitaceae　葡萄科

170．Leeaceae　火筒树科

32．**Malvales**　锦葵目

Elaeocarpineae　杜英亚目

171．Elaeocarpaceae　杜英科

Sarcolaenineae　旋花树亚目

172．Sarcolaenaceae　旋花树科

Malvineae　锦葵亚目

173．Tiliaceae　椴树科

174．Malvaceae　锦葵科

175．Bombacaceae　木棉科

176．Sterculiaceae　梧桐科

Scytopetalineae　木果树亚目

177．Scytopetalaceae　木果树科

33．**Thymelaeales**　瑞香目

178．Geissolomataceae　四棱果科

179．Penaeaceae　管萼科

180．Dichapetalaceae　毒鼠子科

181．Thymelaeaceae　瑞香科

182．Elaeagnaceae　胡颓子科

34．**Violales**　堇菜目

Flacourtiineae　大风子亚目

183．Flacourtiaceae　大风子科

184．Peridiscaceae　巴西肉盘科

185．Violaceae　菫菜科

186．Stachyuraceae　旌节花科

187．Scyphostegiaceae　肉盘树科

188．Turneraceae　窝籽树科

189．Malesherbiaceae　离柱科

190．Passifloraceae　西番莲科

191．Achariaceae　柄果木科

Cistineae　半日花亚目

191．Cistaceae　半日花科

192．Bixaceae　红木科

193．Sphaerosepalaceae　刺果树科

194．Cochlospermaceae　弯胚树科

Tamaricineae　柽柳亚目

195．Tamaricaceae　柽柳科

196．Frankeniaceae　瓣鳞花科

197．Elatinaceae　沟繁缕科

Caricineae　番木瓜亚目

198．Caricaceae　番木瓜科

Loasineae　硬毛草亚目

199．Loasaceae　硬毛草科

Begoniineae　秋海棠亚目

200．Datiscaceae　四数木科

201．Begoniaceae　秋海棠科

35．Cucurbitales　葫芦目

202．Cucurbitaceae　葫芦科

36．Myrtiflorae　桃金娘目

Myrtineae　桃金娘亚目

203．Lythraceae　千屈菜科

204．Trapaceae　菱科

205．Crypteroniaceae　隐翼科

206．Myrtaceae　桃金娘科

207．Dialypetalanthaceae　毛枝树科

208．Sonneratiaceae　海桑科

209．Punicaceae　石榴科

210．Lecythidaceae　玉蕊科

211．Melastomataceae　野牡丹科

212．Rhizophoraceeae　红树科

213．Combretaceae　使君子科

214．Onagraceae　柳叶菜科

215．Oliniaceae　方枝树科

216．Haloragaceae（Halorrhagidaceae）
小二仙草科

217．Theligonaceae　假繁缕科

Hippuridineae　杉叶藻亚目

218．Hippuridaceae　杉叶藻科

Cynomoriineae　锁阳亚目

219．Cynomoriaceae　锁阳科

37．Umbelliflorae　伞形目

220．Alangiaceae　八角枫科

221．Nyssaceae　紫树科

222．Davidiaceae　珙桐科

223．Cornaceae　山茱萸科

224．Garryaceae　常绿四照花科

225．Araliaceae　五加科

226．Umbelliferae　伞形科

Sympetalae 合瓣花亚纲

1．Diapensiales　岩梅目

1．Diapensiaceae　岩梅科

2．Ericales　杜鹃花目

2．Clethraceae　山柳科

3．Pyrolaceae　鹿蹄草科

4．Ericaceae　杜鹃花科

5．Empetraceae　岩高兰科

6．Epacridaceae　尖苞树科

3．Primulales　报春花目

7．Theophrastaceae　假轮叶科

8．Myrsinaceae　紫金牛科

9．Primulaceae　报春花科

4．Plumbaginales　白花丹目

10．Plumbaginaceae　白花丹科（蓝雪科、
矶松科）

5．Ebehales　柿树目

Sapotineae　山榄亚目

11．Sapotaceae　山榄科

12．Sarcospermataceae　肉实树科

Ebenineae　柿树亚目

13．Ebenaceae 柿树科

l4．Styracaceae　野茉莉科

15．Lissocarpaceae　尖药科

16．Symplocaceae　山矾科

17．Hoplestigmataceae　马蹄柱头树科

6．**Oleales**　木犀目

18．Oleaceae　木犀科

7．**Gentianales**　龙胆目

19．Loganiaceae　马钱科

20．Desfontainiaceae

21．Gentianaceae　龙胆科

22．Menyanthaceae　莕菜科

23．Apocynaceae　夹竹桃科

24．Asclepiadaceae　萝藦科

25．Rubiaceae　茜草科

8．**Tubiflorae**　管花目

Convolvulineae　旋花亚目

26．Polemoniaceae　花荵科

27．Fouquieriaceae　刺树科

28．Convolvulaceae　旋花科

Boraginineae　紫草亚目

29．Hydrophyllaceae　田基麻科

30．Boraginaceae　紫草科

31．Lennoaceae　盖裂寄生科

Verbenineae　马鞭草亚目

32．Verbenaceae　马鞭草科

33．Callitrichaceae　水马齿科

34．Labiatae　唇形科

Solanineae　茄亚目

35．Nolanaceae　铃花科

36．Solanaceae　茄科

37．Duckeodendraceae

38．Buddlejaceae　醉鱼草科

39．Scrophulariaceae　玄参科

40．Globulariaceae　球花科

41．Bignoniaceae　紫葳科

42．Henriqueziaceae

43．Acanthaceae　爵床科

44．Pedaliaceae　胡麻科

45．Martyniaceae　角胡麻科

46．Gesneriaceae　苦苣苔科

47．Columelliaceae　弯药树科

48．Orobanchaceae　列当科

49．Lentibulariaceae　狸藻科

Myoporineae　苦槛蓝亚目

50．Myoporaceae　苦槛蓝科

Phrymineae　透骨草亚目

51．Phrymaceae　透骨草科

9．**Plantaginales**　车前目

52．Plantaginaceae　车前科

10．**Dipsacales**　川续断目

53．Caprifoliaceae　忍冬科

54．Adoxaceae　五福花科

55．Valerianaceae　败酱科

56．Dipsacaceae　川续断科

11．**Campanulales**　桔梗目

57．Campanulaceae　桔梗科

58．Sphenocleaceae

59．Pentaphragmataceae

60．Goodeniaceae　草海桐科

61．Brunoniaceae　蓝花根叶草科

62．Stylidiaceae　丝滴草科

63．Calyceraceae　头花草科

64．Compositae　菊科

Monocotyledoneae 单子叶植物纲

1．**Helobiae**　沼生目

Alismatineae　泽泻亚目

1．Alismataceae　泽泻科

2．Butomaceae　花蔺科

Hydrocharitineae　水鳖亚目

3．Hydrocharitaceae　水鳖科

Scheuchzeriineae 芝菜亚目

4．Scheuchzeriaceae 芝菜科

Potamogetonineae 眼子菜亚目

5．Aponogetonaceae 水雍科

6．juncaginaceae 水麦冬科

7．Potamogetonaceae 眼子菜科

8．Zannichelliaceae 角果藻科

9．Najadaceae 茨藻科

2．Triuridales 霉草目

10．Triuridaceae 霉草科

3．Liliiflorae 百合目

Liliineae 百合亚目

11．Liliaceae 百合科

12．Xanthorrhoeaceae 木根旱生草科

13．Stemonaceae 百部科

14．Agavaceae 龙舌兰科

15．Haemodoraceae 血皮草科

16．Cyanastraceae

17．Amaryllidaceae 石蒜科

18．Hypoxidaceae 长喙科

19．Velloziaceae 尖叶鳞枝科

20．Taccaceae 箭根薯科

21．Dioscoreaceae 薯蓣科

Pontederiineae 雨久花亚目

22．Pontederiaceae 雨久花科

Iridineae 鸢尾亚目

23．Iridaceae 鸢尾科

24．Geosiridaceae

Burmannineae 水玉簪亚目

25．Burmanniaceae 水玉簪科

26．Corsiaceae 美丽腐生草科

Philydrineae 田葱亚目

27．Philydraceae 田葱科

4．Juncales 灯心草目

28．Juncaceae 灯心草科

29．Thurniaceae 圭亚那草科

5．Bromeliales 凤梨目

30．Bromeliaceae 凤梨科

6．Commelinales 鸭跖草目

Commelinineae 鸭跖草亚目 31．Commelinaceae 鸭跖草科

32．Mayacaceae 三蕊细叶草科

33．Xyridaceae 黄眼草科

34．Rapateaceae 偏穗草科

Eriocaulineae 谷精草亚目

35．Eriocaulaceae 谷精草科

Restionineae 帚灯草亚目

36．Restionaceae 帚灯草科

37．Centrolepidaceae 刺鳞草科

Flagellariineae 须叶藤亚目

38．Flagellariaceae 须叶藤科

7．Graminales 禾本目

39．Gramineae 禾本科

8．Principes 棕榈目

40．Palmae 棕榈科

9．Synanthae 合蕊目

41．Cyclanthaceae 巴拿马草科

10．Spathiflorae 佛焰花目

42．Araceae 天南星科

43．Lemnaceae 浮萍科

11．Pandanales 露兜树目

44．Pandanaceae 露兜树科

45．Sparganiaceae 黑三棱科

46．Typhaceae 香蒲科

12．Cyperales 莎草目

47．Cyperaceae 莎草科

13．Scitamineae 蘘荷目

48．Musaceae 芭蕉科

49．Zingiberaceae 姜科

50．Cannaceae 美人蕉科

51．Marantaceae 竹芋科

52．Lowiaceae 兰花蕉科

14．Microspermae 微子目

53．Orchidaceae 兰科

第四节　植物分类检索表的编制和应用

植物分类检索表是鉴定植物的重要工具，在植物志和植物分类学专著中都列为重要内容之一。学会使用和编制该表会给学习和工作带来很大的方便。

一、植物分类检索表的编制

植物分类检索表采用二歧归类方法进行编制，在充分了解植物分类群的形态特征基础上，选择某些类群与另一类群的主要区别特征编成相对应的序号，然后又分别在所属项下再选择主要区别特征编列成相对应的序号，如此类推直至一定的分类等级。植物分类检索表的编排方式常见的有 3 种：定距式、平行式和连续平行式。

（一）定距式检索表

将每一对相区别的特征分开编排在一定的距离处，标以相同的序号，每下一序号后缩一格排列（表 11 - 3）。

表 11 - 3　　　　　　　　　植物界部分植物分门检索表（定距式）

```
1. 植物体无根、茎、叶的分化，无胚。
  2. 植物体不为藻类和菌类的共生体。
    3. 植物体内含叶绿素，自养式生活。
      4. 植物体的细胞无细胞核 ·················································· 蓝藻门
      4. 植物体的细胞有细胞核。
        5. 植物体绿色，贮藏营养物质是淀粉 ······························ 绿藻门
        5. 植物体红色或褐色，贮藏营养物质为红藻淀粉或褐藻淀粉。
          6. 植物体红色，贮藏营养物质是红藻淀粉 ···················· 红藻门
          6. 植物体褐色，贮藏营养物质是褐藻淀粉 ···················· 褐藻门
    3. 植物体无叶绿素，异养式生活
      7. 植物体细胞无细胞核 ·················································· 细菌门
      7. 植物体细胞有细胞核。
        8. 营养体细胞无细胞壁 ·················································· 黏菌门
        8. 植物体细胞有细胞壁 ·················································· 真菌门
  2. 植物体为藻类和菌类的共生体 ············································ 地衣门
1. 植物体有根、茎、叶的分化，有胚。
  9. 植物体内无维管组织，在生活史中，配子体占优势 ·················· 苔藓植物门
  9. 植物体内有维管组织，在生活史中，孢子体占优势。
    10. 无花，用孢子进行繁殖 ·················································· 蕨类植物门
    10. 有花，用种子进行繁殖。
      11. 胚珠裸露，无果实 ·················································· 裸子植物门
      11. 胚珠被心皮包被，形成果实 ········································ 被子植物门
```

（二）平行式检索表

将每一对相区别的特征编以同样的序号，并紧接并列，不同的序号排列不退格，每条之后标明应查的下序号或已查到的分类群（表 11 - 4）。

表 11－4　　　　　　　　　**高等植物分门检索表（平行式）**

1．植物体有茎、叶，而无真根 ……………………………………………………… 苔藓植物门
1．植物体有茎、叶和真根 ……………………………………………………………… 2
2．植物以孢子繁殖 …………………………………………………………………… 蕨类植物门
2．植物以种子繁殖 ……………………………………………………………………… 3
3．胚珠裸露，不为心皮包被 ………………………………………………………… 裸子植物门
3．胚珠被心皮构成的子房包被 ……………………………………………………… 被子植物门

（三）连续平等式检索表

将一对互相区别的特征用两个不同的序号表示，其中后一序号加括号，以表示是相互对应关系（表 11－5）。

表 11－5　　　　　　　　　**高等植物分门检索表（连续平行式）**

1．(2) 植物体有茎、叶，而无真根 ……………………………………………………… 苔藓植物门
2．(1) 植物体有茎、叶和真根。
3．(4) 植物以孢子繁殖 …………………………………………………………………… 蕨类植物门
4．(3) 植物以种子繁殖。
5．(6) 胚珠裸露，无果实 …………………………………………………………………… 裸子植物门
6．(5) 胚珠包被于子房内，有果实 ……………………………………………………… 被子植物门

二、植物分类检索表的应用

当遇到未知植物需要鉴定时，植物分类检索表能使我们较快而准确地鉴定出其名称。应用植物分类检索表要注意以下几点。

1．选择适合鉴定要求的检索表

针对所需鉴定的未知植物类群，要选择不同的植物分类检索表。如鉴别较大的植物分类等级要选用植物分门、分纲、分目和分科检索表；鉴别种级分类等级，需查阅分种检索表；鉴别不同地区的植物类群，需选择不同地区的植物分类检索表；研究已知科、属的植物分类群，可查阅分科、分属植物专著，如《中国植物志》等工具书。

2．全面观察标本

在使用分类检索表之前，必须对所需要鉴定的植物分类群进行全面观察，包括植物的营养器官和生殖器官，种子植物尤其注重生殖器官，花的结构最为重要。经过细心解剖，认真观察，然后再查阅检索表。查阅过程仍需核对标本特征。查阅过程中，根据标本的特征与检索表上所记载的特征进行比较。若标本特征与记载相符合，则按序号逐次查阅；如其特征不符，则查阅同序号的另一项，如此逐条查阅，直至查出该分类等级的名称。当查阅到某一分类等级名称时，还要将标本特征与该分类等级的特征进行全面核对，若两者相符合，才表示所查阅的结果是正确的。

第五节　被子植物的分类和常用药用植物

本教材的被子植物门分类采用了恩格勒系统，分为双子叶植物纲（Dicotyledoneae）和单子叶植物纲，在双子叶植物纲中又再分为离瓣花亚纲（原始花被亚纲）和合瓣花亚纲（后生花被亚纲）。它们的主要区别特征见表11-6。

表11-6　　　　　　　　　　　　　被子植物门两个纲的区别

器官	双子叶植物纲	单子叶植物纲
根	直根系	须根系
茎	维管束环列，具形成层	维管束散生，无形成层
叶	网状脉	平行脉
花	通常为5或4基数 花粉粒具3个萌发孔	3基数 花粉粒具单个萌发孔
胚	2片子叶	1片子叶

表11-6中的区别点少数例外，如双子叶植物纲的毛茛科、车前科、菊科等有的植物具须根系；胡椒科、睡莲科、毛茛科、石竹科等有具散生维管束的植物；樟科、木兰科、小檗科、毛茛科有的植物具3基数花；睡莲科、毛茛科、小檗科、罂粟科、伞形科等有1片子叶的植物。单子叶植物纲中的天南星科、百合科、薯蓣科等有具网状脉（有自由脉梢）的植物；眼子菜科、百合科、百部科等有的植物具4基数花。

一、双子叶植物纲 Dicotyledoneae

（一）离瓣花亚纲

离瓣花亚纲（Choripetalae），又称原始花被亚纲或古生花被亚纲（Archichlamydeae），无被、单被或重被，花瓣分离。

1. 三白草科 Saururaceae

$$♀ * P_0 A_{3～8} \underline{G}_{3～4:1:2～4,(3～4:1:∞)}$$

【形态特征】　多年生草本。单叶互生；托叶有或无，常与叶柄合生。穗状或总状花序，基部常有总苞片；花小，两性，无花被；雄蕊3～8；心皮3～4，离生或合生，合生者为侧膜胎座。蒴果或浆果。

表11-7　　　　　　　　　　　　　三白草属与蕺菜属的比较

	三白草属 *Saururus*	蕺菜属 *Houttuynia*
习性	湿生草本	多年生草本，植物体具鱼腥味
叶	茎顶叶2～3枚，开花时为白色，托叶与叶柄合生	叶片具腺点，背面常呈紫色，托叶贴生于叶柄上
花	总状花序6～8枚，心皮3～4，基部合生，花柱4，柱头下延	穗状花序基部具4枚白色花瓣状总苞片，雄蕊3枚，心皮3合生，花柱3，柱头侧生

表 11 - 8　　　　　　　　　　　　　三白草科、胡椒科与金粟兰科比较

	三白草科 Sanruraceae	胡椒科 Piperaceae	金粟兰科 Chloranthaceae
习性	草本	藤本或肉质草本	草本或灌木
叶	叶互生	叶互生	叶对生
茎	茎内维管束呈环状排列	茎内维管束常散生	茎内维管束呈环状排列
花序	穗状总状花序，基部具总苞片	穗状花序，基部无总苞片	穗状花序，基部无总苞片
果实	蒴果或浆果	浆果	核果

　　【分布】　4 属，7 种；分布于东亚和北美。我国 3 属，5 种；分布东南至西南部；全部可供药用。

　　【药用植物】　蕺菜（鱼腥草）*Houttuynia cordata* Thunb.：分布陕西、甘肃和长江流域及其以南各地；生于沟边、溪边及潮湿的疏林下。全草（药材名：鱼腥草）为清热解毒药，能清热解毒、排脓消痈、利尿通淋。

　　三白草 *Saururus chinensis*（Lour.）Baill.：分布于河北、河南、山东和长江流域及其以南各地；生于沟边、池塘边等近水处。地上部分（药材名：三白草）能清热利水、解毒消肿。

2．胡椒科 Piperaceae

　　☿ $P_0 A_{1\sim10} \underline{G}_{(2\sim5:1:1)}$；　　♂ $P_0 A_{1\sim10}$；　　♀ $P_0 \underline{G}_{(2\sim5:1:1)}$

　　【形态特征】　藤本或肉质草本，常具香气或辛辣气。藤本者节常膨大。单叶，常互生，全缘，基部两侧常不对称；托叶与叶柄合生或无托叶。花小，密集成穗状花序，两性或单性异株；苞片盾状或杯状；无花被；雄蕊 1～10；心皮 2～5，合生，子房上位，1 室，有 1 直生胚珠，柱头 1～5。浆果，球形或卵形。种子 1 枚，有丰富的外胚乳。

表 11 - 9　　　　　　　　　　　　齐头绒属、大胡椒属和胡椒属的比较

	齐头绒属 Zippelia	大胡椒属 Pothomorphe	胡椒属 Piper
习性	直立草本	灌木或亚灌木	攀援藤本或亚灌木，各部具辛辣香气
叶	叶密生透明腺点，基部歪心形，具球状托叶痕	叶盾状或不盾状着生，基部心形，具长柄，基部扩大抱茎	叶互生，托叶常贴生于叶柄上
花	总状花序，苞片卵形，花药内向	穗状花序呈伞形，苞片盾状三角形	花单性，异株，穗状花序，与叶对生，苞片盾状或杯状，雄蕊 2～6 枚
果实	浆果球形，不开裂，表面密生锚状刺毛	心皮 3，柱头 3。浆果倒卵形，有腺点	浆果倒卵形、卵形，红色或黄色

【分布】　8 属，3000 多种；分布热带及亚热带地区。我国 4 属，70 余种；分布东南部至西南部；已知药用 2 属，34 种。

【药用植物】　胡椒 *Piper nigrum* L.：原产于东南亚，我国广西、云南、海南、台湾等省有栽培。果实（药材名：胡椒。近成熟果实晒干为黑胡椒，成熟果实去果肉晒干为白胡椒。）为温里药，能温中散寒、下气止痛、止泻、开胃、解毒。

荜茇 *Piper longum* L.：分布于云南；生于疏林中；广西、广东、福建有栽培。果穗（药材名：荜茇）为温里药；能温中散寒、下气止痛。

风藤（细叶青蒌藤）*Piper kadsura*（Choisy）Ohwi：分布于浙江、福建、广东、台湾等地；生于低海拔林中。藤茎（药材名：海风藤）为祛风湿散寒药，能祛风湿、通经络、理气止痛。

常用药用植物还有：石南藤 *Piper wallichii*（Miq.）Hand. - Mazz.，分布于甘肃、湖北、湖南、四川、贵州、云南、广西等地，茎叶或全株（药材名：南藤）能祛风湿、强腰膝、补肾壮阳、止咳平喘。山蒟 *P. hancei* Maxim.，分布于我国南部，茎叶或根能祛风除湿、活血消肿、行气止痛、化痰止咳。毛蒟 *P. puberulum*（Benth.）Maxim.，分布于广西、广东及海南等地，全株能祛风散寒、行气活血、除湿止痛。荜澄茄 *P. cubeba* L.，我国广西、广东、海南等地有引种栽培，果实（药材名：荜澄茄）为温里药，能温中散寒、行气止痛、暖肾。

3. 金粟兰科 Chloranthaceae

$$\male\ P_0 A_{(1 \sim 3)} \overline{G}_{(1:1:1)}$$

【形态特征】　草本或灌木；节部常膨大。单叶对生，边缘有锯齿，叶柄基部通常合生；托叶小。穗状花序；两性，少有单性；花小，无花被，基部有 1 苞片；雄蕊 1～3，合生成一体，常贴生于子房的一侧，花丝短，药隔发达；单心皮，子房下位，1 室，1 胚珠，顶生胎座。核果。

表 11 - 10　　　　　　　　　　草珊瑚属、金粟兰属和雪香兰属的比较

	草珊瑚属 *Sarcandra*	金粟兰属 *Chloranthus*	雪香兰属 *Hedyosmum*
习性	亚灌木	多年生草本或亚灌木	草本、亚灌木或乔木
茎	木质部仅有管胞而无导管	木质部具导管	茎枝有结节
叶	叶柄基部不合生成鞘	叶柄基部不合生成鞘	
花	花两性，雄蕊 1 枚，侧生于子房一侧，花药 2 室	花两性，雄蕊 3 枚，合生成一体 3 裂，中央裂片具 2 室花药，两侧裂片各具 1 室花药	花单性，异株，雄蕊 1 枚，花药 2 室，药隔伸出成附属物
果	核果成熟时红色或橙黄色	核果成熟时白色	核果小，球形或卵形，具 3 条棱

【分布】　5 属，约 70 种；分布于热带和亚热带地区。我国 3 属，14 种；广布全国；已知药用 3 属，12 种。

【药用植物】　草珊瑚（接骨金粟兰）*Sarcandra glabra*（Thunb.）Nakai：分布于长江以南；

生于常绿阔叶林下。全株（药材名：草珊瑚、肿节风）能祛风除湿、活血散瘀、清热解毒。

及己 *Chloranthus serratus* (Thunb.) Roem. et Schult.：分布于长江流域及南部地区；生于林下湿地。全草（药材名：及己）有毒，能活血散瘀、祛风止痛、解毒杀虫。

常用药用植物还有：银线草 *Chloranthus japonicus* Sieb.，分布于吉林、辽宁、河北、山西、陕西、甘肃及山东等地；全草有毒，能活血行瘀、祛风除湿、解毒。宽叶金粟兰 *C. henryi* Hemsl.，分布于甘肃、陕西及长江以南；全草有毒，能祛风除湿、活血散瘀、解毒。丝穗金粟兰 *C. fortunei* (A. Gray) Solms-Laub.，分布于华东及华中、华南等地；全草有毒，能祛风理气、活血散瘀。

4. 桑科 Moraceae

$$\male \, P_{4\sim6}A_{4\sim6}; \qquad \female \, P_{4\sim6}\underline{G}_{(2:1:1)}$$

【形态特征】 木本，稀草本和藤本。常有乳汁。叶多互生；托叶早落。花小，单性，雌雄异株或同株；集成葇荑、穗状、头状、隐头等花序；单被花，常4~6片；雄花的雄蕊与花被片同数且对生；雌花花被有时肉质；子房上位，2心皮合生，通常1室1胚珠。常为聚花果，由瘦果、坚果组成。

【分布】 约53属，1400种；分布于热带、亚热带，少数分布于温带地区。我国12属，153种；分布全国；已知药用12属，约80种。

【显微特征】 在内皮层或韧皮部均有乳汁管（大麻亚科各属中虽有乳汁管，但发育不好，无乳汁），叶内常有钟乳体。

染色体：X = 7，8，10，13，14。

【化学成分】 酚类化合物：如菠萝蜜属（*Artocarpus*）、桑属（*Morus*）、大麻属（*Cannabis*）、榕属（*Ficus*）、桑橙属（*Maclura*）等；三萜类化合物：如菠萝蜜属、桑属、榕属等；皂苷类化合物：如构树属（*Broussonetia*）、榕属等；强心苷类：如见血封喉属（*Antiaris*）等；生物碱类：如榕属等。

【药用植物】 桑 *Morus alba* L.：落叶乔木，有乳汁。单叶互生，卵形，有时分裂，托叶早落。花单性，雌雄异株，葇荑花序；花被片4；雄花的雄蕊4，中央有退化雌蕊；雌花1室1胚珠。瘦果包于肉质化的花被片内，组成聚花果，黑紫色或白色(图11-5)。

分布于全国各地；野生或栽培。根皮（药材名：桑白皮）为止咳平喘药，能泻肺平喘、利水消肿；嫩枝（药材名：桑枝）为祛风湿药，能祛风湿、通经络、行水气；叶

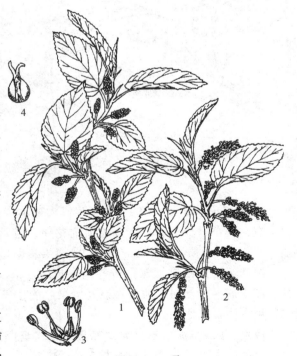

图11-5 桑
1. 雌花枝 2. 雄花枝 3. 雄花 4. 雌花

（药材名：桑叶）为发散风热药，能疏散风热、清肺、明目；果穗（桑椹子）为补阴药，能滋阴养血、生津润肠。

无花果 *Ficus carica* L.：落叶灌木（图 11-6）。叶互生，厚纸质，广卵圆形，3~5 裂；托叶卵状披针形。雌雄异株，雄花和瘿花同生于一隐头花序内壁；雌花的子房卵圆形，花柱侧生，柱头 2 裂。隐头果单生叶腋，梨形；瘦果透镜状。

原产于亚洲西部及地中海地区；现我国各地都有栽培。隐头果（药材名：无花果）能清热生津、健脾开胃、解毒消肿。

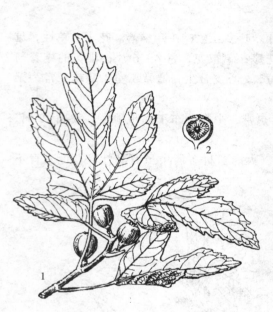

图 11-6 无花果
1. 果枝 2. 隐头花序纵切面

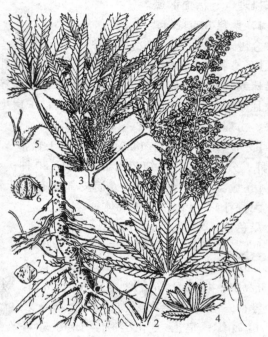

图 11-7 大麻
1. 根 2. 着雄花序之枝 3. 着雌花序之枝
4. 雄花，示萼片及雄蕊 5. 雌花，示雌蕊、
小苞片及苞片 6. 果实外被苞片 7. 果实

大麻 *Cannabis sativa* L.：一年生高大草本。皮层富含纤维。叶下部对生，上部互生，掌状全裂。花单性异株；雄花排成圆锥花序，花被片 5，雄蕊 5；雌花丛生叶腋，苞片 1，卵形，花被 1，膜质，雌蕊 1，花柱 2。瘦果扁卵形，为宿存苞片所包被（图 11-7）。

原产于亚洲西部；现我国各地有栽培。果实（药材名：火麻仁）为润下药，能润燥滑肠、利水通淋、活血；雌花序及幼嫩果序能祛风镇痛、定惊安神；热带变种的幼嫩果序有致幻作用，为毒品之一。

薜荔 *Ficus pumila* L.：常绿攀援灌木；具白色乳汁。叶互生，营养枝上的叶小而薄，生殖枝上的叶大而近革质。隐头花序单生叶腋。

分布于华东、华南和西南；生于丘陵地区。隐头果（药材名：木馒头）能补肾固精、清热利湿、活血通经；茎、叶（药材名：薜荔）能祛风除湿、活血通络、解毒消肿。

构树 *Broussonetia papyrifera*（L.）Vent.：落叶乔木；有乳汁。单叶互生，叶阔卵形至长圆状卵形，不分裂或3~5裂，叶两面被毛。花单性异株；雄花序为葇荑花序；雌花序为头状花序。聚花果肉质，球形，成熟时橙红色。

广布于黄河流域及以南各省区；生于山坡林缘或村边道旁。果实（药材名：楮实子）为补阴药；能滋阴益肾、清肝明目、健脾利水。

常用药用植物还有：粗叶榕 *Ficus hirta* Vahl，分布于我国亚热带和热带地区，根和枝能祛风除湿、祛瘀消肿。啤酒花（忽布）*Humulus lupulus* L.，分布于新疆，东北、华北、华东多为栽培，未成熟的带花果穗为制啤酒原料之一，能健胃消食、安神利尿。葎草 *H. scandens*（Lour.）Merr.，分布于全国各地，全草能清热解毒、利尿通淋。柘树 *Maclura tricuspidata* Carr.，分布于黄河流域及以南各地，根皮和树皮（去栓皮，药材名：柘木白皮）能补肾固精、利湿解毒、止血化瘀。

注：恩格勒系统的桑科被哈钦松系统、克郎奎斯特系统和塔赫他间系统划分成2个科，即桑科Moraceae 和大麻科 Cannabaceae。

5. 檀香科 Santalaceae

$\male\female$ ✳ $P_{(3 \sim 6)} A_{3 \sim 6} \overline{G}_{(3 \sim 6:1:1 \sim 5)} \overline{G}_{(3 \sim 6:1:1 \sim 5)}$

【形态特征】 乔木、灌木或草本；常寄生或半寄生。单叶互生或对生，全缘，无托叶。花辐射对称，两性或单性；花被一轮，通常肉质，基部成管状，顶端分裂成4~5或3~6片；雄蕊与花被裂片同数而对生；子房下位或半下位，1室，有胚珠1~3或4~5。果实为坚果或核果。种子圆形或卵圆形。

表 11-11   檀香科与桑寄生科的比较

檀香科 *Santalaceae*	桑寄生科 *Loranthaceae*
木本或草本，寄生或半寄生，	半寄生性灌木
单叶互生或对生	叶对生
花辐射对称，两性或单性，花被常肉质，基部成管状，雄蕊与花被裂片同数且对生	花两性或单性，花辐射对称或两侧对称，花被片分离或下部合生成管，雄蕊与花被片同数且对生
果为坚果或核果	果为浆果，不具种皮

【分布】 约30属，400种；分布于热带和温带。我国8属，35种；分布于全国；已知药用7属，13种。

【药用植物】 檀香 *Santalum album* L.：分布于澳大利亚、印度尼西亚和南亚等地，我国台湾、广东、海南、云南有引种。树干的心材（药材名：檀香）为理气药，能行气、散寒、止痛。

百蕊草 *Thesium chinense* Turcz：分布于我国大部分省区；生于溪边、草甸等处。全草（药材名：百蕊草）为清热解毒药，能清热、利湿、解毒。

6. 桑寄生科 Loranthaceae

$\male\female$ ✳ ↑ $P_{3 \sim 6} A_{3 \sim 6} \overline{G}_{(3 \sim 6:1:1 \sim \infty)}$

【形态特征】 半寄生性灌木。叶对生，稀互生或轮生，革质，全缘，无托叶。花两性或单性，辐射对称或两侧对称；花被片3~6枚，分离或下部合生成管；雄蕊与花被片同数对生；子房下位，通常1室，胚珠1至多数。浆果，稀核果（我国不产）。种子1枚，不具种皮，胚乳周围常有一层黏稠物质。

表11-12　　　　　　　　　　　桑寄生科部分药用属的比较

	桑寄生属 *Loranthus*	钝果寄生属 *Taxillus*	梨果桑寄生属 *Scurrula*	槲寄生属 *Viscum*
花	穗状花序，花序轴在花着生处常稍陷入，花两性或单性，异株，花被分离	伞形花序，花两侧对称，花两性，4数。花被合生成管	总状花序，花两侧对称，花被合生成管，开花时花冠顶部分裂	花单生或聚伞花序异株，花单性，花被分离，雌花花药多室
果实	浆果外果皮平滑，中果皮具黏胶质	浆果近球形至长圆形，外果皮革质，具颗粒状体或小瘤体	浆果陀螺状、棒状或梨形，外果皮革质，被毛或无毛	浆果，中果皮具黏胶质

【分布】　约65属，1300种；分布于热带和亚热带。我国11属，64种；分布于全国；已知药用10属，44种。

【药用植物】　桑寄生 *Taxillus chinensis* (DC.) Danser：分布于福建、广东、广西等地；寄生于桑树、桃树、荔枝、龙眼、油茶、榕树、木棉、马尾松等多种植物上。枝叶（药材名：桑寄生）为祛风湿强筋骨药，能补肝肾、强筋骨、祛风湿、安胎。

同属四川寄生 *T. sutchuenensis* (Lecomte) Danser、毛叶钝果寄生 *T. nigrans* (Hance) Danser 及红花寄生 *Scurrula parasitica* L. 与桑寄生功效相似。

槲寄生 *Viscum coloratum* (Kom.) Nakai：分布于东北、华北、华东、华中等地；寄生于榆、柳、杨、栎、梨、枫杨、苹果、椴等树上。茎枝（药材名：槲寄生）能补肝肾、强筋骨、祛风湿、安胎。

7. 马兜铃科 Aristolochiaceae

$$\lightning\ *\ \uparrow P_{(3)} A_{6\sim12}\ \overline{G}_{(4\sim6:4\sim6:\infty)} \overline{G}_{(4\sim6:4\sim6:\infty)}$$

【形态特征】　多年生草本或藤本。单叶互生，叶片多为心形，全缘，稀3~5裂；无托叶。花两性；辐射对称或两侧对称；花单被，下部合生成管状，顶端3裂或向一侧扩大；雄蕊6~12，花丝短，分离或与花柱合生；雌蕊心皮4~6，合生，子房下位或半下位，4~6室，柱头4~6裂；中轴胎座，胚珠多数。蒴果。种子多数，有胚乳。

表11-13　　　　　　　　　　　马兜铃科药用属的比较

马兜铃属 *Aristolochia*	细辛属 *Asarum*	马蹄香属 *Saruma*
藤本或草本	多年生草本	多年生草本
无根状茎	根状茎横走	具芳香的根状茎
茎生叶	基生叶	基生叶
雄蕊6枚	雄蕊12枚	雄蕊12枚
果为蒴果，室间开裂或沿侧膜开裂	蒴果浆果状	蒴果蓇葖果状，沿腹缝线开裂
种子具翅	种子无翅	种子无翅

【分布】 约8属，600种；主要分布于热带和亚热带。我国4属，70余种；分布于全国；除线果兜铃属（Thottea）的海南线果兜铃外，细辛属（Asarum）、马兜铃属（Aristolochia）及马蹄香属（Saruma）的国产种几乎全部可供药用。

【显微特征】 茎的髓射线宽长，使维管束互相分离，马兜铃属含草酸钙簇晶。

染色体：X = 4～8，12，13。

【化学成分】 挥发油类：如细辛属（Asarum）、马兜铃属（Aristolochia）、马蹄香属（Saruma）等；马兜铃酸：如马兜铃属（Aristolochia）等；生物碱类：马兜铃属等。

【药用植物】 北细辛（辽细辛）Asarum heterotropoides Fr. Schmidt var. mandshuricum（Maxim.）Kitagawa：多年生草本。根状茎横走，生有细长的根，有浓烈气味。叶2枚，基生，具长柄，叶片肾状心形，全缘，两面有毛。花单生叶腋；花被紫棕色，顶端3裂，裂片向下反卷；雄蕊12；子房半下位，花柱6，柱头着生于顶端外侧。蒴果浆果状，半球形。种子椭圆状船形（图11-8）。

分布于东北；生于林下阴湿处。根与根茎（药材名：细辛、辽细辛）为发散风寒药，能祛风散寒、通窍止痛、温肺化饮。

同属植物细辛（华细辛）A. sieboldii Miq.，分布于陕西、河南、湖北、华东等地，汉城细辛 A. sieboldii Miq. f. seoulense（Nakai）C. Y. Cheng et C. S. Yang，分布于辽宁南部，两者与辽细辛功效相同，根与根茎均作药材细辛入药。

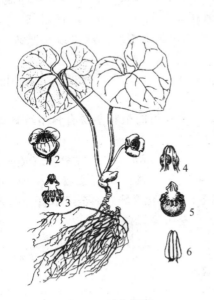

图 11 - 8 北细辛
1. 全株 2. 花 3. 雄蕊及雌蕊
4. 柱头 5. 去花被的花 6. 雄蕊

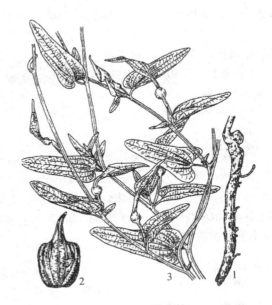

图 11 - 9 马兜铃
1. 根 2. 果实 3. 花枝

马兜铃 Aristolochia debilis Sieb. et Zucc.：草质藤本。叶互生，三角状狭卵形，基部心形。花单生叶腋，花被基部球状，中部管状，上部成一偏斜的舌片；雄蕊6，贴生于花柱顶端；

子房下位。蒴果近球形，基部室间开裂。种子三角形，有宽翅（图 11-9）。

分布于山东、河南及长江流域和以南地区；生于沟边阴湿处及山坡灌丛中。根（药材名：青木香）为理气药，能平肝止痛、行气消肿。茎（药材名：天仙藤）能行气活血、利水消肿；果实（药材名：马兜铃）为止咳平喘药，能清肺化痰、止咳平喘。

同属植物北马兜铃 A. contorta Bge. 的根、茎、果实亦分别作药材青木香、天仙藤与马兜铃入药，该属植物均含马兜铃酸，可能导致肾衰等肾脏疾病。

常用药用植物还有：细辛属的杜衡 Asarum forbesii Maxim.，分布于江苏、安徽、河南、浙江、江西、湖北、四川等地，全草（药材名：杜衡）可祛风散寒、消痰行水、活血止痛。小叶马蹄香 A. ichangense C. Y. Cheng et C. S. Yang，分布于安徽、浙江、江西、福建、湖北、湖南、广东、广西等地，全草亦作药材杜衡入药。单叶细辛 A. himalaicum Hook. f. et Thoms. ex Klotzsch.，分布于陕西、甘肃、湖北、四川、贵州、云南、西藏，全草（药材名：水细辛）可发散风寒、温肺化饮、理气止痛。绵毛马兜铃 Aristolochia mollissima Hance，分布于山西、陕西、山东、江苏、安徽、浙江、江西、河南、湖北、湖南、贵州等地，全草（药材名：寻骨风）为祛风湿药，能祛风除湿、活血通络、止痛。

8. 蓼科 Polygonaceae

$$\male \ast \quad P_{3\sim6,(3\sim6)} A_{3\sim9} \underline{G}_{(2\sim4:1:1)}$$

【形态特征】多为草本。茎节常膨大。单叶互生；托叶膜质，包于茎节基部成托叶鞘。花多两性；常排成穗状、圆锥状或头状花序；单被花，花被片 3~6，常花瓣状，宿存；雄蕊多 6~9；子房上位，心皮 2~3 合生成 1 室，1 胚珠，基生胎座。瘦果或小坚果，常包于宿存花被内，多有翅。种子有胚乳。

【分布】约 50 属，1150 种；世界性分布。我国 13 属，235 种；分布于全国；已知药用10 属，136 种。

【显微特征】植物体内常含草酸钙簇晶，大黄属掌叶组的根状茎常有异型维管束。染色体：X = 6~20。

【化学成分】蒽醌类：如蓼属（Polygonum）、大黄属（Rheum）、酸模属（Rumex）、翼蓼属（Pterexygonum）、荞麦属（Fagopyrum）等；黄酮化合物：如山蓼属（Oxyria）、荞麦属（Fagopyrum）等；芪类化合物：如蓼属、大黄属等；酚类化合物：如金线草属（Antenoron）、沙拐枣属（Calligonum）、大黄属、蓼属、酸模属、荞麦属等。

【主要属及药用植物】

表 11-14 蓼科部分属检索表

1. 瘦果具翅；花被片 6，果时不增大；直立草本 ……………………………………… 大黄属 Rheum
1. 瘦果无翅。
　2. 花被片 6；柱头画笔状 ………………………………………………… 酸模属 Rumex
　2. 花被片 5，稀 4；柱头头状。
　　3. 瘦果具 3 棱，明显比宿存花被长 ……………………………… 荞麦属 Fagopyrum
　　3. 瘦果具 3 棱或双凸镜状，比宿存花被短 …………………………… 蓼属 Polygonum

（1）大黄属 *Rheum*

多年生高大草本。根及根状茎粗壮，断面黄色。叶大，基生叶有长柄，托叶鞘长筒状。圆锥花序；花被片6，排成2轮，白绿色或紫红色，结果时不增大；雄蕊9，罕7~8；花柱3，柱头多膨大，头状、近盾状。瘦果具3棱，棱缘具翅（图11-10）。

掌叶大黄 *R. palmatum* L.：基生叶宽卵形或近圆形，掌状深裂，裂片3~5，裂片有时再羽裂；茎生叶较小；托叶鞘膜质。圆锥花序大型；花梗纤细，中下部有关节，花小，紫红色。分布于陕西、甘肃、青海、四川和西藏等地；生于山地林缘或草坡，亦有栽培。根状茎及根（药材名：大黄）为攻下药，能泻热通肠、凉血解毒、逐瘀通经。

同属植物唐古特大黄 *R. tanguticum* Maxim. ex Regel 和药用大黄 *R. officinale* Baill. 的根状茎及根亦作药材大黄入药，它们与掌叶大黄均属于掌叶组。

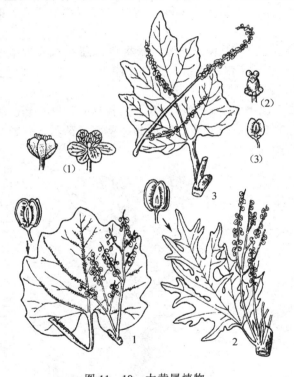

图 11-10 大黄属植物

1. 药用大黄 2. 唐古特大黄 3. 掌叶大黄

（1）花 （2）雌蕊 （3）果实

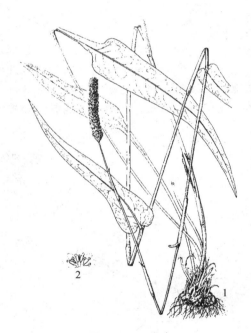

图 11-11 拳参

1. 植株 2. 花纵剖

（2）蓼属 *Polygonum*

多为草本。节常膨大。单叶互生；托叶鞘多筒状，膜质或草质。花被5深裂，稀4裂，宿存；雄蕊8，稀4~7；花柱2~3。瘦果3棱或双凸镜状。

拳参 *P. bistorta* L.：多年生草本。根状茎肥厚。茎直立。基生叶宽披针形或狭卵形，基部沿叶柄下延成翅；托叶鞘筒状，无缘毛。总状花序穗状，顶生，紧密；花白色或淡红色（图11-11）。

分布于东北、华北、华东、华中等地；生于山坡草地、山顶草甸。根状茎（药材名：拳参）为清热凉血药，能清热解毒、消肿止血。

红蓼（荭草）*P. orientale* L.：一年生草本。全体有毛；茎多分枝。叶卵形或宽卵形；托叶鞘筒状，上部有绿色环边。总状花序呈穗状；花红色、淡红色或白色；花被片5；雄蕊7；花柱2。瘦果扁圆形，黑褐色，有光泽。

分布于全国（除西藏外）；生于沟边、村边及路旁。果实（药材名：水红花子）为活血化瘀药，能活血消积、健脾利湿。

蓼蓝 *P. tinctorium* Ait.：一年生草本。茎直立，通常分枝。叶卵形或宽椭圆形，顶端圆钝，基部宽楔形，全缘；托叶顶端截形，具长缘毛。总状花序呈穗状；花被5深裂，淡红色；雄蕊6~8；花柱3。

我国南北各省区有栽培或为半野生状态。茎叶（药材名：蓼大青叶）为清热解毒药，能清热解毒、凉血消斑。叶可加工制青黛。

何首乌 *P. multiflorum* Thunb.：多年生缠绕植物。块根肥厚，暗褐色，断面有异型维管束形成的"云锦花纹"。叶卵状心形，有长柄；托叶鞘短筒状。圆锥花序大型；花小，白色；花被片5，外侧3片背部有翅。瘦果具3棱（图11-12）。

分布于全国；生于灌丛、山脚阴湿处或石隙中。块根（药材名：何首乌）为补血药。生用能解毒消痈、润肠通便，制用则补肝肾、益精血、乌须发、强筋骨；茎藤（药材名：首乌藤、夜交藤）为养心安神药，能养血安神、祛风通络。

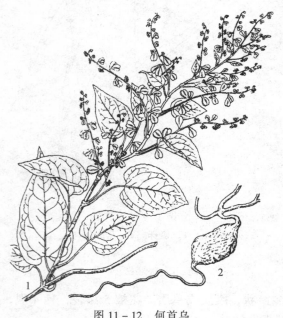

图11-12　何首乌

1.花枝　2.块根

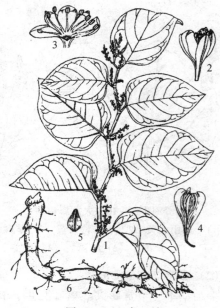

图11-13　虎杖

1.花枝　2.花的侧面　3.花被展开,示雄蕊

4.包在花被内的果实　5.果实　6.根状茎

注：《中国植物志》已将何首乌列为何首乌属（*Fallopia*），学名更改为 *F. multiflora* (Thunb.) Harald.,

何首乌属约 20 种，我国有 7 种，2 变种。

虎杖 *P. cuspidatum* Sieb. et Zucc.：多年生粗壮草本。根状茎粗大。地上茎中空，散生红色或紫红色斑点。叶阔卵形；托叶鞘短筒状。圆锥花序；花单性异株；花被片 5 裂，外轮 3 片在果时增大，背部生翅；雄蕊 8；花柱 3。瘦果卵形，具 3 棱（图 11 - 13）。

分布于陕西、甘肃及长江流域和以南各省；生于山谷、路旁潮湿处。根状茎和根（药材名：虎杖）为利湿退黄药，能祛风利湿、散瘀定痛、止咳化痰。

注：《中国植物志》已将虎杖列为虎杖属（*Reynoutria*），学名更改为 *R. japonica* Houtt.，虎杖属约 3 种，我国有 1 种。

羊蹄 *Rumex japonicus* Houtt.：多年生草本。根粗大，断面黄色。基生叶长椭圆形，基部微心形，边缘有波状皱折；茎生叶较小；托叶鞘筒状。花序圆锥状；花被片 6，内轮在果时增大，边缘有不整齐的牙齿；雄蕊 6；柱头 3，画笔状。瘦果有 3 棱。

分布于长江以南各省区；生于山野湿地。根为凉血止血药，能清热解毒、凉血止血、通便。

常用药用植物还有：萹蓄 *Polygonum aviculare* L.，分布全国；全草（药材名：萹蓄）为利水通淋药，能利水通淋、杀虫止痒。金荞麦（野荞麦）*Fagopyrum dibotrys*（D. Don）Hara，分布于陕西、华东、华中、华南及西南；根状茎（药材名：金荞麦）为清热解毒药，能清热解毒、活血消痈、祛风除湿。

9. 苋科 Amaranthaceae

$$ \male\female \quad * P_{3\sim5} A_{3\sim5} \underline{G}_{(2\sim3:1:1\sim\infty)} $$

【形态特征】 多为草本。单叶对生或互生；无托叶。花小；常两性；排成穗状、圆锥状或头状聚伞花序；单被，花被片 3 ~ 5，干膜质；每花下常有 1 枚干膜质苞片和 2 枚小苞片；雄蕊与花被片对生，多为 5 枚；子房上位。心皮 2 ~ 3，合生，1 室，胚珠 1 枚，稀多数。胞果，稀为浆果或坚果。

表 11 - 15　　　　　　　　　　苋科部分药用属的比较

牛膝属 *Achyranthus*	川牛膝属 *Cyathula*	青葙属 *Celosia*
多年生草本	多年生草本	一年生草本
茎四棱形，节膨大	茎中部以上四棱形	茎圆柱形
叶对生	叶对生	叶互生
穗状花序顶生或腋生	复聚伞花序密集成圆头状	穗状花序顶生
花灰白色	花绿白色	花红色或银白色
胞果	胞果	蒴果盖裂

【分布】 约 65 属，900 种；分布于热带和温带。我国 13 属，39 种；分布于全国；已知药用 9 属，28 种。

【药用植物】 牛膝 *Achyranthes bidentata* Blume：分布于全国；主要栽培于河南。根（药材名：栽培者称怀牛膝）为活血调经药，能补肝肾、强筋骨、逐瘀通经。

同属植物柳叶牛膝 *A. longifolia*（Makino）Makino、粗毛牛膝 *A. aspera* L. 及野生的牛膝根（药材名：土牛膝）能活血祛瘀、泻火解毒、利尿通淋。

川牛膝 *Cyathula officinalis* Kuan：分布于西南；生于林缘或山坡草丛中，多为栽培。根（药材名：川牛膝）为活血调经药，能活血祛瘀、祛风利湿。

鸡冠花 *Celosia cristata* L.：花序（药材名：鸡冠花）能凉血止血、止泻。

青葙 *C. argentea* L.：分布于全国；生于坡地、路边、田野等干燥向阳处。种子（药材名：青葙子）为清热泻火药，能祛风热、清肝火、明目退翳。

10．商陆科 Phytolaccaceae

$$\overset{\updownarrow}{\ } * \ P_{4\sim5}A_{4\sim5(\sim\infty)}\underline{G}_{1\sim\infty,(1\sim\infty)}$$

【形态特征】　草本或灌木，稀乔木。单叶互生，全缘。花两性，稀单性，辐射对称；总状或聚伞花序；花被4~5裂，宿存；雄蕊4~5或多数；雌蕊由1至多个、分离或合生的心皮组成；子房通常上位，胚珠单生于每心皮内。浆果、蒴果或翅果。

【分布】　17属，约120种；广布热带至温带地区，主要分布热带美洲、非洲南部。我国2属，5种；已知药用1属，3种。

【药用植物】　商陆 *Phytolacca acinose* Roxb.：分布于除东北、内蒙古、青海、新疆外的全国各地；生于沟谷、山坡林下等处。根（药材名：商陆）为峻下逐水药，能逐水消肿、通利二便、解毒散结。

同属植物垂序商陆 *P. americana* L. 的根亦作药材商陆入药。

11．石竹科 Caryophyllaceae

$$\overset{\updownarrow}{\ } * \ K_{4\sim5,(4\sim5)}C_{4\sim5,0}A_{8,10}\underline{G}_{(2\sim5:1:\infty)}$$

【形态特征】　草本。节常膨大。单叶对生，全缘。聚伞花序或单生；花两性，辐射对称；萼片4~5，分离或连合；花瓣4~5，常具爪；雄蕊为花瓣的倍数，8或10枚；子房上位，心皮2~5，合生，特立中央胎座。蒴果齿裂或瓣裂，稀浆果。种子多数。

【分布】　约75属，2000种；分布全球，主要在北半球的温带和暖温带。我国30属，388种；分布全国；已知药用21属，106种。

【显微特征】　常具草酸钙簇晶和砂晶；表皮细胞的气孔轴式多为直轴式。

染色体：X = 7~15，17。

【化学成分】　皂苷类：存在于石竹属（*Dianthus*）、蝇子草属（*Silene*）、石头花属（*Gypsophila*）、白鼓丁属（*Pseudostellaraia*）、金铁锁属（*Psammosilene*）、麦仙翁属（*Agrostemma*）、繁缕属（*Stellaria*）、漆姑草属（*Sagina*）、蚤缀属（*Arenaria*）、狗筋蔓属（*Cucubalus*）、王不留行属（*Vaccaria*）等；花青苷：存在于石竹属、蝇子草属、狗筋蔓属等；环醇类：存在于卷耳属（*Ceratium*）、剪秋罗属（*Lychnis*）、麦仙翁属、蚤缀属、石竹属、石头花属、繁缕属等。

【药用植物】　孩儿参 *Pseudostellaria heterophylla*（Miq.）Pax：多年生草本。块根肉质，纺锤形。叶对生，下部叶匙形；顶部两对叶片较大，排成十字形。花二型：普通花1~3朵，着生顶端总苞内，白色，萼片5，花瓣5，雄蕊10，花柱3；闭花受精（cleistogamy）花着生茎下部叶腋，萼片4，无花瓣。蒴果卵形，熟时下垂（图11－14）。

分布于辽宁、内蒙古、河北、陕西、山东、江苏、安徽、河南、浙江、江西、湖北、湖南、四川；生于山谷林下林阴处。块根（药材名：太子参）为补气药，能益气健脾、生津润肺。

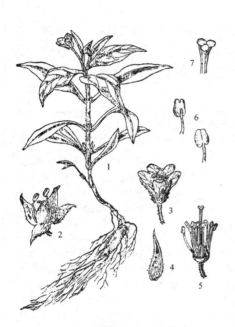

图11－14 孩儿参
1. 植株 2. 茎下部的花 3. 茎顶的花
4. 萼片 5. 雄蕊和雌蕊 6. 花药 7. 柱头

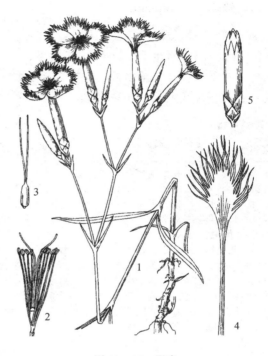

图11－15 瞿麦
1. 植株 2. 雄蕊和雌蕊 3. 雌蕊
4. 花瓣 5. 蒴果及宿存萼片和苞片

瞿麦 *Dianthus superbus* L.：多年生草本。叶对生，线形或披针形。顶生聚伞花序；花萼下有小苞片4~6枚；萼筒顶端5裂；花瓣5，淡紫色，有长爪，顶端深裂成丝状；雄蕊10；花柱2。蒴果长筒形，顶端4齿裂（图11－15）。

分布全国；生于山野、草丛等处。全草（药材名：瞿麦）为利水通淋药，能清热利尿、破血通经。

同属植物石竹 *D．chinensis* L. 全草亦作药材瞿麦入药。

王不留行（麦蓝菜） *Vaccaria segetalis*（Neck.）Garcke：一年生或二年生草本，全株光滑无毛。叶窄卵状椭圆形或阔披针形。聚伞花序顶生；苞片2；萼筒壶状，5裂；花瓣5，淡红色；雄蕊10。蒴果，4齿裂。种子球形，黑色。

分布于我国华南以外的各地；生于草坡、麦田等处。种子（药材名：王不留行）为活血调经药，能活血通经、下乳消肿。

银柴胡 *Stellaria dichotoma* L. var. *lanceolata* Bge.：多年生草本。主根粗壮，圆柱形。茎丛生，多次二歧分枝，被腺毛或短柔毛。叶线状披针形或长圆状披针形。聚伞花序顶生；花瓣5，白色；花柱3。蒴果，常具1枚种子。

分布于内蒙古、辽宁、陕西、甘肃、宁夏；生于石质山坡和草原。根（药材名：银柴胡）为清虚热药，能清热凉血。

12. 睡莲科 Nymphaeaceae

$$\male\female * K_{3 \sim \infty} C_{3 \sim \infty} A_\infty \underline{G}_{3 \sim \infty,(3 \sim \infty)} \overline{G}_{3 \sim \infty,(3 \sim \infty)}$$

【形态特征】 水生草本。根状茎横走，粗大。叶基生，常盾状，近圆形。花单生，两性，辐射对称；萼片3至多数；花瓣3至多数；雄蕊多数；雌蕊由3至多数离生或合生心皮组成，子房下位或上位，胚珠多数。坚果埋于膨大的海绵状花托内或为浆果状。

表 11 – 16　　　　　　　　　　　　睡莲科药用属的比较

莼菜属 *Brasenia*	莲属 *Nelumbo*	萍蓬草属 *Nuphar*	睡莲属 *Nymphaea*	芡属 *Euryale*
水生多年生草本，沉水叶芽时存在，成长叶全浮水，具长柄，叶互生，盾状近圆形，全缘。表面亮绿色，背面蓝绿色，花径 1～2cm，萼片和花瓣条形，雄蕊12枚，柱头下延	水生无茎多年生草本。叶从根状茎长出，具长柄，叶柄具刺，叶片漂浮或高出水面，盾状近圆形，具中央射出脉。花径达20cm，单生叶腋，花梗粗壮，伸出水面，萼片4～5枚，绿色，花瓣多数分离、嵌陷于倒锥形、海绵质花托中（莲蓬），种子褐红色	水生多年生草本，花漂浮，萼片4～7花瓣状，宿存，花瓣多数，线形，雄蕊状，雄蕊多数，心皮多数，着生于花托上，愈合成多室上位子房，浆果不规则开裂，种子多数	水生多年生草本。花大而美丽，漂浮或高出水面，萼片4枚，绿色，不为瓣状；花瓣多数多轮，各色，雄蕊多数，退化为花瓣状，心皮多数，浆果在水中成熟，不规则开裂。种子有肉质杯状假种皮	水生一年生草本，全株具皮刺。沉水叶箭形或椭圆形，无刺，浮水叶椭圆形至圆形，两面在叶脉分枝处有刺。萼筒与花托基部合生，萼片4枚，宿存；花瓣多数，3～5轮，雄蕊多数，常为花瓣状，心皮8枚嵌入花托内，浆果形似鸡头，被皮刺，顶端冠以直立的宿存萼片，种子有浆质假种皮

【分布】 8属，约100种；分布于全球。我国5属，13种；分布于全国；已知药用5属，10种。

【药用植物】 莲 *Nelumbo nucifera* Gaetn.：全国各地均有栽培；生于水泽、池塘、湖沼或水田内。根状茎的节部（药材名：藕节）为收敛止血药，能消瘀止血；叶（药材名：荷叶）能清暑利湿；叶柄（药材名：荷梗）能通气宽胸、和胃安胎；花托（药材名：莲房）能化瘀止血；雄蕊（药材名：莲须）能固肾涩精；种子（药材名：莲子）为固精缩尿止带药，能补脾止泻、益肾安神；莲子中的绿色胚（药材名：莲子心）能清心安神、涩精止血。

芡实（鸡头米）*Euryale ferox* Salisb.：分布于全国；生于湖塘池沼中。种子（药材名：芡实）为固精缩尿止带药，能益肾固精、补脾止泻。

13. 毛茛科 Ranunculaceae

$$\male\female * \uparrow K_{3 \sim \infty} C_{3 \sim \infty,0} A_\infty \underline{G}_{1 \sim \infty:1:1 \sim \infty}$$

【形态特征】 草本或藤本。叶互生或基生，少对生；单叶或复叶；无托叶。花多两性；

辐射对称或两侧对称；单生或排列成聚伞花序、总状花序和圆锥花序；重被或单被；萼片 3 至多数，常呈花瓣状；花瓣 3 至多数或缺；雄蕊和心皮多数，离生，螺旋状排列，稀定数，子房上位，1 室，每心皮含 1 至多数胚珠。聚合蓇葖果或聚合瘦果，稀为浆果。

【分布】　约 50 属，2000 种；分布全球，以北温带为多。我国 42 属，800 余种；分布全国；已知药用 30 属，近 500 种。

【显微特征】　维管束常具有"V"字形排列的导管；在乌头属、升麻属、类叶升麻属有些植物中维管束散生，类似单子叶植物的内部结构；根和根茎中常有皮层厚壁细胞；内皮层通常明显；在黄连属、铁线莲属、唐松草属和银莲花属中有维管柱鞘厚壁细胞（石细胞或纤维），有的形成连续的环带。

染色体：X＝6～9。

【化学成分】　生物碱：如乌头属（*Aconitum*）、翠雀属（*Delphinium*）、唐松草属（*Thalictrum*）、黄连属（*Coptis*）、星果草属（*Asteropyrum*）、楼斗菜属（*Aguilegia*）、驴蹄草属（*Caltha*）、人字果属（*Dichocarpum*）、升麻属（*Cimicifuga*）、铁线莲属（*Clematis*）、飞燕草属（*Consolida*）、天葵属（*Semiaguilegia*）、拟楼斗菜属（*Paraquilegia*）等；皂苷类：如黑种草属（*Nigella*）、类叶升麻属（*Actaea*）、侧金盏花属（*Adonis*）、铁筷子属（*Helleborus*）、铁破锣属（*Beesia*）、银莲花属（*Anemone*）、铁线莲属、黄三七属（*Souliea*）、升麻属等；强心苷：如侧金盏花属（*Adonis*）、铁筷子属（*Helleborus*）。黄酮类化合物：如金莲花属（*Trollius*）、白头翁属（*Pulsatilla*）、毛茛属（*Ranunculus*）、翠雀属等。

【主要属及药用植物】

表 11 – 17　　　　　　　　　　　　**毛茛科部分属检索表**

1. 草本；叶互生或基生。
　2. 花辐射对称。
　　3. 瘦果，每心皮有 1 胚珠。
　　　4. 有由 2 枚对生或 3 枚以上轮生苞片形成的总苞；叶均基生。
　　　　5. 果期花柱不延长 ································ 银莲花属 *Anemone*
　　　　5. 果期花柱强烈伸长成羽毛状 ···················· 白头翁属 *Pulsatilla*
　　　4. 无总苞；叶基生和茎生。
　　　　6. 无花瓣 ································ 唐松草属 *Thalictrum*
　　　　6. 有花瓣。
　　　　　7. 花瓣有蜜腺 ······················ 毛茛属 *Ranunculus*
　　　　　7. 花瓣无蜜腺 ······················ 侧金盏花属 *Adonis*
　　3. 蓇葖果，每心皮有 2 枚以上胚珠。
　　　8. 有退化雄蕊。
　　　　9. 总状或复总状花序；无花瓣；退化雄蕊在发育雄蕊外侧 ······ 升麻属 *Cimicifuga*
　　　　9. 单花或单歧聚伞花序；花瓣下部筒形，上部近二唇形；退化雄蕊在发育雄蕊内侧
　　　　　 ································ 天葵属 *Semiaquilegia*
　　　8. 无退化雄蕊 ···························· 黄连属 *Coptis*
　2. 花两侧对称，花瓣有长爪 ···················· 乌头属 *Aconitum*
1. 常为藤本；叶对生 ······················ 铁线莲属 *Clematis*

（1）毛茛属 *Ranunculus*

多年生或一年生草本。根纤维状簇生，或基部增厚呈纺锤形。茎直立、斜升或匍匐。叶大多基生兼茎生；单叶或三出复叶；叶片浅裂至深裂。花单生或成聚伞花序；两性；花瓣常5，黄色，基部有点状或袋穴状蜜腺；雄蕊与心皮多数，离生，螺旋状着生在花托上。聚合瘦果。

毛茛 *R. japonicus* Thunb.：多年生草本。全体有粗毛。叶片五角形，3深裂，中裂片又3浅裂，侧裂片2裂。聚伞花序顶生；花瓣黄色带蜡样光泽。聚合瘦果近球形（图11－16）。

分布全国；生于山沟、水田边、湿草地。带根全草（药材名：毛茛）有毒，能利湿、消肿、止痛、退翳、杀虫。

小毛茛 *R. ternatus* Thunb.：多年生小草本。簇生多数肉质小块根，块根近纺锤形或卵球形，直径3～5mm。茎铺散，多分枝。基生叶有长柄；单叶3裂或三出复叶；茎生叶细裂。聚伞花序具少数花。

分布于江苏、安徽、河南、浙江、江西、福建、台湾、湖北、湖南、广西；生于郊野、路旁湿地。块根（药材名：猫爪草）能解毒、化痰散结。

（2）乌头属 *Aconitum*

草本。通常具块根，由1个母根和1个旁生的附子（是具有膨大不定根的更新芽）、稀数个附子组

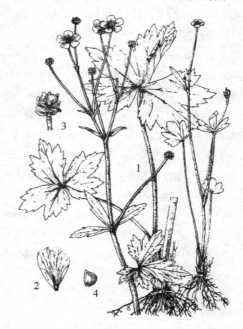

图11－16　毛茛
1.植株　2.花瓣　3.聚合瘦果　4.瘦果

成；稀为直根。叶多掌状分裂。总状花序（图11－17）；花两性；两侧对称；萼片5，花瓣状，常呈蓝紫色，稀黄色，上萼片呈盔状或圆筒状；花瓣2，特化为蜜腺叶，由距、唇、爪三部分组成；雄蕊多数；心皮3～5。聚合蓇葖果。

乌头 *A. carmichaeli* Debx.：多年生草本。块根倒圆锥形，母根周围常有数个附子。叶片通常3全裂，中央裂片近羽状分裂，侧生裂片2深裂。萼片蓝紫色，上萼片盔状；花瓣有长爪。分布于长江中下游，华北、西南亦产；生于山坡草地、灌丛中，四川、陕西大量栽培。栽培品的母根（药材名：川乌头、川乌）为祛风湿散寒药，有大毒，能祛风除湿、温经止痛。栽培品的附子（药材名：附子）为温里药，有毒，能回阳救逆、温中散寒、止痛。

同属植物北乌头 *A. kusnezoffii* Reichb.，分布于东北、华北，块根（药材名：草乌头、草乌）有大毒，能祛风除湿、温经散寒、消肿止痛。

另外，黄花乌头 *A. coreanum* (Lévl.) Raipaics，分布于东北及河北，块根（药材名：关

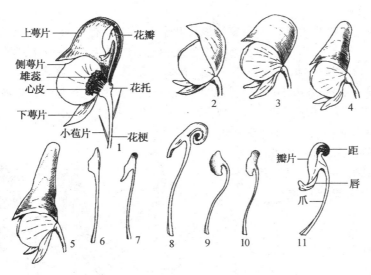

图 11 - 17　乌头属花的解剖图
1. 花的纵剖面模式图　2 ~ 5. 花的外形　6 ~ 11. 花瓣

白附）有大毒，能祛寒湿、止痛。短柄乌头 *A. brachypodum* Diels，分布于四川、云南，块根（药材名：雪上一支蒿）有大毒，能祛风止痛。

（3）**铁线莲属** *Clematis*

多为木质藤本。叶对生。花单被；萼片 4 ~ 5，镊合状排列；雄蕊和心皮多数，离生。聚合瘦果具宿存的羽毛状花柱，聚成一头状体。

威灵仙 *C. chinensis* Osbeck：藤本，干后变黑色。羽状复叶，小叶 5 枚，狭卵形。圆锥花序；萼片 4，白色，矩圆形，外面边缘密生短柔毛（图 11 - 18）。

分布于长江中下游及以南地区；生于山区林缘及灌丛。根及根状茎（药材名：威灵仙）为祛风湿散寒药，能祛风除湿、通络止痛。

同属植物棉团铁线莲 *C. hexapetala* Pall. 和东北铁线莲 *C. manshurica* Rupr. 的根及根状茎亦作药材威灵仙入药。另外有绣球藤 *C. montana* Buch. – Ham. ex DC.，分布于陕西、宁夏、甘肃、安徽、江西、福建、台湾和华中及西南；小木通 *C. armandii* Franch.，分布于陕西、甘肃、湖北、湖南、福建、广东、广西、贵州、四川、西藏、云南，两者的藤茎（药材名：川木通）能清热利尿、通经下乳。

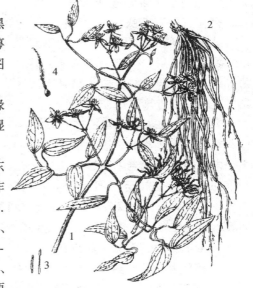

图 11 - 18　威灵仙
1. 花枝　2. 根　3. 雄蕊　4. 雌蕊

（4）黄连属 *Coptis*

多年生草本。根状茎黄色，生多数须根。叶全部基生，有长柄，3或5全裂。花葶1~2条；聚伞花序；花辐射对称；萼片5，黄绿色或白色，花瓣状；花瓣比花萼短；雄蕊多数；心皮5~14，基部有明显的柄。聚合蓇葖果，有柄。

黄连（味连）*C. chinensis* Franch.：根状茎分枝成簇。叶片3全裂，中央裂片具细柄，羽状深裂，侧裂片不等2裂。花黄绿色；萼片狭卵形；花瓣条状披针形，中央有蜜腺；心皮8~12。

分布于陕西、湖北、湖南、贵州、四川；生于海拔500~2000m间山林阴湿处，多为栽培。根状茎（药材名：黄连）为清热燥湿药，能清热燥湿、泻火解毒。

同属植物三角叶黄连（雅连）*C. deltoidea* C. Y. Cheng et Hsiao 和云南黄连（云连）*C. teetoides* C. Y. Cheng（*C. teeta* Wall.）的根状茎亦作药材黄连入药（图11-19）。

白头翁 *Pulsatilla chinensis* (Bge.) Regel：多年生草本。密生白色长柔毛。叶基生，三出复叶，小叶2~3裂。花葶顶生1花；总苞片3；萼片6，紫色；无花瓣。瘦果聚合成头状，宿存花柱羽毛状，下垂如白发。

分布于东北、华北、华东和河南、陕西、四川；生于山坡草地、林缘等处。根（药材名：白头翁）为清热凉血药，能清热解毒、凉血止痢。

升麻 *Cimicifuga foetida* L.：多年生草本。根状茎粗壮，表面黑色，有多个内陷的圆洞状老茎残迹。基生叶与下部茎生叶为二至三回羽状复叶；

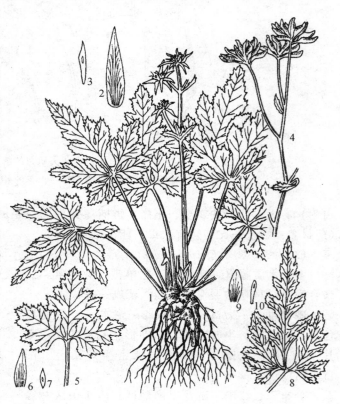

图11-19 黄连属植物
1~4. 黄连（1. 着花植株 2. 萼片 3. 花瓣 4. 蓇葖果）
5~7. 三角叶黄连（5. 叶片 6. 萼片 7. 花瓣）
8~10. 云南黄连（8. 叶 9. 萼片 10. 花瓣）

小叶菱形或卵形，边缘有不整齐锯齿。圆锥花序，密被腺毛和柔毛；萼片白色；无花瓣；雄蕊多数，退化雄蕊宽椭圆形，先端二浅裂，基部具蜜腺；心皮2~5。蓇葖果，有柔毛。

分布于甘肃、青海、四川和云南；生于海拔1700~2300m的林缘和草丛。根状茎（药材名：升麻）为发散风热药；能发表透疹、清热解毒、升举阳气。

注：王文采通过研究，已将该种学名更正为 *C. foetida* L. var. *mairei* (Lévl.) W. T. Wang et Zh. Wang。

同属植物大三叶升麻 *C. heraleifolia* Kom. 和兴安升麻 *C. dahurica* (Turcz.) Maxim. 的根状茎亦作药材升麻入药。

常用药用植物还有：冰凉花 *Adonis amurensis* Regel et Radde，分布于东北及山东、江苏，带根全草有大毒，含强心苷，能强心、利尿、镇静。阿尔泰银莲花 *Anemone altaica* Fisch. ex C. A. Mey，分布于山西、陕西、河南、湖北，根状茎（曾被误称为九节菖蒲）能化痰开窍、安神、化湿醒脾、解毒。多被银莲花 *A. raddeana* Regal，分布于东北及山东，根状茎（药材名：竹节香附）有毒，能祛风湿、散寒止痛、消痈肿。天葵 *Semiaquilegia adoxoides* (DC.) Makino，分布于陕西及华东、华南，块根（药材名：天葵子）能清热解毒、消肿散结、利水通淋。金丝马尾连 *Thalictrum glandulosissimum* (Finet et Gagnep.) W. T. Wang et S. H. Wang（分布于云南）、高原唐松草 *T. cultratum* Wall. （分布于甘肃、四川、云南、西藏）、多叶唐松草 *T. foliolosum* DC. （分布于四川、云南、西藏）等的根及根茎（药材名：马尾连）能清热燥湿、泻火解毒。

14. 芍药科 Paeoniaceae

♀ * $K_5 C_{5 \sim 10} A_\infty \underline{G}_{2 \sim 5:1:\infty}$

【形态特征】 多年生草本或灌木。根肥大。叶互生，通常为二回三出羽状复叶。花大，1至数朵顶生；萼片通常5，宿存；花瓣5~10（栽培者多数），红、黄、白、紫各色；雄蕊多数，离心发育；花盘杯状或盘状，包裹心皮；心皮2~5，离生。聚合蓇葖果。

【分布】 1属，约35种；分布于欧亚大陆、北美西部温带地区。我国有17种；分布于东北、华北、西北、长江流域及西南；几乎全部药用。

【显微特征】 草酸钙簇晶众多，散在或存在于延长而具分隔的薄壁细胞中，每个细胞通常含1个簇晶，稀2个。

染色体：X = 5。

【化学成分】 普遍含特有的芍药苷（paeoniflorin），牡丹组（Sect. Moutan）植物还普遍含丹皮酚（paeonol）及其苷类衍生物，如牡丹酚苷（paeonoside）、牡丹酚原苷（paeonolide）等。

【药用植物】 芍药 *Paeonia lactiflora* Pall.：多年生草本。根粗壮，圆柱形。二回三出复叶，小叶窄卵形，叶缘具骨质细乳突。花白色、粉红色或红色，顶生或腋生；花盘肉质，仅包裹心皮基部。聚合蓇葖果，卵形，先端钩状外弯（图11-20）。

分布于我国北方；生于山坡草丛；各地有栽培。栽培的刮去栓皮根（药材名：白芍）为补血药，能养血调经、平肝止痛、敛阴止汗。野生者

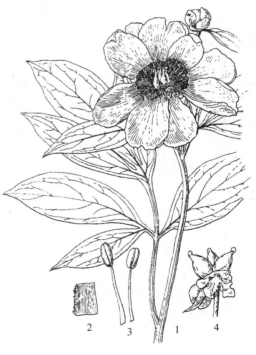

图 11-20 芍 药
1. 植株 2. 小叶边缘部分放大
3. 雄蕊 4. 蓇葖果

不去栓皮根（药材名：赤芍）为清热凉血药，能清热凉血、散瘀止痛。

同属植物川赤芍 *P. veitchii* Lynch 的根亦作药材赤芍入药。

凤丹 *P. ostii* T. Hong et J. X. Zhang：落叶灌木。一至二回羽状复叶。花单生枝顶；萼片5；花瓣10～15，多为白色；花盘紫红色，革质，全包心皮；心皮5～8，密生白色柔毛。聚合蓇葖果，纺锤形。种子卵形或卵圆形，黑色。

主产于安徽铜陵凤凰山及南陵丫山；各地多有栽培。根皮（药材名：牡丹皮、凤丹皮）为清热凉血药，能清热凉血、活血化瘀。

同属植物牡丹 *P. suffruticosa* Andr. 与凤丹的区别为：为二回三出复叶，顶生小叶3裂；花色有白色、红紫色、黄色等多种。各地多栽培供观赏，根皮一般不作药用。先前文献将凤丹误作牡丹，所以牡丹皮的来源也一直误用了牡丹的学名。

注：芍药科原先只是毛茛科的1个属，但其外部形态和内部构造均与毛茛科有显著区别，因此，现在多数学者均同意把芍药属 *Paeonia* 提升为芍药科 Paeoniaceae。

15. 小檗科 Berberidaceae

$$\male\female * K_{3+3,\infty} C_{3+3,\infty} A_{3\sim9} \underline{G}_{1:1:1\sim\infty}$$

【形态特征】 灌木或草本。单叶或复叶；互生。花两性，辐射对称，单生、簇生或为总状、穗状花序；萼片与花瓣相似，各2～4轮，每轮常3片，花瓣常具蜜腺；雄蕊3～9，常与花瓣对生，花药瓣裂或纵裂；子房上位，常由1枚心皮组成1室；花柱极短或缺，柱头常为盾形；胚珠1至多数。浆果，蓇葖果或蒴果。种子1至多数。

表 11-18　　　　　　　　小檗科部分药用属的比较

淫羊藿属 *Epimedium*	八角莲属 *Dysosma*	小檗属 *Bereris*	十大功劳属 *Mahonia*
多年生草本	多年生草本	常绿灌木	常绿灌木
三出复叶	茎生叶，盾状着生	茎生叶，簇生于刺腋内	奇数羽状复叶
总状花序或圆锥花序	伞形花序	数朵花簇生叶腋	总状花序
蓇葖果	浆果	浆果，外具白粉	浆果，外具白粉

【分布】 17属，约650种；分布于北温带和亚热带高山地区。我国11属，约320种；分布全国，以西南地区为多；已知药用11属，140余种。

【显微特征】 木本类群多含有草酸钙方晶，草本类群多含有草酸钙簇晶。

染色体：X = 6～8，10，14。

【化学成分】 生物碱：如小檗属（*Berberis*）、十大功劳属（*Mahonia*）、南天竹属（*Nandina*）、红毛三七属（*Caulophyllum*）、牡丹草属（*Leontice*）、淫羊藿属（*Epimedium*）、鲜黄连属（*Jeffersonia*）等；三萜皂苷：如红毛三七属、牡丹草属、鲜黄连属等；鬼臼素类木脂素：如桃儿七属（*Sinopophyllum*）、八角莲属（*Dysosma*）、山荷叶属（*Diphylleia*）等；黄酮：如淫羊藿属等。

【药用植物】 箭叶淫羊藿（三枝九叶草）*Epimedium sagittatum*（Sieb. et Zucc.）Maxim.：

多年生草本。基生叶 1～3，三出复叶；小叶卵形、狭卵形或卵状披针形，基部深心形，侧生小叶基部不对称；叶革质。圆锥花序或总状花序，顶生；萼片 4，2 轮，外轮早落，内轮花瓣状，白色；花瓣 4，黄色，有矩；雄蕊 4。菁葖果，卵形（图 11–21）。

分布于长江以南各地；生于山坡、林下、溪边等潮湿处。地上部分（药材名：淫羊藿）为补阳药，能补肾壮阳、强筋健骨、祛风除湿。

同属植物淫羊藿 *E. brevicornum* Maxim、巫山淫羊藿 *E. wushanense* T. S. Ying、朝鲜淫羊藿 *E. koreanum* Nakai 和柔毛淫羊藿 *E. pubescens* Maxim. 的地上部分亦作药材淫羊藿入药。

八角莲 *Dysosma versipellis*（Hance）M. Cheng ex Ying：多年生草本。根状茎粗壮，横生，具明显的碗状节。茎生叶 1～2 片，盾状着生；叶片圆形，掌状深裂。花 5～8 朵排成伞形花序，着生于叶柄基部上方近叶片处；花下垂，深红色；萼片 6；花瓣 6，勺状倒卵形；柱头大，盾状。浆果（图 11–22）。

分布于长江流域以南各地；生于山坡林下阴湿处。根状茎（药材名：八角莲）能化痰散结、祛瘀止痛、清热解毒。

同属植物六角莲 *D. pleiantha*（Hance）Woods. 及川八角莲 *D. veitchii*（Hemsl. et Wils.）Fu ex Ying 的根状茎亦作药材八角莲入药。

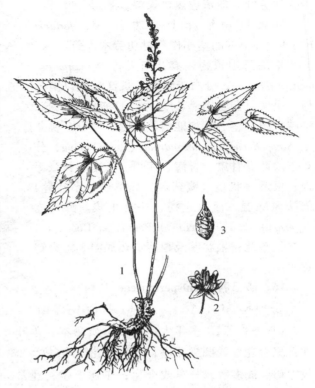

图 11–21　箭叶淫羊藿
1. 植株　2. 花　3. 果实

豪猪刺 *Berberis julianae* Schneid.：常绿灌木。叶刺三叉状，粗壮坚硬；叶常 5 片丛生于刺腋内，卵状披针形，叶缘有 10～20 锯齿。花黄色，簇生叶腋；小苞片 3；萼片、花瓣、雄蕊均 6 枚，花瓣顶端微凹，基部有 2 蜜腺；花药瓣裂；胚珠单生。浆果，熟时黑色，有白粉。

分布于湖北、湖南、广西、贵州、四川；生于山坡、沟边、林中等处。根、茎均可提取小檗碱，能清热燥湿、泻火解毒。

同属植物黄芦木 *B. amurensis* Rupr.、庐山小檗 *B. virgetorum* Schneid. 等根茎均含小檗碱，能清热燥湿、泻火解毒。

阔叶十大功劳 *Mahonia bealei*（Fort.）Carr.：常绿灌木。奇数羽状复叶，互生，厚革质；小叶卵形，边缘有刺状锯齿。总状花序丛生茎顶；花黄色；萼片 9，3 轮，花瓣状；花瓣 6；雄蕊 6，花药瓣裂。浆果，暗蓝色，有白粉。

分布于长江流域及陕西、河南、福建；生于山坡灌丛、林下，也有栽培。茎（药材名：功劳木）能清热、燥湿、解毒；叶（药材名：十大功劳叶）能清虚热、燥湿、解毒。

同属植物细叶十大功劳 *M. fortunei* (Lindl.) Fedde 的茎亦作药材功劳木入药。

常用药用植物还有：南天竹 *Nandina domestica* Thunb.，分布于陕西及长江流域以南各地；果实（药材名：南天竹子）能敛肺止咳、平喘；根、茎、叶均能清热利湿、解毒。桃儿七 *Sinopodophyllum hexandrum* （Royle）Ying，分布于陕西、甘肃、青海、四川、云南、西藏等地；根及根状茎（藏药名：奥莫色、小叶莲）能祛风除湿、活血止痛、祛痰止咳。鲜黄连 *Jeffersonia dubia* （Maxim.）Benth. et Hook. f.，分布于东北；根状茎及根能清热燥湿、泻火解毒。

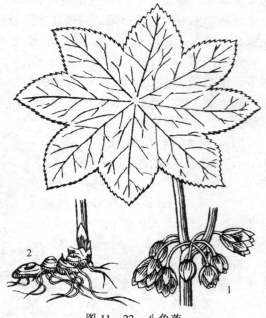

图 11 - 22　八角莲
1. 花枝　2. 根状茎

16. 防己科 Menispermaceae

$\male$ * $K_{3+3}C_{3+3}A_{3\sim6,\infty}$；$\female$ $K_{3+3}C_{3+3}\underline{G}_{3\sim6:1:1}$

【形态特征】　多年生草质或木质藤本。单叶互生，叶片有时盾状；无托叶。花单性异株；聚伞花序或圆锥花序；萼片与花瓣均6枚，2轮，每轮3片；花瓣常小于萼片；雄蕊通常6枚，稀3或多数，分离或合生；子房上位，通常3心皮，分离，每室2胚珠，仅1枚发育。核果，核多呈马蹄形或肾形。

表 11 - 19　　　　　　　　　　防己科部分药用属的比较

千金藤属 Stephania	蝙蝠葛属 Menisqermum	青牛胆属 Tinospora	木防己属 Cocculus
草质藤本	草质落叶灌木	草质藤本	木质藤本
具块根及圆柱状根	具细长根状茎	具连珠状块根	无贮藏根
叶柄盾状着生	叶柄盾状着生	叶柄基生	叶柄基生
具羽状脉	具掌状脉	具羽状脉	具羽状或掌状脉
聚伞花序集成头状	圆锥花序	圆锥花序	聚伞花序
雌雄异株	雌雄同株	雌雄同株	雌雄同株
核果球形，红色 核呈马蹄形	核果黑紫色 核呈马蹄形	核果红色	核果球形，红色或紫红色

【分布】　约65属，350种；分布于热带和亚热带。我国19属，78种；主要分布于长江流域及其以南各省区；已知药用15属，67种。

【显微特征】　常有异常构造，多由维管束外方的额外形成层形成1至多个同心环状或偏心环状维管束而组成。草酸钙结晶类型多样。

染色体：X = 12，13，19。

【化学成分】　本科是被子植物中含生物碱丰富的科，生物碱：如古山龙属（*Arcangelisia*）、大叶藤属（*Tinomiscium*）、天仙藤属（*Fibraurea*）、青牛胆属（*Tinospora*）、细圆藤属（*Pericampylus*）、称钩风属（*Diploclisia*）、木防己属（*Cocculus*）、青藤属（*Simomenium*）、蝙蝠葛属（*Menispermum*）、千金藤属（*Stephania*）、锡生藤属（*Cissampelos*）、轮环藤属（*Cyclea*）等；皂苷：如大叶藤属、天仙藤属、青牛胆属、细圆藤属、称钩风属、木防己属、青藤属、蝙蝠葛属、千金藤属等；硬脂酸：如青牛胆属、木防己属、青藤属、千金藤属等；苦味素：如大叶藤属、天仙藤属等；挥发油：如天仙藤属、青牛胆属等。

【药用植物】　粉防己（石蟾蜍）*Stephania tetrandra* S. Moore：草质藤本。根圆柱形，长而弯曲。叶三角状阔卵形，全缘，叶柄盾状着生。聚伞花序集成头状；雄花的萼片通常4，花瓣4，淡绿色，雄蕊4，花丝愈合成柱状；雌花的萼片和花瓣均4，心皮1，花柱3。核果球形，红色，核呈马蹄形，有小瘤状突起及横槽纹（图11-23）。

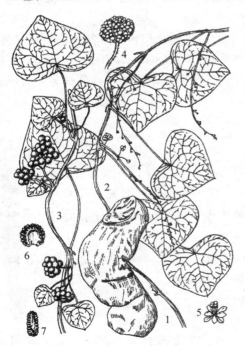

图11-23　粉防己
1. 根　2. 雄花枝　3. 果枝　4. 雄花序　5. 雄花
6. 果核，示正面　7. 果核，示侧面

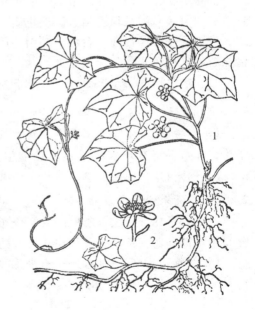

图11-24　蝙蝠葛
1. 植株全形　2. 雄花

分布于我国东部及南部；生于山坡、林缘及草丛等处。根（药材名：防己、粉防己）为祛风湿清热药，能利水消肿、祛风止痛。

蝙蝠葛 *Menispermum dauricum* DC.：草质落叶藤本。根状茎细长。叶圆肾形或卵圆形，全缘或 5~7 浅裂，掌状脉；叶柄盾状着生。圆锥花序；萼片 6；花瓣 6~9；雄蕊 10~20；雌蕊 3 心皮，分离。核果黑紫色，核马蹄形（图 11-24）。

分布于东北、华北和华东地区；生于沟谷、灌丛。根状茎（药材名：北豆根）能清热解毒、祛风止痛。

青牛胆 *Tinospora sagittata*（Oliv.）Gagnep.：草质藤本。具连珠状块根。叶卵状箭形，叶基耳形，背面被疏毛。圆锥花序；花瓣 6，肉质，常有爪。核果红色，近球形。

分布于华中、华南、西南及陕西、福建等地。块根（药材名：金果榄）能清热解毒、利咽、止痛。

木防己 *Cocculus orbiculatus*（L.）DC.：木质藤本。小枝被绒毛。叶纸质，形状变异极大，自线状披针形至近圆形，全缘或 3 裂，有时掌状 5 裂。聚伞花序少花。核果近球形，红色或紫红色。

分布于我国大部分地区；生于灌丛、村旁、林缘等处。根（药材名：木防己）能祛风止痛、利尿消肿。

常用药用植物还有：锡生藤（亚乎奴）*Cissampelos pareira* L. var. *hirsuta*（Buch. ex DC.）Forman，分布于广西、贵州、云南；全株（药材名：亚乎奴）能活血止痛、止血生肌。青藤 *Sinomenium acutum*（Thunb.）Rehd. et Wils.，分布于长江流域及其以南各地；茎藤（药材名：青藤、清风藤）能祛风通络、除湿止痛。金线吊乌龟 *Stephania cepharantha* Hayata，分布于江苏、安徽、江西、福建、台湾、湖南、广东、广西、贵州等地；块根（药材名：白药子）能清热解毒、祛风止痛、凉血止血。

17．木兰科 Magnoliaceae

$\male; \, \hermaphrodite\female \, * \, P_{6\sim12} A_\infty \, \underline{G}_{\infty:1:1\sim2}$

【形态特征】 木本，稀藤本。有香气。单叶互生，常全缘；常具托叶，大，包被幼芽，早落，在节上留有环状托叶痕。花单生，两性，稀单性，辐射对称；花被片 3 基数，多为 6~12，每轮 3 片；雄蕊与雌蕊多数，分离，螺旋状排列在延长的花托上；每心皮含胚珠 1~2。聚合蓇葖果或聚合浆果。

【分布】 18 属，330 余种；主要分布亚洲东南部和南部。我国 14 属，约 160 种；主要分布东南部和西南部，向北渐少；已知药用 8 属，约 90 种。

【显微特征】 常有油细胞、石细胞和草酸钙方晶。

染色体：X = 19。

【化学成分】 挥发油：如木兰属（*Magnolia*）、含笑属（*Michelia*）、木莲属（*Manglietial*）、八角属（*Illicium*）、北五味子属（*Schisandra*）、南五味子属（*Kadsura*）等；生物碱：如木兰属、含笑属、八角属、鹅掌秋属（*Liriodendron*）等；木脂素：如南五味子属、北五味子属等。

【主要属及药用植物】

表 11 – 20　　　　　　　　　　**木兰科部分属检索表**

1. 木质藤本。叶纸质或近膜质，罕为革质。花单性，雌雄异株或同株。肉质小浆果。
　 2. 雌蕊群的花托发育时不伸长；聚合果球状或椭圆体状 …………………… 南五味子属 *Kadsura*
　 2. 雌蕊群的花托发育时明显伸长；聚合果长穗状 ………………………………… 五味子属 *Schisandra*
1. 乔木或灌木。叶革质或纸质。花两性。蓇葖果。
　 3. 芽为托叶包围。小枝上具环状托叶痕。雄蕊和雌蕊螺旋状排列于伸长的花托上。
　　 4. 花顶生。雌蕊群无柄或具柄。
　　　 5. 每心皮具 3 ~ 12 胚珠 …………………………………………………… 木莲属 *Manglietia*
　　　 5. 每心皮具 2 胚珠 ……………………………………………………………… 木兰属 *Magnolia*
　　 4. 花腋生。雌蕊群具明显的柄 ……………………………………………… 含笑属 *Michelia*
　 3. 芽具多枚芽鳞。无托叶。雄蕊和雌蕊轮状排列于平顶隆起的花托上 ………… 八角属 *Illicium*

（1）木兰属 *Magnolia*

落叶或常绿木本。花大，单生枝顶；花被片 9 ~ 15，每轮 3，有时外轮花萼状；雄蕊与雌蕊多数，螺旋状着生在长轴形的花托上，雌蕊群无柄或近于无柄，每心皮有胚珠 2。聚合蓇葖果。种子 1 ~ 2，外种皮肉质，红色。

厚朴 *M. officinalis* Rehd. et Wils.：落叶乔木。叶大，革质，倒卵形，集生于小枝顶端。花白色；花被 9 ~ 12。聚合蓇葖果木质，长椭圆状卵形（图 11 – 25）。

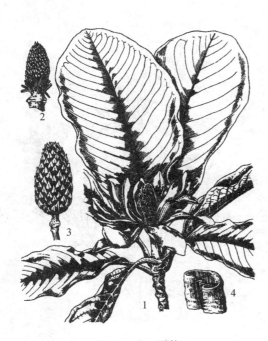

图 11 – 25　厚朴
1. 花枝　2. 去花皮后，示雄蕊和雌蕊
3. 果实　4. 树皮的一部分

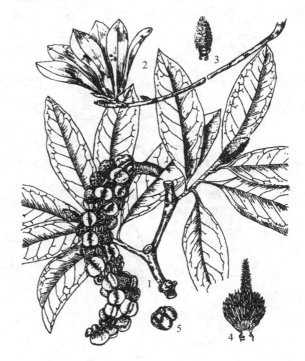

图 11 – 26　望春花
1. 果枝　2. 花枝　3. 花蕾
4. 雄蕊群和雌蕊群　5. 蓇葖果及种子

分布于陕西、甘肃、河南、湖北、湖南、四川、贵州；多为栽培。根皮、干皮和枝皮（药材名：厚朴）为化湿药，能燥湿消痰、下气除满；花蕾（药材名：厚朴花）能行气宽中、开郁化湿。

同属植物凹叶厚朴 *M. officinalis* Rehd. et Wils. subsp. *biloba*（Rehd. et Wils.）Law 的根皮、干皮和枝皮作药材厚朴入药；花蕾作药材厚朴花入药。

望春花 *M. biondii* Pamp.：落叶乔木。叶长圆状披针形，先端急尖，基部楔形。花先叶开放；萼片3，近线形，花瓣6，匙形，先端圆，白色，外面基部带紫红色；花丝肥厚。聚合蓇葖果圆柱形，稍扭曲。种子深红色（图11-26）。

分布于陕西、甘肃、河南、湖北、四川等省；生于山坡路旁。花蕾（中药名：辛夷）为发散风寒药，能散风寒、通鼻窍。

同属植物玉兰 *M. denudata* Desr.、武当玉兰 *M. sprengeri* Pamp. 的花蕾亦作药材辛夷入药。

（2）五味子属 *Schisandra*

木质藤本。叶互生，在短枝上聚生；全缘或有稀疏锯齿。花单性，雌雄异株，单生或数朵簇生于叶腋；有长梗；花被片5～20，排成2～3轮；雄蕊4～60，离生或聚合成头状或圆锥状的雄蕊柱；心皮12～120，花期聚成头状，结果时排列于延长的花托上。成熟心皮为小浆果，排列于下垂肉质果托上，形成长穗状聚合果。

五味子 *S. chinensis*（Turcz.）Baill.：叶近膜质，阔椭圆形或倒卵形，边缘具腺齿。花被片6～9，乳白色至粉红色；雄蕊5；心皮17～40，聚合浆果排成穗状，红色（图11-27）。

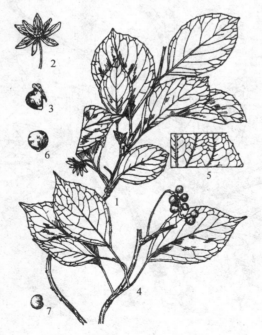

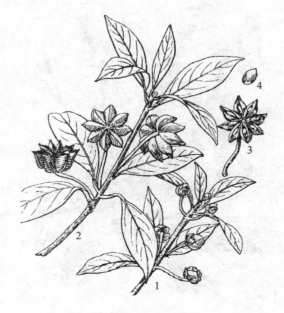

图11-27　五味子　　　　　　　　　　图11-28　八角茴香

1.雌花枝　2.雌花　3.心皮　4.果枝　　　　1.花枝　2.果枝　3.蓇葖果　4.种子

5.叶缘放大，示腺状小齿　6.果实　7.种子分布于东北、华北及宁夏、甘肃、山东；生于沟谷、溪边及山坡。果实（药材名：五味子、北五味子）为敛肺涩肠药；能敛肺、滋肾、生津、收涩。

同属植物华中五味子 *S. sphenanthera* Rehd. et Wils.，果实（药材名：南五味子）为敛肺涩肠药，能敛肺、滋肾、生津、收敛。

注：有学者已将华中五味子并入东亚五味子 *S. elongata*（Bl.）Baill. 之中。

（3）八角属 *Illicium* L.

常绿小乔木或灌木，光滑无毛。花两性，单生或有的 2～3 朵聚生于叶腋；花被片多数，数轮；雄蕊 4 至多数；心皮 5～21，排成 1 轮，分离，胚珠 1。聚合果由蓇葖果组成，单轮排列成星状。

八角 *I. verum* Hook. f.：常绿乔木。叶革质，倒卵状椭圆形至椭圆形。花粉红至深红色，单生叶腋或近顶生；花被片 7～12；雄蕊 11～20；心皮通常 8。聚合果由 8 个蓇葖果组成，直径 3.4～4cm，饱满平直，呈八角形（图 11－28）。

分布于广西，其他地区有引种。果实（药材名：八角、八角茴香）能散寒、理气、止痛。同属的有毒植物如莽草 *I. lanceolatum* A. C. Smith、红茴香 *I. henryi* Diels 等的果实外形与八角极相似，常因误用而中毒。

常用药用植物还有：木莲 *Manglietia fordiana*（Hemsl.）Oliv.，分布于长江流域以南；果实（药材名：木莲果）能通便、止咳。白兰花 *Michelia alba* DC.，我国亚热带地区多栽培；花（药材名：白兰花）能化湿、行气、止咳。南五味子 *Kadsura longipedunculata* Finet et Gagn.，分布于长江流域及以南各地；根或根皮（药材名：红木香）能理气止痛、祛风通络、活血消肿。地枫皮 *Illicium difengpi* K. I. B. et K. I. M.，分布于广西；树皮（药材名：地枫皮）能祛风除湿、行气止痛。

注：恩格勒系统的木兰科被哈钦松系统、克郎奎斯特系统和塔赫他间系统划分成 3 个科，即木兰科 Magnoliaceae、八角科 Illiciaceae 和五味子科 Schisandraceae。

18. 樟科 Lauraceae

$\female * P_{(6,9)} A_{3,6,9,12} \underline{G}_{(3:1:1)}$

【形态特征】　多为常绿乔木；有香气。单叶，常互生；全缘，羽状脉或三出脉；无托叶。花序多种；花小，两性，少单性；辐射对称；花单被，通常 3 基数，排成 2 轮，基部合生；雄蕊 3～12 枚，通常 9，排成 3 轮，第一、二轮花药内向，第三轮外向，花丝基部常具腺体，花药 2～4 室，瓣裂；子房上位，1 室，具 1 顶生胚珠。核果或浆果状，有时被宿存花被形成的果托包围基部。种子 1 粒。

【分布】　45 属，2000 余种；分布热带、亚热带地区。我国 20 属，400 余种；主要分布于长江以南各省区；已知药用 13 属，110 种。

【显微特征】　具油细胞，含挥发油；叶下表皮通常呈乳头状突起；在茎维管柱鞘部位常有由纤维状石细胞组成的环。

染色体：X = 7，12。

【化学成分】　挥发油：如樟属（*Cinnamomum*）、山胡椒属（*Lindera*）、木姜子属（*Lit-*

sea)、月桂属（*Laurua*）、厚壳桂属（*Cryptocarya*）、新樟属（*Neocinnamomum*）、檫木属（*Sassafras*）、鳄梨属（*Persea*）等；生物碱：如无根藤属（*Cassytha*）、琼楠属（*Beilschmiedia*）、楠属（*Phoebe*）、油丹属（*Alseadaphne*）、赛楠属（*Nothaphoebe*）、润楠属（*Machilus*）、黄肉楠属（*Actinodaphne*）、新木姜子属（*Neolitaea*）等。

【药用植物】　肉桂 *Cinnamomum cassia* Presl.：常绿乔木，幼枝略呈四棱形，全株有香气。叶互生，长椭圆形，革质，全缘，具离基三出脉。圆锥花序腋生或近顶生；花小，黄绿色，花被 6，基部合生。核果椭圆形，黑紫色，宿存的花被管浅杯状，边缘截形或稍齿裂（图 11 – 29）。

分布于福建、广东、广西、云南；多为栽培。树皮（药材名：肉桂）为温里药，能温肾壮阳、散寒止痛；嫩枝（桂枝）为发散风寒药，能解表散寒、温经通络。

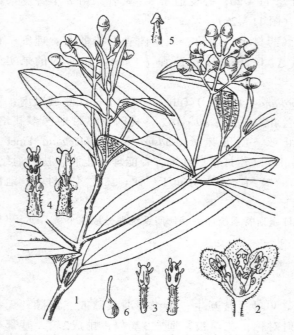

图 11 – 29　肉桂
1. 果枝　2. 花纵剖面　3. 第一、二轮雄蕊
4. 第三轮雄蕊　5. 第四轮退化雄蕊　6. 雌蕊

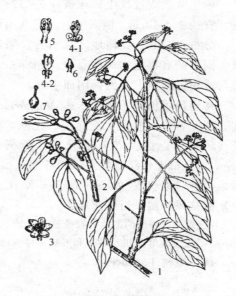

图 11 – 30　樟树
1. 花枝　2. 果枝　3. 花的全形
4. 第三轮的雄蕊［（1）正面；
（2）背面］　5. 外两轮的雄蕊
6. 退化雄蕊　7. 雌蕊

樟树（香樟）*C . camphora*（L.）Presl：常绿乔木，全体具樟脑味。叶互生，薄革质，卵形或卵状椭圆形，离基三出脉，脉腋有腺体。圆锥花序腋生；花被片 6，淡黄绿色，内面密生短柔毛；雄蕊 12，花药 4 室，花丝基部有 2 个腺体。果球形，紫黑色，果托杯状（图11 – 30）。

分布于长江流域以南及西南各省区；生于山坡、疏林、村旁。根、木材及叶的挥发油主含樟脑，为开窍药，能通关窍、利滞气、杀虫止痒、消肿止痛。

乌药 *Lindera aggregata*（Sims.）Kosterm.：常绿灌木。根木质，膨大呈结节状。叶互生，革质，叶片椭圆形，背面密生灰白色柔毛，先端长渐尖或短尾尖，三出脉。花单性，异株；花小，伞形花房腋生；花药2室；雌花有退化雄蕊。核果椭圆形或圆形，半熟时红色，熟时黑色（图11-31）。

分布于长江以南和西南各省区；生于山坡灌丛或林缘。根（药材名：乌药）为理气药，能行气止痛、温肾散寒。

常用药用植物还有：山鸡椒（山苍子）*Litsea cubeba*（Lour.）Pers.，分布于长江以南各地；果实（药材名：澄茄子）能温中止痛、行气活血、平喘、利尿。

19. 罂粟科 Papaveraceae

$$\male\female \ * \ \uparrow K_2 C_{4\sim6} A_{4\sim6,\infty} \underline{G}_{(2\sim\infty:1:\infty)}$$

【形态特征】　草本。常具乳汁或有色汁液。叶基生或互生，无托叶。花两性，辐射对称或两侧对称；花单生或成总状、聚伞、圆锥等花序；萼片常2，早落；花瓣4~6，偶较多；雄蕊多数，离生，或6枚，合生成2束；子房上位，2至多数心皮，1室，侧膜胎座，胚珠多数。蒴果，孔裂或瓣裂。种子细小。

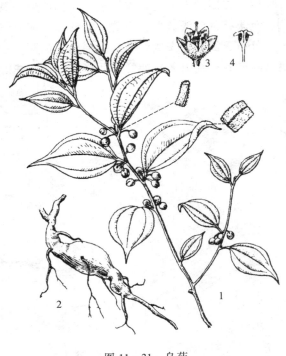

图11-31　乌药
1. 果枝　2. 根　3. 花　4. 雄蕊

【分布】　约38属，700种；主要分布于北温带。我国18属，362种；分布全国，以西南地区为多；已知药用15属，130余种。

【显微特征】　常具有节乳管或特殊的乳囊组织，含白色乳汁或有色汁液。

染色体：X=5~11，16，19。

【化学成分】　本科是含生物碱比较集中的科。如罂粟属（*Papaver*）、白屈菜属（*Chelidonium*）、绿绒蒿属（*Meconopsis*）、角茴香属（*Hypecoum*）、紫堇属（*Corydalis*）、荷包藤属（*Adlumia*）、蓟罂粟属（*Argemone*）、紫金龙属（*Dactylicapnos*）、秃疮花属（*Dicranostigma*）、血水草属（*Eomecon*）、荷青花属（*Hylomecon*）、博落回属（*Macleaya*）、金罂粟属（*Stylophorum*）等。

【药用植物】　延胡索 *Corydalis yanhusuo* W. T. Wang ex Z. Y. Su et C. Y. Wu：多年生草本。块茎球形。叶二回三出全裂，二回裂片近无柄或具短柄，常2~3深裂，末回裂片披针形。总状花序顶生；苞片全缘或有少数牙齿；萼片2，早落；花冠两侧对称，花瓣4，紫红色，上面花瓣基部有长距；雄蕊6，花丝联合成2束；2心皮。蒴果条形（图11-32）。

分布于安徽、江苏、浙江、湖北、河南；生于丘陵林荫下，多栽培。块茎（药材名：延胡索、元胡）为活血止痛药，能行气止痛、活血散瘀。

同属植物齿瓣延胡索 *C. turtschaninovii* Bess. 的块茎是我国明代以前药材延胡索的正品，目前在当地仍作延胡索应用。

伏生紫堇 *C. decumbens* (Thunb.) Pers.：多年生草本。块茎近球形，多少伸长。基生叶有长柄，二回三出全裂，末回裂片狭倒卵形，具短柄。总状花序顶生，具花 3～10 朵；花近白色至淡红色或淡蓝色；距的末端渐尖。蒴果线形，多少扭曲，具 6～14 枚种子。

分布于江苏、安徽、浙江、福建、江西、湖北、湖南、台湾等地；生于山坡、路边。块茎（药材名：夏天无）能舒筋活络、活血止痛。

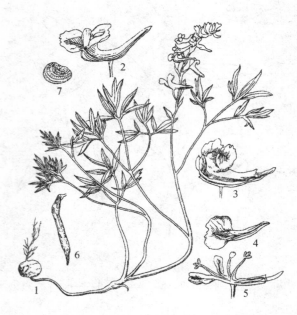

图 11-32　延胡索

1. 植株　2. 花　3. 花冠的上瓣和内瓣
4. 花冠的下瓣　5. 内瓣展开，示 3 体雄蕊及雌蕊
6. 果实　7. 种子

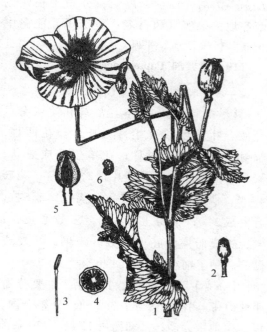

图 11-33　罂粟

1. 着花及果的植株　2. 雌蕊
3. 雄蕊　4. 果实横切面（尚未成熟）
5. 果实纵切面（尚未成熟）6. 种子

罂粟 *Papaver somniferum* L.：一年生或二年生草本，全株粉绿色，有白色乳汁。叶互生，长椭圆形，基部抱茎，边缘有缺刻。花单生，蕾时弯曲，开放时向上；花瓣4，白、红、淡紫等色；雄蕊多数，离生；心皮多数，侧膜胎座，无花柱，柱头具8～12辐射状分枝。蒴果近球形，于柱头分枝下孔裂（图11-33）。

原产于南欧。本品严禁非法种植。果壳（药材名：罂粟壳）为敛肺涩肠药，能敛肺、涩肠、固肾、止痛。果实中的乳汁（药材名：鸦片）为镇痛、止咳、止泻药。

常用药用植物还有布氏紫堇 *Corydalis bungeana* Turcz.，分布于东北、华北、西北等地；全草（药材名：苦地丁）能清热毒、消痈肿。白屈菜 *Chelidonium majus* L.，分布于东北、华北、西北及江苏、江西、四川等地；全草有毒，能镇痛、止咳、利尿、解毒。博落回 *Macleaya cordata*（Willd.）R. Br.，分布于长江以南各地；根或全草有大毒，禁内服，外用能散瘀、祛风、解毒、止痛、杀虫。虞美人 *Papaver rhoeas* L.，我国各地庭园栽培；全草有毒，能镇咳、镇痛、止泻。

注：不同的分类系统对罂粟科的范围有不同的见解。哈钦松系统和克郎奎斯特系统将恩格勒系统的罂粟科划分为 2 个科，即罂粟科 Papaveraceae 和紫堇科 Fumariaceae；1987 年的塔赫他间系统将其划分为 3 个科，即罂粟科、紫堇科和角茴香科 Hypecoaceae。

20．十字花科 Cruciferae，Brassicaceae

$$♀ \ * \ K_{2+2}C_4A_{2+4}\underline{G}_{(2:1\sim2:1\sim\infty)}$$

【形态特征】 草本。单叶互生；无托叶。花两性，辐射对称，多排成总状花序；萼片 4，2 轮；花瓣 4，十字形排列；雄蕊 6，4 长 2 短，为四强雄蕊，常在雄蕊基部有 4 个蜜腺；子房上位，由 2 心皮合生，侧膜胎座，中央有心皮边缘延伸的隔膜（假隔膜 replum）分成 2 室。长角果或短角果，多 2 瓣开裂。

【分布】 约 350 属，3200 种；分布全球，以北温带为多。我国 96 属，425 种；已知药用 30 属，103 种。

【显微特征】 常有分泌细胞；毛茸常为单细胞非腺毛，形式多样；气孔轴式为不等式。染色体：X = 4～15。

【化学成分】 苷类：如白芥属（*Sinapis*）、芸苔属（*Raphanus*）、南芥属（*Arabis*）、辣根属（*Armoracia*）、糖芥属（*Erysimum*）、豆瓣菜属（*Nasturtium*）、菘蓝属（*Isatis*）、菥蓂属（*Thlaspi*）、播娘蒿属（*Descurainia*）等；挥发油类：播娘蒿属、萝卜属、独行菜属（*Lepidium*）、芝麻菜属（*Eruca*）、涩芥属（*Malcolmia*）等；黄酮类化合物：桂竹香属（*Cheiranthus*）、蔊菜属（*Rorippa*）等；生物碱：如荠属（*Capsella*）等。

【药用植物】 菘蓝 *Isatis indigotica* Fort.：一年生或二年生草本。主根圆柱形。叶互生；基生叶有柄，长圆状椭圆形；茎生叶长圆状披针形，基部垂耳圆形，半抱茎。圆锥花序；花黄色。短角果扁平，边缘有翅，紫色，不开裂，1 室。种子 1 枚（图 11－34）。

各地有栽培。根（药材名：板蓝根）、叶（药材名：大青叶）均为清热解毒药，能清热解毒、凉血消斑。叶可加工制成青黛，功用与大青叶相同。

莱菔（萝卜）*Raphanus sativus* L.：一年生或二年生草本。直根，肉质，长圆形、球形或圆锥形，外皮绿色、白色或红色。基生叶和下部茎生叶大头羽状半裂，上部叶长圆形，有锯齿或近全缘。总状花序；花白色、紫色或粉红色。长角果圆柱形，在种子间缢缩，形成海绵状横隔。种子 1～6，卵形，微扁（图 11－35）。

全国各地均有栽培。鲜根（药材名：莱菔）能消食、下气、化痰、止血、解渴、利尿；开花结实后的老根（药材名：地骷髅）能消食理气、清肺利咽、散瘀消肿；种子（药材名：莱菔子）为消食药，能消食导气、降气化痰。

葶苈（独行菜）*Lepidium apetalum* Willd.：一年生或二年生草本。茎自基部多分枝。基生叶有长柄，叶片狭匙形或倒披针形，一回羽状浅裂或深裂；茎生叶披针形或长圆形，边缘有疏齿。总状花序顶生；花小，萼片4，花瓣缺或退化成丝状；雄蕊2或4；子房卵圆形而扁。短角果卵圆形或椭圆形，扁平。种子椭圆状卵形。

分布于全国大部分地区；生于山坡、沟旁、路边等地。种子（药材名：葶苈子或北葶苈子）为止咳平喘药，能祛痰平喘、利水消肿。

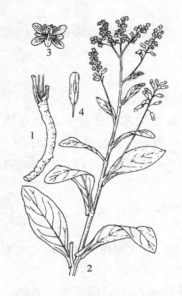

图 11 - 34 菘蓝
1. 根 2. 着花果的枝 3. 花 4. 果实

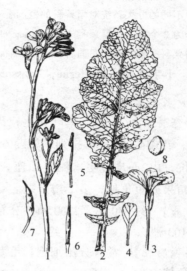

图 11 - 35 莱菔
1. 花枝 2. 叶 3. 花 4. 花瓣 5. 雄蕊
6. 雌蕊 7. 果实 8. 种子

播娘蒿 *Descurainia sophia* (L.) Webb ex Prantl：一年生或二年生草本，全株灰白色。叶二至三回羽状全裂或深裂，最终裂片条状。总状花序顶生；花瓣黄色。长角果圆筒状。种子多数，长圆形，稍扁，淡红褐色。

分布于东北、华北、西北、华东、西南等地；生于山坡、田野。种子（药材名：葶苈子或南葶苈子）为止咳平喘药，能祛痰平喘、利水消肿。

白芥 *Sinapis alba* L.：一年生或二年生草本，全株被白色粗毛。茎基部叶具长柄，大头羽裂或近全裂。总状花序顶生或腋生；花黄色。长角果圆柱形，密被白色长毛，顶端具扁长的喙。种子近球形。

原分布于欧洲；我国有栽培。种子（药材名：白芥子）为化痰药，能化痰逐饮、散结消肿。

常用药用植物还有：荠菜 *Capsella bursa - pastoris* (L.) Medic.，分布于全国；全草能凉肝止血、平肝明目、清热利湿。菥蓂 *Thlaspi arvense* L.，分布于全国；全草（药材名：菥蓂）能清热解毒、利水消肿。蔊菜 *Rorippa indica* (L.) Hiern，分布于陕西、甘肃及华东、华中、华南、西南等地；全草能祛痰止咳、解表散寒、活血解毒、利湿退黄。

21. 景天科 Crassulaceae

♀ * $K_{4 \sim 5, (4 \sim 5)} C_{4 \sim 5, (4 \sim 5)} A_{4 \sim 5, 8 \sim 10} \underline{G}_{4 \sim 5:1:\infty}$

【形态特征】 多年生肉质草本或亚灌木。多单叶，互生、对生或轮生。花多两性，辐射对称；聚伞花序或单生；萼片与花瓣均4～5，分离或合生；雄蕊与花瓣同数或为其2倍；子房上位，心皮4～5，离生，胚珠多数，每心皮基部有1鳞片状腺体。蓇葖果。

表 11 - 21　　　　　　　　　　　　景天科部分药用属的比较

瓦松属 *Orostachys*	景天属 *Sedum*	红景天属 *Rhodiola*
多年生草本，基生叶莲座状，花茎自莲座中央长出，不分枝，聚伞圆锥花序或聚伞花序伞房状，花5基数，花瓣基部稍合生；雄蕊内轮与花瓣对生，心皮具柄，直立，蓇葖果分离，具喙	草本或亚灌木，叶对生、互生或轮生，全缘或有锯齿；聚伞花序，花常偏生于分枝顶端，花两性或稀单性；雄蕊为花瓣数的2倍，对瓣雄蕊贴生花瓣基部稍上处；心皮分离或基部合生，无柄。蓇葖果有种子多数或少数	多年生草本，根状茎垂直、粗壮，有时分枝，先端被短小、贴伏的鳞片状叶。茎不分枝，多叶。茎生叶互生，厚质。花单性，雌雄异株，少为单性；心皮基部合生且与花瓣同数

【分布】 约35属，1600种；广布全球。我国约10属，260种；广布全国；已知药用8属，68种。

【显微特征】 有的种类地下茎具异型维管束。

染色体：X = 4～12，14～17。

【化学成分】 苷类：如景天属（*Sedum*）、红景天属（*Rhodiola*）等；黄酮类：如红景天属等；生物碱类：如景天属等。

【药用植物】 垂盆草 *Sedum sarmentosum* Bunge：多年生肉质草本。全株无毛。不育茎匍匐，接近地面的节处易生根。叶常为3片轮生；叶片倒披针形至长圆形，先端近急尖，基部下延，全缘。聚伞花序顶生，有3～5分枝；花瓣5，黄色；雄蕊10，2轮；鳞片5，楔状四方形；心皮5，长圆形，略叉开。蓇葖果（图11－36）。

分布于全国大部分地区；生于山坡、石隙、沟旁及路边湿润处。全草（药材名：垂盆草）为利湿退

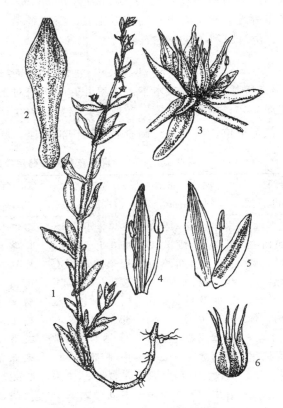

图 11 - 36　垂盆草

1. 植株　2. 叶　3. 花　4. 花瓣与雄蕊

5. 花瓣、雄蕊与萼片　6. 雌蕊，示5个分离心皮

黄药，能清热利湿、解毒消肿。

景天三七 *S．aizoon* L．：多年生肉质草本。茎直立，不分枝。叶互生，椭圆状披针形至倒披针形。聚伞花序；花黄色；萼片 5，条形；花瓣 5，椭圆状披针形；雄蕊 10；心皮 5，基部合生。蓇葖果星芒状排列。

分布于东北、西北、华北至长江流域；生于山坡阴湿岩石上或草丛中。全草（药材名：景天三七）能散瘀止血、宁心安神、解毒。

大花红景天 *Rhodiola crenulata*（Hook．f．et Thoms．）H．ohba：多年生草本。根粗壮；不育枝高 5～17cm，先端密生叶，叶片宽倒卵圆形，长 1～3cm；花茎多数，直立或呈扇状排列，高 5～20cm，叶片椭圆状长圆形或近圆形，全缘、波状或是圆齿。伞房状花序，多花，有萼片；雌雄异株；花大型，有长柄；萼片 5；花瓣 5，红色，倒披针形，有长爪；心皮 5。蓇葖果直立。

分布于四川、云南、西藏等地；生于海拔 2800～5600m 的山坡草地、落丛中、石缝中。根及根状茎（药材名：红景天）能益气活血、通脉平喘。

常用药用植物还有：瓦松 *Orostachys fimbriatus*（Turcz．）Berger，分布于东北、华北、西北、华东等地；全草有毒；能凉血止血、清热解毒、收湿敛疮。

22．虎耳草科 Saxifragaceae

$$\male\female \ * \ \uparrow K_{4\sim5}C_{4\sim5,0}A_{4\sim5,8\sim10}\overline{G}_{(2\sim5:2\sim5:\infty)}, \ \underline{G}_{(2\sim5:2\sim5:\infty)}$$

【形态特征】 草本或木本。多单叶，互生或对生；常无托叶。花序种种；花常两性；萼片、花瓣 4～5；雄蕊与花瓣同数或为其倍数，着生于花瓣上；心皮 2～5，全部或基部合生，子房上位至下位，2～5室，侧膜胎座或中轴胎座，胚珠多数。蒴果或浆果。种子常具翅。

表 11－22　　　　　　　　　　　　虎耳草科部分药用属的比较

落新妇 *Astilbe*	虎耳草属 *Soxifraga*	金腰属 *Chrysosplenium*	岩白菜属 *Bergenia*	山荷叶属 *Astilboides*	鬼灯擎属 *Rodgersia*
多年生草本，二至四回三出复叶，圆锥花序，心皮 2～3 枚，常分离，稀下部合生。果为蓇葖果或蒴果	多年生草本，单叶基生或兼茎生，茎生叶常互生，聚伞花序，有时花单生；花托杯状或扁平，内壁完全与子房下部愈合；心皮 2 枚，基部上部合生。果为蒴果或蓇葖果	多年生小草本，叶互生或对生，聚伞花序围有苞片；萼片 4～5，花瓣缺，雄蕊 8～10 或 4，心皮 2 枚，常中下部合生，果为蒴果，2 果爿近等大或明显不等大	多年生草本，叶基生，叶片具腺状的小窝点，叶柄短而阔，花大，白色或粉红色，雄蕊 10 枚，心皮 2，基部合生，果为蒴果	草本，叶大，具长柄，膜质，盾状，直径 60～90cm，多裂，花茎长达 1m 以上，上部多分枝，花多而小，白色，雄蕊 8 枚，心皮 2，果为蒴果	多年生草本，根茎粗壮，有鳞片，叶 3～5，叶片大，基生叶具长柄，掌状或盾状 5 裂，与叶柄合生，蝎尾状聚伞花序，萼管短，5 裂，花瓣缺，雄蕊 10 枚，心皮 2～3，果为蒴果

【分布】 80 属，约 1250 种；分布于温带。我国 28 属，约 500 种；分布全国；已知药用 24 属，155 种。

【药用植物】 虎耳草 *Saxifraga stolonifera* Curt.：分布于河南、陕西及长江以南地区；生于山地阴湿处。全草（药材名：虎耳草）能疏风清热、凉血解毒。

落新妇 *Astilbe chinensis* (Maxim.) Franch. et Sav.：分布于长江中下游至东北地区；生于山谷溪边和林缘。根状茎（药材名：红升麻）能活血止痛、祛风除湿、强筋健骨、解毒。

岩白菜 *Bergenia purpurascens* (Hook. f. et Thoms.) Engl.：分布于四川、云南、西藏；生于 2700～4800m 的林下阴湿处或草坡石隙等处。全草能滋补强壮、止咳止血。

常用药用植物还有：黄常山 *Dichroa febrifuga* Lour.，分布于陕西、甘肃及长江以南的部分省区；根（药材名：常山）为涌吐药；能截疟、涌吐痰涎。西南鬼灯檠 *Rodgersia sambucifolia* Hemsl.，分布于湖北及西南，根状茎（药材名：岩陀）能活血调经、祛风除湿、收敛止泻。

注：恩格勒系统的虎耳草科被不同的分类系统分为 3～7 个科，如塔赫他间系统（1987）将其分为虎耳草科 Saxifragaceae、醋栗科 Grossulariaceae、梅花草科 Parnassiaceae、扯根菜科 Penthoraceae、绣球科 Hydrangeaceae、鼠刺科 Iteaceae 和黄山梅科 Kirengeshomaceae。

23. 金缕梅科 Hamamelidaceae

$$☿ * K_{(4\sim5)} C_{4\sim5,0} A_{4\sim5,\infty} \overline{G}_{(2:2:\infty)}, \overline{G}_{(2:2:\infty)}$$

【形态特征】 乔木或灌木。常具星状毛。单叶互生，有托叶。花两性或单性同株；头状、穗状或总状花序；萼筒多少与子房结合，4～5 裂；花瓣与萼片同数或缺，线形、匙形或鳞片状；雄蕊 4～5，有时多数；子房下位或半下位，由 2 心皮基部合生组成，2 室，每室胚珠 1 至数个。木质蒴果，有 2 尖喙，2 瓣开裂。种子常具翅。

表 11－23 金缕梅科药用属的比较

枫香属 *Liquidamber*	金缕梅属 *Hamamelis*	檵木属 *Loropetalum*	半枫荷属 *Semiliquidamber*
落叶乔木，叶具长柄，掌状 3～7 裂，花单性同株，无花瓣，头状或穗状花序，雄花无萼片，雌花序圆头状，蒴果木质，种子有狭翅	落叶灌木或小乔木，芽被绒毛，叶不等侧。常为心形，全缘或有波状齿，第一对侧脉常有第二次分支侧脉，花 4 数；花药单片开裂，药隔不伸出，退化雄蕊 4 枚，与雄蕊互生	常绿或半落叶灌木至小乔木，芽体无鳞片，叶全缘，稍偏斜；托叶膜质。花 4 数，花丝极短，药隔突出成角状，蒴果被星状毛，果梗极短	常绿乔木，叶互生，革质，叶异形，不分裂或叉状单侧分裂，叶缘具锯齿，齿顶具腺状凸尖，花单性同株，无花瓣，萼齿与子房合生，雄花具短的穗状花序，雄蕊多数，头状果序半球形，由多数蒴果组成，蒴果木质，沿隔膜开裂为 2 瓣，每瓣再 2 浅裂

【分布】 17 属，约 76 种，主要分布于亚洲东部。我国 17 属，76 种；集中分布于南部；已知药用 11 属，23 种。

【药用植物】 枫香树 *Liquidambar formosana* Hance：分布于黄河以南各省区；生于平原或丘陵。果（药材名：路路通）为祛风湿散寒药，能祛风除湿、疏肝活络、利水；树脂（药材名：枫香脂、白胶香）能祛风活血、解毒止痛、止血、生肌。

苏合香树 *L. orientalis* Mill.：分布于小亚细亚南部；现我国南方地区有少量引种栽培。树脂（药材名：苏合香）能开窍辟秽、开郁豁痰、行气止痛。

常用药用植物还有：檵木 *Loropetalum chinensis* (R. Br.) Oliv.，分布于我国中部、南部及

西南各地；根、叶、花能清热止血、活血祛瘀。半枫荷 *Semiliquidambar cathayensis* H. T. Chang，分布于江西、广东、海南、广西、贵州等地；根能祛风止痛、除湿通络。

24. 杜仲科 Eucommiaceae

♂ $P_0 A_{4 \sim 10}$；♀ $P_0 \underline{G}_{(2:1:2)}$

【形态特征】　落叶乔木；枝、叶折断时有银白色胶丝。叶互生，无托叶。花单性异株，无花被，先叶或与叶同时开放；雄花密集成头状花序状，雄蕊4～10，常为8；雌花单生，具短梗，子房上位，心皮2，合生，1室，胚珠2。翅果，扁平，狭椭圆形，含种子1粒。

【分布】　1属，1种；为我国特产植物。分布于我国中部及西南各省区，各地有栽培。

【药用植物】　杜仲 *Eucommia ulmoides* Oliv.：特征与科同（图11-37）。树皮（药材名：杜仲）为补阳药，能补肝肾、强筋骨、安胎。

25. 蔷薇科 Rosaceae

♀ $* K_5 C_5 A_{4 \sim \infty} \underline{G}_{1 \sim \infty : 1:1 \sim \infty} \overline{G}_{(2 \sim 5:2 \sim 5:2)}$

【形态特征】　草本或木本。常具刺。单叶或复叶，多互生，常有托叶。花两性，辐射对称；单生或排成伞房、圆锥花序；花托凸起或凹陷，花被与雄蕊合成一碟状、杯状、坛状或壶状的托杯（hypanthium），又称被丝托，萼片、花瓣和雄蕊均着生托杯的边缘；萼片5；花瓣5，分离，稀无瓣；雄蕊通常多数；心皮1至多数，分离或结合，子房上位至下位，每室1至多数胚珠。蓇葖果、瘦果、核果或梨果。

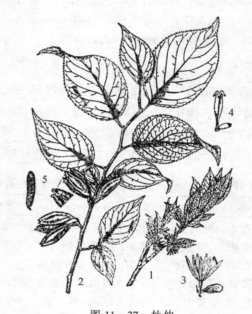

图11-37　杜仲
1. 着雄花的枝　2. 着果的枝　3. 雄花及苞片
4. 雌花及苞片　5. 种子

【分布】　124属，3300余种；分布于全球。我国51属，1100余种；分布于全国；已知药用48属，400余种。

【显微特征】　多具单细胞的非腺毛；常具草酸钙簇晶和方晶；蜜腺存在于某些种类的叶表面、叶齿或叶柄上；气孔轴式多为不定式。

染色体：X = 7～9，17。

【化学成分】　苷类：分布于假升麻属（*Aruncus*）、木瓜属（*Chaenomeles*）、花楸木软属（*Sorbus*）、珍珠梅属（*Sorbaria*）、梨属（*Pyrus*）、移核属（*Docynia*）、枇杷属（*Eriobotrya*）、李属（*Prunus*）、悬钩子属（*Rubus*）、蔷薇属（*Rosa*）、石楠属（*Photibia*）、委陵菜属（*Potentilla*）等；黄酮类：如栒子属（*Cotoneaster*）、榅桲属（*Cydonia*）、水杨梅属（*Geum*）、山楂属（*Crataegus*）、木瓜属、移核属、石楠属、枇杷属等；酚类化合物：如仙鹤草属（*Agrimonia*）、草莓属（*Fragaria*）、火棘属（*Pyracantha*）、地榆属（*Sanguisorba*）、花楸属、悬钩子

属；生物碱：如绣线菊属（*Spiraea*）等；挥发油：如蔷薇属等。

【亚科及药用植物】

根据花托、托杯、雌蕊心皮数目，子房位置和果实类型分为绣线菊亚科、蔷薇亚科、苹果亚科和梅亚科（图 11 - 38，表 11 - 24）。

表 11 - 24　　　　　　　　　　　　**蔷薇科的亚科及部分属检索表**

1. 果开裂；多无托叶 ·· 绣线菊亚科 Spiraeoideae 绣线菊属 *Spiraea*
1. 果不开裂；有托叶。
　2. 子房上位。
　　3. 心皮通常多数，分离；聚合瘦果或聚合小核果；萼宿存；多为复叶 ······ 蔷薇亚科 Rosoideae
　　　4. 雌蕊由杯状或坛状的托杯包围。
　　　　5. 雌蕊多数；托杯成熟时肉质而有色泽；灌木 ······································ 蔷薇属 *Rosa*
　　　　5. 雌蕊 1~3；托杯成熟时干燥坚硬；草本。
　　　　　6. 有花瓣；萼裂片 5；托杯上部有钩状刺毛 ································ 龙牙草属 *Agrimonia*
　　　　　6. 无花瓣；萼裂片 4；托杯无钩状刺毛 ································ 地榆属 *Sanguisorba*
　　　4. 雌蕊生于平坦或隆起的托杯上。
　　　　7. 心皮含 2 枚胚珠；小核果成聚合果；植株有刺 ···························· 悬钩子属 *Rubus*
　　　　7. 心皮含 1 枚胚珠；瘦果，分离；植株无刺。
　　　　　8. 花柱顶生或近顶生，在果期延长 ······················ 路边青（兰布政）属 *Geum*
　　　　　8. 花柱侧生，基生或近顶生，在果期不延长。
　　　　　　9. 托杯成熟时干燥 ·································· 委陵等属 *Potentilla*
　　　　　　9. 托杯成熟膨大变成肉质 ·································· 蛇莓属 *Duchesnea*
　　3. 心皮常 1，稀 2 或 5；核果；萼不宿存；单叶 ························ 梅亚科 Prunoideae
　　　10. 果实有沟。
　　　　11. 侧芽 3，两侧为花芽，具顶芽；核常有孔穴 ······················ 桃属 *Amygdalus*
　　　　11. 侧芽 1，顶芽缺；核常光滑。
　　　　　12. 子房和果实常被短柔毛，花先叶开 ······················ 杏属 *Armeniaca*
　　　　　12. 子房和果实均光滑无毛，花叶同开 ······················ 李属 *Prunus*
　　　10. 果实无沟 ·································· 樱属 *Cerasus*
　2. 子房下位或半下位 ·································· 苹果亚科 Maloideae
　　13. 内果皮成熟时骨质，果实含 1~5 小核 ······················ 山楂属 *Crataegus*
　　13. 内果皮成熟时革质或纸质，每室含 1 至多数种子。
　　　14. 伞形或总状花序，有时单生。
　　　　15. 心皮含 1~2 枚种子 ·································· 梨属 *Pyrus*
　　　　15. 心皮含 3 至多枚种子 ·································· 木瓜属 *Chaenomeles*
　　　14. 复伞房花序或圆锥花序。
　　　　16. 心皮全部合生，子房下位；叶常绿 ······················ 枇杷属 *Briobotrya*
　　　　16. 心皮部分合生，子房半下位；常绿或落叶 ······················ 石楠属 *Photinia*

（1）绣线菊亚科 Spiraeoideae

灌木。单叶稀复叶；多无托叶。心皮 1~5，离生；子房上位，具 2 至多数胚珠。蓇葖果，稀蒴果。

绣线菊 *Spiraea salicifolia* L.：叶互生，长圆状披针形至披针形，边缘有锯齿。圆锥花序长圆形或金字塔形；花粉红色。蓇葖果直立，常具反折裂片（图 11 – 39）。

分布于东北、华北；生于河流沿岸，湿草原或山沟。全株能通经活血、通便利水。

蔷薇科各亚科花果实的比较		
	花的纵剖面	果实的纵剖面
绣线菊亚科		
蔷薇亚科	蔷薇属　草莓属	蔷薇属　悬钩子属　草莓属
苹果亚科		
梅亚科		

图 11 – 38　蔷薇科各亚科花、果的比较图解

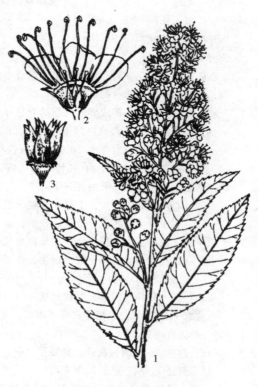

图 11 – 39　绣线菊
1. 花枝　2. 花纵剖面　3. 果实

（2）蔷薇亚科 Rosoideae

灌木或草本。多为羽状复叶，有托叶。被丝托壶状或凸起；心皮多数，分离，子房上位，周位花。聚合瘦果或聚合小核果。

龙牙草（仙鹤草）*Agrimonia pilosa* Ledeb.：多年生草本，全株密生长柔毛。奇数羽状复叶，小叶 5～7，在每对小叶之间夹有小型小叶；小叶片菱状椭圆形或卵状椭圆形，边缘有锯齿；托叶近卵形。圆锥花序顶生；被丝托外方有槽，顶生一圈钩状刺毛；花瓣 5，黄色；雄蕊 10；子房上位，心皮 2。瘦果（图 11 – 40）。

分布于全国各地；生于山坡、草地、路边。全草（药材名：仙鹤草）为收敛止血药，能止血、补虚、泻火、止痛；带短小根状茎的冬芽（药材名：鹤草芽）能驱虫、解毒消肿。

掌叶覆盆子 *Rubus chingii* Hu：落叶灌木，有皮刺。单叶互生，掌状深裂，边缘有重锯齿；托叶条形。花单生于短枝顶端，白色。聚合小核果，球形，红色（图 11 – 41）。

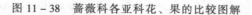

分布于江苏、安徽、浙江、江西、福建等省；生于山坡林边或溪边。果实（药材名：覆盆子）为固精缩尿药，能补肝益肾、固精缩尿、明目。

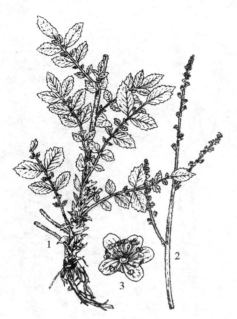

图 11-40 龙牙草
1、2. 植株全形 3. 花

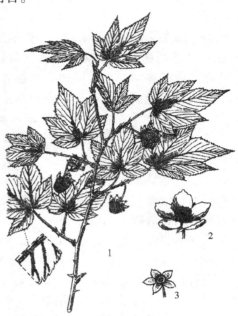

图 11-41 掌叶覆盆子
1. 果枝 2. 花
3. 花去花瓣、雄蕊和雌蕊后，示花萼

金樱子 *Rosa laevigata* Michx.：常绿攀援有刺灌木。羽状复叶；小叶 3，稀 5，椭圆状卵形，叶片近革质。花大，白色，单生于侧枝顶端。蔷薇果倒卵形，密生直刺，顶端具宿存萼片（图 11-42）。

分布于华东、华中及华南地区；生于向阳山野。果实（药材名：金樱子）为固精缩尿止带药，能涩精益肾、固肠止泻。

月季花 *R. chinensis* Jacq.：矮小直立灌木，有皮刺。羽状复叶，小叶 3～5，宽卵形或卵状长圆形，无毛；托叶附生叶柄上，边缘有腺毛或羽裂。花单生或数朵聚生成伞房状，花瓣红色或玫瑰色，重瓣。果卵圆形或梨形。

全国各地普遍栽培。花（药材名：月季花）为活血调经药，能活血调经、解毒消肿。

玫瑰花 *R. rugosa* Thunb.：直立灌木。枝干粗壮，有皮刺和刺毛，小枝密生绒毛。羽状复叶，小叶 5～9，椭圆形或椭圆状倒卵形。花单生或 3～6

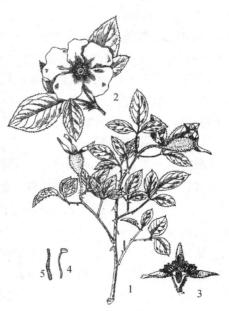

图 11-42 金樱子
1. 果枝 2. 花枝 3. 花的纵剖面
4. 雄蕊 5. 雌蕊

朵聚生；花梗有绒毛和刺毛；花瓣5或多数，紫红色或白色，芳香。果扁球形。

分布于我国北部，各地均有栽培。花（药材名：玫瑰花）为活血调经药，能理气解郁、和血调经。

地榆 *Sanguisorba officinalis* L.：多年生草本。根粗壮，多呈纺锤状。叶基生，奇数羽状复叶，小叶片卵形或长圆形，先端圆钝，基部心形或浅心形。穗状花序椭圆形、圆柱形或卵球形，紫色或暗紫色，从花序顶端向下开放；萼片4，紫红色；无花瓣；雄蕊4。瘦果褐色，外有4棱（图11-43）。

分布于全国大部分地区；生于山坡、草地。根（药材名：地榆）为凉血止血药，能凉血止血、清热解毒、消肿敛疮。

地榆变种狭叶地榆 *S. officinalis* L. var *longifolia*（Bertol.）Yu et Li 的根亦作药材地榆入药。

本亚科常用药用植物还有：委陵菜 *Potentilla chinensis* Ser.，分布于全国大部分地区；带根全草能凉血止痢、清热解毒。翻白草 *P. discolor* Bunge，分布于东北、华北、华东、中南及陕西、四川等地；带根全草能清热解毒、凉血止血。茅莓 *Rubus parvifolius* L.，分布于全国大部分地区；地上部分能清热解毒、散瘀止血、杀虫疗疮；根

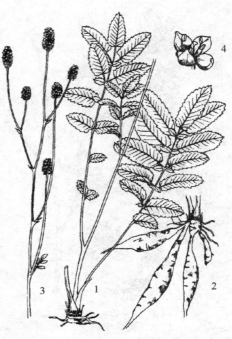

图 11-43　地榆
1. 植株一部分　2. 根　3. 花枝　4. 花

能清热解毒、祛风利湿、活血凉血。柔毛路边青 *Geum japonicum* Thunb. var. *chinense* F. Bolle，分布于华东、中南、西南及陕西、甘肃、新疆等地；全草（药材名：柔毛水杨梅）能补肾平肝、活血消肿。蛇莓 *Duchesnea indica*（Andr.）Focke，分布于辽宁以南各地；全草能清热解毒、凉血止血、散瘀消肿。

（3）苹果亚科（梨亚科）Maloideae

灌木或乔木。单叶或复叶；有托叶。心皮2~5，多数与被丝托内壁连合；子房下位，2~5室，每室具2枚胚珠，少数具1至多数胚珠。梨果或浆果状。

山楂 *Crataegus pinnatifida* Bunge：落叶乔木。小枝紫褐色，通常有刺。叶宽卵形至菱状卵形，两侧各有3~5羽状深裂片，边缘有尖锐重锯齿；托叶较大，镰形。伞房花序；花白色。梨果近球形，直径1~1.5cm，深红色，有灰白色斑点（图11-44）。

分布于东北、华北及陕西、河南、江苏；生于山坡林缘。果实（药材名：山楂）为消食药，能消食、化滞。

山楂变种山里红 *C. pinnatifida* Bunge var. *major* N. E. Br. 的果实亦作药材山楂入药。

皱皮木瓜 *Chaenomeles speciosa*（Sweet）Nakai：落叶灌木。枝有刺。叶卵形至长椭圆形，

叶缘有尖锐锯齿；托叶大型，肾形或半圆形。花先叶开放，腥红色、稀淡红色或白色，3~5朵簇生；花梗粗短；托杯（被丝托）钟状。梨果球形或卵形，直径4~6cm，黄色或黄绿色，芳香（图11-45）。

分布于华东、华中及西南各地；多栽培。果实（药材名：木瓜、皱皮木瓜）为祛风湿散寒药，能舒筋活络、和胃化湿。

枇杷 Eriobotrya japonica（Thunb.）Lindl.：常绿小乔木。小枝粗壮，密生锈色或灰棕色绒毛。叶片革质，披针形或倒卵形；上部边缘有疏锯齿；上面光亮，下面密生灰棕色绒毛。圆锥花序顶生；花瓣白色；雄蕊20；花柱5。果实球形或长圆形，直径3~5cm，黄色或橘红色。种子1~5，球形或扁球形，褐色，光亮。

分布于长江流域及其以南地区；常栽种于村边、山坡。叶（药材名：枇杷叶）为止咳平喘药，能清肺止咳、和胃降逆、止渴。

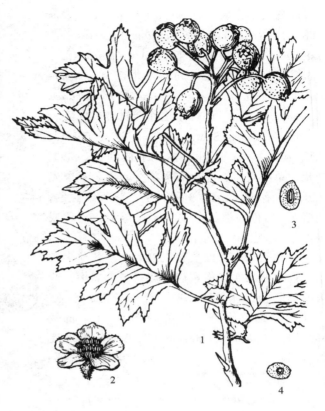

图11-44 山楂
1. 果枝 2. 花 3. 种子纵切 4. 种子横切

本亚科常用药用植物还有：野山楂 Crataegus cuneata Sieb. et Zucc.，分布于长江流域及其以南地区；果实（药材名：南山楂）能消食健胃、行气散瘀。光皮木瓜 Chaenomeles sinensis（Thouin）Koehne，分布于长江流域及其以南地区；果实（药材名：光皮木瓜）能和胃舒筋、祛风湿、消痰止咳。石楠 Photinia serrulata Lindl.，分布于陕西、甘肃、长江流域及其以南地区；叶（药材名：石南）能祛风湿、止痒、强筋骨、益肝肾。白梨 Pyrus bretschneideri Rehd.、沙梨 P. pyrifolia（Burm. f.）Nakai 和秋子梨 P. ussuriensis Maxim. 的果实均能清肺化痰、生津止渴。

（4）梅亚科 Prunoideae

木本。单叶；有托叶。心皮1，子房上位，1室，胚珠2。核果，肉质。

杏 Armeniaca vulgaris Lam.（Prunus armeniaca L.）：落叶乔木。单叶互生；叶片卵圆形或宽卵形。春季先叶开花，花单生枝顶；花萼5裂；花瓣5，白色或浅粉红色；雄蕊多数；雌蕊单心皮。核果球形。种子1，心状卵形，浅红色（图11-46）。

分布于全国各地；多为栽培。种子（药材名：苦杏仁、杏仁）为止咳平喘药，能降气化痰、止咳平喘、润肠通便。

同属植物野杏 *A．vulgaris* Lam．var．*ansu* (Maxim．) Yu et Lu (*Prunus armeniaca* L．var．*ansu Maxim．*)、西伯利亚杏 *A．sibirica* (L．) Lam．(*Prunus sibirica* L．)、东北杏 *A．mandshurica* (Maxim．) Skv．〔 *Prunus mandshurica* (Maxim．) Koehne〕的种子也作药材杏仁入药。

梅 *A．mume* Sieb．〔 *Prunus mume* (Sieb.) Sieb．et Zucc．〕：落叶乔木。小枝细长，先端刺状。单叶互生，叶片椭圆状宽卵形。春季先叶开花，有香气，1~3 朵簇生；花萼红褐色；花瓣 5，白色或淡红色。果实近球形，黄色或绿白色，被柔毛 (图 11 – 47)。

分布于全国，以长江以南为多；各地多栽培。近成熟果实经熏焙后 (药材名：乌梅) 为敛肺涩肠药，能敛肺止咳、涩肠止泻、止血、生津、安蛔、治疮。变种绿萼梅 *A．mume* Sieb．f．*viridicalyx* (Makino) T．Y．Chen 的花蕾 (药材名：梅花) 为理气药，能疏肝解郁、开胃生津、化痰。

桃 *Amygdalus persica* L． 〔 *Prunus persica* (L.) Batsch．〕：落叶小乔木。叶互生，在短枝上呈簇生状；叶柄常有 1 至数枚腺体；叶片椭圆状披针形至倒卵状披针形；边缘有细锯齿；两面无毛。花先叶开放；花瓣倒卵形，粉红色。核果近球形，表面有短绒毛。种子 1，扁卵状心形。

我国各地栽培。种子 (药材名：桃仁) 为活血调经药，能活血祛瘀、润肠通便。

同属植物山桃 *A．davidiana* (Carr.) C．de Vos ex Henry〔 *Prunus davidiana* (Carr.) Franch.〕的种子亦作药材桃仁入药。

本亚科常用药用植物还有：郁李 *Cerasus japonica* (Thunb.) Lois (*Prunus japonica* Thunb.)，分布于东北、华北及华东；欧李 *C．humilis* (Bunge) Sok．(*Prunus humilis* Bunge)，分布于东北及内蒙古、河北、山东、河南；长梗扁桃 *Amygdalus pedunculata* Pall．〔 *Prunus pe-*

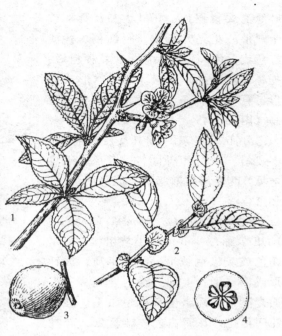

图 11 – 45 皱皮木瓜
1．花枝　2．带托叶枝条　3．果实　4．果实横切

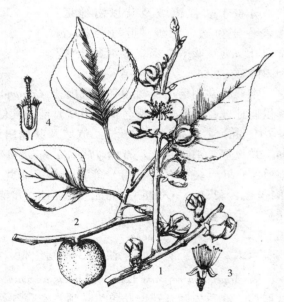

图 11 – 46 杏
1．花枝　2．果枝　3．花
4．花部纵切，示杯状花托

dunculata（Pall.）Maxim.）］，分布于内蒙古、宁夏。三者的种子（药材名：郁李仁）为润下药，能润燥滑肠、下气利水。

　　注：《中国植物志》将原先广义的李属 *Prunus* 分为桃属 *Amygdalus*、杏属 *Armeniaca*、李属 *Prunus*、樱属 *Cerasus* 等，《中华本草》采纳了这个观点。本教材采用的《中国植物志》的系统，在梅亚科有关种的中括号里列出的学名，为目前有关文献尚在使用的学名。

26. 豆科 Leguminosae，Fabaceae

$$♀ * ↑ K_{5,(5)} C_5 A_{(9)+1,10,∞} \underline{G}_{1:1:1～∞}$$

【形态特征】 草本、木本或藤本。叶互生，多为复叶，有托叶。花序各种；花两性，辐射对称或两侧对称；花萼 5 裂；花瓣 5，通常分离，多数为蝶形花；雄蕊 10，二体，少数分离

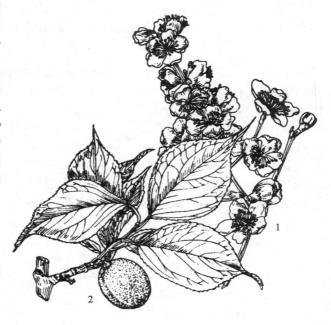

图 11 – 47 梅
1. 花枝 2. 果枝

或下部合生，稀多数；心皮 1，子房上位，胚珠 1 至多数，边缘胎座。荚果。种子无胚乳。

【分布】 约 650 属，18000 种；广布全球。我国 169 属，1539 种；分布全国；已知药用 109 属，600 余种。

【显微特征】 常含草酸钙方晶。
染色体：X = 5～16，18，20，21。

【化学成分】 生物碱类：如香槐属（*Cladrastris*）、槐属（*Sophorn*）、油麻藤属（*Mucuna*）黄花木属（*Piptanthus*）、鹰爪豆属（*Spartium*）、金雀儿属（*Cytisus*）、荆豆属（*Ulex*）、猪屎豆属（*Crotalaris*）、羽扇豆属（*Lapinus*）、马鞍树属（*Maackia*）、苦马豆属（*Swainsona*）、野决明属（*Thermopsis*）、格木属（*Erythrophleum*）、胡芦巴属（*Trigonella*）、红豆树属（*Ormosia*）、刺桐属（*Erythrina*）、落花生属（*Arachis*）、藤黄檀属（*Dalbergia*）、锦鸡儿属（*Caragana*）、决明属（*Cassia*）等；皂苷类：如合萌属（*Aeschynomene*）、合欢属（*Albizia*）、金合欢属（*Acacia*）、紫穗槐属（*Amorpha*）、黄芪属（*Astragalus*）、肥皂荚属（*Grymnoocladus*）、含羞草属（*Mimosa*）、苜蓿属（*Medicago*）、鸡眼草属（*Kummerowia*）、紫藤属（*Wistaria*）、甘草属（*Glycyrrhiza*）、皂角属（*Gleditsia*）、扁豆属（*Dolichos*）、落花生属、决明属、锦鸡儿属等；黄酮类化合物：如山蚂蟥属（*Desmodium*）、百脉根属（*Lotus*）、葛属（*Pueraria*）、胡枝子属（*Lespedeza*）、草木犀属（*Melilotus*）、米口袋属（*Gueldenstaedtia*）、补骨脂属（*Psoralea*）、决明属等；挥发油：如云实属（*Caesalpinia*）、补骨脂属等。香豆素类：岩黄芪属（*Hedysarum*）、补骨脂属、黄芪属、甘草属、胡卢巴属、鱼藤属、草木犀属、羽扇豆属等。

【亚科及药用植物】

根据花的对称，花瓣排列，雄蕊数目、连合等分为含羞草亚科、云实亚科和蝶形花亚科。

表 11-25　　　　　　　　　　　　　　豆科的亚科和部分属检索表

1．花辐射对称；花瓣镊合状排列；雄蕊多数或有定数 ······················ 含羞草亚科 Mimosoideae
　2．雄蕊多数；荚果不横列为数节。
　　3．花丝连合成管状 ··· 合欢属 Albizia
　　3．花丝分离 ··· 金合欢属 Acacia
　2．雄蕊 5 或 10；荚果成熟时裂为数节 ······································ 含羞草属 Mimosa
1．花两侧对称；花瓣覆瓦状排列；雄蕊常为 10。
　　4．花冠假蝶形，最上一瓣在最内方；雄蕊分离 ·················· 云实亚科 Caesalpinioideae
　　　5．单叶，具掌状叶脉 ··· 紫荆属 Cereis
　　　5．羽状复叶。
　　　　6．一或二回偶数羽状复叶；茎枝或叶轴有刺。
　　　　　7．花杂性或单性异株；小叶边缘有齿 ······························· 皂荚属 Gleditsia
　　　　　7．花两性；小叶全缘 ·· 云实属 Caesalpinia
　　　　6．一回羽状复叶；植株无刺 ··· 决明属 Cassia
　　4．花冠蝶形，旗瓣（最上一瓣）在最外方 ·················· 蝶形花亚科 Papilionoideae
　　8．雄蕊 10，分离或仅基部合生 ··· 槐属 Sophora
　　8．雄蕊 10，合生成单体或二体，多具明显的雄蕊管。
　　　9．单体雄蕊。
　　　　10．三出复叶；藤本。
　　　　　11．花萼钟形；具块根 ··· 葛属 Pueraria
　　　　　11．花萼二唇形；不具块根 ··· 刀豆属 Canavalia
　　　　10．单叶；草本。
　　　　　12．荚果不肿胀，常含 1 枚种子，不开裂；单叶，有腺点 ·········· 补骨脂属 Psoralaea
　　　　　12．荚果肿胀，含种子 2 枚以上，开裂；单叶或复叶 ·········· 猪屎豆属 Crotalaria
　　　9．二体雄蕊。
　　　　13．小叶 1~3 片。
　　　　　14．小叶边缘有锯齿；托叶与叶柄连合 ·················· 胡芦巴属 Trigonella
　　　　　14．小叶全缘或具裂片；托叶不与叶柄连合。
　　　　　　15．花轴延续一致而无节瘤 ·· 大豆属 Glycine
　　　　　　15．花轴于花着生处常凸出为节，或隆起如瘤。
　　　　　　　16．花柱不具须毛。
　　　　　　　　17．旗瓣大于翼瓣和龙骨瓣。枝条有刺 ·················· 刺桐属 Erythrina
　　　　　　　　17．所有花瓣长度几相等。枝条无刺 ·················· 密花豆属 Spatholobus
　　　　　　　16．花柱上部具纵列的须毛，或于柱头周围具毛茸。
　　　　　　　　18．柱头倾斜，其下方具须毛 ······························· 豇豆属 Vigna
　　　　　　　　18．柱头顶生，其周围或下方具须毛 ·················· 扁豆属 Dolichos
　　　　13．小叶 5 至多片。

19．木质藤本；圆锥花序 …………………………………………… 鸡血藤属 *Millettia*

19．草本；总状、穗状或头状花序。

20．花药等大；荚果通常肿胀，常因背缝线深延而纵隔为2室 ………… 黄芪属 *Astragalus*

20．花药不等大；荚果通常有刺或瘤状突起，1室 …………………… 甘草属 *Glycyrrhiza*

（1）含羞草亚科 Mimosoideae

木本、藤本、稀草本。二回羽状复叶。花辐射对称；穗状或头状花序；萼片下部多少合生；花瓣镊合状排列，基部常合生；雄蕊多数，稀与花瓣同数。荚果，有的具次生横隔膜。

合欢 *Albizia julibrissin* Durazz.：落叶乔木，树皮灰棕色，有密生椭圆形横向皮孔。二回偶数羽状复叶，小叶镰刀状，主脉偏向一侧。头状花序呈伞房状排列；花淡红色；花萼小，筒状；花冠漏斗状；雄蕊多数，花丝细长，淡红色。荚果扁条形（图11－48）。

分布于全国；野生或栽培。树皮（药材名：合欢皮）为养心安神药，能安神解郁、活血消痈；花或花蕾（药材名：合欢花）为养心安神药，能解郁安神、理气开胃、消风明目、活血止痛。

本亚科常用药用植物还有：含羞草 *Mimosa pudica* L.，分布于华东、华南与西南；全草能安神、散瘀止痛。儿茶 *Acacia catechu* (L. f.) Willd.，浙江、台湾、广东、广西、云南有栽培；心材或去皮枝干煎制的浸膏（药材名：孩儿茶）为活血疗伤药，能收湿敛疮、止血定痛、清热化痰。

（2）云实亚科 Caesalpinioideae

木本、藤本、稀草本。通常为偶数羽状复叶。花两侧对称；萼片5，通常分离；花冠假蝶形；雄蕊10，多分离。荚果，常有隔膜。

决明 *Cassia obtusifolia* L.：一年生半灌木状草本。上部多分枝。叶互生；偶数羽状复叶；小叶3对，叶片倒卵形或倒卵状长圆形；叶轴上第一对小叶间或在第一对和第二对小叶间各有一长约2mm的针刺状腺体。花成对腋生；花冠黄色；雄蕊10，发育雄蕊7。荚果细长，近四棱形，长15～20cm。种子多数，菱柱形，淡褐色，光亮（图11－49）。

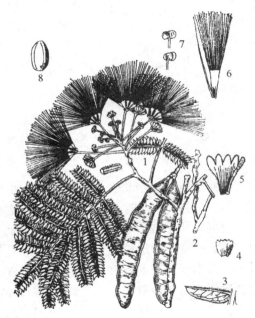

图11－48 合欢
1．花枝 2．果枝 3．小叶下面
4．花萼 5．花冠 6．雄蕊和雌蕊
7．花粉囊 8．种子

分布于全国；各地均有栽培或野生。种子（药材名：决明子）为清热泻火药，能清肝明目、利水通便。

同属植物小决明 *C. tora* L. 的种子亦作药材决明子入药。

皂荚 *Gleditsia sinensis* Lam.：乔木。刺粗壮，通常分枝。小枝无毛。一回偶数羽状复叶；小叶6～14片，长卵形、长椭圆形至卵状披针形。花杂性；总状花序腋生；花萼钟状，裂片4；花瓣4，白色；雄蕊6～8；子房条形。荚果条形，黑棕色，被白色粉霜（图11－50）。

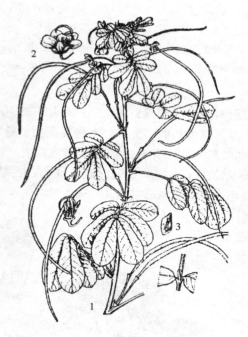

图 11－49　决明
1．着果的枝　2．花　3．种子

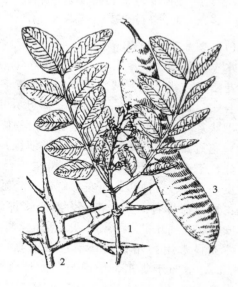

图 11－50　皂荚
1．花枝　2．棘刺　3．果实

分布于东北、华北、华东、华南及四川、贵州等地；生于路边、沟边和村庄附近。果实（药材名：皂荚）、不育果实（药材名：猪牙皂）为化痰药，能祛痰止咳、开窍通闭、杀虫散结；棘刺（药材名：皂角刺）能消肿透脓、搜风、杀虫。

本亚科常用药用植物还有：狭叶番泻 *Cassia angustifolia* Vahl. 和尖叶番泻 *C. acutifolia* Delile，分布于热带非洲和埃及，我国南方有引种；小叶（药材名：番泻叶）为攻下药，能泻热通便、消积导滞、止血。紫荆 *Cercis chinensis* Bunge，分布于华北、华东、中南、西南及陕西、甘肃等地；树皮（药材名：紫荆皮）能活血、通淋、解毒。云实 *Caesalpinia decapetala* (Roth) Alston，分布于河北、陕西、甘肃及华东、中南、西南等地；种子（药材名：云实）能解毒除积、止咳化痰、杀虫。苏木 *C. sappan* L.，分布于云南；福建、台湾、广东、海南、广西、贵州、四川等地有栽培；心材（药材名：苏木）为活血祛瘀药，能活血祛瘀、消肿定痛。

（3）蝶形花亚科 Papilionoideae

草本或木本。羽状复叶或三出复叶，稀单叶，有时有卷须；常有托叶和小托叶。花两侧对称；蝶形花冠；雄蕊10，常为二体雄蕊，稀分离。

膜荚黄氏 *Astragalus membranaceus* (Fisch.) Bunge：多年生草本。主根粗长，圆柱形。羽状复叶，小叶9～25 枚，椭圆形或长卵圆形，两面被白色长柔毛。总状花序腋生；花黄白色；雄蕊10，两体；子房被柔毛。荚果膜质，膨胀，卵状矩圆形，具长柄，被黑色短柔毛（图 11－51）。

分布于东北、华北、甘肃、四川、西藏；生于向阳山坡、草丛或灌丛。根（药材名：黄芪）为补气药，能补气固表、利水排脓。

同属植物蒙古黄芪 A. membranaceus（Fisch.）Bunge var. mongholicus（Bunge.）Hsiao 的根亦作药材黄芪入药。

扁茎黄芪 A. complanatus R. Br. ex Bunge：多年生高大草本。全株被短硬毛。主根粗长。茎平卧。奇数羽状复叶，互生；小叶 9～21，椭圆形。总状花序腋生，花 3～9 朵；花黄色；雄蕊 10，两体；子房密生白色柔毛。荚果纺锤形，种子 20～30。种子圆肾形。

分布于东北、华北及陕西、甘肃等地；生于山野、沟边及荒地。种子（药材名：沙苑子、沙苑蒺藜）为补阳药，能补肾固精、益肝明目。

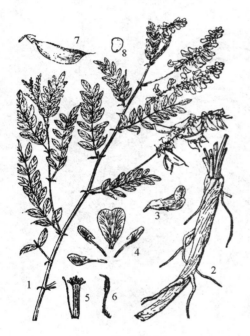

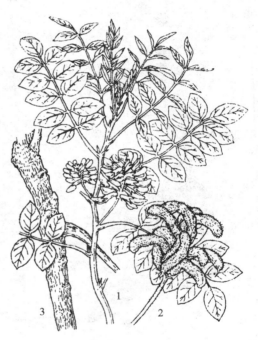

图 11－51　膜荚黄芪
1. 花枝　2. 根　3. 花　4. 花瓣展开　5. 雄蕊
6. 雌蕊　7. 果实　8. 种子

图 11－52　甘草
1. 花枝　2. 果序　3. 根

甘草 Glycyrrhiza uralensis Fisch.：多年生草本。根状茎圆柱状，多横走；主根粗长，外皮红棕色或暗棕色。全株被白色短毛及刺毛状腺体。羽状复叶，小叶 7～17 片，卵形或宽卵形。总状花序腋生；花冠蓝紫色；雄蕊 10，两体。荚果呈镰刀状或环状弯曲，密被刺状腺毛及短毛（图 11－52）。

分布于东北、华北、西北；生于向阳干燥的钙质草原及河岸沙质土上。根和根状茎（药材名：甘草）为补气药，能补脾益气、清热解毒、祛痰止咳、缓急止痛、调和诸药。

同属植物胀果甘草 G. inflata Batalin 和光果甘草 G. glabra L. 的根和根状茎亦作药材甘草入药。

野葛 *Pueraria lobata*（Willd.）Ohwi：藤本。块根肥大。全株被黄色长硬毛。三出复叶，顶生小叶菱状卵形。总状花序腋生；花密集；花冠紫红色。荚果条形，扁平，密生黄色长硬毛（图 11－53）。

分布几遍全国；生于山坡、草丛、疏林中。根（药材名：葛根）为发散风热药，能解肌退热、生津、透疹、升阳、止泻；花（药材名：葛花）能解酒毒、止渴。

同属植物甘葛藤 *P. thomsonii* Benth. 的根亦作药材粉葛入药，能解肌退热、生津、透疹、升阳止泻。

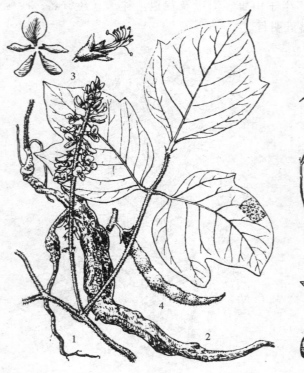

图 11－53 野葛
1. 花枝 2. 根 3. 花 4. 果实

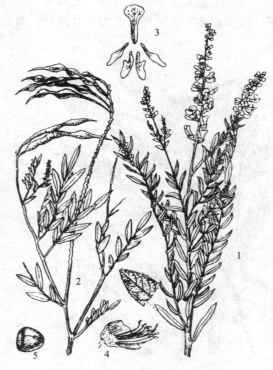

图 11－54 苦参
1. 花枝 2. 果枝 3. 花瓣
4. 雌、雄蕊群 5. 种子

苦参 *Sophora flavescens* Ait.：落叶半灌木。根圆柱状，外皮黄白色。奇数羽状复叶；小叶披针形至线状披针形；托叶线形。总状花序顶生；花冠淡黄白色；雄蕊 10，花丝分离。果实呈不明显的串珠状，疏生短柔毛（图 11－54）。

分布于全国各地；生于沙地或向阳山坡草丛中及溪沟边。根（药材名：苦参）为清热燥湿药，能清热燥湿、祛风杀虫。

槐 *S. japonica* L.：落叶乔木。奇数羽状复叶；小叶 7～15，卵状长圆形；托叶镰刀状，早落。圆锥花序顶生；花乳白色；雄蕊 10，分离，不等长；子房筒状，有细长毛，花柱弯曲。荚果肉质，串珠状，黄绿色，无毛，种子间极细缩。种子 1～6 枚，肾形，深棕色。

分布于全国，各地多栽培于宅旁、路边。花（药材名：槐花）、花蕾（药材名：槐米）及果实（药材名：槐角）均为凉血止血药，能凉血止血、清肝明目。

柔枝槐 *S. tonkinensis* Gagnep.：小灌木。根圆柱形，根皮黄褐色。茎密被短柔毛。奇数羽状复叶；小叶 11～19，椭圆形或长圆状卵形。总状花序顶生，密被短毛；花冠黄白色；雄蕊 10，离生；子房具柄，圆柱形，密生长柔毛。荚果密生长柔毛，种子间成念珠状。种子 3～5，黑色。

分布于江西、广东、广西、贵州、云南等地；生于海拔 900～1100m 的山地和岩石缝中。根及根茎（药材名：山豆根）为清热解毒药，能泻火解毒、利咽消肿、止痛杀虫。

补骨脂 *Psoralea corylifolia* L.：一年生草本。全株被白色柔毛和黑色腺点。单叶互生，叶片阔卵形，边缘有粗锯齿，两面有黑色腺点。花多数密集成穗状的总状花序；花冠淡紫色或黄色。荚果椭圆形，不开裂，果皮黑色，与种子粘贴。种子 1，有香气。

分布于山西、陕西、安徽、浙江、江西、河南、湖北、广东、四川、贵州、云南等地；栽培或野生。果实（药材名：补骨脂）为补阳药，能补肾助阳、纳气平喘、温脾止泻。

密花豆 *Spatholobus suberectus* Dunn：木质藤本，长达数十米。老茎砍断后可见数圈偏心环，鸡血状汁液从环处渗出。叶互生；三出复叶；顶生小叶阔椭圆形，侧生小叶基部偏斜；小托叶针状。圆锥花序大型，腋生，花多而密；花萼肉质，筒状；花冠白色，肉质；雄蕊 10，2组，花药 5 大 5 小；子房具白色硬毛。荚果舌形，具黄色柔毛，种子 1，生荚果先端。

分布于福建、广东、广西、云南；生于山谷林间、溪边及灌丛中。藤茎（药材名：鸡血藤）为活血调经药，能活血舒筋、养血调经。

本亚科常用药用植物还有：广东相思子 *Abrus cantoniensis* Hance，分布于广东、广西等地；全草（药材名：鸡骨草）能清热利湿、散瘀止痛。刀豆 *Canavalia gladiata*（Jacq.）DC.，全国各地常见栽培；种子（药材名：刀豆）为理气药，能温中下气、益肾补元。降香檀 *Dalbergia odorifera* T. Chen，分布于海南，云南有栽培；树干或根部心材（药材名：降香）为化瘀止血药，能活血散瘀、止血定痛、降气、辟秽。金钱草 *Desmodium styracifolium*（Osbeck）Merr.，分布于福建、湖南、广东、广西、四川、云南等地；枝叶（药材名：广金钱草）能清热利湿、通淋排石。扁豆 *Dolichos lablab* L.，全国各地均有栽培；白色种子（药材名：白扁豆）为补气药，能健脾、化湿消暑。大豆 *Glycine max*（L.）Merr.，全国广泛栽培；黑色种子（药材名：黑大豆）能活血利水、祛风解毒、健脾益肾；黑色种子经蒸罨发酵（药材名：淡豆豉）能解肌发表、宣郁除烦。胡芦巴 *Trigonella foenum - graecum* L.，分布于全国大部分地区，多栽培；种子（药材名：胡芦巴）为补阳药，能温肾阳、逐寒湿。绿豆 *Vigna radiata*（L.）R. Wilczak，全国各地多有栽培；种子（药材名：绿豆）能清热、消暑、利水、解毒。赤小豆 *V. umbellata*（Thunb.）Ohwi et Ohashi 和赤豆 *V. angularis*（Willd.）Ohwi et O-hashi，各地多有栽培；种子（药材名：赤小豆）能利水消肿、清热解毒。

注：恩格勒系统的豆科被哈钦松系统和克郎奎斯特系统分为 3 个科，即含羞草科 Mimosaceae、云实科（苏木科）Caesalpiniaceae 和蝶形花科 Fabaceae。

27. 蒺藜科 Zygophylaceae

$$\text{♀} * \uparrow K_{4-5} C_{4-5,\infty} \underline{G}_{(3\sim5:3\sim5:\infty)}$$

【形态特征】　草本或灌木，叶对生，有时互生，常肉质；单叶或羽状复叶；托叶宿存。花单生或为总状花序、聚伞花序；两性，辐射对称或两侧对称；萼片4～5；花瓣4～5；雄蕊与花瓣同数或是其倍数，通常长短相间，外轮与花瓣对生，花丝基部常有鳞状附属物；子房上位，3～5室或多室。蒴果、分果，稀为核果。

【分布】　约27属，350种；分布全球。我国6属，31种；主要分布西北干旱区的沙漠、戈壁和低山；已知药用4属，12种。

【药用植物】　蒺藜 *Tribulus terrestris* L.：分布于全国；生于荒丘、田边等处。果实（药材名：刺蒺藜）能平肝、解郁、祛风明目。

同属植物大花蒺藜 *T. cistoides* L. 的果实亦作药材刺蒺藜入药。

常用药用植物还有：骆驼蓬 *Peganum harmala* L.，分布于华北、西北；全草能止咳平喘、祛风湿、消肿毒；种子能止咳平喘、祛风湿、解郁。

28. 芸香科 Rutaceae

$$♀ * K_{3～5}C_{3～5}A_{3～∞}\underline{G}_{(2～∞:2～∞:1～2)}$$

【形态特征】　木本，稀草本。有时具刺。叶、花、果常有透明腺点。叶常互生；多为复叶或单身复叶，少单叶；无托叶。花多两性；辐射对称；单生或排成各式花序；萼片3～5；花瓣3～5；雄蕊与花瓣同数或为其倍数，生于花盘基部；子房上位，心皮2～5或更多，多合生，每室胚珠1～2。柑果、蒴果、核果和蓇葖果，稀翅果。

【分布】　约150属，1700种；分布热带和温带。我国28属，150余种；分布于全国；已知药用23属，105种。

【显微特征】　植物体普遍具油室；维管束外方常有成环或成束的纤维；有的种类有晶鞘纤维，草酸钙方晶、棱晶、簇晶常见；果皮中常有橙皮苷结晶。

染色体：X = 7～11，14，17，19。

【化学成分】　挥发油：如柑橘属（*Citrus*）、山油柑属（*Acronychia*）、金橘属（*Fortunella*）、九里香属（*Murraya*）、枳属（*Poncirus*）、榆橘属（*Ptelea*）、芸香属（*Ruta*）、黄柏属（*Phelloderdron*）等；生物碱类：如酒饼簕（*Atalantia*）、白藓属（*Dictamnus*）、吴茱萸属（*Euodia*）、常山属（*Orixa*）、茵芋属（*Skimmia*）、飞龙掌血属（*Toddalia*）、松风草属（*Boenninghausenia*）、黄柏属、花椒属（*Zanthoxylum*）、九里香属、榆橘属等；香豆素类：如木橘属（*Aegle*）、黄皮属（*Clausena*）、三叶藤桔属（*Lurunga*）、花椒属、松风草属、枳属等。

【药用植物】　橘 *Citrus reticulata* Blanco：常绿小乔木。枝细，多有刺。叶互生；叶柄有窄翼，顶端有关节；叶片披针形或椭圆形，有半透明油点。花单生或数朵丛生于枝端或叶腋；花萼5裂；花瓣5，白色或带淡红色；雄蕊15～30，花丝常3～5个连合成组；子房球形。柑果球形或扁球形，果皮薄而易剥离，囊瓣7～12（图11-55）。

分布于长江流域及其以南地区；广泛栽培。成熟果皮（药材名：陈皮）为理气药；能理气降逆、调中开胃、燥湿化痰。幼果或未成熟果皮（药材名：青皮）为理气药，能疏肝破气、消积化滞；外层果皮（药材名：橘红）能散寒燥湿、理气化痰、宽中健胃；果皮内层筋络（药材名：橘络）能通络、理气、化痰；种子（药材名：橘核）能理气、散结、止痛；叶

（药材名：橘叶）能疏肝行气、化痰散结。

橘的栽培变种茶枝柑 C. reticulata 'Chachi'、大红袍 C. reticulata 'Dahongpao'、温州蜜柑 C. reticulata 'Unshiu'、福橘 C. reticulata 'Tangerina' 各药用部位均与橘同等入药。

酸橙 C. aurantium L.：常绿小乔木。枝三棱形，有长刺。叶互生；叶柄有狭长形或狭长倒心形的叶翼；叶片革质，倒卵状椭圆形或卵状长圆形，具半透明油点。花单生或数朵聚生，白色，芳香；花萼 5 裂；花瓣 5；雄蕊 20 以上；雌蕊短于雄蕊。柑果近球形，熟时橙黄色。

我国长江流域及其以南各地有栽培。幼果（药材名：枳实）为理气药，能破气消积、化痰除痞；未成熟果实（药材名：枳壳）为理气药，能理气宽胸、行滞消积。

同属植物甜橙 C. sinensis (L.) Osbeck 的幼果亦作枳实入药。

黄檗 Phellodendron amurense Rupr.：落叶乔木。树皮厚，木栓层发达，内皮鲜黄色。奇数羽状复叶对生；小叶 5～15，披针形至卵状长圆形，边缘有细钝齿，齿缝有腺点。雌雄异株；圆锥状聚伞花序；花小，黄绿色；雄蕊 5；雌蕊柱头 5 浅裂。浆果状核果，球形，熟时紫黑色，内有种子 2～5（图 11 – 56）。

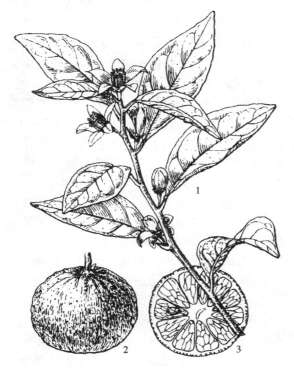

图 11 – 55 橘
1. 花枝 2. 果实 3. 果实横切

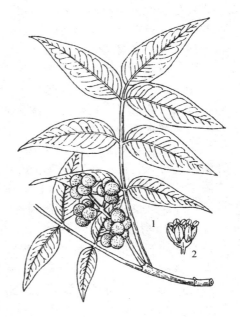

图 11 – 56 黄檗
1. 果枝 2. 雄花

分布于东北及华北；生于山地杂木林中。树皮（药材名：黄柏、关黄柏）为清热燥湿药，能清热燥湿、泻火解毒。

同属植物黄皮树 *P. chinense* Schneid. 的树皮亦作药材黄柏入药，习称"川黄柏"。

吴茱萸 *Evodia rutaecarpa*（Juss.）Benth.：常绿灌木或小乔木。幼枝、叶轴及花序均被黄褐色长柔毛。有特殊气味。羽状复叶互生；小叶 5～9，椭圆形至卵形，上面疏生毛，下面密被白色长柔毛，有透明腺点。花单性异株；圆锥状聚伞花序顶生；萼片 5；花瓣 5，白色。蒴果扁球形，成熟时裂开呈 5 个果瓣，呈蓇葖果状，紫红色，表面有粗大油腺点。

分布于华东、中南、西南等地区；生于山区疏林或林缘，现多栽培。未成熟果实（药材名：吴茱萸）为温里药，有小毒，能散寒止痛、疏肝下气、温中燥湿。

吴茱萸的两个变种石虎 *E. rutaecarpa*（Juss.）Benth. var. *officinalis*（Dode）Huang 和疏毛吴茱萸 *E. rutaecarpa*（Juss.）Benth. var. *bodinieri*（Dode）Huang 的未成熟果实亦作药材吴茱萸入药。

白鲜 *Dictamnus dasycarpus* Turcz.：多年生草本。全株有特殊香味。根肉质，外皮黄白色至黄褐色。奇数羽状复叶，互生；叶轴有狭翼；小叶 9～13，卵形至椭圆形，边缘具细锯齿；总状花序顶生，花轴及花柄混生白色柔毛及黑色腺毛；萼片 5；花瓣 5，淡红色；雄蕊10；子房 5 室。蒴果，密被腺毛。

分布于东北、华北、华东及陕西、甘肃、河南、四川、贵州；生山坡及灌丛中。根皮（药材名：白鲜皮）为清热燥湿药，能清热燥湿、祛风止痒、解毒。

花椒 *Zanthoxylum bungeanum* Maxim.：落叶灌木或小乔木。茎干具增大的皮刺。奇数羽状复叶，互生；叶轴腹面两侧有狭小叶翼；小叶 5～11，卵形或卵状长圆形，边缘具钝锯齿或波状圆锯齿，齿缝有大而透明的腺点。圆锥状聚伞花序顶生；花单性；花被 4～8，1 轮；雄花雄蕊通常 3～7；雌花心皮通常 3～4；成熟心皮通常 2～3。蓇葖果，球形，红色或红紫色，密生粗大而凸出的腺点。

分布于华东、中南、西南及辽宁、河北、陕西、甘肃等地；生于路边、山坡灌丛中，常见栽培。果皮（药材名：花椒）为温里药，能温中止痛、除湿止泻、杀虫止痒；种子（药材名：椒目）能利水消肿、祛痰平喘。

常用药用植物还有：代代花 *Citrus aurantium* L. var. *amara* Engl.，分布于我国南部各地；花蕾（药材名：代代花）能理气宽胸、和胃止呕。柚 *C. grandis*（L.）Osbeck，长江以南多有栽培；化州柚 *C. grandis*（L.）Osbeck var. *tomentosa* Hort.，栽培于广东和广西，两者的近成熟外层果皮（药材名：化橘红）为理气药，能燥湿化痰、理气、消食。枸橼 *C. medica* L.，我国南方多栽培；香圆 *C. wilsonii* Tanaka，陕西、江苏、安徽、浙江、江西、湖北、四川等地有栽培，两者的成熟果实（药材名：香橼）为理气药，能理气降逆、宽胸化痰。佛手柑 *C. medica* L. var. *sarcodactylis*（Noot.）Swingle，我国浙江、江西、福建、广东、广西、四川、云南等地有栽培，果实（药材名：佛手）为理气药，能疏肝理气、和胃化痰。枸橘 *Poncirus trifoliata*（L.）Raf.，分布于陕西、甘肃、河北及华东、中南、西南等地，幼果（药材名：绿衣枳实）与未成熟果实（药材名：绿衣枳壳）能疏肝和胃、理气止痛、消积化滞。

29．楝科 Meliaceae

♀ ✳ $K_{(4\sim5)}C_{4\sim5}A_{(8\sim10)}\underline{G}_{(2\sim5:2\sim5:1\sim2)}$

【形态特征】 木本。叶互生；羽状复叶，稀单叶；无托叶。花通常两性；辐射对称；聚伞或圆锥花序；萼片与花瓣常 4～5，离生或基部合生；雄蕊 8～10，花丝合生成短管；具花盘或缺；子房上位，心皮 2～5，合生，2～5 室，每室胚珠 1～2。蒴果、浆果或核果。

表 11－26　　　　　　　　　棟科部分药用属的比较

香椿属 Toona	棟属 Melia	米仔兰属 Aglaia
落叶乔木，花小，两性，雄蕊与花瓣互生，着生于肉质 5 棱的短柱状花盘上。种子每室多数，两端或仅上端有翅	落叶乔木，叶为 1～3 回羽状复叶，小叶常有齿，雄蕊的花丝合生成管，管顶 10～12 齿裂，花药着生于裂齿间的内面，花盘环状；子房 3～6 室，果为核果，每室有种子 1 颗	乔木或灌木，叶为羽状复叶或 3 小叶，小叶全缘。花小常芳香，杂性异株，球形。雄蕊管短，坛状球形或钟形，花药 5，着生于雄蕊管里面的顶部下方，花盘不明显，花柱短或缺，果为浆果

表 11－27　　　　　　　棟科、苦木科、无患子科的比较

	棟科 Meliaceae	苦木科 Simaroubaceae	无患子科 Sapindaceae
叶	奇数羽状复叶或 3 小叶	奇数羽状复叶	奇数羽状复叶或偶数或掌状复叶
花	花两性花盘有或缺花，萼片 4～5 枚，花瓣 4～5 枚，雄蕊 4～10 枚，花丝连合成短管，雌蕊 2～5 心皮合生，子房 2～5 室	单性或杂性，具花盘，萼片 3～5 枚，花瓣 3～5 枚，雄蕊与花瓣同数或是花瓣的倍数，雌蕊 2～5 心皮分离或合生	单性或两性辐射或左右对称，具花盘，萼片 4～5 枚，花瓣 4～5 枚，雄蕊 8～10 枚，花丝分离或基部连合，雌蕊由 2～4 心皮合生，子房 2～4 室
果实	浆果、蒴果、核果，种子具翅或无	核果、翅果	蒴果、核果、浆果或翅果，种子常具假种皮

【分布】 约 50 属，1400 种；分布于热带和亚热带。我国 18 属，65 种；分布于长江以南；已知药用 13 属，30 种。

【药用植物】 棟 Melia azedarach L.：分布于全国大部分地区；生于旷野或路旁，常栽培于宅旁。树皮及根皮（药材名：苦棟皮）为杀虫药，有毒，能杀虫、疗癣。

同属植物川棟 M. toosendan Sieb. et Zucc. 的树皮及根皮亦作药材苦棟皮入药。果实（药材名：川棟子、金铃子）为理气药，有小毒，能疏肝泄热、行气止痛、杀虫。

香椿 Toona sinensis（A. Juss.）Roem.，分布于华北、华东、中南、西南及台湾、西藏等地；常栽培于宅旁、路边。根皮与树皮（药材名：椿白皮）能清热燥湿、涩肠、止血、止带、杀虫；果实（药材名：香椿子）能祛风、散寒、止痛。

30. 远志科 Polygalaceae

$\male\female\ K_5 C_{3,5} A_{(4\sim8)} \underline{G}_{(1\sim3:1\sim3:1\sim\infty)}$

【形态特征】 草本或木本。单叶；常互生；全缘；无托叶。花两性，两侧对称；总状或穗状花序；萼片 5，不等长，内面 2 片常呈花瓣状；花瓣 3 或 5，不等大，下面 1 片呈龙骨状，

顶端常具鸡冠状附属物；雄蕊 4~8，花丝合生成鞘，花药顶孔开裂；子房上位，1~3 心皮合生，1~3 室，每室胚珠 1 枚。蒴果，坚果或核果。

【分布】　13 属，近 1000 种；广布全球。我国 4 属，51 种；分布全国，西南与华南最多；已知药用 3 属，27 种，3 变种。

【显微特征】　叶表皮细胞平周壁常具角质纹理；叶肉细胞内常有草酸钙簇晶。

染色体：X = 5，8，12，14，15，17。

【化学成分】　苷、皂苷：如远志属（Polygala）、蝉翼藤属（Securidaca）等；黄酮类：如远志属等；生物碱：如远志属等；多糖：如蝉翼属等。

【药用植物】　远志 Polygala tenuifolia Willd.：多年生草本。根圆柱形，长而微弯。单叶互生；叶线形，全缘。总状花序；花萼 5，2 枚呈花瓣状，绿白色；花瓣 3，淡紫色，龙骨状花瓣先端着生流苏状附属物；雄蕊 8，花丝基部合生。蒴果，扁平，圆状倒心形（图 11-57）。

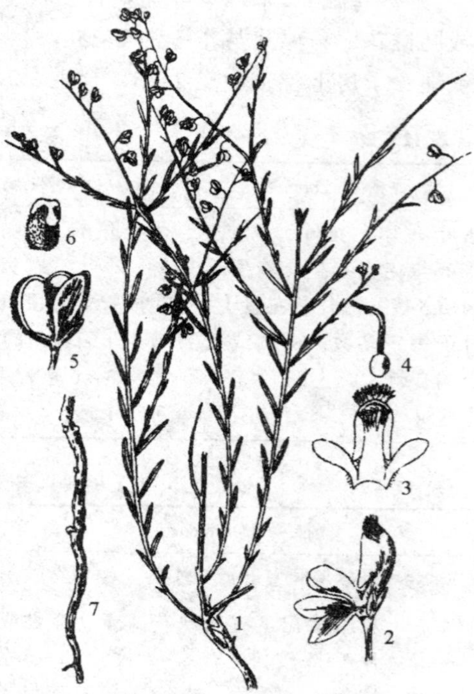

图 11-57　远志
1. 果枝　2. 花的侧面观　3. 花冠剖开，示雄蕊（花丝部分愈合）　4. 雌蕊　5. 果实（具宿萼），示一侧已开裂　6. 种子　7. 根

分布于东北、华北、西北及山东、江苏、安徽和江西等地；生于向阳山坡或路旁。根（药材名：远志）为养心安神药，能宁心安神、祛痰开窍、解毒消肿。

同属植物西伯利亚远志 P. sibirica L. 的根亦作药材远志入药。

常用药用植物还有：荷包山桂花 Polygala arillata Buch.-Ham.，分布于西南及陕西、安徽、浙江、江西、福建、湖北、广东、广西等地；根（药材名：鸡根）能祛痰除湿、补虚健脾、宁心活血。黄花倒水莲 P. fallax Hemsl.，分布于江西、福建、湖南、广东、广西、四川等地；根或茎叶能补虚健脾、散瘀通络。瓜子金 P. japonica Houtt.，分布于东北、华北、西北、华东、中南、西南和台湾等地；根及全草能祛痰止咳、散瘀止血、宁心安神。华南远志 P. glomerata Lour.，分布于福建、湖北及华南、西南等地；带根全草（药材名：大金牛草）能祛痰、消积、散瘀、解毒。

31. 大戟科 Euphorbiaceae

♂ * $K_{0~5}C_{0~5}A_{1~\infty}$；♀ * $K_{0~5}C_{0~5}\underline{G}_{(3:3:1~2)}$

【形态特征】　草本、灌木或乔木，有时成肉质植物，常含乳汁。单叶，互生，叶基部常有腺体，有托叶。花常单性，同株或异株，花序各式，常为聚伞花序，或杯状聚伞花序；重被、单被或无花被，有时具花盘或退化为腺体；雄蕊 1 至多数，花丝分离或联合；雌蕊由 3 心皮组成，子房上位，3室，中轴胎座，每室1～2胚珠。蒴果，稀浆果或核果。种子有胚乳。

【分布】　约300属，8000余种，广布全世界。我国有66属，364种。分布全国各地。已知药用39属，160余种。

【显微特征】　本科植物常具有节乳管。

染色体：X＝9，10，11，13，14。

【化学成分】　生物碱：如大戟属（*Euphoroia*）、叶下珠属（*Phyllanthus*）、麻疯树属（*Jatropha*）、巴豆属（*Croton*）、山麻杆属（*Alchornea*）、蓖麻属（*Ricinus*）、一叶萩属（*Securinega*）等；二萜化合物：如油桐属（*Vernicia*）、乌桕属（*Sapium*）、大戟属、叶下珠属、麻疯树属、巴豆属等；三萜类化合物：如算盘子属（*Glochidion*）、重阳木属（*Bischofia*）、五月茶属（*Antidesma*）、大戟属、叶下珠属、巴豆属、蓖麻属等；香豆素类：如大戟属、重阳木属等；没食子酸酯：如大戟属、叶下珠属、重阳木属、蓖麻属、乌桕属等。

【主要属及药用植物】

（1）大戟属 *Euphorbia*

草本或半灌木，具乳汁。叶通常互生。花序为杯状聚伞花序（大戟花序），外观象一朵花，外面包有绿色杯状总苞，顶端有四个裂片，裂片之间有4个黄色蜜腺；杯状总苞内有多数雄花和1朵雌花，均无花被；每雄花仅具1个雄蕊，花丝和花梗相连处有关节，是花被退化的痕迹；雌花生于花序中央，仅有1雌蕊，子房具长柄，由总苞顶端缺少蜜腺的一面下垂于总苞外，子房上位，由3心皮合生，3室，每室1胚珠，花柱3，上部常分2叉。蒴果成熟时分裂为3个分果。

大戟 *Euphorbia pekinensis* Rupr.：多年生草本，具乳汁。根圆锥形。茎被短柔毛。叶互生，矩圆状披针形。总花序常有5伞梗，基部有5枚叶状苞片；每伞梗又作一至数回分叉，最后小伞梗顶端着生一杯状聚伞花序；杯状总苞顶端4裂，腺体4。蒴果表皮有疣状突起（图11－58）。

全国各地多有分布。生于山坡及田野湿润处。根（药材名：京大戟）有毒，为峻下逐水药，能泻水逐饮。

同属药用植物还有：甘遂 *E. kansui* T. N. Liou ex S. H. Ho，根（药材名：甘遂）有毒，功效同大戟。续随子（千金子）*E. lathyris* L.，种子（药材名：续随子）为峻下逐水药，能逐水消肿、破血消癥。地锦 *E. humifusa* Willd.，全草（药材名：地锦草）为清热解毒药，能清热解毒、凉血止血。狼毒大戟 *E. fischeriana* Steud.，根（药材名：狼毒）有毒，能散结杀虫。飞扬草（大飞扬）*E. hirta* L.，全草能收敛解毒、利尿消肿。

（2）叶下珠属 *Phyllanthus*

草本、灌木或乔木。叶互生，小，全缘，通常二列，宛如羽状复叶；托叶2。花小，单性同株或异株；无花瓣，单生叶腋或排成聚伞花序或密伞花序；萼片4～6，覆瓦状排列；雄蕊2～5，稀6至多数，花丝分离或基部稍合生；子房3室，稀4～6或更多室，每室有胚珠2颗。蒴果或果皮肉质而为浆果状，通常扁球形；种子三棱形。

约600种，分布于热带和温带地区，我国约30余种，大部分产于长江以南各省，北部极少。

叶下珠 *Phyllanthus urinaria*：L. 一年生小草本，高 10～40cm。茎直立，分枝，通常带赤红色。单叶互生，呈二列，极似羽状复叶，具短柄或近于无柄；叶片长椭圆形，全缘。秋季开花，花单性，雌雄同株，无花瓣；雄花 2～3 朵，簇生于叶腋，雌花单性生于叶腋。蒴果扁球形，红棕色，表面有小凸刺或小瘤体（图 11－59）。

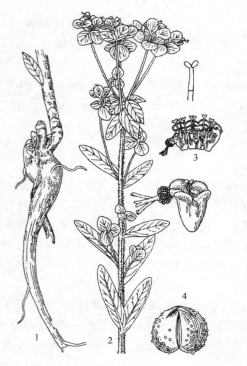

图 11－58　大戟

1. 根　2. 花枝　3. 总苞，示腺体及
　　雄蕊、雌蕊　4. 果实

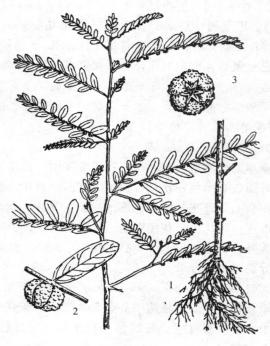

图 11－59　叶下珠

1. 植株　2. 果枝　3. 果实

生于山坡、路边或田坎壁上，较干燥的地方则呈赤红色，分布于长江流域至南部各省区；夏、秋采全草入药，能清热利尿、明目、消积。

巴豆 *Croton tiglium* L.：常绿灌木或小乔木，幼枝、叶有星状毛。叶互生，卵形至长圆卵形，两面疏生星状毛，叶基两侧近叶柄处各有一无柄腺体。花小，单性同株；总状花序顶生，雄花在上，雌花在下；萼片5；花瓣5，反卷；雄蕊多数；雌花常无花瓣，子房上位，3室，每室有1胚珠。蒴果卵形，有3钝棱。

分布于长江以南，野生或栽培。种子（药材名：巴豆）有大毒，为峻下逐水药；外用蚀疮；其炮制加工品巴豆霜能峻下积滞、逐水消肿。

蓖麻 *Ricinus communis* L.：一年生草本或在南方常成小乔木。叶互生，盾状，掌状分裂，叶柄有腺体。花单性同株，圆锥花序，花序下部生雄花，上部生雌花；花萼3～5裂；无花瓣；雄花雄蕊多数，花丝树状分枝；雌花子房上位，3室，花柱3，各2裂。蒴果常有软刺。

种子有种阜。

全国均有栽培。种子（药材名：蓖麻子）有毒，能消肿拔毒、泻下通滞；蓖麻油为刺激性泻药。

余甘子 *Phyllanthus emblica* L.：乔木或小灌木，小枝被锈色短柔毛，单叶互生，二列极似羽状复叶，条状长圆形。花小，单性同株；簇生叶腋，具多数雄花和 1 朵雌花；萼片 6；无花瓣；雄花具腺体，雄蕊 3，花丝合生；雌花花盘杯状：包围子房大半部。蒴果球形。

分布于西南、福建等省。生于疏林、山坡向阳处。果实（药材名：余甘子）能清热凉血、消食健胃、生津止渴。

本科药用植物还有：乌桕 *Sapium sebiferum* (L.) Roxb.：分布于陕西、山东、江苏、安徽、浙江、江西、湖北、湖南、重庆、四川、贵州、福建、台湾、广东、海南、广西、云南等省区；根皮、叶有小毒，能清热解毒、止血止痢。一叶萩 *Securinega suffruticosa* (Pall.) Re-hd.，分布于黑龙江、吉林、辽宁、河北、陕西、山东、河南、江西、湖北、台湾、广西、广东等省区；枝条、根、叶和花能活血通络，用治面神经麻痹、小儿麻痹后遗症。黑面神 *Breynia fruticosa* (L.) Hook. f.，分布于浙江、福建、广东、广西、贵州及云南等省区；根、叶能清热解毒、散瘀止痛。算盘珠 *Glochidion puberum* (L.) Hutch.，分布于甘肃、陕西、河南、安徽、江西、湖南、四川、贵州、福建、台湾、广东、广西等省区；全株能活血散瘀、清热解毒、止痢。

32. 冬青科 Aquifoliaceae

$\male * K_{(3\sim 5)} C_{4\sim 5,(4\sim 5)} A_{4\sim 5}; \female * K_{(3\sim 5)} C_{4\sim 5,(4\sim 5)} \underline{G}_{(3\sim\infty:3\sim\infty:1\sim 2)}$

【形态特征】 乔木或灌木，多常绿。单叶互生；托叶早落。花腋生，簇生或集成聚伞花序，稀单生；花小，辐射对称，单性异株，或杂性；花萼 3～6 裂，基部多少连合，常宿存；花瓣 4～5，分离或基部合生；雄蕊与花瓣同数并与其互生；无花盘；子房上位，由 3 至多数心皮合生，3 至多室。每室有 1～2 胚珠。浆果状核果，有 3 至多数具一种子的分核。

表 11－28　　　　　　　　　　冬青科与卫矛科的比较

冬青科 Aquifoliaceae	卫矛科 Celastraceae
常绿乔木或灌木	常绿或落叶木本、藤本
单叶互生	单叶互生或对生
叶柄拉断常具胶质	叶柄拉断常具胶质丝，托叶小
花单性异株、无花盘	花两性，具花盘，子房与花盘贴生
果为浆果状核果	果为蒴果、浆果、核果、翅果
无假种皮	常具红色假种皮

【分布】 3 属，400 多种，广布于热带和亚热带地区。我国只有冬青属（Ilex）1 属，约 204 种，分布于长江以南。已知药用 44 种。

【药用植物】 枸骨 *Ilex cornuta* Lindl.：分布于长江中、下游。生杂木林和灌丛中。叶（药材名：功劳叶）能清热养阴、平肝，益肾；果能补肝肾、止血；嫩叶加工成苦丁茶。

大叶冬青 *I. latifolia* Thunb：分布于华东及广西等地。叶为苦丁茶的主要来源，能清热解毒、清头目、除烦渴、止泻。

铁冬青 *I. rotunda* Thunb.：分布于长江以南各地。树皮能清热凉血、止痛；根（药材名：救必应）能治胃病、感冒发烧、肠炎；叶能止血、治湿疹。

同属植物冬青 *I. chinensis* Sims：分布于长江流域以南各地及陕西。叶（药材名：四季青）为清热解毒药，能清热解毒，外用治烧伤。毛冬青 *I. pubescens* Hook. et Arn.，分布于长江流域以南各地及台湾。根、叶能活血通络、清热解毒，用治冠心病、脉管炎。

33．卫矛科 Celastraceae

$$\male\female * K_{(4\sim5)} C_{4\sim5} A_{(4\sim5)} \underline{G}_{(2-5:2-5:2)}$$

【形态特征】　灌木或乔木，常攀援状。单叶对生或互生。花两性，有时单性，辐射对称，单生或成聚伞、总状花序；花部通常4~5数；萼小，宿存；花盘发达，雄蕊生于花盘上；子房上位，与花盘分离或藏于花盘内，花柱短或缺，柱头3~5裂。蒴果、浆果、核果或翅果，种子常有红色假种皮。

表 11－29　　　　　　　　　　　卫矛科部分药用属的比较

卫矛属 *Euonymus*	雷公藤 *Tripterygium*	美登木属 *Maytenus*
枝常为方柱形，叶对生，花4~5数，花盘扁平而肥厚；雄蕊花丝极短，着生于花盘上。蒴果于各心皮背部薄而外展成翅或无翅。种子具红色假种皮	木质藤本，叶大而互生，托叶锥尖而早落。花杂性，子房3室，果为蒴果，矩圆形，具3膜质翅	有刺或无刺灌木或小乔木，有时攀援状，叶互生无托叶，花两性，花小，腋生聚伞花序，花5数，雄蕊着生于花盘上，子房3室，基部与花盘合生，蒴果成熟时室背开裂，种子具假种皮

【分布】　约60属，850种，分布于热带和温带。我国有12属，201种，分布于全国各地。已知药用9属，99种。

【药用植物】　卫矛（鬼箭羽）*Euonymus alatus*（Thunb.）Sieb.：分布于我国南北各地。生于山坡丛林中。带翅的枝（药材名：鬼箭羽）能破血通经、杀虫、止痒。民间用于治漆疮。

雷公藤 *Tripterygium wilfordii* Hook. f.：分布于长江流域至西南地区。生于山地林内阴湿处。根（药材名：雷公藤）含雷公藤素，主治类风湿关节炎，有大毒。

同属植物昆明山海棠 *T. hypoglaucum*（Lev1.）Hutch.：与雷公藤区别主要是叶背面有白粉，卵圆形至长圆状卵形，聚伞花序长10cm以上。根亦含雷公藤素。分布和效用同雷公藤。

本科药用植物还有：美登木 *Maytenus hookeri* Loes.，分布于云南南部。根、茎、果含有美登木碱，具有抗癌作用。

34．无患子科 Sapindaceae

$$\male\female * \uparrow K_{4\sim5} C_{4\sim5} A_{8\sim10} \underline{G}_{(2-4:2-4:1\sim2)}$$

【形态特征】　木本，稀为具卷须藤本。叶互生，常为羽状复叶，多无托叶。花两性、单性或杂性，辐射对称或两侧对称，常成总状或圆锥花序；花小，萼片4~5；花瓣4~5或缺；雄蕊8~10；花盘发达，子房上位，2~4心皮组成2~4室，每室有胚珠1~2枚；中轴胎座。核果、蒴果、浆果或翅果。种子常有假种皮。

【分布】 约 150 属，2000 种，广布于热带和亚热带。我国有 25 属，56 种，主要分布于长江以南。已知药用 11 属，19 种。

【显微特征】 本科植物体具黏液细胞和异型维管束。

染色体：X = 11 ~ 16。

【化学成分】 苷类：如倒地铃属（Cadiopermum）、龙眼属（Dimocarpus）、车桑子属（Dodonaea）、栾树属（Koelreuteria）、无患子属（Sapindus）等；脂肪酸：如文冠军属（Xanthoceras）、车桑子属、无患子属、龙眼属等；多糖：荔枝属（Litchi）、无患子属等；生物碱：如车桑子属等。

【药用植物】 龙眼（桂圆）Dimocarpus longan Lour.：常绿乔木，幼枝被锈色柔毛。双数羽状复叶互生，小叶 2 ~ 6 对，长椭圆形至矩圆状披针形，革质。圆锥花序，密被锈色星状柔毛；花小，杂性，黄白色；萼 5 深裂；花瓣 5；雄蕊 8；子房 2 ~ 3 室，通常仅 1 室发育。果球形，核果状，外果皮黄褐色，具扁平瘤点；鲜假种皮白色半透明，肉质味甜。种子黑色，有光泽（图 11 – 60）。

产于华南、西南地区，均为栽培。桂圆肉（假种皮，药材名：龙眼肉）为补血药，能补益心脾、养血安神。

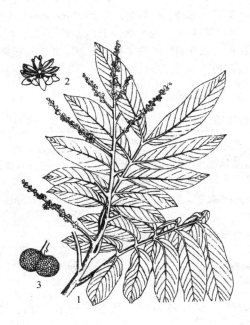

图 11 – 60 龙眼
1. 花枝 2. 花 3. 果实

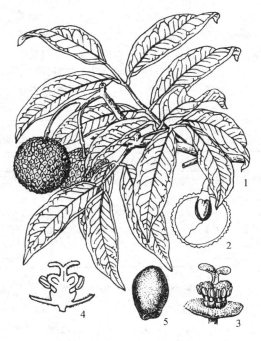

图 11 – 61 荔枝
1. 果枝 2. 果的纵切面 3. 花
4. 花的纵切面 5. 种子

荔枝 Litchi chinensis Sonn.：常绿乔木，小枝有白色小斑点和微柔毛。双数羽状复叶，小叶 2~4 对。圆锥花序顶生，有黄褐色短柔毛，花小，绿白色或淡黄色；花萼杯状，4 裂，无花瓣；雄蕊常为 8 枚；花盘肉质，杯状；子房 2~3 室，通常仅 1 室发育。核果近球形，果皮暗红色，有瘤状突起。假种皮白色肉质。种子黄褐色，长圆形，略扁（图 11-61）。

产于华南、西南地区。种子（药材名：荔枝核）为理气药，能行气散结、祛寒止痛。

本科药用植物还有无患子 *Sapindus mukorossi* Gaertn.，分布于长江流域以南各省区及陕西，各地寺庙、庭园和村边常见栽培。根与果能清热解毒、止咳化痰。

35. 鼠李科 Rhamnaceae

$$\diamondsuit \; * \; K_{(4-5)} C_{(4-5)} A_{4-5} \underline{G}_{(2-4:2-4:1)}$$

【形态特征】 乔木或灌木，直立或攀援，常有刺。单叶，多互生，有托叶，有时变为刺状。花小，两性，稀单性，辐射对称，排成聚伞花序或簇生；萼片、花瓣及雄蕊均 4~5 枚，有时无花瓣；雄蕊与花瓣对生，花盘肉质；雌蕊由 2~4 心皮组成；子房上位，或部分埋藏于花盘中，2~4 室，每室胚珠 1。多为核果，有时为蒴果或翅果状。

表 11-30　　　　　　　　　　鼠李科部分药用属比较

鼠李属 Rhamnus	积椇属 Hovenia	枣属 Ziziphus
落叶或常绿灌木或乔木	落叶灌木或乔木，叶互生	落叶或常绿灌木或乔木
叶互生，花小，花两性或单性，腋生聚伞花序、伞形花序或总状花序。花 4~5 数。子房与花盘离生，子房 2~4 室，果为浆果状核果，基部为宿存萼管所围	具长柄，基部 3 脉。花两性，腋生或顶生聚伞花序，花 5 数，花盘下部与萼管合生，上部分离；果球形，不开裂，生于肉质、扭曲的花序柄上，外果皮革质，与膜质的内果皮分离	叶互生，基部 3~5 脉、托叶常变为刺；花小，腋生聚伞花序，花 5 数，子房埋藏于花盘内，花柱 2 裂，果为球形或长椭圆形。肉质核果

表 11-31　　　　　　　　　　鼠李科与葡萄科的比较

葡萄科 Vitaceae	鼠李科 Rhamnaceae
落叶或常绿木质藤本，常具茎卷须，卷须与叶对生	常绿或落叶木本，常具刺
单叶或复叶，具托叶	单叶，侧脉较密，小脉密而平行
聚伞花序与叶对生，具花盘，雄蕊着生于花盘周围	花数朵簇生或聚伞花序，花盘肉质，子房部分埋藏于花盘中
果为浆果	果为核果、蒴果或翅果

【分布】 58 属，约 900 种，广布世界各地。我国有 15 属，135 种，分布南北各地。已知药用 12 属，77 种。

【药用植物】 枣 *Ziziphus jujuba* Mill.：各地有栽培。果（药材名：大枣）为补虚药，能补中益气、养血安神。

酸枣 *Z. jujuba* Mill. var. *spinosa* (Bge.) Hu ex H. F. Chow：主要分布于长江以北除黑龙江、吉林、新疆外的广大地区。生于向阳或干燥山坡、丘陵、平原。种子（药材名：酸枣仁）为安神药，能补肝肾、养血安神、敛汗生津。

枳椇（拐枣） *Hovenia dulcis* Thunb.：分布于东北、西北、中南、西南等地。生于阳光充足的沟边、路边或山谷中。果梗连同果实能健胃补血；种子能止渴除烦、清湿热、解酒毒。

鼠李 *Rhamnus dahurica* Pall.：分布于东北、华北及宁夏、河南等省。生于山间沟旁或杂木林及林缘灌木丛中。树皮能清热通便；果能消炎、止咳。

本科药用植物还有铁包金 *Berchemia lineata*（L.）DC.，分布于福建、台湾、广东、广西。根能祛风利湿、活血止血。

36．葡萄科 Vitaceae

$$\male\female \ast K_{(4\sim5)}C_{4\sim5}A_{4\sim5}\underline{G}_{(2\sim6:2\sim6:1\sim2)}$$

【形态特征】 多为木质藤本，通常以卷须攀援它物上升，卷须和叶对生。叶互生。花集成聚伞花序，花序常与叶对生；花小，淡绿色；两性或单性，有时杂性；花萼不明显，4～5裂；花瓣4～5，在花蕾中成镊合状排列，分离或基部连合，有时顶端粘合成帽状而整个脱落；雄蕊生于花盘周围，与花瓣同数而对生；子房上位，通常2心皮构成2室，每室胚珠1～2。浆果。

表 11－32　　　　　　　　　　　　葡萄科部分药用属的比较

乌蔹莓属 *Cayratia*	蛇葡萄属 *Ampelopsis*	葡萄属 *Vitis*	崖爬藤属 *Tetrastigma*
藤本，具分歧的卷须，叶为指状或叉指状复叶，具小叶3～9枚。花两性，花小，腋生聚伞状伞房花序；花盘全缘或4裂，与子房合生，子房2室。果为浆果	木质藤本，具卷须，圆锥花序，花为5数，花瓣粘合，凋谢时呈帽状脱落，花盘明显，5裂，浆果肉质，具2～4粒种子，种子基部有短喙	木质藤本，卷须2～3分枝，伞房状多歧聚伞花序，花瓣分离，花盘发达，5浅裂，果为浆果	木质藤本，稀草质藤本，卷须不分枝或二叉分枝。叶掌状3～5或鸟足状5～7小叶。多歧聚伞花序，花杂性异株，花瓣分离，雄蕊在雌花中退化；花盘与子房基部合生，柱头4裂

【分布】 约16属，700余种，广布于热带及温带。我国有9属，约150种，分布于南北各地。已知药用7属，100种。

【药用植物】 白蔹 *Ampelopsis japonica*（Thunb.）Mak.：分布于东北南部、华北、华东、中南地区。生于山坡林下。根（药材名：白蔹）为清热解毒药，能清热解毒、消肿止痛。

乌蔹莓 *Cayratia japonica*（Thunb.）Gagnep.：分布于华东和中南各地，生于山坡草丛或灌木中。全草能凉血解毒、利尿消肿、凉血散瘀。本科药用植物还有三叶崖爬藤（三叶青）*Tetrastigma hemsleyanum* Diels et Gilg，分布于浙江、江西、湖北、湖南、福建、台湾、广东、海南、广西、四川、贵州、云南；块根及全株能清热解毒、祛风化痰、活血止痛。葡萄 *Vitis vinifera* L.，我国各地栽培；根、茎藤能祛风湿、利水；叶能止呕；果能解表透疹、利尿。

37．锦葵科 Malvaceae

$$\male\female \ast K_{5,(5)}C_5A_{(\infty)}\underline{G}_{(3\sim\infty:3\sim\infty:1\sim\infty)}$$

【形态特征】 木本或草本。具黏液细胞；韧皮纤维发达。幼枝、叶表面常有星状毛。单叶互生，常具掌状脉，有托叶。花两性，辐射对称，单生或成聚伞花序；萼片5，分离或合生，其外常有苞片称副萼，萼宿存；花瓣5，旋转状排列，近基部与雄蕊管连生；雄蕊多数，花丝下部连合成管，形成单体雄蕊，包围子房和花柱，花药1室，花粉具刺；子房上位，由 3 至多数心皮合生，3 至多室，中轴胎座。蒴果（图 11 – 62）。

表 11 – 33　　　　　　　　　　　锦葵科、木棉科、椴树科的比较

锦葵科 Malvaceae	木棉科 Bombaceae	椴树科 Tiliaceae
茎皮具纤维，单叶，常掌状分裂，多为掌状脉，花两性，花单生或聚伞花序，具副萼，花萼宿存，单体雄蕊，花药 1 室，花粉具刺，雌蕊由 3 至多数心皮合生，果为蒴果	茎皮具栓皮刺，常被星状毛或盾状鳞片。掌状复叶或单叶，互生。花大而美丽，单生或簇生，花两性，花瓣厚肉质，雄蕊 5 至多数，花丝贴生于花瓣基部，分离或合生成管状，雌蕊由 2 ~ 5 心皮合生，果为蒴果，室背开裂，种子常具假种皮	茎皮具纤维，具星状毛或盾状鳞片。单叶互生，稀对生，具基出脉，全缘或具锯齿。花两性或单性，聚伞花序圆锥状。若单性为异株，雄蕊多数，分离或基部合生成 5 或 10 束，雌蕊由 2 ~ 10 心皮合生，果为蒴果、核果或浆果，有时具翅。种皮无假种皮

【分布】　50 属，1000 余种，广布于温带和热带。我国 16 属，80 多种，分布南北各地。已知药用的有 12 属，60 种。

【主要的显微特征】　具黏液细胞，韧皮纤维发达，花药 1 室，花粉粒大、具刺。

染色体：X = 5，7，11 ~ 20。

【化学成分】　黏液质：如秋葵属（Abelmoschus）、苘麻属（Abutilon）、蜀葵属（Althaea）、木槿属（Hibiscus）、锦葵属（Malva）等；苷类：如棉属（Gossypium）、黄花稔属（Sida）、梵天花属（Urena）、苘麻属、蜀葵属、木槿属等；生物碱：如黄花稔属、木槿属等；酚类化合物：如苘麻属、梵天花属等；脂肪酸：如秋葵属等。

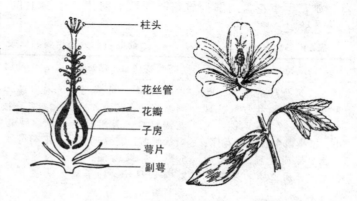

图 11 – 62　锦葵科花的解剖

柱头
花丝管
花瓣
子房
萼片
副萼

【药用植物】　木槿 Hibiscus syriacus L.：落叶灌木。单叶互生，菱状卵圆形，常 3 裂；托叶条形。花单生于叶腋，副萼片 6 或 7，条形，有星状毛；萼钟形，裂片 5；花冠淡紫、白、红色，花瓣 5 或为重瓣；单体雄蕊；花柱 5。蒴果卵圆形，密生星状毛。种子稍扁，黑色，具白色长绒毛（图 11 – 63）。

全国各地栽培。根和茎皮（药材名：木槿皮）为外用药，能清热润燥、杀虫、止痒；花能清热、止痢；果（药材名：朝天子）能清肝化痰、解毒止痛。

苘麻 Abutilon theophrasti Medic.：一年生大草本，全株有星状毛。叶互生，圆心形。花单生叶腋，黄色；无副萼；单体雄蕊；心皮 15 ~ 20，排成轮状。蒴果半球形，分果瓣 15 ~ 20，有粗毛，顶端有 2 长芒。

全国广布。常见于荒地、田野，也多栽培。种子（药材名：苘麻子）为利水渗湿药，能清热利湿、解毒、退翳。

冬葵（冬苋菜）Malva verticillata L.：一年生或多年生草本，全株被星状柔毛。单叶互

生，叶片掌状 5~7 浅裂，圆肾形或近圆形，基部心形，裂片卵状三角形。花数朵至十数朵簇生叶腋；萼杯状，5 浅裂，副萼 3 裂；花淡粉紫色，花瓣 5；雄蕊合生成短柱状。蒴果扁球形，生于宿萼内，由 10~11 心皮组成，熟后心皮彼此分离并与中轴脱离，形成分果。

分布于吉林、辽宁、河北、陕西、甘肃、青海、江西、湖南、四川、重庆、贵州和云南等省。生于村旁、路旁、田梗草丛中，也有栽培。果（药材名：冬葵子）为利水渗湿药，能清热、利尿消肿。

本科药用植物还有木芙蓉 *Hibiscus mutabilis* L.，除东北、西北外，广布各地；叶、花及根皮能清热凉血、消肿解毒。玫瑰茄 *Hibiscus sabdariffa* L.，原产于印度及马来西亚；根、种子能利尿、强壮身体。草棉 *Gossypium herbaceum* L.，各地栽培；根能补气、止咳；种子（药材名：棉籽）能补肝肾、强腰膝，有毒慎用。

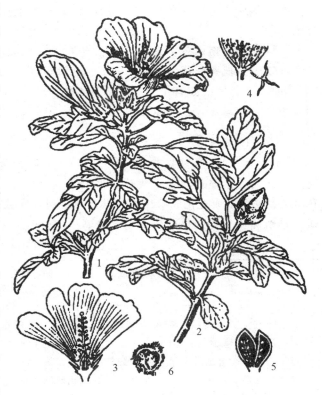

图 11-63　木槿
1. 花枝　2. 果枝　3. 花纵切
4. 叶背及星状毛　5. 果瓣　6. 种子

38. 董菜科 Violaceae

$\female \ast \uparrow K_{5,(5)} C_5 A_5 \underline{G}_{(3:1:\infty)}$

【形态特征】　多为草本。单叶互生或基生，具托叶。花两性，两侧对称，单生；萼片 5，常宿存；花瓣 5，下面 1 片常扩大而基部有距；雄蕊 5，下面 2 枚有腺状附属体突出于距内，花药多少靠合，环生于雌蕊周围，药隔顶端有膜状附属物；子房上位，3 心皮合生，1 室，侧膜胎座，胚珠多数。蒴果，常 3 瓣裂。

【分布】　约 22 属，900 种，广布温带及热带。我国 4 属，130 余种；但主要是董菜属（*Viola*），约 111 种，南北均有分布。已知药用 1 属，约 50 种。

【药用植物】　光瓣董菜 *Viola yedoensis* Makino：分布于东北、华北、中南、华东等地。生于较湿润的路边、草丛中。全草（药材名：紫花地丁）为清热解毒药，能清热解毒、凉血消肿。

紫花地丁 *V. philippica* Cav. ssp. *munda* W. Beck.：与光瓣董菜相似，主要形态区别是植株毛少或近无毛；托叶革质；两侧花瓣被毛。

分布于全国大部分省区。功效同上种，部分地区民间作紫花地丁入药。

蔓茎堇菜（匍匐堇）*V. diffusa* Ging.：分布于我国中部及南部。全株可清热解毒、消肿排脓。

本科药用植物还有犁头草（心叶堇菜）*V. concordifolia* C. J. Wang，分布于长江流域及南部各省区。长萼堇菜 *V. inconspicua* Bl.，分布于长江流域及其以南各地。部分地区民间作"紫花地丁"药用，亦有作"犁头草"入药。

39. 瑞香科 Thymelaeaceae

$$☿ * K_{(4\sim5),(6)}C_0A_{4\sim5,8\sim10,2}\underline{G}_{(2:1\sim2:1)}$$

【形态特征】　多为灌木，少乔木或草本。茎富含韧皮纤维。单叶互生或对生，全缘，无托叶。花两性，辐射对称，集成总状花序、头状花序或成束；单被花花萼管状，4~5 裂，花瓣状，花瓣缺或退化成鳞片状；雄蕊与萼裂片同数或为其2倍，稀为 2 枚；子房上位，1~2 室，每室胚珠 1 枚。浆果、核果或坚果，稀蒴果。

表 11 - 34　　　　　　　　　瑞香科部分药用属的比较

沉香属 *Aquuilaria*	瑞香属 *Daphne*	结香属 *Edgeworthia*	荛花属 *Wikstroemia*	狼毒属 *Stellera*
乔木，叶互生，花黄绿色，托附杯常呈钟状，喉部有 10 枚连合成环的鳞片状花瓣，10 枚雄蕊着生于托附杯的喉部与花瓣之间；子房 2 室，果为蒴果，室背开裂，种子具长于本身 2 倍的尾状附属物	灌木或亚灌木，叶互生，近对生或密集于分枝上部。花序各种，托附杯管状，无花瓣；花盘环状或杯状；花丝与花柱均极短，果为核果	灌木，叶质薄。常聚生于分枝顶部，头状花序，花瓣缺，花盘环状，花柱长，柱头圆柱状线形，其上密被疣状突起，果包藏于宿存的萼管基部	灌木或小乔木，叶对生或互生。总状或穗状花序，花瓣缺，鳞状花盘膜质，2~4 深裂，果为核果，果皮肉质或膜质	多年生草本或灌木，头状花序或穗状花序，托附杯圆柱状，最后于子房之上环裂，花盘线形或披针形，稀2裂而偏于一侧，花柱短，柱头头状。果实干燥，包藏于宿存的萼管基部内

【分布】　约 50 属，500 种。广布温带及热带地区。我国有 9 属，约 90 种，广布全国。已知药用 7 属，40 种。

【药用植物】　芫花 *Daphne genkwa* Sieb. et Zucc.：分布于长江流域及山东、河南、陕西。生于山坡和路旁。花蕾（药材名：芫花）为峻下逐水药，能泻水逐饮、解毒杀虫，有毒。

黄芫花 *D. giraldii* Nitsche：分布于我国西北、西南等地区。生于山坡林边或疏林中。茎皮、根皮（药材名：祖师麻）有小毒，能麻醉止痛、祛风通络。

同属植物甘肃瑞香 *D. tangutica* Maxim. 和凹叶瑞香 *D. retusa* Hemsl.，均分布于陕西、甘肃、四川、云南。两者亦做"祖师麻"入药。

白木香 *Aquilaria sinensis*（Lour.）Gilg：分布于广东、广西、福建、台湾。生于山坡丘陵地；含有树脂的木材（药材名：沉香）为理气药，能行气止痛、温中止呕、纳气平喘。

狼毒 *Stellera chamaejasme* L.：分布于北部及西南地区。生于草原及山地。根（药材名：狼毒）有毒，能散结、逐水、止痛、杀虫。

了哥王 *Wikstroemia indica* (L.) C. A. Mey.：分布于长江以南各省区，生于丘陵草坡灌木丛中或疏林下。全株有毒，能消肿散结、泻下逐火、止痛。

40．胡颓子科 Elaegnaceae

$\female \ast\ K_{(2\sim4)}C_0A_{4\sim8}\underline{G}_{(1:1:1)}$

【形态特征】 木本，全部被银色或金褐色的盾状鳞片。单叶互生，稀对生。花两性或单性，单被，排成腋生的花束或总状花序，稀单生；雄花花萼2～4裂，两性花或雌花花萼管状，2～4裂，于子房之上收缩，果时变肉质；花瓣缺；雄蕊4～8；子房上位，1室，1个倒生胚珠，花柱长。瘦果或坚果，包藏于肉质花被内。

表 11－35　　　　　　　　　　　　胡颓子科部分药用属的比较

胡颓子属 *Elaeagnus*	沙棘属 *Hippophae*
落叶或常绿灌木，有刺或无刺。全部密被银色或淡褐色、盾状鳞片，花两性或杂性，花萼具4裂片；雄蕊4枚，与萼片互生，托附杯于子房之上缢缩，其上部于花后脱落，下部宿存，包被果实	落叶灌木或小乔木，幼嫩部被银色的鳞片或星状毛。枝有刺，叶互生，狭窄；花单性，雌雄异株；花萼有2裂片；雄蕊4枚，2枚与萼片对生；托附杯全部围绕果实而宿存

【分布】 3属，50种，分布于北半球的温带和亚热带地区。我国有2属，41种，全国均产，已知药用2属，32种。

【药用植物】 沙棘 *Hippophae rhamnoides* L.：分布于东北、华北、西北及四川、云南等地。生于高原山地，河漫滩，岸边和路旁。果（药材名：沙枣）能止咳祛痰、消食化滞、活血散瘀。

本科药用植物还有：西藏沙棘 *H．thibetana* Schlecht.，分布于甘肃、青海、四川、西藏；果亦供药用，功效同沙棘。胡颓子 *Elaeagnus pungens* Thunb.，分布于长江中下游地区及陕西、广东、广西、贵州；根能祛风利湿、行瘀止血；叶能止咳平喘；花能治皮肤瘙痒；果能消食止痢。沙枣 *E．angustifolia* L.，分布于东北、华北、西北及山东、河南；功效与胡颓子相似。

41．使君子科 Combretaceae

$\female \ast\ \uparrow K_{(4\sim5)}C_{4\sim5,0}A_{4\sim5,8\sim10}\overline{G}_{(5:1:1\sim\infty)}$

【形态特征】 木质藤本至乔木。叶互生或对生。花两性，稀单性，排成穗状花序、总状花序或头状花序；萼管与子房合生，且延伸其外成一管，4～5裂；花瓣4～5或缺；雄蕊与萼片同数或2倍之；子房下位，1室，有下垂的胚珠数颗；果革质或核果状，有翅或有纵棱。

【分布】 15属，480种，分布于热带和亚热带地区，我国有5属，24种，主产云南和广东。已知药用5属13种。

【药用植物】 使君子 *Quisqualis indica* L.：生于山野林间。分布于江西、福建、台湾、湖南、广东、四川、贵州和云南等省区。果实（药材名：使君子）为驱虫药，能杀虫消积，用于蛔虫病、蛲虫病、小儿疳积。

　　诃子树 *Terminalia chebula* Retz.：广西、广东及云南等省区有栽培。多栽培于屋房、路边等地。成熟果实（药材名：诃子）能涩肠止血、敛肺化痰；干燥幼果（药材名：藏青果）为收涩药，能清热生津、利咽解毒。

　　同属植物绒毛诃子 *T. chebula* Retz. var. *tomentella* Kurt.，分布于云南、西藏，在云南用作诃子入药。毛柯子 *T. billirica*（Gaertn.）Boxb.，分布云南、西藏，果实能清热解毒、收敛养血。

42. 桃金娘科 Myrtaceae

$$♀ \ast K_{(4\sim5)}C_{4\sim5}A_{(2\sim\infty)}\overline{G}_{(2\sim5:1\sim5:\infty)}$$

【形态特征】　常绿木本，多含挥发油。单叶对生，全缘，有透明油腺点，无托叶。花两性，辐射对称，单生于叶腋或成各式花序；萼4～5裂，萼筒略与子房合生；花瓣4～5，着生花盘边缘，或与萼片连成一帽状体，花开时横裂，整个帽状体脱落；雄蕊多数，常成束着生于花盘边缘而与花瓣对生，药隔顶端常有1腺体；心皮2～5，合生，子房下位或半下位，通常2～5室，每室有1至多数胚珠，花柱单生。浆果、蒴果，稀核果。

表 11-36　　　　　　　　　　　　　桃金娘科部分药用属的比较

桉属 *Eucalyptus*	岗松属 *Baeckea*	蒲桃属 *Syzgium*	桃金娘属 *Rhodomyrtus*
乔木或灌木，叶多型，幼叶多对生，常具腺毛，成长叶为互生，革质，具透明油点。萼片和花瓣合生成一帽状体或彼此不结合而呈两层帽状体。雄蕊多数，着生于花盘上，果为蒴果，全部或下部藏于扩大的托附杯内	小乔木至乔木，稀为灌木状。叶对生，线形或披针形。雄蕊5～10枚，单轮排列。花白色，雌蕊2～3心皮合生，果为蒴果，极小，长不及1mm，顶部2～3裂。种子肾形，有角	常绿乔木，嫩枝有2～4棱，叶革质，具透明油点，萼片和花瓣各4～5数，花瓣分离或连合成帽状而早落。花药顶部常有1腺体，果为浆果或核状浆果，顶冠以残留的环状萼檐。种皮与果皮稍粘合	灌木或乔木，叶对生，离基3出脉，花玫瑰红色，1～3朵生于腋生的花柄上，子房下位，1～3室，常出现纵和横的假隔膜，分割为上下叠置的多数假室。果为浆果，具多数种子

【分布】　约100属，3000余种，分布于热带、亚热带地区，我国原产及驯化9属，126种，分布于江南地区。已知药用10属，31种。

【药用植物】　丁香 *Eugenia caryophyllata* Thunb.：产于印尼、东非沿海等地，我国广东有栽培。花蕾（药材名：公丁香）、果实（药材名：母丁香）均为温里药，能温中降逆、补肾助阳。并可提取丁香油，可治牙痛及作香料。

　　桃金娘（岗稔）*Rhodomyrtus tomentosa*（Ait.）Hassk.：分布于南部各省。生于丘陵、旷野、灌木丛中。根为祛湿药，能祛风活络、收敛止泻、止血，用于治疗肝炎与崩漏等；叶能收敛止血；果能补血、滋养、安胎。

　　大叶桉 *Eucalyptus robusta* Smith.：原产于澳大利亚。我国西南部和南部有栽培。叶能疏风清热、抑菌消炎止痒，又是提取桉叶油的原料。

　　本科药用植物还有：蓝桉 *E. globulus* Labill.，原产于澳大利亚；广西、四川、云南有栽培。药用部分和功效与大叶桉相同；白千层 *Melaleuca leucadendra*（L.）L.，原产于澳大利亚，福建、台湾、广东、海南、广西有栽培。树皮、叶及提取的挥发油（玉树油）能安神镇静、祛风止痛。

43．五加科 Araliaceae

$$\male\female * \overline{K}_5 C_{5 \sim 10} A_{5 \sim 10} \overline{G}_{(2 \sim 15 : 2 \sim 15 : 1)}$$

【形态特征】 木本，稀多年生草本。茎常有刺。叶多互生，常为掌状复叶或羽状复叶，少为单叶。花小，两性，稀单性，辐射对称；伞形花序或集成头状花序，常排成总状或圆锥状；萼齿5，小形，花瓣5~10，分离；雄蕊5~10，生于花盘边缘，花盘生于子房顶部；子房下位，由2~15心皮合生，通常2~5室，每室1胚珠。浆果或核果。

【分布】 80属，900多种，广布于热带和温带。我国有23属，172种，除新疆外，几全国均有分布。已知药用19属，112种。

【显微特征】 本科植物根和茎的皮层、韧皮部和髓部常有分泌道。

染色体：X = 11，12。

【化学成分】 本科化学成分以富含三萜皂苷为其特点。三萜皂苷：如人参属（*Panax*）、五加属（*Acanthpanax*）、常春藤属（*Hedera*）、八角金盘属（*Fatsia*）、楤木属（*Aralia*）、刺楸属（*Kalopanax*）、通脱木属（*Tetrapanax*）等；挥发油：如鹅掌柴属（*Scheffera*）、刺参属（*Oplopanax*）、楤木属等；香豆素：如刺楸属、楤木属等。

【主要属及药用植物】

表 11 - 37　　　　　　　　　五加科部分属检索表

1．叶互生，木本，稀多年生草本。
　2．单叶或掌状复叶。
　　3．单叶
　　　4．叶片掌状分裂。
　　　　5．植物体无刺；花柱离生，子房2室；有托叶 ……………………………… 通脱木属 Tetrapanax
　　　　5．植物体有刺；花柱合生成柱状；无托叶 …………………………………… 刺楸属 Kalopanax
　　　4．叶片不裂，或在同一株上有不裂和分裂的两种叶片 …………………………… 树参属 Dendropanax
　　3．掌状复叶 ……………………………………………………………………… 五加属 Acanthopanax
　2．羽状复叶，有托叶；茎通常有刺；木本或多年生草本 ……………………………… 楤木属 Aralia
1．叶轮生，掌状复叶；草本植物 ……………………………………………………… 人参属 Panax

（1）人参属 Panax

多年生草本，具肉质根和短而直立的根状茎，或肉质根不发达，根状茎长而匍匐呈竹鞭状或串珠状。地上茎单生。掌状复叶轮生茎顶。花两性或杂性，排成顶生的伞形花序；萼有5小齿；花瓣5；雄蕊5；子房下位，通常2室，花盘肉质，环状。核果状浆果。本属植物多数药用。多具滋补强壮、散瘀止痛、止血等功效。

人参 *Panax ginseng* C. A. Mey.：多年生草本。根状茎短，直立，每年增生一节，通称芦头，有时其上生出不定根，习称"芋"。主根粗壮，胡萝卜形。掌状复叶轮生茎端，通常一年生者生1片三出复叶，二年生者生1片掌状五出复叶，三年生者生2片掌状五出复叶，以后每年递增1片复叶，最多可达6片复叶；小叶片椭圆形或卵形，上面脉上疏生刚毛，下面无毛。伞形花序单个顶生，总花梗比叶长。果扁球形，熟时红色（图 11－64）。

分布于东北，现多为栽培。根（药材名：人参）为补虚药，能大补元气、复脉固脱、补气益血、生津、安神；叶能清肺、生津、止渴；花有兴奋功效；果实能发痘。

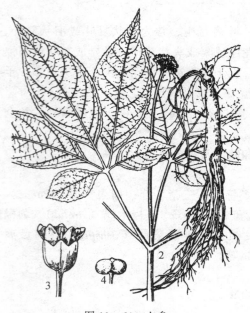

图 11－64　人参

1. 根　2. 花枝　3. 花　4. 果实

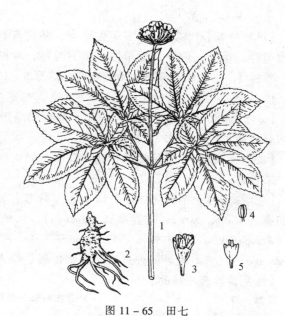

图 11－65　田七

1. 着果的植株　2. 根状茎及根　3. 花　4. 雄蕊
5. 去花瓣及雄蕊后的花，示花柱及花萼

西洋参 *Panax quinquefolium* L.：形态和人参很相似，但本种的总花梗与叶柄近等长或稍长，小叶片上面脉上几无刚毛，边缘的锯齿不规则且较粗大而容易区分。原产于加拿大和美国，全国部分省区引种栽培。根（药材名：西洋参）为补虚药，能补气养阴、清热生津。

三七 *Panax notoginseng* （Burk.）F. H. Chen：多年生草本。主根肉质，倒圆锥形或圆柱形。掌状复叶，小叶通常 3~7 片，形态变化较大，中央一片最大，长椭圆形至倒卵状长椭圆形，两面脉上密生刚毛（图 11－65）。

主要栽培于云南、广西，种植在海拔 400~1800m 的林下或山坡上人工荫棚下。根（药材名：三七）为止血药，能散瘀止血、消肿定痛；花能清热、平肝、降压。

同属植物竹节参 *P. japonicus* C. A. Mey.，根状茎较粗，节间短，每节有一浅杯形的茎基痕，竹鞭状，侧面生有圆锥形肉质根。根状茎能滋补强壮、散瘀止痛、止血祛痰。珠子参 *P. japonicus* C. A. Mey. var. *major* （Burk.）C. Y. Wu et K. M. Feng，根状茎细，节间长，节膨大成纺锤状，形如纽扣，又名"纽子七"。根状茎能补肺、养阴、活络、止血。

（2）五加属 *Acanthopanax*

灌木或小乔木，常有刺。叶为掌状复叶，花两性或杂性；伞形花序单生或排成顶生的大圆锥花序。萼 5 齿裂；花瓣 5（4）；雄性与花瓣同数；子房下位，2（3~5）室，花柱离生或合生成柱状。果近球形，核果状。

约 35 种，分布于亚洲，我国有 27 种，广布于南北各地，长江流域最盛。

刺五加 *Acanthopanax senticosus*（Rupr. et Maxim.）Harms.：灌木，枝密生针刺。掌状复叶，小叶五，椭圆状倒卵形，幼叶下面沿脉密生黄褐色毛。伞形花序单生或 2～4 个丛生茎顶；花瓣黄绿色；花柱 5，合生成柱状，子房 5 室。浆果状核果，球形，有 5 棱，黑色（图 11－66）。

分布于东北及河北、山西。生于林缘、灌丛中。根及根状茎或茎（药材名：刺五加）为祛风湿药，能益气健脾、补肾安神。

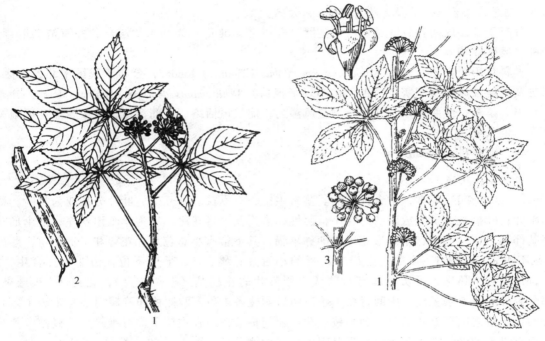

图 11－66　刺五加
1. 花枝　2. 根皮

图 11－67　细柱五加
1. 花枝　2. 花　3. 果序

细柱五加 *Acanthopanax gracilistylus* W. W. Smith.：灌木，有时蔓生状，无刺或在叶柄基部单生扁平的刺。掌状复叶，小叶通常 5 片，在长枝上互生，短枝上簇生。叶无毛或沿脉疏生刚毛。伞形花序常腋生；花黄绿色；花柱 2，分离。果扁球形，黑色（图 11－67）。

分布于南方各省。生于林缘或灌丛。根皮（药材名：五加皮）为祛风湿药，能祛风湿、补肝肾、强筋骨。

同属其他多种植物的根皮或茎皮民间亦作"五加皮"用，如短梗五加（无梗五加）*A. sessiliflorus*（Rupr. et Maxim.）Seem.，分布于东北及河北等地；红毛五加 *A. giraldii* Harms，分布华北、西北及四川、湖北等地。

土当归（九眼独活）*Aralia cordata* Thunb.：多年生草本。根茎粗壮，横走，有多数结节，每节有一内凹的茎痕，侧根肉质，圆锥状。二至三回羽状复叶，小叶基部心形。伞形花序集成圆锥状。

分布于我国中部以南的各省区。根状茎称"九眼独活"，能祛风燥湿、活血止痛、消肿。

同属植物楤木 *A. chinensis* L.，灌木或小乔木。枝干多刺，小枝有黄棕色柔毛。叶二至四回羽状复叶，小叶卵形至长卵形，被毛。圆锥花序；花 5 数，花柱 5。分布于华北、华中、华东和西南，根皮为活血祛瘀药，能活血散瘀、健胃、利尿。龙牙楤木（刺老鸦）*A. elata* (Miq.) Seem.，分布于华北，根皮能健胃、利尿、活血止痛。

通脱木 *Tetrapanax papyrifera* (Hook.) K. Koch：灌木。小枝、花序均密生黄色星状厚绒毛。茎髓大，白色。叶大，集生于茎顶，叶片掌状 5 ~ 11 裂。伞形花序集成圆锥花序状；花瓣 4，白色；雄蕊 4；子房 2 室，花柱 2，分离。

分布于长江以南各省区及陕西。茎髓（药材名：通草）为利水渗湿药，并有清热解毒、消肿、通乳等功效。

本科药用植物还有刺楸 *Kalopanax septemlobus* (Thunb.) Koidz.，分布于我国南北各省区；根皮及枝能祛风除湿、解毒杀虫。树参（半枫荷）*Dendropanax dentiger* (Harms) Merr.，分布于华中、华东、西南；根、茎、叶为祛风湿药，能祛风活络、舒筋活血，治腰腿痛、风湿关节痛、偏头痛。

44. 伞形科 Umbelliferae

$$\male\female * K_{(5),0} C_5 A_5 \overline{G}_{(2:2:1)}$$

【形态特征】 草本，常含挥发油。茎常中空，有纵棱。叶互生，叶片分裂或为复叶，稀为单叶；叶柄基部扩大成鞘状。花小，两性，多为复伞形花序，稀为单伞形花序；复伞形花序基部具总苞片或缺，小伞形花序的柄称伞辐，其下常有小总苞片；花萼和子房贴生，萼齿 5 或不明显；花瓣 5，顶端钝圆或有内折的小舌片；雄蕊 5；子房下位，由 2 心皮合生，2 室，每室有 1 胚珠，子房顶端有盘状或短圆锥状的花柱基（上位花盘），花柱 2。双悬果；每分果外面有 5 条主棱（中间背棱 1 条，两边侧棱各 1 条，两侧棱和背棱间各有中棱 1 条），有的在主棱之间还有 4 条次（副）棱，棱与棱间称棱槽，在主棱下面有维管束，棱槽中及合生面有纵走的油管 1 至多条；分果背腹压扁或两侧压扁（图 11 - 68，图 11 - 69）。

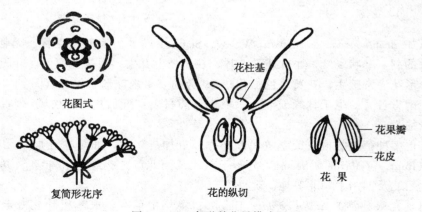

花图式

复伞形花序

花柱基

花的纵切

花果瓣
花皮

花 果

图 11 - 68 伞形科花果模式图

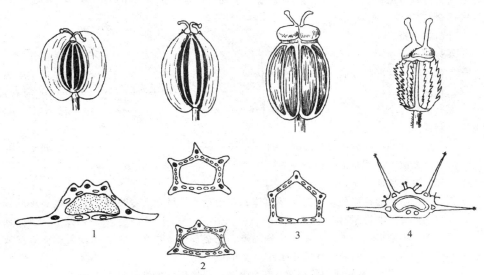

图 11 - 69　伞形科几属植物果实横切图
1. 当归属　2. 藁木属　3. 柴胡属　4. 野胡萝卜属

【分布】　约 275 属，2900 种，广布于北温带、亚热带和热带。我国有 95 属，540 种，全国均产。已知药用 55 属，234 种。

【显微特征】　本科植物的根和茎内有分泌道。草酸钙晶体偶见。

染色体：X = 6，7，8，10，11。

【化学成分】　本科植物含多类化学成分，主要有挥发油、香豆素类、黄酮类化合物、皂苷类。挥发油：如藁本属（*Ligustium*）、白苞芹属（*Nothosmyrnium*）、香根芹属（*Osmorhiza*）、欧当归属（*Levisticum*）、泽芹属（*Sium*）、胡萝卜属（*Daucus*）、芫荽属（*Coriandrum*）、莳萝属（*Anethum*）、葛缕子属（*Carum*）、窃衣属（*Torilis*）、山芹属（*Ostericum*）、前胡属（*Peucedanum*）、阿魏属（*Ferula*）、鸭儿芹属（*Cryptotaenia*）、防风属（*Saposhnikovia*）、当归属（*Angelica*）、明党参属（*Changium*）、蔓芹属（*Trachyspermum*）、茴香属（*Foeniculum*）、羌活属（*Notopterygium*）、旱芹属（*Apium*）、山芎属（*Coniselinum*）等。香豆素类：如独活属（*Heracleum*）、岩风属（*Libanotis*）、前胡属、当归属、阿魏属等。黄酮类化合物：如古当归属（*Archangelia*）、柴胡属（*Bupleurum*）、蛇床子属（*Cnidium*）、珊瑚菜属（*Glehnia*）、天胡荽属（*Hydrocotyle*）等。皂苷类：如积雪草属（*Centella*）、刺芹属（*Eryngium*）、柴胡属等；生物碱类：如川明党参属（*Chuanminshen*）、毒参属（*Conium*）、珊瑚菜属等。

【主要属及药用植物】

表 11 - 38　　　　　　　　　　　伞形科部分属检索表

1. 单叶

　2. 直立草本；叶片披针形或条形，全缘；复伞形花序 ……………………………… 柴胡属 *Bupleurum*

　2. 匍匐草本；叶片圆肾形；伞形花序。

　　3. 花瓣在花蕾时镊合状排列；果棱间无明显的小横脉，表面不呈网状 ………… 天胡荽属 *Hydrocotyle*

　　3．花瓣在花蕾时覆瓦状排列；果棱间有小横脉，表面具网状纹 ………………… 积雪草属 *Centella*

1．复叶（或近全裂）

　　4．果有刺或小瘤。

　　　5．果有刺。

　　　　6．苞片较多，羽状分裂 ……………………………………………………… 胡萝卜属 *Daucus*

　　　　6．苞片较少或缺 ……………………………………………………………… 窃衣属 *Torilis*

　　　5．果有小瘤；小叶半裂 …………………………………………… 防风属 *Saposhnikovia*

　　4．果无刺或瘤。

　　　7．果有绒毛；叶近革质；海滨植物 …………………………………… 珊瑚菜属 *Glehnia*

　　　7．果无绒毛；叶非革质；非海滨植物。

　　　　8．果无棱或不显。

　　　　　9．小伞形花序外缘花瓣为辐射瓣，花白色或淡紫色，果皮薄而坚硬，心皮成熟后不分
　　　　　离，油管不明显 ………………………………………………… 芫荽属 *Coriandrum*

　　　　　9．小伞形花序外缘花瓣不为辐射瓣，花金黄色或白色；果皮薄而柔软，心皮成熟后分
　　　　　离，油管明显；茎呈乳绿色，有粉霜。

　　　　　10．叶三至四回羽状细裂，花金黄色，果棱尖锐，具强烈的茴香气味
　　　　　………………………………………………………………… 茴香属 *Foeniculum*

　　　　　10．叶三出或二至三回羽状分裂，花白色，果有纵纹，但果棱不显，不具茴香气味
　　　　　…………………………………………………………………… 明党参属 *Changium*

　　　　8．果有棱。

　　　　　11．果实全部果棱有窄翅或侧棱无翅。

　　　　　　12．花柱短，果棱无翅或非同形翅。

　　　　　　　13．萼齿明显，三角形；果实背棱有翅，侧棱有时无翅；总苞片和小总苞片不
　　　　　　　发达或仅有小总苞片，全缘或罕有分裂 ……………… 羌活属 *Notopterygium*

　　　　　　　13．萼齿通常不明显；果实有窄翅，总苞片或小总苞片发达，通常分裂
　　　　　　　………………………………………………………………… 藁本属 *Ligusticum*

　　　　　　12．花柱较长，较花柱基长 2～3 倍，果棱有同形翅
　　　　　　………………………………………………………………… 蛇床属 *Cnidiurn*

　　　　　11．果实背棱、中棱具翅或不具翅，侧棱的翅发展。

　　　　　　14．果实背腹扁平，背棱有翅。

　　　　　　　15．果实侧棱的翅薄，通常与果体的宽度相等或较宽，两个分生果的翅不
　　　　　　　紧贴，易分离 …………………………………………… 当归属 *Angelica*

　　　　　　　15．果实侧棱的翅稍厚，较果体窄，两个分生果的翅紧贴，成熟后分离
　　　　　　　………………………………………………………………… 前胡属 *Peucedanum*

　　　　　　14．果实背腹极压扁，背棱条形，无翅，或不明显
　　　　　　………………………………………………………………… 阿魏属 *Ferula*

（1）当归属 *Angelica*

　　大型草本，茎常中空。叶柄基部常膨大成囊状的叶鞘，叶三出羽状分裂或羽状多裂，或
羽状复叶。复伞形花序，多具总苞片和小总苞片；花白色或紫色。果背腹压扁，背棱及主棱
条形，突起，侧棱有阔翅。分果横剖面半月形，每棱槽内油管 1 至数个。合生面 2 至数个。

当归 *Angelica sinensis* (Oliv.) Diels：多年生草本。根粗短，具香气。叶二至三回三出或羽状全裂，最终裂片卵形或狭卵形，3 浅裂，有尖齿。复伞形花序，总苞片无或有 2 枚，小总苞片 2~4 枚，小花绿白色。双悬果椭圆形，背向压扁，每分果有 5 条果棱，侧棱延展成宽翅，每棱槽中有 1 个油管，接合面油管 2 个（图 11-70）。

分布于西北、西南地区，主产于甘肃、四川，多为栽培。根（药材名：当归）为补血药，有补血、活血、调经、滑肠的功效。

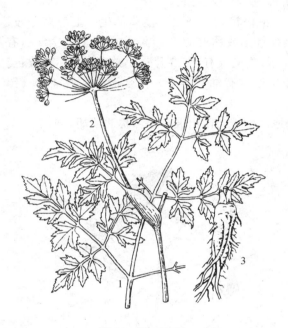

图 11-70 当归
1. 叶枝 2. 果枝 3. 根

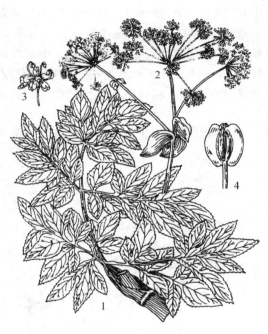

图 11-71 杭白芷
1. 叶 2. 果枝 3. 花 4. 果实

白芷（兴安白芷） *A. dahurica* (Fisch. ex Hoffm.) Benth. et Hook. f.：多年生高大草本。茎极粗壮，茎及叶鞘暗紫色。叶二至三回羽状分裂，最终裂片椭圆状披针形，基部下延成翅。花白色。双悬果背向压扁，阔椭圆形或近圆形。

分布于东北、华北。多生于沙质土及石砾质土壤上。根（药材名：白芷）为解表药，有祛风、活血、消肿、止痛的功效。

杭白芷 *A. dahurica* (Fisch. ex Hoffm.) Benth et Hook. var. *formosana* (Boiss.) Shan et Yuan (*A. formosana* Boiss.)：植株较矮。根肉质，圆锥形，具四棱。茎基及叶鞘黄绿色。叶三出二回羽状分裂，最终裂片卵形至长卵形。小花黄绿色。双悬果长圆形至近圆形，背棱及中棱细线状，侧棱延展成宽翅，棱槽中有油管 1，合生面有油管 2（图 11-71）。

分布于福建、台湾、浙江、江苏，并多栽培。根亦作白芷用。

重齿当归 *A. biserrata* (Shan et Yuan) Yuan et shan：多年生草本。茎带紫色。基生叶及茎下部叶为二至三回三出羽状复叶，小叶片 3 裂，最终裂片长圆形，两面被短柔毛。复伞形花序；小花白色。双悬果长圆形，背向压扁。

分布于安徽、浙江、江西、湖北、广西、新疆等省区。根（药材名：独活）为祛风湿药，；能祛风、除湿、散寒、止痛。

(2) 柴胡属 *Bupleurum*

草本。单叶，全缘，具叶鞘；叶脉多条呈弧状平行。复伞形花序；通常有总苞和小总苞；花通常黄色。双悬果椭圆形或卵状长圆形，两侧略扁平；横剖面圆形或近五边形；每棱槽中有油管 1 ~ 3，多为 3，合生面 2 ~ 6，多为 4，或全部不明显。

柴胡 *Bupleurum chinense* DC.：多年生草本。主根粗大，坚硬。茎多丛生，上部多分枝，稍成'之'字形折曲。基生叶早枯，中部叶倒披针形或狭椭圆形，宽 6mm 以上，全缘。有平行脉 7 ~ 9 条，叶下面具粉霜。复伞形花序，无总苞或有 2 ~ 3 片；小总苞片 5；花黄色。双悬果宽椭圆形，两侧略扁，棱狭翅状，棱槽中通常有油管 3 个，接合面有油管 4 个（图11 – 72）。

分布于东北、华北、华东、中南、西南等地。生于向阳山坡。根习称北柴胡。

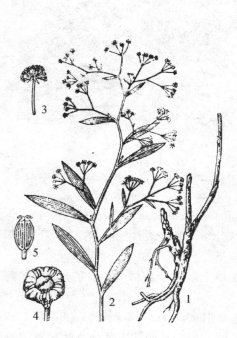

图 11 – 72 柴胡
1. 根 2. 花枝 3. 小伞形花序
4. 花 5. 果

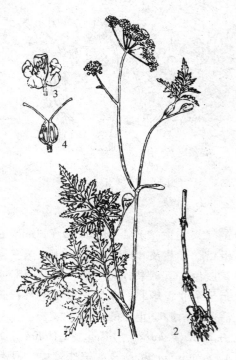

图 11 – 73 川芎
1. 花枝 2. 基部茎及地下根状茎与
根部 3. 花 4. 未成熟的果实

狭叶柴胡 *B. scorzonerifolium* Willd. 与柴胡不同点：根皮红棕色，茎基密覆叶柄残余纤维。叶线状披针形，宽 5mm 左右，有 3 ~ 5 条平行脉，叶缘白色，骨质。每棱槽中有油管

5~6个，接合面油管 4~6 个。

分布于我国东北、华中、西北等地。主产于东北草原地区。生于干燥草原或山坡。根习称红柴胡或南柴胡。

上述两种柴胡均作中药柴胡入药，为辛凉解表药，有发表退热、疏肝解郁、升阳的功效。

同属植物竹叶柴胡 *B. marginatum* Wall. ex DC.，分布于我国西南、中部、南部各省区，用根或全草，功效同柴胡。银州柴胡 *Bupleurum yinchowense* Shan et Y. Li 形态与柴胡近似，但叶小，茎生叶有柄，分布于我国西北各省区，根亦称北柴胡，功效同柴胡。

大叶柴胡 *B. longiradiatum* Turcz.，分布于东北地区及河南、陕西、甘肃、江西、湖南等省，根表面密生环节，有毒，不可当柴胡用。

川芎 *Ligusticum chuanxiong* Hort.：多年生草本。根状茎呈不规则的结节状拳形团块。地上茎枝丛生。茎基部的节膨大成盘状，生有芽（称苓子，供繁殖用）。叶为二至三回羽状复叶，小叶 3 ~ 5 对，边缘呈不整齐羽状分裂。复伞形花序；花白色。双悬果卵形（图 11 - 73）。

分布于西南地区。主产于重庆灌县，西南及北方均有种植。根茎（药材名：川芎）为活血祛瘀药，能活血行气、祛风止痛。

藁本（西芎）*L. sinense* Oliv.：根茎呈不规则团块。叶二回羽状全裂，最终裂片卵形，上面沿脉有乳突状突起。边缘为不整齐羽状深裂。复伞形花序具乳突状粗毛；总苞片条形，小总苞片丝状；花白色。双悬果宽卵形，每棱槽中有油管 3 个，接合面油管 5 个。分布于华中、西北、西南。

辽藁本 *L. jeholense* (Nakai et Kitag.) Nakai et Kitag.：分果各棱槽中通常具油管 1（~2）个，接合面 2~4 个。分布于东北、华北的山地林缘或林下，主产于河北。

上述两种植物的根茎通称藁本，为辛温解表药，能发表散寒、祛湿止痛。

白花前胡 *Peucedanum praeruptorum* Dunn.：多年生草本。高 1m 左右。主根粗壮，圆锥形。茎直立，上部叉状分枝，基部有多数褐色叶鞘纤维。基生叶为二至三回羽状分裂，最终裂片菱状倒卵形，长 3~4cm，宽约 3cm，不规则羽状分裂，裂片较小，边缘有圆锯齿，叶柄长，基部有宽鞘；茎生叶较小，有短柄。复伞形花序，无总苞片，伞幅 12~18；小总苞片 7，线状披针形；花白色。双悬果椭圆形或卵形，侧棱有窄而厚的翅（图 11 - 74）。

主产于湖南、浙江、江西、四川等省。

同属紫花前胡 *P. decursivum* (Miq.) Maxim. 与白花前胡的主要区别是：茎高可达 2m，紫色。叶为一至二回羽状分裂，一回裂片 3~5 片，再 3~5 裂；顶生裂片和侧生裂片基部下延成翅状。最终裂片椭圆形，长圆状披针形至卵状椭圆形，长 5~13 cm，宽 2.5~5.5 cm，边缘有细而规则的锯齿；茎上部叶简化成膨大紫色的叶鞘。复伞形花序，有总苞片 1~2 片，花深紫色。

主产于湖南、浙江、江西、山东等省。以前上述两种的根均称"前胡"，为化痰、止咳平喘药；能化痰止咳、发散风热，目前《药典》前胡的基原植物仅为白花前胡。

注：近年来，分类学者多将紫花前胡归属于当归属，学名改为 *Angelica decursiva* (Miq.) Franch.。

野胡萝卜 Daucus carota L.：一年生或二年生草本。主根肉质。全体密被白色细长毛，叶二至三回羽状分裂，最终裂片线形至披针形。复伞形花序；总苞片多数，叶状，羽状分裂；小总苞片线形；小花白色或淡红色。双悬果卵形，有 5 条线状主棱，上被刚毛，4 条次棱具窄翅，翅缘密生钩刺。

全国各地均产。果实（药材名：南鹤虱）有小毒，为驱虫药，能消炎、驱虫。

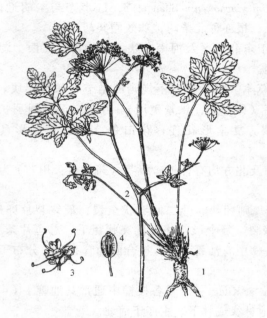

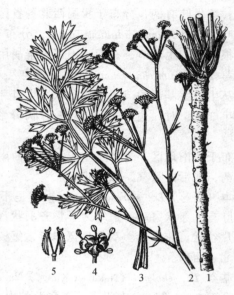

图 11 - 74　白花前胡
1. 植株　2. 花枝　3. 花
4. 果实

图 11 - 75　防风
1. 根　2. 花枝　3. 根出叶
4. 花　5. 双悬果

防风 Saposhnikovia divaricata（Turcz.）Schischk.：多年生草本。根粗壮。茎基密被褐色纤维状的叶柄残物。基生叶二回或近三回羽状全裂，最终裂片条形至倒披针形，顶生叶仅具叶鞘。复伞形花序；花白色。双悬果矩圆状宽卵形，幼时具瘤状凸起（图 11 - 75）。

分布于东北、华北等地。根（药材名：防风）为辛温解表药，能发表祛风、除湿、止痛。

珊瑚菜（北沙参）Glehnia littoralis（A. Gray）Fr. Schmidt et. Miq.，多年生草本，全体有灰褐色绒毛。主根圆柱状，细长。基生叶三出或羽状分裂或者二至三回羽状深裂。花白色。双悬果椭圆形，果棱具木栓质翅，有棕色绒毛。

主要分布于山东半岛及辽东半岛。多生于海滨沙地或栽培。根（药材名：北沙参）为补阴药，能润肺止咳、养胃生津。

本科主要药用植物还有：蛇床 Cnidium monnieri（L.）Cuss.，分布于全国各地，果实（药材名：蛇床子）为兴奋强壮药，能温肾壮阳、祛风、燥湿、杀虫。明党参 Changium smyrnioides Wolff，分布于长江流域各省；根（药材名：明党参）能润肺、和胃。羌活 *No-toptergium incisum* Ting ex H. T. Chang.，分布于青海、甘肃、四川、云南等省高寒山区，生于疏林下、河边、草坡潮湿肥沃土壤；宽叶羌活 *N. forbesii* Boiss.，分布于四川、青海，生境同上种；上述两种植物的根茎及根通称羌活，为辛温解表药，能解表散寒、除湿止痛。芫荽 *Coriandrum sativum* L.，全国各地广为栽培；全草或果实能发表透疹、健胃。小茴香 *Foeniculum vulgare* Mill.，各地栽培；果实（药材名：小茴香）为温里药，能理气开胃、祛寒疗疝。积雪草 *Centella asiatica*（L）Urban，分布于华东、中南、西南及陕西；全草（药材名：积雪草）能清热利湿、解毒消肿。天胡荽 *Hydrocotyle sibthorpioides* Lam.，分布于华东、中南、西南及陕西；全草（药材名：天胡荽）能清热利尿、解毒消肿。窃衣 *Torilia scabra*（Thunb.）DC.，分布于华东、中南及陕西、甘肃、青海、四川、贵州；果实（药材名：窃衣）能活血消肿、收敛、杀虫。新疆阿魏 *Ferula sinkiangensis* K. M. Shen.、阜康阿魏 *F. fukanensis* K. M. Shen 均分布于新疆，树脂（药材名：阿魏）能杀虫、散痞、消积。

45. 山茱萸科 Cornaceae

$$\diamondsuit \ast K_{4\sim5,0} C_{4\sim5,0} A_{4\sim5} \overline{G}_{(2:1\sim4:1)}$$

【形态特征】　木本，稀多年生草本。叶常对生，少互生或轮生，无托叶。花常两性，稀单性，顶生聚伞花序或伞形花序状，有时具大型苞片，或生于叶的表面；花萼通常4~5裂或缺；花瓣4~5，或缺；雄蕊4~5，与花瓣同着生于花盘基部；子房下位，2心皮合生，1~4室，每室有1胚珠。核果或浆果。

表 11-39　　　　　　　　　　　山茱萸科部分药用属的比较

山茱萸属 *Macrocarpium*	青荚叶属 *Helwingia*	梾木属 *Cornus*	四照花属 *Dendrobenthamia*
落叶乔木或灌木，叶对生，花小，两性。伞形花序，总苞片4枚，两轮排列，外轮两枚大于内轮；花瓣4枚，黄色雄蕊4枚，花盘垫状。子房2室，核果单生，长椭圆形	落叶灌木，单叶互生，边缘有腺状锯齿。伞形花序生叶面主脉上或幼枝上及苞叶上；花单性异株；花盘肉质；子房3~5室，果为浆果状核果，分核1~5枚	落叶灌木或乔木，叶对生或互生，侧脉整齐，弧曲。聚伞花序顶生，无总苞片；花为4数，子房2室，花盘垫状。果为核果球形，种子2枚	常绿落叶小乔木或灌木，叶对生，侧脉为整齐的弧曲。头状花序，总苞片4枚。花瓣状；花为4数，花盘环状或垫状，子房2室。核果长圆形，多数集合成球形肉质的聚花果

【分布】　15属，119种，分布于温带和热带。我国有9属，约60种，广布于各省区。已知药用6属，44种。

【药用植物】　山茱萸 *Cornus officinalis* Sieb. et Zucc. ［*Macrocarpium officinalis*（Sieb. et Zucc.）Nakai］：主要分布于长江以北，浙江、河南、陕西亦产。野生于海拔200~2000m间杂木林中，各地有栽培。果（药材名：山茱萸）为收涩药，能补益肝肾、涩精固脱，又可做保健饮料和食品添加剂。

青荚叶 *Helwingia japonica*（Thunb.）Dietr.：分布于华东、华南、西南地区。生于林下阴

湿处。全株及根能活血化瘀、清热解毒。茎髓称"小通草"，能清热、利尿、下乳。

同属植物西南青荚叶 *H. himalaica* Hook. f. et Thoms. ex C. B. Clarke，分布于华南、西南地区。中华青荚叶 *H. chinensis* Batal.，分布于甘肃、湖北、四川、广东、云南等省区。以上两种的药用部分和功效同青荚叶。

（二）合瓣花亚纲

合瓣花亚纲（Sympetalae）又称后生花被亚纲（Metachlamydeae），主要特征是花瓣多少连合，形成各种形状的花冠，如漏斗状、钟状、唇形、管状、舌状等，由辐射对称发展到两侧对称。其花冠各式的连合增加了对昆虫传粉的适应和对雄蕊和雌蕊的保护。因此，合瓣花类群比离瓣花类群进化。

花的轮数趋向减少，由5轮（花萼1轮，花瓣1轮，雄蕊2轮，雌蕊的心皮1轮，如杜鹃花科、柿树科等）减为4轮（花萼、花瓣、雄蕊、心皮均为1轮，如木犀科、忍冬科等），各轮数目也逐步减少，如雄蕊的数目从与花冠裂片同数，如由5（旋花科、茄科、报春花科）减为4~2（唇形科、葫芦科），心皮数由5（杜鹃花科）减为2（四轮花类的心皮均多为2个）。通常无托叶，胚珠只有一层胚被。

46．杜鹃花科 Ericaceae

♀ * $K_{(4 \sim 5)}C_{(4 \sim 5)}A_{(8 \sim 10,4 \sim 5)}\underline{G}_{(4 \sim 5:4 \sim 5:\infty)}，\overline{G}_{(4 \sim 5:4 \sim 5:\infty)}$

【形态特征】　灌木或小乔木，常绿。单叶互生，常革质。花两性，辐射对称或稍两侧对称；花萼4~5裂，宿存；花冠，4~5裂；雄蕊常为花冠裂片数的2倍，少为同数，着生于花盘基部，花药2室，多顶孔开裂，有些属具尾状或芒状附属物；子房上位或下位，多为4~5心皮，合生成4~5室，中轴胎座，每室胚珠常多数。蒴果、少浆果或核果。

【分布】　103属，3 350种，除沙漠地区外，广布全球，尤以亚热带地区为多。我国约15属，757种，分布全国，以西南各省区为多。已知药用12属，127种，多为杜鹃花属植物。

【显微特征】　具盾状腺毛和非腺毛。

染色体：X = 7，8，11，12，13。

【化学成分】　酚类化合物：如杜鹃花属（*Rhododendron*）、岩须属（*Cassiope*）、假木荷属（金叶子属）（*Craibiodendron*）、白珠属（*Gaultheria*）、越橘属（*Vaccinium*）、杜香属（*Ledum*）等；黄酮类化合物：如珍珠花属（*Lyonia*）、杜鹃花属、岩须属、越橘属等；三萜毒素：如马醉木属（*Pieris*）、杜鹃花属、假木荷属（金叶子属）等；挥发油：如杜鹃花属、白珠属、越橘属等；香豆素：如杜鹃花属等。

【药用植物】　兴安杜鹃（满山红）*Rhododendron dahuricum* L.：半常绿灌木。多分枝，小枝具鳞片和柔毛。单叶互生，常集生小枝上部，近革质，矩圆形，下面密被鳞片。花生枝端，先花后叶；花紫红或粉红，外具柔毛；雄蕊10。蒴果矩圆形（图11-76）。

分布于东北、西北、内蒙。生于干燥山坡、灌丛中。叶能祛痰止咳；根治肠炎痢疾。

闹羊花（羊踯躅、八厘麻）*Rhododendron molle*（Bl.）G. Don：落叶灌木。嫩枝被短柔毛及刚毛。单叶互生，纸质，长椭圆形或倒披针形，下面密生灰色柔毛。伞形花序顶生，先花后叶或同时开放；花冠宽钟状，黄色，5 裂，反曲，外被短柔毛，雄蕊 5。蒴果长圆形（图11－77）。

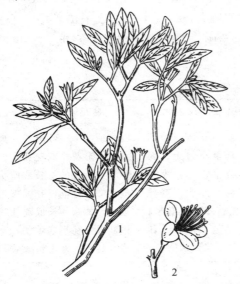

图 11－76 兴安杜鹃
1. 花枝 2. 花

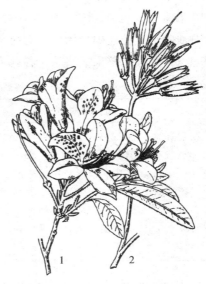

图 11－77 羊踯躅
1. 花枝 2. 果枝

　　分布于长江流域及华南。生于山坡、林缘、灌丛、草地。花（药材名：闹羊花）有麻醉、镇痛作用；成熟果实（药材名：八厘麻子）能活血散瘀、止痛。

　　常用药用植物还有：烈香杜鹃（白香紫，小叶枇杷）*Rhododendron anthopogonoides* Maxim.，分布于甘肃、青海、四川；生于高山灌丛中；叶能祛痰、止咳、平喘。照白杜鹃（照山白）*R. micranthum* Turcz.，分布于东北、华北及甘肃、四川、湖北、山东等省；生于高山灌木林中；有大毒；叶、枝能祛风、通络、止痛、化痰止咳。岭南杜鹃（紫杜鹃）*R. mariae* Hance，分布于广东、江西、湖南等省；生于丘陵灌丛中；全株可止咳、祛痰。杜鹃（映山红）*R. simsii* Planch.，分布于长江流域各省及四川、贵州、云南、台湾等省区；生于丘陵地灌丛中；根有毒，能活血、止血、祛风、止痛；叶能止血、清热解毒；花、果能活血、调经、祛风湿。云南白珠树（冬绿树、满山香）*Gaultheria leucocarpa* Bl. var. *crenulata*（Kurz）T. Z. Hsu，分布于云南、四川、贵州、湖北、湖南、广西、广东等省区；生于山坡灌丛中；全株能祛风湿、舒筋络、活血止痛，是提取水杨酸甲酯（冬绿油）的原料。乌饭树 *Vaccinium bracteatum* Thunb.，分布于长江流域以南各省区；生于疏林中或灌丛中；叶、果具有益精气、强筋骨、止泻功效；根有消肿止痛功效。岩须 *Cassiope selaginoides* Hook. f. et Thoms.，分布于四川、云南、西藏等省区；生于高山岩石上；全草用于肝胃气痛、食欲不振、神经衰弱。

47. 紫金牛科 Myrsinaceae

$\male \ast K_{(4 \sim 5)} C_{(4 \sim 5)} A_{4 \sim 5} \underline{G}_{(4 \sim 5:1:1 \sim \infty)}$

【形态特征】　灌木或乔木，稀藤本。单叶，互生，常具腺点或腺状条纹。花序种种；花常两性，有时单性，辐射对称，4～5数；萼宿存，常具腺点；花冠合生，常有腺点或腺状条纹；雄蕊着生花冠上，与花冠裂片同数且对生；子房上位，稀半下位或下位，4～5心皮合生，1室，中轴胎座或特立中央胎座（有时为基生胎座）；胚珠多数，常埋藏于胎座中，常1枚发育；花柱1，宿存。核果或浆果，稀蒴果。

表 11－40　　　　　　　　　　　紫金牛科部分药用属的比较

杜茎山属 *Maesa*	紫金牛属 *Ardisia*	铁仔属 *Myrisine*	密花树属 *Rapanea*
灌木。叶、花常具腺条纹或腺点。总状花序至圆锥花序；花白色或淡黄色，花冠管明显。浆果，常具腺条纹或纵行肋纹	常绿灌木，单叶互生，常具不透明腺点。聚伞花序、伞形花序至圆锥花序；花两性，花冠裂片向右旋转状排列；柱头点尖，果为核果，含种子1枚	灌木或小乔木，叶柄常下延至小枝上，因而小枝呈棱角。伞形花序或花簇生，基部有1轮苞片（每花有1轮苞片），柱头流苏状，果为浆果状核果	乔木或灌木，叶全缘，具腺点。伞形花序或花簇生，着生于具苞片的短枝或瘤状物的顶端；花丝、花柱极短至近无，柱头伸长成圆柱状或中间以上扁平成舌状，有时全部扁平。浆果状核果

【分布】　35属，1000余种，主要分布于热带和亚热带地区。我国6属，129种，18变种，主要分布于长江流域以南各省区，以云南种类最多。已知药用5属，72种，主要集中在紫金牛属（*Ardisia*）。

【药用植物】　紫金牛（矮茶风、平地木）*Ardisia japonica*（Thunb.）Bl.：分布于长江流域以南。生于低山疏林下阴湿处。全株（药材名：矮茶风）能祛痰止咳、利湿退黄、止血止痛。

朱砂根（八爪金龙、大罗伞）*Ardisia crenata* Sims：分布于台湾至西藏东南、海南至湖北。生于山坡林下及沟谷阴湿处。全株能活血散瘀、消炎止痛、祛风除湿。

常用药用植物还有：百两金 *Ardisia crispa*（Thunb.）A. DC.，分布于长江流域各省以及广西、贵州等省区；生于山坡或山谷林下；根、叶能清热利咽、祛痰止咳、舒筋活血。卷毛紫金牛（雪下红）*A. villosa* Roxb.，功效同紫金牛。虎舌红（红毛走马胎、老虎舌）*A. mamillata* Hance，分布于江西、福建、广东、广西、贵州、云南等省区；生于山谷林下；全株用于祛风除湿、活血止血、清热利湿。小花酸藤子（药材名：当归藤）*Embelia parviflora* Wall. ex A. DC.，分布于江西、福建、广东、广西、贵州、云南等省区；生于山谷林下；根及老茎能活血通络、接骨止痛。铁仔 *Myrisine africana* L.，分布于云南、贵州、四川、西藏、甘肃、湖北、湖南、广东、广西等省区；生于山坡疏林中；叶、枝能清热利湿、止咳平喘。

48．报春花科 Primulaceae

♀ ＊ $K_{(5),5}C_{(5),0}A_5 \underline{G}_{(5:1:\infty)}$

【形态特征】　草本，稀亚灌木，常有腺点和白粉。叶基生或茎生，基生叶莲座状或轮状着生，茎生叶互生、对生或轮生；单叶，全缘或具齿，稀羽状分裂，无托叶。花单生或排成多种花序；花两性，辐射对称；萼常5裂，宿存；花冠常5裂；雄蕊着生在花冠管内，与花冠裂片同数且对生；子房上位，稀半下位，1室，特立中央胎座，胚珠多数；花柱具异常现象，在同种植物中分为长花柱和短花柱。蒴果。

报春花科与紫金牛科的特征相近，主要区别点：报春花科为草本，蒴果；紫金牛科为木本，核果或浆果。

【分布】　22属，约1000种，广布全世界，主要分布于北半球温带及较寒冷地区，有许多为北极及高山类型。我国有13属，534种，分布全国各地，大部分产西南和西北地区，少数分布于长江和珠江流域。已知药用7属，119种。

【显微特征】　常有具长柄的头状腺毛。

染色体：X = 8 ~ 15，17，28。

【化学成分】　苷、三萜皂苷类：如琉璃繁缕属（*Anagalis*）、点地梅属（*Androsace*）、珍珠菜属（*Lysimachia*）、报春花属（*Primula*）等；黄酮类：如珍珠菜属、点地梅属等；酚性化合物：如珍珠菜属等。

【药用植物】　过路黄（金钱草、四川大金钱草）*Lysimachia christinae* Hance：多年生草本。茎柔弱，带红色，匍匐地面，常在节上生根。叶、花萼、花冠均具点状及条状黑色腺条纹。叶对生，心形或阔卵形。花腋生，2朵相对；花冠黄色，先端5裂；雄蕊5，与花冠裂片对生；子房上位，1室，特立中央胎座，胚珠多数。蒴果球形（图11-78）。

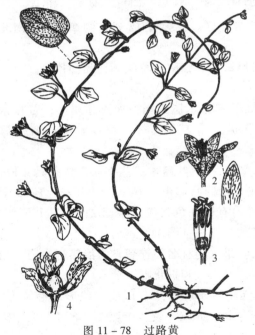

图11-78　过路黄

1. 植株　2. 花　3. 花纵剖，示雄蕊和雌蕊
4. 未成熟的果实

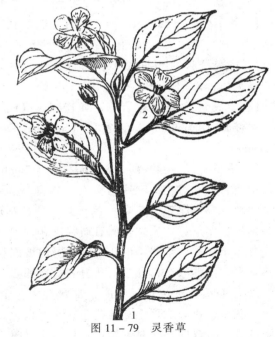

图11-79　灵香草

1. 着花的枝　2. 花

分布于长江流域至南部各省区，北至陕西。生于山坡、疏林下、沟边阴湿处。全草（药材名：金钱草）为利水渗湿药，能清热、利胆、排石、利尿。

灵香草 *Lysimachia foenum - graecum* Hance：多年生草本，有香气。茎具棱或狭翅。叶互生，椭圆形或卵形，叶基下延。花单生叶腋，直径 2～3.5cm，黄色；雄蕊长约为花冠的一半（图 11－79）。

分布于华南及云南。生于林下及山谷阴湿地。带根全草（药材名：灵香草）能祛风寒、辟秽浊。

同属植物细梗香草 *L. capillipes* Hemsl. 亦具香气。但叶较小。花冠直径不及 2cm；雄蕊与花冠等长或稍短。分布于福建、湖北、台湾及华南、西南。全草亦作药材灵香草药用。

常用药用植物还有：点地梅（喉咙草）*Androsace umbellate*（Lour.）Merr.，分布于东北、华北、秦岭及东南各省区；生于林下、路旁、沟边等湿地；全草能清热解毒、消肿止痛，治咽喉炎等。聚花过路黄 *Lysimachia congestiflora* Hemsl.，分布于华东、中南、西南及陕西、甘肃等省区；生于林下阴湿处、路边及荒地。全草治疗风寒感冒。

49．木犀科 Oleaceae

$\male\ *\ K_{(4)}C_{(4),0}A_2\ \underline{G}_{(2:2:2)}$

【形态特征】　灌木或乔木。叶常对生，单叶、三出复叶或羽状复叶。圆锥、聚伞花序或花簇生，极少单生；花两性，稀单性异株，辐射对称；花萼、花冠常 4 裂，稀无花瓣；雄蕊常 2 枚；子房上位，2 室，每室常 2 胚珠，花柱 1，柱头 2 裂。核果、蒴果、浆果、翅果。

【分布】　约 29 属，600 种，广布于温带和亚热带地区。我国有 12 属，约 200 种，南北均产。已知药用 8 属，89 种。

【显微特征】　叶上的盾状毛普遍，叶肉中常具厚壁的异细胞，草酸钙针晶和棱晶。染色体：X = 11，13，14，23。

【化学成分】　酚类化合物：如连翘属（Forsythia）等；木脂素类：如连翘属等；苦味素类：素馨属（Jasminum）、丁香属（Syringa）等；苷类：如丁香属等；香豆素类：如梣属（Fraxinus）等。

【药用植物】　连翘 *Forsythia suspense*（Thunb.）Vahl.：落叶灌木。茎直立，枝条具 4 棱，小枝中空。单叶对生，叶片完整或 3 全裂，卵形或长椭圆状卵形。春季先叶开花，1～3 朵簇生叶腋；萼 4 深裂；花冠黄色，深 4 裂，花冠管内有橘红色条纹；雄蕊 2；子房上位，2室。蒴果狭卵形，木质，表面有瘤状皮孔，种子多数，有翅（图 11－80）。

分布于东北、华北等地。生于荒野山坡或栽培。果（药材名：连翘）为清热解毒药，能清热解毒，消痈散结；种子（药材名：连翘心）能清心火、和胃止呕。

女贞 *Ligustrum lucidum* Ait.：常绿乔木，全体无毛。单叶对生，革质，卵形或椭圆形，全缘。花小，密集成顶生圆锥花序；花冠白色，漏斗状，先端 4 裂；雄蕊 2；子房上位。核果矩圆形，微弯曲，熟时紫黑色，被白粉（图 11－81）。

分布于长江流域以南，生于混交林或林缘、谷地。果实（药材名：女贞子）为补阴药，能补肾滋阴、养肝明目；枝、叶、树皮能祛痰止咳。

梣（白蜡树）*Fraxinus chinensis* Roxb.：落叶乔木。叶对生，单数羽状复叶，小叶 5～9 枚，常 7 枚，椭圆形或椭圆状卵形。圆锥花序侧生或顶生；花萼钟状，不规则分裂；无花冠。翅果倒披针形（图 11 - 82）。

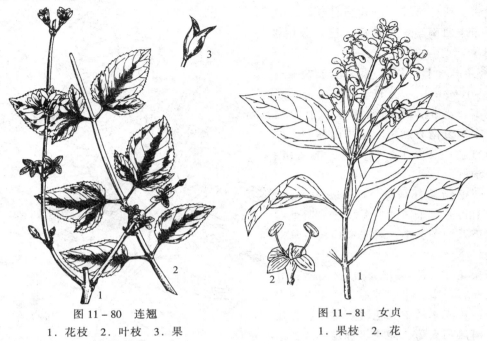

图 11 - 80　连翘
1．花枝　2．叶枝　3．果

图 11 - 81　女贞
1．果枝　2．花

　　分布中国南北大部分地区。生山间向阳坡地湿润处；并有栽培，以养殖白蜡虫生产白蜡。茎皮（药材名：秦皮）为清热燥湿药，能清热燥湿、清肝明目。

　　同属大叶梣（苦枥白蜡树、花曲柳）*F. rhynchophylla* Hance、尖叶梣 *F. szaboznz* Lingelsh.，分布于长江流域以南各省区；生于山地杂木林中。宿柱梣 *F. stylosa* Lingelsh.，分布于陕西等省；生于山坡林中。它们的树皮亦作药材秦皮入药。

50．马钱科 Loganiaceae

$$☿ * K_{(4 \sim 5)} C_{(4 \sim 5)} A_{4 \sim 5} \underline{G}_{(2:2:2 \sim \infty)}$$

【形态特征】　草本、木本，有时攀援状。单叶，多羽状脉，托叶极度退化。花序种种；花常两性，辐射对称，花萼4～5裂；花冠4～5裂；雄蕊着生花冠管上或喉部，与花冠裂片同数并与之互生；子房上位，常2室，每室有胚珠2至多颗，常2枚。蒴果、浆果或核果。

表 11 - 41　　　　　　　　　　　　马钱科部分药用属的比较

马钱属 Strychnos	蓬莱葛属 Gardneria	钩吻属（胡蔓藤属）Gelsemium
木质藤本，少数为直立，木本或草本，腋生枝有时变态为卷须或螺旋状钩刺。叶对生，常具 3～5 基出脉，托叶常退化成睫毛状或环状线。聚伞花序、圆锥花序顶生或腋生；果为浆果，球形或椭圆形	木质藤本，叶全缘。具羽状脉。花单生、簇生或组成2～3 歧聚伞花序；萼片覆瓦状排列，花冠裂片镊合状排列。果为浆果，球形。种子 1 粒，胚乳骨质	木质藤本。叶对生，有时轮生，全缘，具羽状脉。花黄色，常组成 3 歧聚伞花序，萼片和花冠裂片为覆瓦状排列。雄蕊 5 枚，常伸出花冠管喉部之外，果为蒴果，分裂为 2 个 2 裂的果瓣，种子具翅

【分布】　约 35 属，750 种，主要分布于热带、亚热带地区。我国有 9 属，63 种，分布于西南至东南地区。已知药用 7 属，26 种。

【药用植物】　马钱（番木鳖）*Strychnos nux - vomica* L.：分布于斯里兰卡、泰国、越南、老挝、柬埔寨等国，中国福建、广东、云南有栽培。生于山林中。种子（药材名：马钱子）有大毒，能通络、止痛、消肿。

同属植物长籽马钱 *Strychnos pierriana* A. W. Hill 分布于印度、孟加拉、斯里兰卡、越南及中国云南。种子亦作药材马钱子入药。

密蒙花 *Buddleia officinalis* Maxim.：分布于西北、西南、中南等地。生于石灰岩坡地、河边灌木丛中。花（药材名：密蒙花）为清热泻火药，能清热解毒、明目退翳。

常用药用植物还有：钩吻（胡蔓藤）*Gelsemium elegans*（Gardn. et Champ.）Benth.，分布于浙江、福建、江西、湖南、广东、海南、广西、贵州、云南；生于丘陵疏林或灌丛中；全株或根有大毒，能散瘀止痛、杀虫止痒。

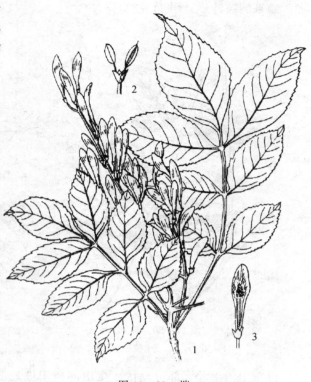

图 11 - 82　梣
1. 着果的枝　2. 花　3. 翅果

51．龙胆科 Gentianaceae

$$\male\quad * \quad K_{(4\sim5)}C_{(4\sim5)}A_{4\sim5}\underline{G}_{(2:1:\infty)}$$

【形态特征】　草本。单叶对生，全缘，无托叶。聚伞花序或花单生；花辐射对称；花萼筒状，常 4～5 裂，花冠筒状、漏斗状或辐状，常 4～5 裂，多旋转状排列，雄蕊与花冠裂片同数且互生，生于花冠管上；子房上位，2 心皮，1 室，侧膜胎座，胚珠多数。蒴果 2 瓣裂，种子多数。

【分布】　约 80 属，700 种，广布于全球，主产于北温带，我国约 22 属，400 余种，供药用 15 属，约 108 种。

【显微特征】　本科植物根的内皮层细胞常因径向和切向分裂，致使内皮层由多层细胞组成；茎内多具双韧维管束；常具草酸钙针晶、砂晶，如龙胆、秦艽。

染色体：X = 10，11，12，13。

【化学成分】　裂环烯醚萜苷类：如龙胆属（Gentiana）、獐牙菜属（Swertia）、睡菜属（*Menyanthes*）等；呫酮苷类：如龙胆属、獐牙菜属、穿心草属（*Canscora*）、扁蕾属（*Gentianosis*）、颠黄芩属（*Veratrilla*）、花锚属（*Halenia*）等；三萜类：主要存在于獐牙菜属植物中；裂环烯醚萜苷类和叫酮苷类为本科特征性成分，本科尚有挥发油成分。

【药用植物】 龙胆 *Gentiana scabra* Bunge：多年生草本。根细长，簇生。单叶对生，无柄，卵形或卵状披针形，全缘，主脉 3～5 条。聚伞花序密生于茎顶或叶腋；萼 5 深裂；花冠蓝紫色，钟状，5 浅裂，裂片间有褶，短三角形；雄蕊 5，花丝基部有翅；子房上位，1 室。蒴果长圆形，种子具翅（图 11－83）。

分布于东北及华北等地，生于草地、灌丛及林缘。根及根状茎（药材名：龙胆）为清热泻火药，能清肝胆实火、除下焦湿热。

同属植物条叶龙胆 *G. manshurica* Kitag.、三花龙胆 *G. triflora* Pall.、坚龙胆 *G. rigescens* Franch. ex Hemsl. 的根和根状茎亦作药材龙胆入药。

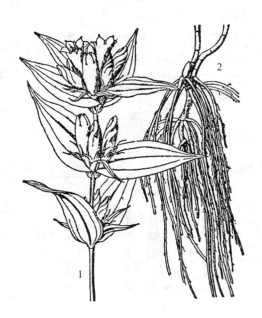

图 11－83 龙胆
1. 花枝 2. 根及根状茎

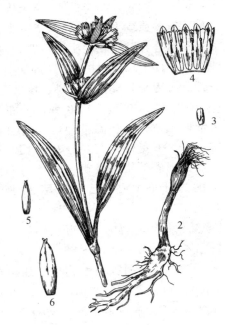

图 11－84 秦艽
1. 植株上部 2. 植株下部 3. 花萼
4. 展开的花冠 5. 子房 6. 果实

秦艽 *Gentiana macrophylla* Pall.：多年生草本，茎基部有残叶的纤维。茎生叶对生，基生叶簇生，常为矩圆状披针形，5 条脉明显。聚伞花序顶生或腋生；花萼一侧开展；花冠蓝紫色；雄蕊 5；蒴果矩圆形，无柄（图 11－84）。

分布于西北、华北、东北及四川等地。生于高山草地及林缘。根（药材名：秦艽）为祛风湿药，能祛风除湿、退虚热、舒筋止痛。

同属粗茎秦艽 *G. crassicaulis* Duthia ex Burk.、小秦艽 *G. dahurica* Fisch. 等的根亦作药材秦艽入药。

本科常用药用植物还有：青叶胆 *Swertia mileensis* T. N. Ho et W. L. Shi，分布于云南；

全草能利肝胆湿热，对病毒性肝炎有较好疗效。瘤毛獐牙菜 *S. pseudochinensis* Hara.，分布于东北、华北及山东等地；全草能清热利湿、健脾。双蝴蝶（肺行草）*Tripterospermum chinense*（Migo）H. Smith，分布于西南、华东及陕西、湖南、福建等地；全草能清肺止咳、解毒消肿。

52. 夹竹桃科 Apocynaceae

$$♀ * K_{(5)} C_{(5)} A_5 \underline{G}_{(2:1\sim2:1\sim\infty)} \overline{G}_{2:1\sim2:1\sim\infty}$$

【形态特征】　木本或草本，常蔓生，具白色乳汁或水汁。单叶对生或轮生，稀互生，全缘；无托叶，稀有假托叶。单生或多朵组成聚伞花序，顶生或腋生；花两性，辐射对称；花萼合生成筒状或钟状，常5裂，基部内面常有腺体；花冠合瓣，高脚碟状、漏斗状、坛状，常5裂，稀4，旋转覆瓦状排列，裂片基部边缘向左或向右覆盖，花冠喉部常有副花冠或附属体（鳞片或膜质或毛状）；雄蕊5，着生在花冠筒上或花冠喉部，花药长圆形或箭头状，分离或互相粘合并贴生在柱头上；花盘环状、杯状或舌状；子房上位，稀半下位，心皮2，离生或合生，1或2室，中轴胎座或侧膜胎座，胚珠1至多颗；花柱常为1条，或因心皮分离而分开。果为蓇葖果，稀浆果、核果、蒴果；种子常一端被毛（图11-85）。

【分布】　约250属，2000种，分布于热带亚热带地区，少数在温带地区。我国有46属，176种，33变种，主要分布于长江以南各省区及台湾省等沿海岛屿，华南与西南地区为中国的分布中心。已知药用35属，95种。

【显微特征】　茎常有双韧维管束。

染色体：X = 8～12。

【化学成分】　吲哚类生物碱：如山橙属（*Hunteria*）、狗牙花属（*Ervatamia*）、鸡骨常山属（*Alstonia*）、蔓长春花属（*Vinca*）、萝芙木属（*Rauvolfia*）、玫瑰树属（*Ochrosia*）、蕊木属（*Kopsia*）、长春花属（*Catharanthus*）、仔榄树属（*Hunteria*）、水甘草属（*Amsonia*）、盆架树属（*Winchia*）、假金橘属（*Rejoua*）等；强心苷类：如黄花夹竹桃属（*Thevetieae*）、羊角拗属（*Strophanthus*）、纽子花属（*Vallaris*）、罗布麻属（*Apocynum*）、鳝藤属（*Anodendron*）、帘子藤属（*Pottsia*）、海杞果属（*Cerbera*）、清明花属（*Beaumontia*）等；强心苷 C_{21} 甾苷：夹竹桃属（*Nerieae*）、止泻木属（*Holarrhena*）等；倍半萜类：如黄蝉属（*Allemanda*）、鸡蛋花属（*Plumeria*）等；木脂素：如络石藤属（*Trachelospermum*）。

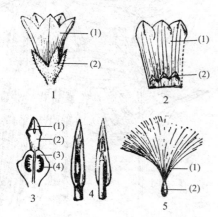

图11-85　夹竹桃科花的构造
1. 花　（1）花冠　（2）花萼
2. 花冠部分展开　（1）花冠　（2）花萼
3. 雄蕊（1）柱头（2）花柱（3）子房（4）胚珠
4. 雄蕊　5. 种子（1）种毛（2）种子

【药用植物】　罗布麻（红麻）*Apocynum venetum* L.：半灌木，具乳汁。枝条常对生，光滑无毛，带红色。单叶对生，椭圆状披针形至卵圆状长圆形，两面无毛，叶缘有细齿。花冠圆筒状钟形，紫红色或粉红色，筒内基部具副花冠；雄蕊 5，花药箭形，基部具耳；花盘肉质环状；心皮 2，离生。蓇葖果双生，下垂（图 11 - 86）。

分布于北方各省区及华东。生于盐碱荒地和沙漠边缘及河流两岸。叶（药材名：罗布麻）能清热平肝、熄风、强心、利尿、安神、降压、平喘。

萝芙木 *Rauvolfia verticillata*（Lour.）Baill.：灌木，多分枝，具乳汁，全体无毛。单叶对生或 3~5 叶轮生，长椭圆状披针形。聚伞花序顶生；花冠白色，高脚碟状，花冠筒中部膨大；雄蕊 5；心皮 2，离生。核果 2，离生，卵形或椭圆形，熟时由红变黑（图 11 - 87）。

分布于西南、华南地区。生于潮湿的山沟、坡地的疏林下或灌丛中。植株含利血平等吲哚类类生物碱，能镇静、降压、活血止痛，清热解毒；为提取"降压灵"和"利血平"的原料。

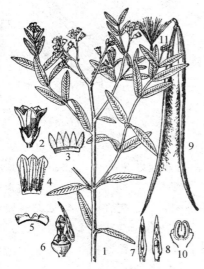

图 11 - 86 罗布麻
1.花枝 2.花 3.花萼展开 4.花冠部分，
示副花冠 5.花盘展开 6.雄蕊和雌蕊
7.雄蕊背面观 8.雄蕊腹面观 9.果实
10.子房纵切面 11.种子

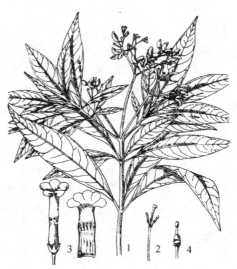

图 11 - 87 萝芙木
1.果枝 2.花序
3.花及花冠纵剖面，示雄蕊 4.雌蕊

络石 *Trachelospermum jasminoides*（Lindl.）Lem.：常绿攀援灌木，全株具白色乳汁；嫩枝被柔毛。叶对生；叶片椭圆形或卵状披针形。聚伞花序；花萼 5 裂，裂片覆瓦状；花冠高脚碟状，白色，顶端 5 裂。蓇葖果双生。种子顶端具白色绢质种毛（图 11 - 88）。

分布于除新疆、青海、西藏及东北地区以外的各省区。生于山野、溪边、沟谷、林下，攀援于岩石、树木及墙壁上。茎叶（药材名：络石藤）能祛风湿、凉血、通络。

常用药用植物还有：**长春花** *Catharanthus roseus*（L.）G. Don，原产于非洲东部，中国中南、华东、西南等地有栽培；全株有毒，含长春花碱等多种生物碱，能抗癌、抗病毒、利尿、降血糖；为提取长春碱和长春新碱的原料。**羊角拗** *Strophanthus divaricatus*（Lour.）Hook. et Arn.，分布于贵州、广西、广东、福建等省区；生于丘陵山坡疏林中或灌木丛中；叶与种子能强心、消肿、杀虫、止痒；种子为提取羊角拗苷的原料。杜仲藤 *Parabarium micranthum*（A. DC.）Pierre，分布于广东、广西、四川、云南等省；生于山地疏林中或沟谷小树丛中；树皮（药材名：红杜仲）能祛风活络、强筋壮骨。黄花夹竹桃 *Thevetia peruviana*（Pers.）K. Schum.，中国南部各省有栽培，种子有大毒，能强心、利尿、消肿，可提取黄夹苷（强心灵）。

53. 萝藦科 Asclepiadaceae

$\male\female$ * $K_{(5)} C_{(5)} A_5 \underline{G}_{2:1:\infty}$

【形态特征】 草本、藤本或灌木，有乳汁。单叶对生，少轮生或互生，全缘；叶柄顶端常具腺体；无托叶。聚伞花序，稀总状花序；花两性，辐射对称，5 基数；花萼筒短，5 裂，裂片重覆瓦状或镊合状排列，内面基部常有腺体；花冠常辐状或坛状，裂片 5，覆瓦状或镊合状排列；副花冠由 5 枚离生或基部合生的裂片或鳞片所组成，生于花冠筒上或雄蕊背部或合蕊冠上；雄蕊 5，与雌蕊贴生成中心柱，称合蕊柱；花丝合生成一个有蜜腺的筒包围雌蕊，称合蕊冠，或花丝离生；花药合生成一环而贴生于柱头基部的膨大处，药隔顶端有阔卵形而内弯的膜片；花粉粒联合，包在一层柔韧的薄膜内而成块状，称花粉块，常通过花粉块柄而系结于着粉腺上，每花药有 2 或 4 个花粉块，或花粉器匙形，直立，其上为载粉器，内藏四合花粉，载粉器下面有 1 载粉器柄，基部有 1 粘盘，粘于柱头上，与花药互生；无花盘；子房上位，心皮2，离生；花柱 2，合生，柱头基部具 5 棱，顶端各 2；胚珠多数。蓇葖果双生，或因一个不育而单生。种子多数，顶端具丝状长毛（图 11 – 89）。

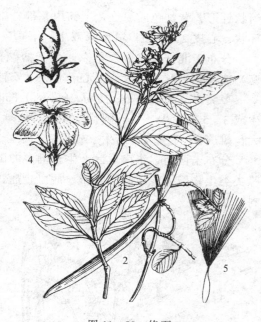

图 11 – 88 络石
1. 花枝 2. 果枝 3. 花蕾 4. 花 5. 种子

本科和夹竹桃科相近，主要区别是本科具花粉块或四合花粉、合蕊柱。另外，在叶柄的顶端（即叶片基部与叶柄相连处）有丛生的腺体。而夹竹桃科没有花粉块和合蕊柱，腺体在叶腋内或叶腋间。

【分布】 约180 属，2200 种，分布于热带、亚热带、少数温带地区。中国有45 属，约245 种，分布几遍全国，以西南、华南最集中。已知药用33 属，112 种。

【显微特征】 本科植物的茎具双韧维管束。

染色体：X = 9 ~ 12。

【化学成分】 C_{21} 甾体苷类：如杠柳属（*Periploca*）、萝藦属（*Metaplexis*）、鹅绒藤属（*Cynanchum*）、牛奶菜属（*Marsdenia*）、肉珊瑚属（*Sarcostemma*）、黑鳗藤属（*Stephanotis*）、南山藤属（*Dregea*）等；生物碱：如娃儿藤属（*Tylophra*）、白叶藤属（*Cryptolepis*）、球兰属（*Hoya*）、牛角瓜属（*Calotropis*）、马利筋属（*Asclepias*）、匙羹藤属（*Gymuema*）、鹅绒藤属

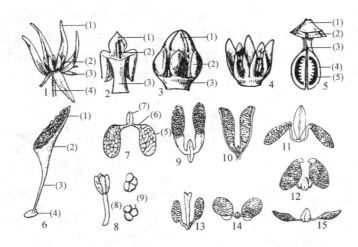

图 11 - 89 萝摩科花及花粉器的形态和结构

1. 花（1）花冠裂片（2）副花冠裂片（3）萼片（4）花梗 2. 雄蕊（1）膜片
（2）药隔（3）花丝 3. 合蕊柱和副花冠（1）雄蕊（2）副花冠裂片（3）合蕊冠
4. 副花冠 5. 雌蕊（1）柱头（2）柱基盘（3）花柱（4）子房纵切面（5）胚珠
6. 杠柳亚科的花粉器 （1）四合花粉（2）载粉器（3）载粉器柄（4）粘盘
7～15 萝摩科其他亚科的花粉器 （5）花粉块（6）花粉块柄（7）着粉腺
（8）载粉器（9）四合花粉

等；强心苷：如钉头果属（*Gomphocarpus*）、杠柳属、马利筋属、鹅绒藤属、牛角瓜属、白叶藤属等；皂苷：如匙羹藤属、鹅绒藤属、牛角瓜属、牛奶菜属等；三萜类：如匙羹藤属、黑鳗藤属、娃儿藤属等；黄酮类：鹅绒藤属、马利筋属、牛角瓜属、杠柳属等。

【药用植物】 白薇 *Cynanchum atratum* Bunge：多年生草本，有乳汁；全株被绒毛。根须状，有香气。茎直立，中空。叶对生；叶片卵形或卵状长圆形。聚伞花序，无花序梗；花深紫色。蓇葖果单生。种子一端有长毛（图 11 - 90）。

分布于南北各省。生于林下草地或荒地草丛中。根及根状茎（药材名：白薇）为清虚热药，能清热、凉血、利尿。

同属植物蔓生白薇 *C . versicolor* Bunge 的根及根状茎亦作药材白薇入药。

柳叶白前（白前、鹅管白前） *Cynanchum stauntonii*（Decne.） Schltr. ex Lévl.：半灌木，无毛。根茎细长，匍匐，节上丛生须根，无香气。叶对生，狭披针形。聚伞花序；花冠紫红色，花冠裂片三角形，内面具长柔毛；副花冠裂片盾状；花粉块 2，每室 1 个，长圆形；蓇葖果单生。种子顶端具绢毛（图 11 - 91）。

分布于长江流域及西南各省。生于低海拔山谷、湿地、溪边。根及根茎（药材名：白前、鹅管白前）为化痰止咳平喘药，能泻肺降气、化痰止咳、平喘。

同属植物芫花叶白前 *C . glaucescens*（Decne.） Hand. - Mazz. 的根及根状茎亦作药材白前入药。

杠柳 *Periploca sepium* Bunge：落叶蔓生灌木，具白色乳汁，全株无毛。叶对生，披针形，革质。聚伞花序腋生；花萼 5 深裂，其内面基部有 10 个小腺体；花冠紫红色，裂片 5 枚，中间加厚，反折，内面被柔毛；副花冠环状，顶端 10 裂，其中 5 裂延伸成丝状而顶部内弯；四合花粉承载于基部有黏盘的匙形载粉器上。蓇葖果双生，圆柱状。种子顶部有白色绢毛（图 11 - 92）。

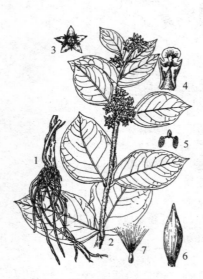

图 11 - 90　白薇

1. 根　2. 花枝　3. 花
4. 雄蕊　5. 花粉块　6. 果实
7. 种子

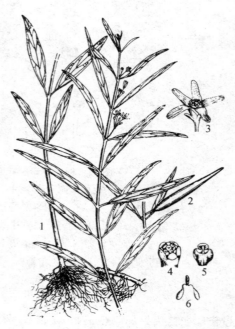

图 11 - 91　柳叶白前

1. 花枝　2. 果枝　3. 花
4. 合蕊柱及副花冠　5. 花药剖面
6. 花粉块和载粉器

分布于长江以北及西南地区。生于平原及低山丘林缘、山坡。根皮（药材名：香加皮、北五加皮）为祛风湿药，有毒，能祛风除湿、强壮筋骨、利水消肿。

常用的药用植物还有：徐长卿（寮刁竹）*Cynanchum paniculatum*（Bunge）Kitag.，分布于全国大多数省区；生于山地阳坡草丛中；根及根茎（药材名：徐长卿）能解毒消肿、通经活络、止痛。耳叶牛皮消 *C. auriculatum* Royle ex Wight，分布于除新疆以外的各省区；生于林下、灌丛及沟边；块根（药材名：隔山消）有小毒，能健脾益气、补肝肾、益精血、强筋骨。泰山白首乌 *C. bungei* Decne，分布于长江以北；块根（药材名：白首乌）能补肝肾、益精血、强筋骨、止心痛。娃儿藤（三十六荡）*Tylophora ovata*（Lindl.）Hook. ex Steud.，分布于江西、台湾、广东、广西、云南等省区；生于沟谷雨林、杂木林中或灌丛中；根或全草能祛风除湿、散瘀止痛、止咳定喘、解蛇毒；此外根和叶含娃儿藤碱，有抗癌作用。马利筋（莲生桂子花）*Asclepias curassavica* L.，我国南北各地常有栽培，在南方有逸为野生的；全株含强心苷（马利筋苷），有毒；可退虚热、利尿、消炎散肿、止痛。

54. 旋花科 Convolvulaceae

$$\male\female \; * \; K_5 C_{(5)} A_5 \underline{G}_{(2:1\sim4:1\sim2)}$$

【形态特征】 草质缠绕藤本，稀木本，常具乳汁。叶互生，单叶，全缘或分裂，偶为复叶；无托叶。花常美丽，两性，辐射对称，5基数；单花腋生或聚伞花序；萼片常宿存；花冠漏斗状、钟状、坛状等，冠檐常全缘或微5裂，开花前成旋转状；雄蕊着生于花冠管上；花盘环状或杯状；子房上位，常被花盘包围，心皮2（稀3~5），合生成2室（稀3~5），每室有胚珠2颗，偶因次生假隔膜隔为4室（稀3室），每室有胚珠1颗。蒴果，稀浆果。

【分布】 约56属，1800种，广布全世界，主产美洲和亚洲热带和亚热带地区。中国有22属，约128种，南北均产，主产西南与华南。已知药用16属，54种。

【显微特征】 茎具双韧维管束。

染色体：X = 7，13~15。

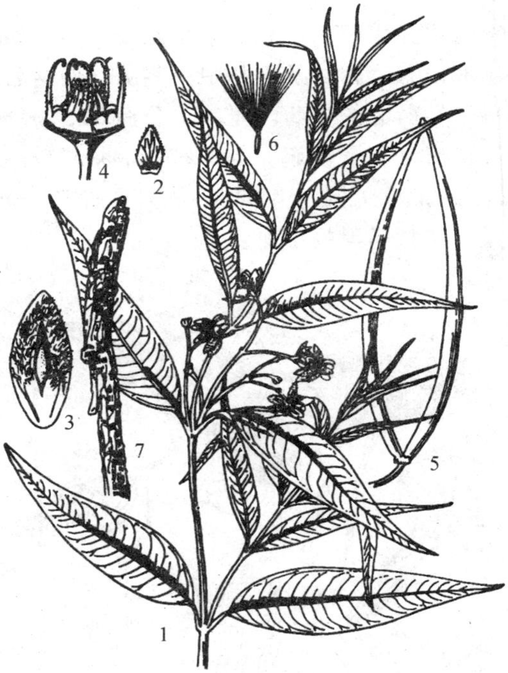

图 11-92 杠柳
1. 花枝 2. 花萼裂片内侧，示基部两侧的腺体
3. 花冠裂片内面 4. 合蕊柱及副花冠
5. 果实 6. 种子 7. 根皮

【化学成分】 生物碱：如丁公藤属（*Erycibe*）、月光花属（*Calonyction*）、银背藤属（*Argyreia*）、番薯属（*Ipomoea*）、牵牛属（*Pharbitis*）等；黄酮类：如打碗花属（*Calystegia*）、菟丝子属（*Cuscuta*）等；苷类：如打碗花属、牵牛属、土丁桂属（*Evolvulus*）等。

【药用植物】 裂叶牵牛 *Pharbitis nil* （L.）Choisy：一年生缠绕草本，全株被粗硬毛。叶互生，叶片近卵状心形、阔卵形或长椭圆形，常3裂。花单生或2~3朵着生花梗顶端；萼片狭披针形；花冠漏斗状，紫红色或浅蓝色；雄蕊5枚；子房上位，3室，每室有胚珠2颗。蒴果球形。种子卵状三棱形，黑褐色或淡黄白色（图11-93）。

分布于全国大部分地区或栽培。种子（药材名：牵牛子）为峻下逐水药，能逐水消肿、杀虫。

同属植物圆叶牵牛 *P. purpurea* （L.）Voigt 的种子亦作牵牛子入药。

菟丝子 *Cuscuta chinensis* Lam.：一年生缠绕性寄生草本。茎纤细，多分枝，黄色。叶退化成鳞片状。花簇生成近球状的短总状花序；花萼5裂；花冠黄白色或白色，壶状，5裂，花冠内面基部有鳞片5，边缘呈长流苏状；雄蕊5；子房上位，2室，花柱2。蒴果近球形，成熟时被宿存的花冠全部包住，盖裂；种子2~4颗，淡褐色（图11-94）。

分布于全国大部分地区。寄生于豆科、菊科等多种植物体上。种子（药材名：菟丝子）为补阳药，能补肝肾、明目、益精、安胎。

同属植物南方菟丝子 *Cuscuta australis* R. Br. 和金灯藤 *C. japonica* Choisy 的种子分别在

不同的地区作药材菟丝子入药。

常用药用植物还有：丁公藤 *Erycibe obtusifolia* Benth.，分布于广东中部及沿海岛屿，生于湿润山谷、密林及灌丛中；茎藤（药材名：丁公藤）有小毒，能祛风除湿、消肿止痛，是制冯了性药酒的主药。光叶丁公藤 *E. schmidtii* Graib 的根和茎亦作药材丁公藤入药。马蹄金（黄疸草、金锁匙）*Dichondra repens* Forst.，全草能清热利湿、解毒消肿。甘薯（蕃薯）*Ipomoea batatas*（L.）Lam.，是主要的粮食作物之一，其块根可治疗赤白带下、宫寒、便秘、胃及十二指肠溃疡出血。

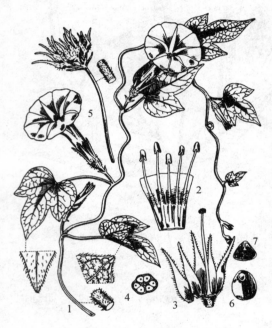

图 11 - 93　裂叶牵牛

1. 植株一段　2. 花冠一部分，示雄蕊
3. 花萼展开，示雌蕊　4. 子房横切面
5. 花序　6 ~ 7. 种子

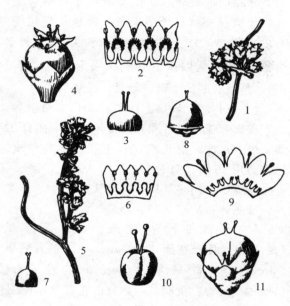

图 11 - 94　菟丝子属

1 ~ 4. 菟丝子　5 ~ 8 金灯藤　9 ~ 11. 南方菟丝子

55. 紫草科 Boraginaceae

$$☿ * K_{5,(5)} C_{(5)} A_5 \underline{G}_{(2:2 \sim 4:2 \sim 1)}$$

【形态特征】　草本或亚灌木，少为灌木或乔木，常被粗硬毛。单叶互生，稀对生或轮生，常全缘；无托叶。常为单歧聚伞花序或蝎尾状总状花序；花两性，辐射对称；萼片5；花冠管状或漏斗状，5 裂，喉部常有附属物；雄蕊5，着生于花冠管上；具花盘；子房上位，心皮2，每室2胚珠，或子房常 4 深裂而成 4 室，每室 1 胚珠，花柱常单生于子房顶部或 4 分裂子房的基部。果为 4 个小坚果或核果。

表 11－42　　　　　　　　　　　　　紫草科部分药用属的比较

紫草属 Lithospermum	假紫草属 Arnebia	滇紫草属 Onosma	附地菜属 Trigonotis
草本单叶互生，聚伞花序腋生或顶生；花冠喉部有附属物、毛带或纵褶，小坚果、直立、卵形、平滑或有小疣体	一年生或多年生、被粗毛草本，叶互生，总状花序顶生，有苞片；萼片线形或披针形；花冠管纤细，喉部秃裸，裂片5枚，雄蕊5枚，生于喉部以下时伴有长花柱，子房深4裂，小坚果4枚，卵状长椭圆形或短尖，有疣状突起	二年生或多年生草本，稀亚灌木，总状花序顶生；花萼常花后增大；花冠内面基部有环状或不规则浅裂的腺体，喉部无附属物。小坚果卵状三角形	纤弱或披散、多年生草本，多少被毛；叶互生；总状花序顶生，无苞片或下部的花柄有苞片，花蓝色或白色，雄蕊5枚，内藏花丝短，子房深4裂。果为4枚小坚果，三角状四面体形

【分布】　约 100 属，2000 种，分布于温带及热带地区，地中海区域最多。中国有 51 属，209 种，全国均产，但多数分布于青藏高原、横断山脉和西部地区。已知药用 21 属，62 种。

【药用植物】　新疆紫草 *Arnebia euchroma* （Royle） Johnst．：分布于西藏、新疆。生于高山多石砾山坡及草坡。根（药材名：紫草、软紫草）能凉血、活血、解毒透疹。

同属植物内蒙古紫草（黄花紫草）*A．guttata* Bunge，分布于新疆、甘肃、内蒙古。根（药材名：蒙紫草）亦作紫草入药。

紫草 *Lithospermum erythrorhizon* Sieb．et Zucc．：分布于东北、华北、华中、西南等地。生于向阳山坡、草地、灌丛间。根（药材名：硬紫草）亦作紫草入药。

常用药用植物还有：长花滇紫草 *Onosma hookeri* C．B．Clarke var．*longiflorum* （Duthie） Duthie，分布于西藏等地，生于砾石山坡；细花滇紫草 *O．hookeri* C．B．Clarke，分布于西藏等地，生于山坡草丛及山谷草地；它们的根皮（药材名：藏紫草、西藏紫草）在藏药或中药中作紫草入药。滇紫草 *Onosma paniculatum* Bur．et Franch．，分布于四川、贵州、云南等省区，生于山地干燥山坡；露蕊滇紫草 *O．exsertum* Hemsl．、密花滇紫草 *O．confertum* W．W．Smith，分布于四川、云南等省区；生于高山灌丛中或砾石坡地。这三种的根、根皮或根部栓皮（药材名：滇紫草或紫草皮）在四川、云南、贵州亦作紫草入药。

56．马鞭草科 Verbenaceae

$\female \male \uparrow K_{(4\sim5)} C_{(4\sim5)} A_4 \underline{G}_{(2:4:1\sim2)}$

【形态特征】　木本，稀草本，常具特殊的气味。叶对生，稀轮生，单叶或复叶；无托叶。花序各式；花两性，常两侧对称，稀辐射对称；花萼 4～5 裂，宿存；花冠高脚碟状，偶钟形或二唇形，常 4～5 裂；雄蕊 4，2 强，少 5 或 2 枚，着生花冠管上；具花盘；子房上位，全缘或稍 4 裂，心皮 2，2 或 4 室，因假隔膜而成 4～10 室，每室胚珠 1～2，花柱顶生，柱头 2 裂。果为核果或蒴果状。

【分布】　约 80 属，3000 余种，分布于热带和亚热带地区，少数延至温带。中国有 20 属，174 种，主要分布在长江以南各省。已知药用 15 属，101 种。

【显微特征】　具各式腺毛和非腺毛，钟乳体普遍存在于毛基部周围的细胞中，或在顶端。染色体：X＝5，7，13，16，17，18，19，20。

【化学成分】 黄酮类：如牡荆属（*Vitex*）、紫珠属（*Callicarpa*）、大青属（*Clerodendrum*）等；三萜类：如马缨丹属（*Lantana*）、假连翘属（*Duranta*）、海榄雌属（*Avicennia*）、大青属、牡荆属等；二萜类化合物：如大青属、紫珠属等；醌类：如莸属（*Caryopteris*）、柚木属（*Tectona*）等；挥发油：如马缨丹属、牡荆属等；生物碱：如牡荆属、豆腐柴属（*Premna*）等；木聚糖类：如石梓属（*Gmeline*）等。

【药用植物】 马鞭草 *Verbena officinalis* L.：多年生草本。茎四方形。叶对生，卵形至长圆形；基生叶边缘常有粗锯齿及缺刻；茎生叶通常3深裂，裂片作不规则的羽状分裂或具锯齿，两面均被粗毛。花小，穗状花序细长如马鞭；花萼先端5齿，被粗毛；花冠淡紫色，5裂，略二唇形；雄蕊2强；子房4室，每室1胚珠。果包藏于萼内，熟时分裂成4个小坚果（图11-95）。

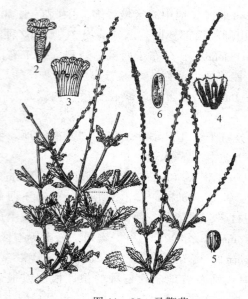
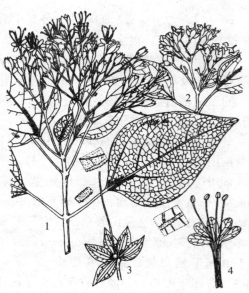

图 11-95 马鞭草
1. 开花植株 2. 花 3. 花冠剖面，示雄蕊
4. 花萼剖面，示雌蕊 5. 果实 6. 种子

图 11-96 海州常山
1. 花枝 2. 果枝 3. 花萼及雌蕊
4. 花冠剖面，示雄蕊

分布于全国各地；生于山野或荒地。全草（药材名：马鞭草）能清热解毒、利尿消肿、通经、截疟。

海州常山（臭梧桐）*Clerodendron trichotomum* Thunb.：灌木或小乔木，枝、叶等部具臭气。枝具片状髓。叶对生，广卵形或卵状椭圆形，全缘或微波状，两面被柔毛。伞房状聚伞花序；花萼紫红色；花冠由白转为粉红色。核果蓝紫色，包藏于增大的宿萼内（图11-96）。

分布于华北、华东、中南、西南各省区；生于山坡林缘、溪边丛林中。叶（药材名：臭梧桐）能祛风除湿、降血压；外洗治痔疮、湿疹。

常用药用植物还有：蔓荆 *Vitex trifolia* L.，分布于沿海各省；生于海边、河湖旁、沙滩上；果实（药材名：蔓荆子）能疏风散热、清利头目；叶治跌打损伤。单叶蔓荆 *V. trifolia* L. var. *simplicifolia* Cham. 的果实亦作药材蔓荆子入药。牡荆 *V. negundo* L. var. *cannabifolia* (Sieb. et Zucc.) Hand. – Mazz.，分布于华北、华南、西南及河北、湖南；生于山坡及灌丛中；根、茎能祛风解表、清热止咳、解毒消肿；叶、果含挥发油，叶治肠炎痢疾、中暑、疮毒；果止咳平喘、理气止痛。黄荆 *V. negundo* L. 和荆条 *V. negundo* L. var. *heterophylla* (Franch.) Rehd. 应用同牡荆。大青 *Clerodendrum cyrtophyllum* Turcz.，分布于华东、中南、西南；生于林边、灌丛中；根、茎、叶能清热解毒、祛风除湿、消肿止痛；我国历史上作"大青叶"入药。臭牡丹 *C. bungei* Steud.，分布于华北、西北、中南、西南；根、叶能降压、祛风利湿、活血消肿；叶外用治痈疮。紫珠（杜虹花）*Callicarpa formosana* Rolfe，分布于华南、华东及云南等地；生于林缘及山谷溪旁；根、茎、叶能止痛、散瘀、消肿、止血。大叶紫珠 *C. macrophylla* Vahl，分布于福建、广东、广西、贵州、云南等省区；生于疏林下或灌丛中。裸花紫珠 *C. nudiflora* Hook. et Arn.，分布于广东、广西、贵州等省区，生于山坡、谷地、溪旁林中或灌丛中，应用同紫珠。兰香草 *Caryopteris incana* (Thunb.) Miq.，分布于江苏、安徽、浙江、江西、福建、湖北、湖南、广东、广西、四川、贵州等省区；生于干旱的山坡路旁或林缘。三花莸 *C. ternifolia* Maxim.，分布于中南及河北、山西、陕西、甘肃、新疆、山东、安徽、浙江、江西、湖北、广西、四川、贵州、云南等省区；生于山坡路旁灌丛及草地；全株能疏风解表、祛痰止咳、散瘀止痛。马缨丹（五色梅）*Lantana camara* L.，多为栽培；根能解毒、散结止痛，枝、叶有小毒，能祛风止痒、解毒消肿。

57. 唇形科 Labiatae

☿ ↑ $K_{(5)} C_{(5)} A_{4,2} \underline{G}_{(2:4:1)}$

【形态特征】 草本，稀木本，多含挥发性芳香油。茎四棱形（即方茎）。叶对生或轮生。常由腋生聚伞花序构成轮伞花序，常再组成总状、穗状或圆锥状的混合花序；花两性，两侧对称；花萼5裂，常二唇形，宿存；花冠5裂，二唇形（上唇2裂，下唇3裂），少为假单唇形（上唇很短，2裂，下唇3裂，如筋骨草属）或单唇形（即无上唇，5个裂片全在下唇，如香科属）；雄蕊4，2强，或退化为2枚；花盘下位，肉质，全缘或2~4裂；子房上位，2心皮，通常4深裂形成假4室，每室有1颗胚珠，花柱常着生于4裂子房的底部。果为4枚小坚果（图11-97）。

唇形科与马鞭草科、紫草科易混淆。但紫草科茎圆形，叶互生，花辐

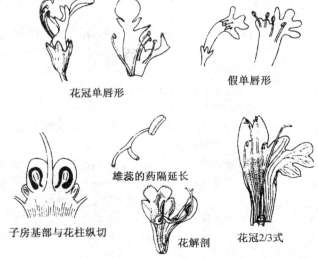

花冠单唇形　　假单唇形

雄蕊的药隔延长

子房基部与花柱纵切　　花解剖　　花冠2/3式

图 11-97 唇形科花的解剖

射对称。马鞭草科花柱顶生，子房不深 4 裂，不形成轮伞花序，果为核果或蒴果状。

【分布】 约 220 属，3500 种，其中单种属约占 1/3，寡全种属亦约占 1/3。全球广布，主产地为地中海及中亚地区。中国约有 99 属，808 种，全国均产。已知药用 75 属，436 种。

【显微特征】 茎角隅处具发达的厚角组织，茎、叶具不同性状的毛被，气孔直轴式。

染色体：X = 6，7，8，9，10，12，13，14，16。

【化学成分】 萜类：如藿香属（*Agastache*）、活血丹属（*Glechoma*）、青兰属（*Dracocephalum*）、夏枯草属（*Prunella*）、蜜蜂花属（*Melissa*）、薄荷属（*Mentha*）、紫苏属（*Perilla*）、石荠苧属（*Mosla*）、罗勒属（*Ocimum*）等（含有单萜类）；荆芥属（*Nepeta*）、刺蕊草属（*Pogostemon*）、藿香属、蜜蜂花属、紫苏属、石荠苧属、罗勒属等（含有倍半萜类）；黄酮类：如筋骨草属（*Ajuga*）、黄芩属（*Scutellaria*）、糙苏属（*Phlomis*）、野芝麻属（*Lamium*）、益母草属（*Leonurus*）、水苏属（*Stachys*）、姜味草属（*Micromeria*）、肾茶属（*Clerodendranthus*）、荆芥属、青兰属、夏枯草属、薄荷属、紫苏属等；苦味素类：如香科科属（*Teucrium*）、香茶菜属（*Rabdosia*）、野芝麻属、荆芥属等；酚性化合物：如牛至属（*Origanum*）、藿香属、荆芥属、野芝麻属、紫苏属、石荠苧属、刺蕊草属、罗勒属等；甾醇类：如鼠尾草属（*Salvia*）、凉粉草属（*Mesona*）、筋骨草属、黄芩属、活血丹属、紫苏属、香茶菜属、肾茶属等；挥发油：如山香属（*Hyptis*）、香薷属（*Elsholtzia*）、鞘蕊花属（*Coleus*）、香茶菜属、罗勒属等；生物碱：如益母草属、水苏属等。

【主要属及药用植物】

表 11 - 43   唇形科部分属检索表

1. 花冠单唇形或假单唇形。
　2. 花冠假单唇，上唇很短，2 深裂或浅裂，下唇 3 裂，花冠管内有毛状环。根生叶丛生，全缘 ………
　……………………………………………………………………………… 筋骨草属 *Ajuga*
　2. 花冠单唇，下唇 5 裂，花冠管内平滑。叶有齿 ………………………… 香科科属（草石蚕属）*Teucrium*
1. 花冠二唇形或整齐。
　　3. 花萼唇形，有宽钝裂片，全缘，上萼片有盾状附属物，花冠上唇成盔瓣状 ……… 黄芩属 *Scutellaria*
　　3. 花萼常 4 ~ 5 裂，或二唇形，无附属物。
　　　4. 花冠下裂片为船形，比其他裂片长，不外折，上唇具 4 圆裂片，花冠管基部为囊状，聚伞花序组成圆锥花序或穗状花序 …………………………………… 香茶菜属 *Isodon*（*Rabdosia*）
　　　4. 花冠下裂片不为船形。
　　　　5. 花冠管包于萼内；花柱顶端等分为钻状裂片 2。单叶不分裂 ………………… 罗勒属 *Ocimum*
　　　　5. 花冠管不包于萼内。
　　　　　6. 花冠为明显的二唇形，有不相等的裂片；上唇盔瓣状、镰刀形或弧形等。
　　　　　　7. 雄蕊 4，花药卵形。
　　　　　　　8. 后对（上侧）雄蕊比前对（下侧）雄蕊长。
　　　　　　　　9. 药室初平行，后叉状形；后对雄蕊下倾，前对雄蕊上升，两者交叉。茎粗大，直立。叶心状卵圆形。花序密穗状 …………………………………………… 藿香属 *Agastache*
　　　　　　　　9. 药室初略叉开，以后平叉开。
　　　　　　　　　10. 后对雄蕊直立，前对雄蕊多少向前直伸。叶有缺刻或半裂 ………………………
　　　　　　　　　…………………………………………………………………… 裂叶荆芥属 *Schizonepeta*

10. 4 枚雄蕊均上升。叶肾形或肾状心形，边缘有齿 ················· 活血丹属 *Glechoma*

8. 后对雄蕊比前对雄蕊短。

11. 萼为二唇，果成熟时闭合，上唇顶端截形，上部凹陷，有 3 短齿；轮伞花序排成假穗状花序 ················· 夏枯草属 *Prunella*

11. 萼不分为二唇，果成熟时张开，上唇上部不凹陷，轮伞花序不排成假穗状花序。

12. 小坚果多少呈三角形，顶平截。

13. 花冠上唇穹窿成盔状；萼齿顶端无刺。叶全缘或具齿牙 ··········· 野芝麻属 *Lamium*

13. 花冠上唇直立；萼齿顶有刺。叶有裂片或缺刻 ··········· 益母草属 *Leonurus*

12. 小坚果倒卵形，顶端钝圆；通常花冠管内有柔毛环，顶生假穗状花序 ················· 水苏属 *Stachys*

7. 雄蕊 2 枚，药隔延长，线形，和花丝有关节相连 ················· 鼠尾草属 *Salvia*

6. 花冠近辐射对称；有上唇则扁平或略弯隆。

14. 雄蕊 4，几相等，非 2 强雄蕊

15. 能育雄蕊 2，生前边，药室略叉开 ··········· 地瓜儿苗属 *Lycopus*

15. 能育雄蕊 4，药室平行 ················· 薄荷属 *Mentha*

14. 雄蕊 2 或 2 强雄蕊

16. 能育雄蕊 4 ················· 紫苏属 *Perilla*

16. 能育雄蕊 2 ················· 石荠苎属 *Mosla*

（1）益母草属 *Leonurus*

草本。茎方形。下部叶宽大，近掌状分裂，上部茎叶或苞叶渐狭，具缺刻或 3 裂。轮伞花序多花，密集腋生，排成长穗状花序；花萼 5 脉，5 齿，近等大，上唇 3 齿直立，下唇 2 齿较长，靠合；花冠筒伸出，冠檐二唇形，上唇直立，下唇直伸或张开，3 裂；雄蕊 4，前对较长；小坚果锐三棱形，顶端平截。约 20 种，分布欧亚温带。中国有 12 种，2 变型，分布于南北各地。

益母草 *L. heterophyllus* Sweet［*L. artemisia*（Lour.）S. Y. Hu］：一年生或二年生草本。叶二型；基生叶有长柄，叶片卵状心形或近圆形，边缘 5~9 浅裂；中部叶菱形，掌状 3 深裂，柄短；顶生叶近于无柄，线形或线状披针形。轮伞花序腋生；萼具 5 枚刺状齿，前 2 齿较长，靠合花冠淡红紫色，上唇全缘，下唇 3 裂，中裂片倒心形（图 11-98）；小坚果长圆

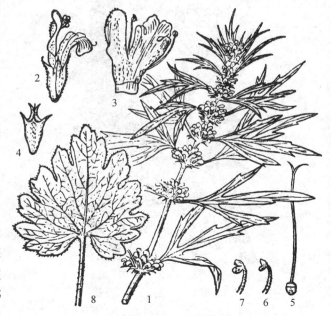

图 11-98 益母草

1. 花枝 2. 花 3. 花冠剖面 4. 花萼
5. 雄蕊 6~7. 雄蕊 8. 基生叶

状三棱形。

全国各地均有分布。多生于旷野向阳处，海拔可高达3400m。全草（药材名：益母草）为活血化瘀药，能活血调经、利尿消肿；含益母草碱，其注射液作子宫收缩药，能止血调经、降压；果实（药材名：茺蔚子）能清肝明目、活血调经。

同属植物白花益母草 L. heterophyllus Sweet var. albiflorus（Migo）S. Y. Hu 和细叶益母草 L. sibiricus L. 的全草和果实的功用同益母草。

（2）鼠尾草属 Salvia

花冠唇形，上唇直立而拱曲，下唇展开，仅有2枚雄蕊能育，能育的雄蕊花丝短，药隔呈线形延长，横架于花丝上呈丁字形，与花丝间有关节联结，药隔的上臂顶端生有花粉的药室，下臂顶端无药室或有药室（有粉或无粉）。约700（~1050）种，生于热带及温带。中国有78种，24变种，8变型，全国分布，西南最多。

丹参 S. miltiorrhiza Bunge：多年生草本，全株密被长柔毛及腺毛，触手有黏性。根肥壮，外皮砖红色。羽状复叶对生；小叶常3~5，卵圆形或椭圆状卵形，上面有皱，下面毛较密。轮伞花序组成假总状花序；花萼二唇形；花冠紫色，管内有毛环，上唇略呈盔状，下唇3裂；能育雄蕊2，药隔长而柔软，上端的药室发育，下端的药室不发育（图11-99）。

全国大部分地区有分布，也有栽培。生于向阳山坡草丛、沟边、林缘。根（药材名：丹参）为活血化瘀药，能活血调经、祛瘀生新、清心除烦。

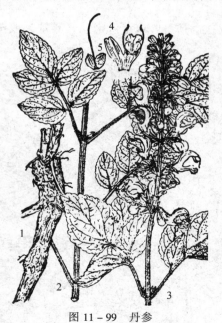

图11-99　丹参
1. 根　2. 枝条　3. 花枝
4. 花冠剖面，示雄蕊　5. 雌蕊

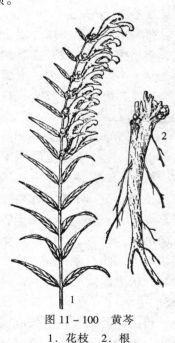

图11-100　黄芩
1. 花枝　2. 根

（3）黄芩属 Scutellaria

草本或亚灌木，稀灌木，匍匐上升或披散至直立。茎叶具齿，或羽状分裂或全缘；苞叶与茎叶同形或向上成苞片。顶生或侧生的总状或穗状花序，花偏于一侧；花萼二唇形，唇片全缘，后唇片背部常有盾状鳞片，常宿存。花冠二唇形，上唇盔状。雄蕊4，平行上升至上唇片下，前对较长。子房有柄，4裂。小坚果扁球形，具干而薄的外果皮，具瘤或各种毛被。

黄芩 *S. baicalensis* Georgi：多年生草本。主根肥厚，断面黄色。茎基部多分枝。叶对生，具短柄，披针形至条状披针形，下面被下陷的腺点。总状花序顶生；苞片叶状；雄蕊4，2强。小坚果卵球形（图11–100）。

分布于北方地区。生于向阳山坡、草原。根（药材名：黄芩）为清热燥湿药，能清热燥湿、泻火解毒、安胎。

同属植物滇黄芩（西南黄芩）*S. amoena* C. H. Wright、黏毛黄芩 *S. viscidula* Bunge、甘肃黄芩 *S. rehderiana* Diels 和丽江黄芩 *S. likiangensis* Diels 的根在不同的地区亦作药材黄芩入药。

薄荷 *Mentha haplocalyx* Briq.：多年生草本，有清凉浓香气。茎四棱。叶对生，叶片卵形或长圆形，两面均有腺鳞及柔毛。轮伞花序腋生；花冠淡紫色或白色，4裂，上唇裂片较大，顶端2裂，下唇3裂，近相等；雄蕊4，前对较长。小坚果椭圆形（图11–101）。

分布于南北各省。生于潮湿地方，全国各地均有栽培，中国产量居世界首位。主产于江苏、江西及湖南等省。全草（药材名：薄荷）为辛凉解表药，能疏散风热、清利头目。

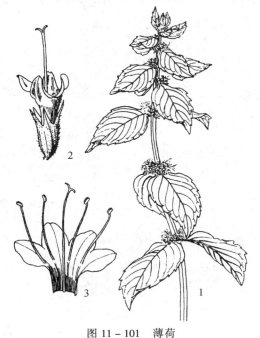

图 11 – 101 薄荷
1. 花枝 2. 花
3. 花冠展开，示雄蕊和雌蕊

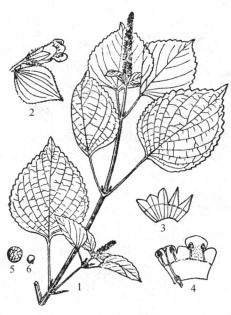

图 11 – 102 紫苏
1.花枝 2.花 3.花萼 4.花冠展开,示雄蕊和雌蕊 5.果实 6.种子

紫苏 *Perilla frutescens* (L.) Britt.：一年生草本，具香气。茎方形，绿色或紫色。叶阔卵形或圆形，边缘有粗锯齿，两面紫色或仅下面紫色，两面有毛。由轮伞花序集成总状花序

状；花冠白色至紫红色。小坚果球形，灰褐色（图 11 – 102）。

　　产于全国各地，多为栽培。果（药材名：苏子）能降气消痰；叶（药材名：苏叶）为辛温解表药，能解表散寒、行气和胃、解鱼蟹毒；梗（药材名：苏梗）能理气宽中。其变种鸡冠紫苏（回回苏）*Perilla frutescens*（L.）Britt. var. *crispa*（Thunb.）Hand. – Mazz. 功用同紫苏。

　　藿香 *Agastache rugosa*（Fisch. et Meyer）O. Ktze.：多年生草本，具香气。叶对生，心状卵形至椭圆状卵形，散生透明腺点，下面多具短柔毛。轮伞花序集成顶生的假穗状花序；花冠淡紫蓝色，上唇微凹，下唇 3 裂；雄蕊 2 强，伸出花冠筒外。小坚果卵状长圆形，顶端具短硬毛（图 11 – 103）。

　　全国广布。多有栽培。茎叶（药材名：土藿香）为芳香化湿药，能芳香化湿、健胃止呕、发表解暑。

　　石香薷 *Mosla chinensis* Maxim.（习称青香薷）：一年生草本。茎纤细，四棱，多分枝。叶对生，条形至条状披针形。头状或假穗状花序；苞片覆瓦状排列；花冠紫红色至白色（图 11 – 104）。

　　分布于华东、中南、台湾、贵州。生于草坡、林下，也有栽培。全草（药材名：香薷）为辛温解表药，能发汗解表、祛暑利湿、利尿。栽培种江香薷 *Mosla chinensis* 'Jiangxiangru' 全草入药，药材名：江香薷，功效与石香薷相同。

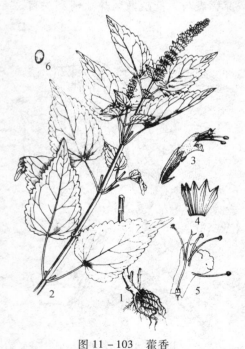

图 11 – 103　藿香
1. 根　2. 花果枝
3. 花　4. 花萼剖面
5. 花冠展开，示雄蕊和雌蕊　6. 果实

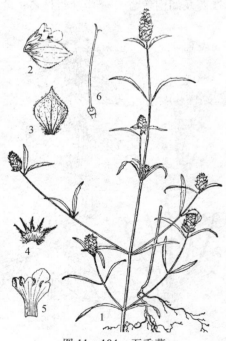

图 11 – 104　石香薷
1. 花期植株　2. 花　3. 苞叶
4. 花萼　5. 花冠展开，示雄蕊
6. 雌蕊

　　常用药用植物种类主要的有：半枝莲（并头草）*Scutellaria barbata* D. Don（*S. rivularis* Wall.），分布于华北、华中及长江流域以南各省区；生于水田边、溪边、湿润草地；全草

（药材名：半枝莲）能清热解毒、活血消肿。荆芥 *Schizonepeta tenuifolia*（Benth.）Briq.，分布于东北、华北及四川、贵州等地，生于路边、山谷、林缘；地上部分（药材名：荆芥）、花序（药材名：芥穗）生用能解表散风、透疹；炒炭能止血。夏枯草 *Prunella vulgaris* L.，我国大部分地区有分布，生于草地、林缘湿润处；果穗（药材名：夏枯草）能清肝火、散郁结、降压。广藿香 *Pogostemon cablin*（Blanco）Benth.，我国南方广泛栽培；茎、叶（药材名：广藿香）能芳香化湿、健胃止呕、发表解暑。毛叶地笋 *Lycopus lucidus* Turcz.，分布于东北、陕西、河北及西南地区，生于沼泽地、水边等潮湿处；全草（药材名：泽兰）能活血、通经、利尿。碎米桠 *Isodon rubescens*（Hemsl.）Hara，分布于河北、山西、陕西、甘肃、安徽、浙江、江西、湖北、湖南、广西、四川、贵州等省区；生于山坡、灌丛、林地、砾石地及路边向阳处；地上部分（药材名：冬凌草）含冬凌草甲素和延命素，具有抗菌消炎和抑制肿瘤的活性。具有类似成分和疗效的同属植物已知有数十种。金疮小草（白毛夏枯草、筋骨草）*Ajuga decumbens* Thunb.，分布于中南及甘肃、江苏、安徽、浙江、江西、四川、贵州、云南等省区，生于溪边、路旁的湿润草丛中；全草能清热解毒、止咳祛痰、活络止痛。活血丹 *Glechoma longituba*（Nakai）Kupr.，全国各地普遍分布，生于林缘、疏林下、草地中、路旁、溪边阴湿处；全草（药材名：连钱草）能清热解毒、利尿排石、散瘀消肿。

58. 茄科 Solanaceae

$$\male\female * K_5 C_{(5)} A_5 \underline{G}_{(2:2:\infty)}$$

【形态特征】 草本或灌木，稀乔木。叶互生；全缘或分裂或为复叶；无托叶。花单生、簇生或排成聚伞花序；两性或稀杂性，辐射对称；花萼常5裂，宿存，花后常增大；花冠钟状、漏斗状、辐状，裂片5，镊合状或折叠式排列；雄蕊常与花冠裂片同数而互生，着生在花冠管上；具下位花盘。子房上位，由2心皮合生成两室，稀为假隔膜，在下部分隔成4（3~5）室，或胎座延伸成假多室，中轴胎座，胚珠常多数。浆果或蒴果。

【分布】 约80属，3000种，分布于温带至热带地区。中国有26属，107种，各省区均有分布。已知药用25属，84种。

【显微特征】 茎具双韧维管束。

染色体：X = 7~12，17，18，20~24。

【化学成分】 本科植物普遍含有生物碱，主要是莨菪烷型、吡啶型和甾体类生物碱。莨菪烷型生物碱：莨菪碱（hyoscyamine）、山莨菪碱（anisodamine）、东莨菪碱（scopolamine）、颠茄碱（belladonine）等，主要分布于莨菪属（Hyoscyamus）、赛莨菪属（Scopolia）、山莨菪属（Anisodus）、颠茄属（Atropa）、曼陀罗属（Datura）、茄参属（Mandragora）、马尿泡属（Przewalskia）、树番茄属（Cyphomandra）等属植物中。吡啶型生物碱：烟碱（nicotine）、胡芦巴碱（trigonelline）、石榴碱（pelletierine）、主要分布于茄属（Solanun）、烟草属（Nicotrana）中；甾体生物碱：龙葵碱（solanine）、蜀羊泉碱（soladulcine）、蜀羊泉次碱（soladulcidine）、澳茄碱（solasonine）、辣椒胺（solanocapsine）等，主要分布于茄属、酸浆属、辣椒属、夜香树属（Cestrum）等。此外还有吡咯啶类、吲哚类、嘌呤类等生物碱星散分布。本科植物还含有多种黄酮类化合物。

【药用植物】　洋金花（白花曼陀罗）*Datura metel* L.：一年生草本。叶互生，在茎上部为假对生；叶片卵形至宽卵形，先端渐尖或锐尖，基部楔形，不对称，全缘或具稀疏锯齿。花单生枝叉间或叶腋，直立；花萼圆筒状，无5棱角，先端5裂；花冠漏斗状，白色，裂片5，三角状；雄蕊5；子房不完全，4室。蒴果斜生至横生，圆球形，疏生短刺，成熟后不规则4瓣裂。种子扁平，近三角形，褐色（图11-105）。

分布于华东和华南。多为栽培。花（药材名：洋金花）有毒，能平喘止咳、镇痛、解痉。

宁夏枸杞（中宁枸杞）*Lycium barbarum* L.：有刺灌木，分枝披散或稍斜上。单叶互生或丛生；叶片披针形至卵状长圆形。花腋生或数朵簇生短枝上；花萼常2中裂，裂片顶端有胼胝质小尖头或2~3小齿；花冠漏斗状，粉红色或紫色，5裂，花冠管部明显长于檐部裂片，裂片无毛；雄蕊5。浆果倒卵形，成熟时鲜红色（图11-106）。

分布于西北和华北。生于向阳潮湿沟岸、山坡。主产于宁夏（以中宁县最著名）、甘肃，产地有栽培，现已在中国中部、南部许多省区引种栽培。果实（药材名：枸杞）为补阴药，能滋补肝肾、益精明目；根皮（药材名：地骨皮）为清虚热药，能凉血除蒸、清肺降火。

同属植物枸杞 *L. chinense* Mill. 的根皮亦作药材地骨皮入药。

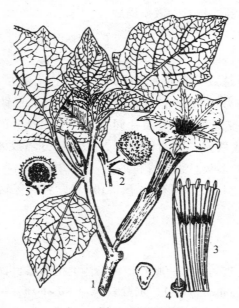

图11-105　洋金花
1. 花枝　2. 果枝
3~4. 花冠展开，示雄蕊和雌蕊
5. 果实纵剖面

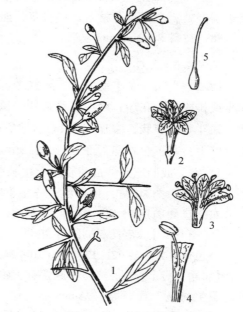

图11-106　宁夏枸杞
1. 果枝　2. 花　3. 花冠展开，示雄蕊
4. 雄蕊　5. 雌蕊

常用药用植物还有：莨菪（天仙子）*Hyoscyamus niger* L.，分布于中国华北、西北和西南，亦有栽培；生于山坡、河岸沙地；种子（药材名：天仙子）能定惊止痛，根、茎、叶多为提莨菪碱和东莨菪碱的原料。华山参（漏斗泡囊草）*Physochlaina infudibularis* Kuang，分布于陕西秦岭、河南、山西；生于山谷、林下；根（药材名：华山参）有毒，能温中、安神、

补虚、定喘；为提取阿托品类生物碱的原料。龙葵 *Solanum nigrum* L.，全国各地均有分布；生于田边、路旁、荒地、草地等处；全草有小毒，能清热解毒、活血消肿。同属植物白英 *S. lyratum* Thunb.，分布于华东、中南及河北、山西、陕西、甘肃、青海、四川、贵州、云南等省；生于山谷、草地、路旁、田边等处；全草有小毒，能清热解毒、熄风、利湿。颠茄 *Atropa belladonna* L.，原产于欧洲，中国有栽培；叶及根为抗胆碱药，有镇痉、镇痛、抑制腺体分泌及扩大瞳孔的作用，也是提取阿托品的原料。酸浆 *Physalis alkekengi* L. var. *franchetii* (Mast.) Makino，广布于全国各省区；生于村边、路旁及荒地；宿萼或带果实的宿萼（药材名：锦灯笼）、根及全草能清热、利咽、化痰、利尿。山莨菪（樟柳）*Anisodus tanguticus* (Maxim.) Pascher，分布于西南及甘肃、青海等省；生于山坡、草坡阳处、高山疏林草丛中；根有毒，能镇痛解痉、活血祛瘀、止血生肌，为提取莨菪碱、樟柳碱等的原料。同属植物三分三 *A. acutangulus* C. Y. Wu et C. Chen ex C. Chen et C. L. Chen，分布于云南等省；生于山坡、田埂上或林中路旁；根（药材名：三分三）有大毒，能解痉、镇痛。马尿泡 *Przewalskia tangutica* Maxim.，分布于甘肃、青海、四川、西藏等省区；生于高山砂砾地及干旱草原；根能解痉、镇痛和解毒消肿，也是提取托品类生物碱的重要原料。

59．玄参科 Scrophulariaceae

$\female \uparrow K_{(4\sim5)} C_{(4\sim5)} A_{4,2} \underline{G}_{(2:2:\infty)}$

【形态特征】 草本，少为灌木（来江藤属）或乔木（泡桐属）。叶多对生，稀互生或轮生；无托叶。总状或聚伞花序；花两性，常两侧对称，稀近辐射对称（地黄属、毛蕊花属、婆婆纳属）；花萼常4~5裂，宿存；花冠4~5裂，常多少呈二唇形；雄蕊常4枚，2强，稀2或5枚，着生于花冠管上；花盘环状或一侧退化；子房上位，2心皮，2室，中轴胎座，每室胚珠多数。蒴果，2或4瓣裂，稀为浆果，常具宿存花柱。种子多数（图11-107）。

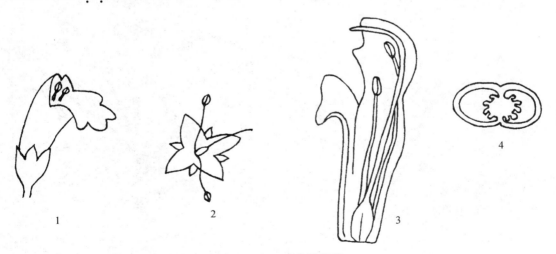

图 11-107 玄参科的花

1．两侧对称花 2．辐射对称花 3．两侧对称花纵剖面（示子房上位花柱顶生，子房具纵沟）
4．子房横切面，示中轴胎座，胚珠多数

【分布】　全世界约200属，3000种，遍布于世界各地。中国有约60属，634种，分布于南北各地，主产于西南。已知药用45属，233种。

【显微特征】　本科植物具双韧维管束。

染色体：X＝6～16，17，18，20～26，30。

【化学成分】　本科植物主要含有环烯醚萜苷、强心苷、黄酮类及生物碱。环烯醚萜苷类：如山萝花属（*Melammpyrum*）、马先蒿属（*Pedicularis*）、小米草属（*Euphrasia*）、黑蒴属（*Melasma*）、腹水草属（*Veronicastrum*）、毛蕊花属（*Verbascum*）、婆婆纳属（*Veronica*）、玄参属（*Scophularia*）、胡黄连属（*Picrorhiza*）等；黄酮类化合物：如水八角属（*Gratiola*）、柳穿鱼属（*Linaria*）、地黄属（*Rehmannia*）、独脚金属（*Striga*）、玄参属、毛蕊花属、腹水草属等；生物碱：如方茎草属（*Leptorhabdos*）、野甘草属（*Scoparia*）、疗齿草属（*Odontites*）、柳穿鱼属等；强心苷：如洋地黄属（*Digitalis*）、阴行草属（*Siphonostegia*）等；皂苷：如金鱼草属（*Antirrhinum*）、假马齿苋属（*Bacopa*）、毛蕊花属、洋地黄属、柳穿鱼属等。

【药用植物】　玄参（浙玄参）*Scrophularia ningpoensis* Hemsl.：多年生高大草本。根数条，纺锤形，干后变黑色。茎方形。茎叶下部对生，上部有时互生；叶片卵形至披针形。聚伞花序组成大而疏散的圆锥花序；花萼5裂几达基部；花冠褐紫色，管部多壶状，顶端5裂，上唇明显长于下唇；雄蕊4，2强，退化雄蕊近于圆形。蒴果卵形（图11-108）。

分布于华东、华中、华南、西南等地。生于溪边、丛林、高草丛中，各省区多有栽培。根（药材名：玄参）为清热凉血药，能滋阴降火、生津、消肿散结、解毒。

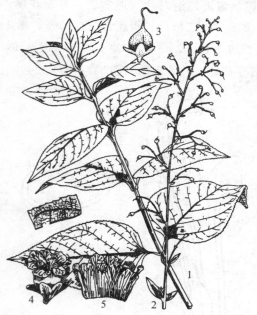

图11-108　玄参
1.植株　2.果枝　3.蒴果
4.花　5.花冠展开，示雄蕊

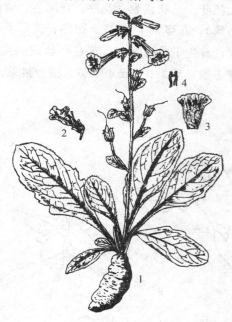

图11-109　地黄
1.植株　2.花纵剖面
3.花冠纵剖，示雄蕊着生　4.雌蕊

同属植物北玄参 *S . buergeriana* Miq．，分布于东北、华北及西北等地。根亦作药材玄参入药。

地黄（怀地黄）*Rehmannia glutinosa*（Gaertn．）Libosch．ex Fish．et Mey．：多年生草本，全株密被灰白色长柔毛及腺毛。根状茎肥大呈块状。叶基生，成丛，叶片倒卵形或长椭圆形，上面绿色多皱，下面带紫色。总状花序顶生；花冠管稍弯曲，外面紫红色，内面常有黄色带紫的条纹，顶端5浅裂，略呈二唇形；雄蕊4，2强；子房上位，2室。蒴果卵形（图 11 – 109）。

分布于辽宁和华北、西北、华中、华东等地，各省多栽培。主产于河南。根状茎（药材名：生地黄）为清热凉血药，能清热凉血、养阴生津，加工炮制后的熟地黄为补血药，能滋阴补肾、补血调经。

常用药用植物还有：胡黄连 *Picrorhiza scrophulariiflora* Pennell ，分布于四川西部、云南西北部、西藏南部；生于高山山坡及石堆中；根状茎（药材名：胡黄连）能清虚热、燥湿、消疳。阴行草 *Siphonostegia chinensis* Benth．，分布于东北、华北、华东、中南、西南及陕西、甘肃、宁夏等地；生于干山坡、草地上；全草（药材名：北刘寄奴）能清热利湿、凉血止血、祛瘀止痛。紫花洋地黄（洋地黄）*Digitalis purpurea* L．、毛花洋地黄（狭叶洋地黄）*D . lanata* Ehrh．的叶含洋地黄毒苷，有兴奋心肌、增强心肌收缩力、使收缩期的血液输出量明显增加而改善血液循环的作用。

60. 紫葳科 Bignoniaceae

$$\raisebox{0.5ex}{\male\female} ↑ K_{(5)} C_{(5)} A_{2 \sim 4} \underline{G}_{(2:2:\infty)}$$

【形态特征】　乔木、灌木或木质藤本。叶对生，单叶或 1～3 回羽状复叶；花两性，常两侧对称；圆锥或总状花序顶生或腋生；萼管状 5 裂；花冠钟状或漏斗状，5 裂，常偏斜；发育雄蕊常4枚，有时 2 枚退化雄蕊 1～3 枚；具花盘；2 心皮合生，2 室，子房上位，胚珠多数。果为蒴果。种子扁平，常具翅。

表 11 – 44　　　　　　　　　　　　　紫葳科部分药用属的比较

木蝴蝶属 *Oroxylum*	菜豆树属 *Radermachera*	凌霄属 *Campsis*
小乔木，少分枝。叶对生，2～3 回 3 数羽状复叶。总状花序顶生；花萼大、紫色、肉质，顶端近截形；花冠大，紫红色，钟状，微二唇形。裂片 5 枚，边缘波状。果为蒴果，长披针形，木质，扁平，长达 1m。种子多数，薄，周围有膜质的阔翅	乔木，当年生小枝具黏液。叶为 1～3 回羽状复叶，小叶全缘。圆锥花序顶生；苞片和小苞片线形或叶状。果为蒴果，长柱形，有时呈旋钮状；种子具白色透明膜质翅	木质藤本，以气根攀援。叶为奇数一回羽状复叶，小叶有粗锯齿。花冠漏斗状，花红色或橙红色。蒴果长，开裂为 2 果瓣；种子多数，压扁，有 2 翅

【分布】　约 120 属，650 种，分布于热带和亚热带地区。我国连引入栽培的约有 22 属，50 种左右，已知药用 11 属，25 种。

【药用植物】　紫葳 *Campsis grandiflora*（Thunb．）Loisel．ex K．Schum．：全国大部分省区均有分布或栽培。花（药材名：凌霄花）为活血祛瘀药，能活血通经、祛风凉血。

同属植物有美洲凌霄 *C . radicans*（L．）Seem．原产于美洲，我国华东、华中、西南等地有栽培，花亦作"凌霄花"入药。

木蝴蝶 *Oroxylum indicum*（L.）Vent.：种子（药材名：木蝴蝶或千张纸）能润肺止咳、利咽、疏肝和胃。

本科药用植物尚有梓树 *Catalpa ovata* G. Don，分布于长江流域及其以北地区，生于路边、屋旁；果实（药材名：梓实）能利尿消肿。菜豆树 *Radermachera sinica*（Hance）Hemsl.，分布于广东、广西、台湾、云南；喜生于石灰岩山坡疏林中；根、叶、果能凉血散瘀、消肿止痛。

61．列当科 Orobanchaceae

$$\male\female * K_{(4\sim5)}C_{(5)}A_4\underline{G}_{(2:1:\infty)}$$

【形态特征】　寄生草本，花两性，两侧对称，单生于苞片的腋内；萼 4～5 裂；花冠常 5 裂；雄蕊 4 枚，二强雄蕊，第 5 枚退化为假雄蕊或缺；子房上位，柱头大，2～4 浅裂，2 心皮合生，1 室；果为蒴果，藏于萼内，2 瓣裂。

表 11 - 45　　　　　　　　　　　列当科部分药用属的比较

草苁蓉属 *Boschniakia*	肉苁蓉属 *Cistanche*	列当属 *Orobanche*
寄生肉质草本，根状茎球形、近球形或圆柱形。茎直立不分枝，肉质。总状或穗状花序顶生；花萼杯状，顶端 2～5 齿裂；花冠筒部膨大成囊状；雄蕊伸出花冠外；雌蕊 2～3 心皮合生；蒴果近球形，二片开裂	多年生基生草本。茎圆柱形，肉质，常不分枝。穗状花序顶生；花萼筒状或钟状，顶端 5 浅裂至深裂；花冠筒状钟形或漏斗状；雄蕊 4 枚。花药常具毛，心皮 2 枚合生；蒴果卵形，侧向压扁，2 瓣裂达基部，种子多数，近圆形，具窝孔状网纹	肉质寄生草本。常被蛛丝状长绵毛、长柔毛或腺毛，茎基部常稍增粗。花无梗至具极短梗，沿茎上部排成总状或穗状花序，极少单生茎端；心皮 2 枚合生，花柱伸长，常宿存；蒴果 2 裂，内有多数细小球形的种子

【分布】　本科约有 13 属，180 余种，主要分布旧大陆温带，我国有 10 属，49 种，各地均有分布，已知药用 8 属，24 种。

【药用植物】　肉苁蓉 *Cistanche deserticola* Y. C. Ma：分布于内蒙古、甘肃、陕西、宁夏、青海、新疆等省区。生于荒漠中，寄生于藜科植物梭梭 *Haloxylon ammodendron*（C. A. Mey.）Bunge 的根上。带鳞叶的肉质茎（药材名：肉苁蓉）为补阳药，能补肾助阳、润肠通便。

同属植物盐生肉苁蓉 *C. salsa*（C. A. Mey.）G. Beck、沙苁蓉 *C. sinensis* G. Beck、以及同科不同属植物草苁蓉 *Boschniakia rossica*（Cham. et Schlecht.）Fedtsch. et Flerov. 均可作药用。

本科药用植物还有野菰 *Aeginetia indica* L.，分布于浙江、江苏、安徽、江西、福建、台湾、湖南、广东、广西、贵州、四川、云南等省区，寄生于禾草类植物根上，全草能清热解毒、抗菌消炎。中国野菰 *A. sinensis* Beck von Mannag.，分布于福建、江西、浙江、安徽等省；全草入药，功效与野菰相同。列当 *Orobanche coerulescens* Steph. ex Willd.，分布于辽宁、吉林、黑龙江、山东、陕西、四川、甘肃、内蒙古等省区；寄生于蒿属（*Artemisia*）植物的根部；全草能补肾助阳。丁座草 *Xylanche himalaica*（Hook. f. et Thoms.）Beck von Mannag，分布于四川、云南、西藏等省区，寄生于杜鹃花属（*Rhododendron*）植物的根部。块茎能理气止痛、祛风活络。

62. 爵床科 Acanthaceae

$$\text{☿} \uparrow K_{(4\sim5)} C_{(4\sim5)} A_{4,2} \underline{G}_{(2:2:1\sim\infty)}$$

【形态特征】 草本或灌木，有时攀援状。茎节常膨大，单叶对生。花两性，两侧对称，每花下通常具1苞片和2小苞片；聚伞花序排列圆锥状，少为单生或呈总状；花萼4~5裂；花冠4~5裂，二唇形；雄蕊4或2枚，4枚则为2强雄蕊；子房上位，基部常具花盘，2心皮合生，2室，中轴胎座。果为蒴果（图11-110），室背开裂，种子常着生于胎座的钩状物上（即种钩，由珠柄延伸而成的）。

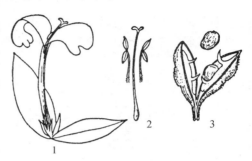

图 11-110 爵床科花果解剖图
1. 花及总苞 2. 雄蕊及雌蕊
3. 果实（示钩状胎座及种子）

【分布】 约250属，2500种，广布于热带及亚热带地区。我国引入栽培的有61属，170余种，多产于长江流域以南各省区。已知药用32属，70余种。

【显微特征】 本科植物的叶、茎的表皮细胞内常含钟乳体。

染色体：X = 8~17。

【化学成分】 酚类化合物和黄酮类：如假杜鹃属（*Barleria*）、老鸦嘴属（*Thunbergia*）等；二萜类化合物：如穿心莲属等；生物碱：如鸭咀草属（*Adhatoda*）、驳骨草属（*Gendarussa*）、爵床属（*Rostellularia*）、马蓝属（*Strobilanthes*）等。

【药用植物】 穿心莲 *Andrographis paniculata*（Burm. f.）Nees：一年生草本。茎四棱，下部多分枝，节膨大。叶对生，叶片卵状长圆形至披针形。总状花序；苞片和小苞片微小；花冠白色，二唇形，下唇带紫色斑纹；雄蕊2枚，药室一大一小。蒴果长椭圆形，中有1沟，2瓣裂（图11-111）。

原产于热带地区，我国南方有栽培。全草（药材名：穿心莲）为清热解毒药，能清热解毒、抗菌消炎、消肿止痛。

马蓝 *Strobilanthes cusia*（Nees）O. Kuntze［*Baphicanthus cusia*（Nees）Bremek.］：草本或小灌木。多分枝，茎节膨大。单叶对生，叶片卵形至披针形。总状花序，2~3节，每节具2朵对生的花；苞片具柄，卵形，常脱落。花萼5裂，花冠5裂，淡紫色，花冠筒内有两行短柔毛；雄蕊4枚，二强雄蕊。蒴果棒状（图11-112）。

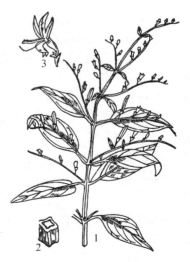

图 11-111 穿心莲
1. 花枝 2. 茎 3. 花

分布于华北、华南、西南地区，台湾亦产，该地区将其叶作为中药"大青叶"使用，根（药材名：南板蓝根）为清热解毒药，能凉血止血、清热解毒、消肿；叶可加工制成青

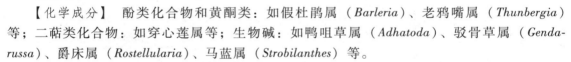

黛，为中药青黛的原料来源之一，能清热解毒、凉血消斑。

水蓑衣 *Hygrophila salicifolia*（Vahl.）Nees：湿生草本，茎节着地生根；叶窄披针形；花无柄，蓝紫色，2~6 朵簇生于叶腋内；苞片椭圆形至披针形。花冠二唇形，长 1.2cm，雄蕊 4 枚，二强；蒴果长 1.1cm，种子多个（图 11-113）。

分布于江苏、江西、湖南、湖北、四川、贵州、云南、广东、广西等省区。生于水沟边、潮湿处。种子（药材名：南天仙子）曾习用于广东、广西、福建等地，由于与正品天仙子截然不同，不能混用。全草能止咳化痰、消炎解毒、凉血、健胃消食。

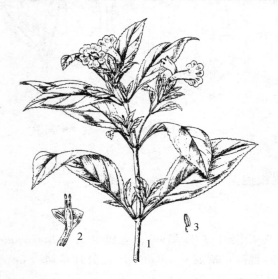

图 11-112　马蓝
1. 花枝　2. 花冠剖开后，示雄蕊着生状态
3. 雄蕊

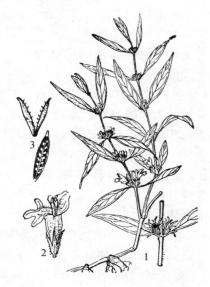

图 11-113　水蓑衣
1. 花枝　2. 花　3. 果实

爵床 *Rostellularia procumbens*（L.）Nees（*Justicia procumbens* L.）：一年生小草本。茎常簇生，基部匍匐，上部斜升，节部膨大成膝状。叶对生，椭圆形或卵形。穗状花序；苞片 1、小苞片 2；花萼裂片 4 枚；花冠粉红色，二唇形；雄蕊 2 枚，药室 2；不等高，较低的一室无花粉而有尾状附属物；子房 2 室。果为蒴果。

分布于我国西南部和南部各省。生于旷野、林下。全草能清热解毒、利尿消肿、活血止痛，治小儿疳积。

本科药用植物还有：九头狮子草 *Peristrophe japonica*（Thunb.）Bremek.［*Dicliptera japonica*（Thunb.）Makino］，分布于河南、湖北、湖南、江苏、安徽、江西、福建、四川、贵州；生于路旁、草地或林下；全草能清热解毒、发汗解表、降压。白接骨（橡皮草）*Asystasiella chinensis*（S. Moore）E. Hossain，分布于河南伏牛山以南，东至江苏，南至广东，西南至云南等省区，生于林下或溪边；全草能止血祛瘀、清热解毒。狗肝菜 *Dicliptera chinensis*（L.）Nees，分布于广东、广西、福建、台湾；生于疏林下、溪边、路边；全草能清热解毒、凉血、利尿。孩儿草 *Rungia pectinata*（L.）Nees，分布于台湾、广东、广西、云南；生于草地、路旁水湿处；全草能清肝、明目、消积、止痢。

63. 茜草科 Rubiaceae

$$\text{\Female} * K_{(4\sim6)} C_{(4\sim6)} A_{4\sim6} \overline{G}_{(2:2:1\sim\infty)}$$

【形态特征】 草本，灌木或乔木，有时攀援状。单叶对生或轮生，全缘；托叶2枚，分离或合生，常宿存。花两性，二歧聚伞花序排成圆锥状或头状，少为单生。花辐射对称，花萼4~5，花冠4~5裂，稀6裂；雄蕊5枚，与花冠裂片同数；子房下位，2心皮合生，常2室，每室1至多数胚珠。果为蒴果、浆果或核果。

【分布】 约有500属，6000余种，广布于热带和亚热带，少数分布至温带，是合瓣花亚纲中的第二大科。我国有98属，676余种，主要分布于西南至东南部，西北至北部较少，已知药用59属，210余种。

【显微特征】 本科植物有分泌组织，细胞内含砂晶、簇晶、针晶等。

染色体：X = 6 ~ 17

【化学成分】 本科植物以生物碱、环烯醚萜类及蒽醌类等为主要特征性成分。生物碱：如咖啡属（*Coffea*）、钩藤属（*Uncaria*）、金鸡纳属（*Cinchoma*）等；环烯醚萜类：如鸡屎藤属（*Paederia*）、栀子属（*Gardenia*）、拉拉藤属（*Galium*）等；蒽醌类色素：如茜草属（*Rubia*）、红芽大戟属（*Knoxia*）、虎刺属（*Damnacanthus*）等；三萜酸及苷类：如巴戟天属（*Morinda*）、耳草属（*Hedyotis*）等。

【药用植物】 栀子 *Gardenia jasminoides* Ellis：常绿灌木。叶对生或三叶轮生，有短柄；革质，椭圆状倒卵形至倒阔披针形；上面光亮，下面脉腋内簇生短毛；托叶在叶柄内合成鞘。花大，白色，芳香，单生枝顶；花部常5~7数，萼筒有翅状直棱，花冠高脚碟状；子房下位，1室，胚珠多数。果肉质，外果皮略带革质，熟时黄色，具翅状棱5~8条（图11-114）。

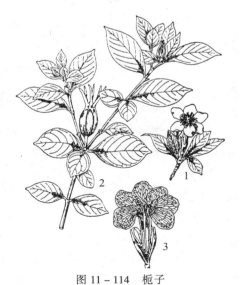

图 11 - 114 栀子
1. 花枝　2. 果枝
3. 花纵剖开，内面观

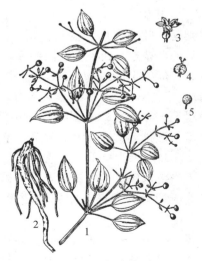

图 11 - 115 茜草
1. 果枝　2. 根　3. 花
4. 雌蕊　5. 浆果

分布于我国南部和中部。生于山坡木林中，各地有栽培。果实（药材名：栀子）为清热泻火药，能泻火解毒、清利湿热、利尿。

茜草 *Rubia cordifolia* L.：多年生攀援草本。根丛生，橙红色。枝 4 棱，棱上具倒生刺。叶 4 片轮生，有长柄；卵形至卵状披针形，下面中脉及叶柄上有倒刺。聚伞花序呈疏松的圆锥状；花小，5 数，黄白色，子房下位，2 室。果为浆果，成熟时呈黑色（图 11 - 115）。

全国广布，生于灌丛中。根（药材名：茜草或小活血）为止血药，能凉血、止血、祛瘀、通经。

红大戟（红芽大戟）*Knoxia velerianoides* Thorel ex Pitard：多年生草本。常具 1 ~ 3 个纺锤状块根，表面红褐色。叶对生，无柄，长椭圆形，全缘。聚伞花序密生成头状；花小，淡紫红色，花 4 数，花冠喉部有密生的长毛；子房下位，柱头 2 裂。果小，球形。

分布于福建、广东、广西、云南等省区。生于低山坡地半阳半阴处的草丛中。块根（药材名：红大戟）为峻下逐水药，能泻水逐饮、攻毒、消肿散结。

钩藤 *Uncaria rhynchophylla*（Miq.）Miq. ex Havil.：常绿木质大藤本。小枝四棱形，叶腋有钩状变态枝。叶对生，椭圆形；托叶 2 深裂，裂片条状钻形。头状花序单生叶腋或顶生呈总状花序状；花 5 数，花冠黄色；子房下位。果为蒴果（图 11 - 116）。

分布于湖南、江西、福建、广东、广西及西南地区。生于山谷、溪边、湿润灌丛中。带钩的茎枝（药材名：钩藤）为平肝熄风药，能清热平肝、熄风定惊。

同属植物华钩藤 *U. sinensis*（Oliv.）Havil. 与钩藤的主要区别点在于托叶近圆形，全缘；头状花序单个腋生。大叶钩藤 *U. macrophylla* Wall. 与钩藤的主要区别是：叶椭圆形，被毛。此外，同属多种植物的带钩的茎枝亦入药，功效同钩藤。

巴戟天 *Morinda officinalis* How：缠绕性草质藤本。根肉质，有不规则的连续膨大部分。小枝及叶幼时有短粗毛。叶对生；矩圆形，托叶鞘状。数个头状花序呈伞形排列；花 4 数，花冠白色；子房下位，柱头 2 深裂。果为核果，红色。

分布于华南地区。生于疏林下或林缘。根（药材名：巴戟天）为补阳药，能补肾壮阳，强筋骨、祛风湿。

鸡矢藤 *Paederia scandens*（Lour.）Merr.：缠绕草质藤本，全株揉之具鸡屎臭味。卵形至椭圆状披针形。聚伞花序；花冠管外面灰白色，内面紫色，5 裂；雄蕊 5 枚；花柱 2。果为核果。全草能消食化

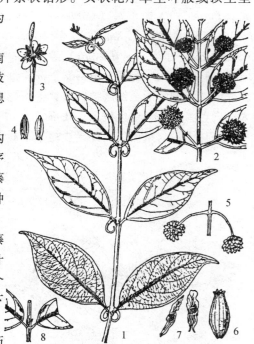

图 11 - 116　钩藤
1. 具钩的枝　2. 具花序的枝
3. 花（去花萼和部分花冠管）
4. 雄蕊　5. 节上着生的果序
6. 蒴果　7. 种子
8. 枝的一节，示托叶

积、祛风利湿、止咳、止痛。变种毛鸡矢藤 *P. scandens*（Lour.）Merr. var. *tomentosa*（Bl.）Hand. – Mazz. 与鸡矢藤主要区别是：小枝被柔毛，叶背面密被茸毛。功效相同。

本科其他药用植物还有：白花蛇舌草 *Hedyotis diffusa* Willd.，分布于东南至西南地区，生于旷野、路旁；全草（药材名：白花蛇舌草）为清热解毒药，能清热解毒、活血散瘀。咖啡 *Coffea arabica* L.，果能兴奋神经、强心、健胃、利尿。白马骨 *Serissa serissoides*（DC.）Druce，分布于长江下游，南至广东、广西等地，生于溪边、林缘或灌丛中；全株能清热解毒、祛风除湿、健脾、止血。虎刺（绣花针）*Damnacanthus indicus*（L.）Gaertn. f.，分布于长江流域及其以南地区，生于灌丛中；根能祛风除湿、活血止血。金鸡纳树 *Cinchona ledgeriana*（Howard）Moens ex Trim.，树皮含奎宁等多种生物碱，截疟有良好作用。

64. 忍冬科 Caprifoliaceae

$$♀ * ↑ K_{(4 \sim 5)} C_{(4 \sim 5)} A_{4 \sim 5} \overline{G}_{(2 \sim 5:1 \sim 5:1\infty)}$$

【形态特征】 木本，稀草本。叶对生，单叶，少为羽状复叶；常无托叶。聚伞花序；花两性，辐射对称或两侧对称；花萼 4～5 裂；花冠管状，通常 5 裂，有时二唇形；雄蕊和花冠裂片同数而互生，着生于花冠管上；子房下位，2～5 心皮合生，常为 3 室，每室胚珠 1 枚，有时仅 1 室发育。果为浆果、核果或蒴果。

【分布】 有 15 属，约 500 种，分布于北温带。我国 12 属，260 余种，全国广布。已知药用的有 9 属，100 余种。

【显微特征】 本科植物的花（忍冬属）内具草酸钙簇晶、厚壁非腺毛，腺毛的腺头由数十个细胞组成，腺柄由 1～7 个细胞组成。

染色体：X = 8，9，18。

【化学成分】 酚类成分：简单酚类成分（绿原酸、咖啡酸、奎宁酸等）如忍冬属（*Lonicera*）、荚蒾属（*Viburnum*）、双盾木属（*Dipelta*）、蝟实属（*Kolkwitzia*）、锦带花属（*Weigela*）等；酚性杂苷：如接骨木属（*Sambucus*）、鬼吹箫属（*Leycesteria*）、双盾木属、忍冬属、锦带花属等；糖类化合物：如毛核木属（*Symphoricarpus*）、荚蒾属等；挥发油：如忍冬属等。

【药用植物】 忍冬 *Lonicera japonica* Thunb.：半常绿缠绕灌木。幼枝密生柔毛和腺毛。单叶对生，卵状椭圆形，幼时两面被短毛。总花梗单生叶腋，花成对，苞片叶状；花萼 5 裂，无毛；花冠白色，后转黄色，故称"金银花"，具芳香，外面被有柔毛和腺毛，二唇形，上唇 4 裂，下唇反卷不裂；雄蕊 5 枚；子房下位。果为浆果，熟时黑色（图 11 – 117）。

除新疆外，全国广布。生于山坡灌丛中。干燥的花蕾或刚开的花（药材名：金银花）为清热解毒药，能清热解毒、凉散风热；干燥茎枝（药材名：忍冬藤）为清热解毒药，能清热解毒、疏风通络。

同属的华南忍冬 *L. confusa*（Sweet）DC.，苞片披针形，长 1～2cm；花冠唇形，唇瓣略短于花冠筒（图 11 – 118）。红腺忍冬 *L. hypoglauca* Miq.，苞片条状披针形，叶下面具无柄或极短柄的黄色至橘红色蘑菇形腺毛；花冠唇形，花冠筒稍长于唇瓣。灰毡毛忍冬 *L. macranthoides* Hand. – mazz. 苞片披针形，叶下面被灰白色短粗毛或灰黄色毡毛，并散生暗橘黄色腺毛。花冠唇形，花冠筒与唇瓣等长或略长。上述三种忍冬的干燥花蕾或刚开的花，作中药山银花使用，2005 版《中华人民共和国药典》（一部）收载。

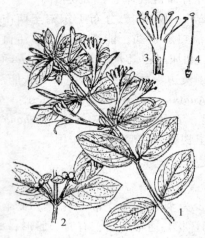

图 11 – 117　忍冬
1. 着花的枝　2. 果枝
3. 花冠纵剖　4. 雄蕊

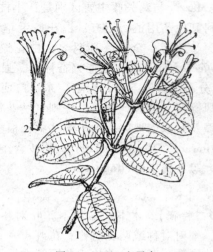

图 11 – 118　山忍冬
1. 着花的枝　2. 花

本科药用植物尚有：陆英（接骨草）*Sambucus chinensis* Lindl.，分布于江苏、浙江、安徽、江西、湖北、湖南、福建、台湾、广东、广西、贵州、云南、四川等省区，生于林下、沟边或山坡草丛；全草能散瘀消肿、祛风活络、续骨止痛。接骨木 *S. williamsii* Hance，分布于东北、华东、中南及河北、山西、陕西、甘肃、四川、贵州、云南等省区，生于山坡林下、灌丛、沟边、路旁及宅边；全株能接骨续筋、活血止血、祛风利湿。荚蒾*Viburnum dilatatum* Thunb.，分布于陕西、河北、河南以及长江流域以南各省区，生于林下或灌丛中；根能祛瘀消肿，枝、叶能清热解毒、疏风解表。

65. 败酱科 Valerianaceae

$$\ddagger\uparrow K_{5\sim15,0} C_{(3\sim5)} A_{3\sim4} \overline{G}_{(3:3:1)}$$

【形态特征】　多年生草本，常具特殊气味干后尤为明显。叶对生或基生，常羽状分裂，无托叶。聚伞花序呈各种排列；花小，常两性，稍不整齐；花萼呈各种形状；花冠筒状，基部常呈囊状或有距，上部 3～5 裂；雄蕊常 3 或 4 枚，少为 1～2 枚，着生于花冠筒上；子房下位，3 心皮合生，3 室，仅 1 室发育，内含 1 胚珠，悬垂于室顶。果为瘦果，有时顶端的宿存花萼呈冠毛状，或与增大的苞片相连而成翅果状。

【分布】　本科约有 13 属，400 余种，大部分分布于北温带。我国有 3 属，40 余种，南北均有分布，已知药用 3 属，24 种。

【药用植物】　黄花败酱（黄花龙牙）*Patrinia scabiosaefolia* Fisch. ex Trev.：全国广布。生于山坡草丛、灌木丛中。全草（药材名：败酱草）为清热解毒药，能清热解毒、消肿排脓、祛痰止咳；根及根状茎能治疗神经衰弱等症。本种是中药"败酱草"的主要来源。

表 11－46	败酱科部分药用属的比较	
败酱属 *Patrinia*	甘松属 *Nardostachys*	缬草属 *Valeriana*
多年生草本，根状茎具强烈腐臭气味。叶 1～2 回奇数羽状分裂至全裂，或不全裂。二歧聚伞花序；小苞片果时增大呈翅状；花萼宿存，常 5 裂，花冠筒基部一侧常膨大呈囊肿，内生蜜腺；雄蕊 4 枚。瘦果基部与果时增大的苞片合生，呈翅状果苞，具 2～3 条主脉，网脉明显	多年生草本，根有松香味；叶丛生叶全缘，长匙形或线形披针形，具 3～5 条平行主脉，茎生叶 1～2 对，披针形。顶生聚伞花序密集成头状；小苞片果时不增大，萼齿 5 枚，明显，果时常增大。花冠红色，管状钟形，雄蕊 4 枚，子房 3 室，瘦果倒卵形，压扁	草本、亚灌木或灌木，直立或攀援状，根和根状茎有浓烈香气。叶羽状分裂或稀不裂。聚伞花序，花两性，有时杂性；花萼裂片花时向内卷曲，不显著；花冠筒基部一侧偏突成囊距状；雄蕊 3 枚。果为瘦果，扁平，前面 3 脉，后面 1 脉。顶端有冠毛状宿存花萼

同属植物白花败酱 *P. villosa* (Thunb.) Juss. 与黄花败酱的区别点是：茎枝具倒生白色粗毛。茎上部叶不裂或仅有 1～2 对狭裂片。花白色。瘦果与宿存增大的圆形苞片贴生。除西北地区外，全国均有分布，也是中药败酱草的植物来源。

甘松 *Nardostachys chinensis* Batal.：分布于甘肃、青海、云南、四川等地。生于高山草原。干燥根及根状茎（药材名：甘松）为理气药，能理气止痛、开郁醒脾。

同属植物匙叶甘松 *N. jatamansi* DC. 与甘松的主要区别是：主根及根状茎上密被叶鞘纤维。叶长匙形或条状倒披针形，叶脉明显。花序下苞片为条形；花后小伞梗常伸长使花序近伞形。分布于四川、云南等省。干燥根及根状茎（药材名：甘松）入药。

缬草 *Valeriana officinalis* L.：分布于东北至西南各省。生于高山山坡草地、林缘。根及根状茎能安神、理气、止痛。

66．川续断科 Dipsacaceae

$$\text{☿} * K_{(4\sim5)} C_{(4\sim5)} A_4 \overline{G}_{(2:1:1)}$$

【形态特征】 草本。叶对生，全缘，或有齿缺或羽状深裂。花小，两性，稍两侧对称，头状花序或穗状花序有数片线形苞片；萼管与子房合生，裂为线状裂片；花冠 4～5 裂，雄蕊 4 枚，着生于花冠管上；子房下位，2 心皮合生，1 室，有倒垂的胚珠一颗；果为瘦果。

表 11－47	川续断科部分药用属的比较	
川续断属 *Dipsacus*	刺续断属 *Morina*	双参属 *Triplostegia*
茎直立，具棱和沟，棱上常具短刺或刺毛。基生叶不分裂、3 裂或羽状深裂，叶缘具牙齿或浅裂；茎生叶 3～5 裂，叶两面常被刺毛。头状花序顶生，基部具叶状总苞片 1～2 层；花萼、花冠均 4 裂，裂片不等。瘦果藏于草质囊状的副萼内，顶端具宿存花萼	多年生草本，叶对生或轮生，狭长形。边缘常具刺状锯齿，花轮生呈穗状花序；苞片阔，叶状，有刺状齿缺；花萼、花冠均二唇形，雄蕊 4 枚，全发育或 2 枚退化；瘦果藏于总苞内，彼此分离，背面极压扁；外果皮常增厚、粗糙，顶端斜形	直立多年生草本，被腺毛；叶具柄，有齿或羽状分裂；花极小，疏散的聚伞花序，总苞为一个八棱的囊苞，近口部封闭将果包围；雄蕊 4 枚，内藏于花冠管内，子房 1 室；果为瘦果，具短的喙，藏于囊状的总苞内

【分布】　约有12属，300余种，分布于东半球的北温带和热带非洲，我国有5属，26种，分布于西南、西北及东北地区。已知药用的种类约有5属，18种。

【药用植物】　川续断 *Dipsacus asperoides* C. Y. Cheng et T. M. Ai：分布于华东、西南、华北及中南地区。根（药材名：续断）为补阳药，能补肝肾、行血、止血、安胎、续筋骨。

同属植物续断 *Dipsacus japonicus* Miq. 与川续断的区别是：小苞片具刺毛，花冠紫红色，根能补肝肾、续筋骨、调血脉。

本科药用植物还有：中华续断 *Dipsacus chinensis* Batalin，分布于四川、云南等省；生于林下和草坡处。果实（药材名：巨胜子）能补肾、活血化瘀、镇痛。刺参 *Morina nepalensis* D. Don（*M. betonicoides* Benth.），分布于云南、四川、甘肃等省区；生于高山草坡沟边；全草能健胃、催吐、消肿。

67. 葫芦科 Cucurbitaceae

♂ * $K_{(5)}C_{(5)}A_{5,(3\sim5)}$；♀ * $K_{(5)}C_{(5)}\overline{G}_{(3:1:\infty)}$

【形态特征】　草质藤本，具卷须。叶互生；常为单叶，掌状分裂，有时为鸟趾状复叶。花单性，同株或异株，辐射对称；花萼和花冠裂片5，稀为离瓣花冠；雄蕊3或5枚，分离或合生，花药直或折曲呈S形；子房下位，由3心皮组成，1室，侧膜胎座。果为瓠果（图11-119）。

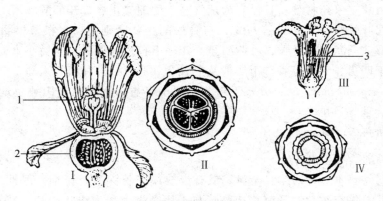

图11-119　南瓜花纵切及花图式

Ⅰ、Ⅱ. 雌花及花图式　Ⅲ、Ⅳ. 雄花及花图式

1. 柱头　2. 子房　3. 花药

【分布】　约113属，800种，大多数分布于热带和亚热带地区。我国有32属，155种，全国均有分布，以南部和西部最多，已知药用约25属，92余种。

【显微特征】　本科植物的茎具双韧维管束、草酸钙针状结晶、石细胞。

染色体：X = 8～14。

【化学成分】　四环三萜葫芦烷（cucurbiane）型化合物为本科特征性成分。四环三萜类（类葫芦烷型）：如括楼属（*Trichosanthes*）、罗汉果属（*Siraitis*）、雪胆属（*Hemsleya*）、丝瓜属（*Luffa*）、甜瓜属（*Cucumis*）、西瓜属（*Citrullus*）、南瓜属（*Cucurbiata*）、冬瓜属（*Benincasa*）、苦瓜属（*Momordica*）、葫芦属（*Lagenaria*）等；四环三萜（类达玛烷型）：如绞骨蓝

属（*Gynostemma*）等；五环三萜（齐墩果烷型）：如赤瓟儿属（*Thladiantha*）、雪胆属、丝瓜属、苦瓜属等黄酮类化合物：如佛手瓜属（*Sechium*）、甜瓜属、南瓜属、栝楼属等。

【药用植物】 栝楼 *Trichosanthes kirilowii* Maxim.：多年生草质藤本。块根肥厚，圆柱状。叶常近心形，掌状 3～9 裂至中裂，少为不裂至中裂，中裂片菱状倒卵形，边缘常再浅裂或有齿。雌雄异株，雄花组成总状花序，雌花单生；花萼、花冠均 5 裂，花冠白色，中部以上细裂成流苏状。雄花有雄蕊 3 枚。瓠果椭圆形，熟时果皮果瓤橙黄色。种子椭圆形、扁平，浅棕色。

常分布于长江以北，江苏、浙江亦产。生于山坡、林缘。成熟果实（药材名：瓜蒌）为化痰药，能清热涤痰、宽胸散结、润燥滑肠；成熟果皮（药材名：瓜蒌皮）能清肺化痰、利气宽胸；成熟种子（药材名：瓜蒌子）能润肺化痰、润肠通便；块根（药材名：天花粉）为清热泻火药，能生津止渴、降火润燥；天花粉蛋白还能引产。

中华栝楼（双边栝楼）*Trichosanthes rosthornii* Harms：本种与栝楼近似，主要区别是：叶常 5 深裂几达基部，中部裂片 3 枚，裂片条形或倒披针形。种子深棕色，有一圈与边缘平行的明显棱线（图11－120）。

分布于华中、西南、华南及陕西、甘肃。也常栽培。入药部位及功效与栝楼相同。

绞股蓝 *Gynostemma pentaphyllum*（Thunb.）Makino：草质藤本。卷须 2 叉，着生叶腋；叶鸟足状复叶，有 5～7 小叶，具柔毛。雌雄异株；雌雄花序均圆锥状；花小，萼、冠均 5 裂；雄蕊 5 枚；子房 2，常 3 室，稀为 2 室。瓠果球形，大如豆，熟时黑色（图 11－121）。

分布于陕西南部及长江以南各省区。生于林下、沟旁。全草能清热解毒、止咳祛痰。本种含有多种人参皂苷类成分，具有类似人参的功能。

雪胆 *Hemsleya chinensis* Cogn. ex Forbes et Hemsl.：草质藤本。块根肥大。复叶鸟趾状，具 5～7 小叶；小叶片宽披针形。雌雄异株；雌、雄花都排成圆锥花序；花冠橙黄色，裂片向后反折状；雄蕊 5 枚，分离；花柱 3，柱头 2 裂。蒴果倒卵形，基部渐狭；种子四边有膜状翅（图 11－122）。

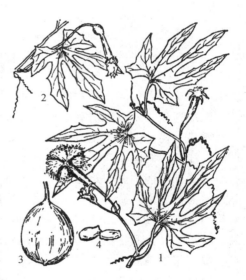

图 11－120 中华栝楼
1. 具雄花的枝 2. 具雌花的枝
3. 果实 4. 种子

分布于浙江、湖北、湖南、四川、广西等省区。生于山地、沟旁、林中或灌丛中。块根具小毒，能清利湿热、解毒、消肿、止痛。

罗汉果 *Siraitis grosvenorii*（Swingle）C. Jeffrey ex Lu et Z. Y. Zhang（*Momordica grosvenorii* Swingle）：草质藤本，全体被白色或黑色短柔毛。根块状。卷须 2 裂几达基部。叶常心状卵形。雌雄异株；雄花为总状花序；花梗有时在中部以下有微小苞片，萼 5 裂，花瓣 5，黄色，雄蕊 3 枚；雌花序总状，子房密被短柔毛。瓠果淡黄色。

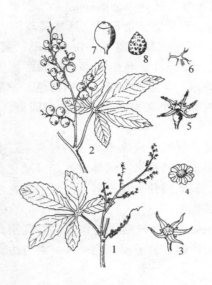

图 11 - 121　绞股蓝
1. 雄花枝　2. 果枝　3. 雄花
4. 雄蕊　5. 雌花　6. 柱头
7. 果　8. 种子

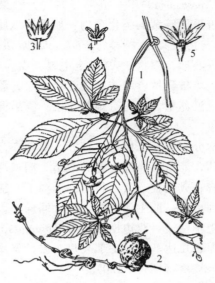

图 11 - 122　雪胆
1. 花枝　2. 块根（药用部分）
3. 雄花花萼　4. 雄蕊　5. 雌花

分布于广东、海南、广西及江西。干燥果实（药材名：罗汉果）能清热凉血、润肺止咳、润肠通便，块根能清热利湿热、解毒。

本科主要药用植物还有：木鳖 *Momordica cochinchinensis*（Lour.）Spreng.，分布于广东、广西、江西、湖南、四川等省区，生于山沟、林缘、路旁、山谷阴湿处；种子能化积利肠，有小毒，外用能消肿、透毒生肌。丝瓜 *Luffa cylindrica*（L.）Roem.，我国普遍栽培；干燥成熟果实的维管束（药材名：丝瓜络）能通络、清热化痰，根能通络消肿，果能清热化痰、凉血解毒。冬瓜 *Benincasa hispida*（Thunb.）Cogn.，我国各地均有栽培；干燥的外层果皮（药材名：冬瓜皮）为利水消肿药，能清热利尿、消肿；种子（药材名：冬瓜子）为化痰药，能清热利湿、排脓消痈。王瓜 *Trichosanthes cucumeroides*（Ser.）Maxim.，分布于长江以南各省区，生于山坡、沟旁的草丛或灌丛中；块根具小毒，能清热利尿、解毒消肿、散瘀止痛；果实（王瓜）能清热、生津、消瘀、通乳，种子能清热凉血。

68. 桔梗科 Campanulaceae

♀ * ↑ K$_{(5)}$ C$_{(5)}$ A$_5$ $\overline{G}_{(2\sim5:2\sim5:\infty)}$ $\overline{G}_{(2\sim5:2\sim5:\infty)}$

【形态特征】　草本，常具乳汁。单叶互生，少为对生或轮生，无托叶。花单生或成各种花序；花两性，辐射对称或两侧对称；花萼5裂，宿存；花冠常钟状或管状，5裂；雄蕊5枚，分离或合生；雌蕊常由3心皮合生，中轴胎座，常3室（稀2、5心皮，2、5室），子房常下位或半下位。果为蒴果，稀浆果。

对桔梗科分类有两种观点：一种主张广义的桔梗科，即包含半边莲属 *Lobelia*；另一种主张狭义的桔梗科，将半边莲属单独立半边莲科 Lobeliaceae。因为这属植物的花是两侧对称，花冠二唇形，5 枚雄蕊着生于花冠管上，花丝分离，仅上部与花药合生环绕花柱。与桔梗科其他属不同。本教材采用第一种观点。

【分布】　约 60 属，2000 种，分布全球，以温带和亚热带为多。我国有 16 属，172 种，全国分布，以西南地区为多，已知药用 13 属，111 种。

【显微特征】　本科植物常含有菊糖、乳汁管。

染色体：X = 7，8，9，10，11，12，15。

【化学成分】　皂苷：沙参属（Adenophora）、桔梗属（Platycodon）、党参属（Codonopsis）等；生物碱：半边莲属（Lobelia）、党参属等；多糖类：党参属等。

【药用植物】

表 11 – 48　　　　　　　　　　　　桔梗科部分属检索表

1. 直立大草本或缠绕草本。
　　2. 直立大草本。花冠钟状。雌蕊 3 心皮合生，3 室。蒴果 3 裂。
　　　　3. 总状或圆锥花序。子房下位，花柱基部具圆筒状的花盘或腺体 ……………… 沙参属 Adenophora
　　　　3. 花单生。花萼 5 裂，筒部与子房贴生，宿存。子房下位或半下位 ………… 党参属 Codonopsis
　　2. 缠绕草本。花冠阔钟状。花单生或数朵生于枝顶。子房半下位，5 心皮合生，5 室。蒴果 5 裂
　　　　………………………………………………………………………………………… 桔梗属 Platycodon
1. 直立小草本。主茎平卧，分枝直立。花单生于叶腋。花冠二唇形，裂片偏向一侧，花丝上部与花药
　　合生。子房下位，2 心皮合生，2 室。蒴果 2 分裂 ……………………………… 半边莲属 Lobelia

桔梗 Platycodon grandiflorum（Jacq.）A. DC.：多年生草本，具白色乳汁。根肉质，长圆锥状。叶对生、轮生或互生。花单生或数朵生于枝顶；花萼 5 裂，宿存；花冠阔钟状，蓝色，5 裂；雄蕊 5 枚，花丝基部极阔大；子房半下位，雌蕊 5 心皮合生，5 室，中轴胎座，柱头 5 裂。蒴果顶部 5 裂（图 11 – 123）。

全国广布，生于山地草坡或林缘。根（药材名：桔梗）为化痰药，能宣肺祛痰、排脓消肿。

沙参 Adenophora stricta Miq.（A. axilliflora Borb.）：多年生草本，具白色乳汁。根呈胡萝卜状。茎生叶互生，无柄，狭卵形。茎、叶、花萼均被短硬毛。花序狭长；花 5 数；花冠钟状，蓝紫色；花丝基部边缘被毛；花盘宽圆筒状；子房下位，花柱与花冠近等长。果为蒴果。

分布于四川、贵州、广西、湖南、湖北、河南、陕西、江西、浙江、安徽、江苏。生于山坡草丛中。根（药材名：南沙参）为补阴药，能养阴清肺、祛痰止咳。

同属植物轮叶沙参 A. tetraphylla（Thunb.）Fisch.（A. ver-ticillata）Fisch.、杏叶沙参 A. hunanensis Nannf.（图 11 – 124）等

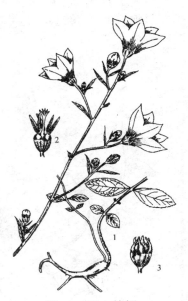

图 11 – 123　桔梗
1. 植株　　2. 去花萼及花冠后的雄蕊和雌蕊　3. 蒴果

种的根亦作"南沙参"用。

党参 *Codonopsis pilosula*（Franch.）Nannf.：多年生缠绕草质藤本，具白色乳汁。根圆柱状，具多数瘤状茎痕，常在中部分枝。叶互生，常卵形，老时仍两面有毛。花1～3朵生于分枝顶端；花5数，萼裂片狭矩圆形，长为宽的3倍以上；花冠淡绿色，略带紫晕，阔钟状；子房半下位，3室。蒴果3瓣裂（图11－125）。

分布于陕西、甘肃、山西、内蒙古、四川、东北，生于林边或灌丛中。全国均有栽培。根（药材名：党参）为补气药，能补脾、益气、生津。

同属植物素花党参 *C. pilosula*（Franch.）Nannf. var. *modesta*（Nannf.）L. T. Shen、管花党参 *C. tubulosa* Kom. 等种的根亦作"党参"用。

半边莲 *Lobelia chinensis* Lour.：多年生小草本，具白色乳汁。主茎平卧，分枝直立。叶互生，近无柄，狭披针形。花单生于叶腋；花冠粉红色，二唇形，裂片偏向一侧；花丝上部与花药合生，下方的两个花药近端有髯毛；子房下位，2室。蒴果2裂（图11－126）。

分布于长江中下游及以南地区。生于水边、沟边或潮湿草地。全草（药材名：半边莲）为清热解毒药，能清热解毒、消瘀排脓、利尿及治蛇伤。

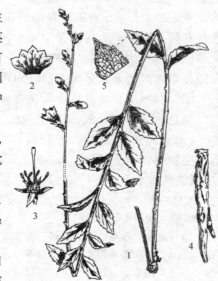

图11－124　杏叶沙参
1. 花枝 2. 花冠展开
3. 去花冠后，示花萼、雄蕊、雌蕊
4. 根 5. 叶背部分放大，示叶脉和短毛

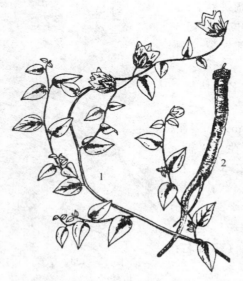

图11－125　党参
1. 花枝　2. 根

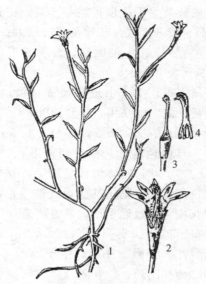

图11－126　半边莲
1. 植株　2. 花
3. 雌蕊　4. 雄蕊

本科药用植物还有：羊乳（四叶参）*Codonopsis lanceolata*（Sieb. et Zucc.）Trautv.，分布于黑龙江、山西、内蒙古、山东、江苏、安徽、江西、福建、浙江、湖南、贵州等省；生于山地林中；根（药材名：羊乳）能补虚通乳、排脓解毒。山梗菜 *Lobelia sessilifolia* Lamb.，分布于黑龙江、吉林、辽宁、河北、山东、台湾、广西、广东、云南等省区；生于沟边或山坡湿草地；根或全草能祛痰止咳、清热解毒。铜锤玉带草 *Pratis nummularia*（Lam.）A. Br. et Aschers〔*P. begonifolia*（Wall.）Lindl.〕，分布于湖北、湖南、江西、福建、台湾、广东、广西、海南、四川、贵州、云南等省区；生于丘陵、低山草坡或疏林中；全草能祛风利湿、活血、解毒。蓝花参 *Wahlenbergia marginata*（Thunb.）A. DC.，分布于陕西、河南、湖北、湖南、江苏、安徽、浙江、江西、福建、贵州、四川、云南等省区；生于山坡、灌丛、沟边、草地、荒地、田边、路旁、丘陵等处；根及全草能补虚、解表。

69. 菊科 Compositae，Asteraceae

$\male\female * \cdot \uparrow K_{0,\infty} C_{(3\sim5)} A_{(4\sim5)} \overline{G}_{(2:1:1)}$

【形态特征】 常为草本，稀灌木。有的具乳汁或树脂道。头状花序，外为总苞围绕，头状花序再集总状、伞房状等；常由多朵小花集生于花序托上组成头状花序；花序托即是缩短的花序轴；每朵花的基部具苞片1枚，称托片，呈毛状或缺；花两性；萼片常变成冠毛，或呈针状、鳞片状、或缺。花冠常为管状、舌状。雄蕊5枚，为聚药雄蕊。雌蕊由2心皮合生，1室，子房下位，柱头2裂。果为连萼瘦果（有花托或萼管参与形成的果实），又称菊果。

头状花序的小花有同型和异型，花序全为管状花或舌状花组成。头状花序的外围为舌状花（称边花），中央为管状花（称盘花）组成（图11-127）。

【分布】 菊科是被子植物第一大科，约1000属，25000~30000种。全球广布，主要产于温带地区。我国约有2300余种，隶属227属，全国广布，已知药用155属，778种。

【显微特征】 本科植物普遍含菊糖；常具各种腺毛、分泌道、油室；具各种草酸钙结晶体。如豨莶草、奇蒿含簇晶，艾叶、苍术含方晶。

染色体：X = 8，9，10，12，15，16，17。

【化学成分】 黄酮类：普遍分布于菊科植物内；挥发油类：如菊属（*Dendranthema*）、紫菀属（*Aster*）、苍术属（*Atractylodes*）、泽兰属（*Eupatorium*）、苍耳属（*Xanthium*）、蒿属（*Artemisia*）、艾纳香属（*Blumea*）等；生物碱类：如香青属

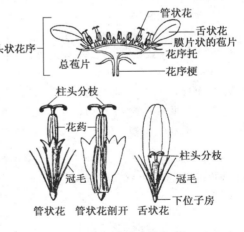

图 11-127 菊科花的解剖

（*Anaphalis*）、天名精属（*Carpesium*）、旱莲草属（*Eclipta*）、千里光属（*Senecio*）、蜂斗菜属（*Petasites*）、飞廉属（*Carduus*）、风毛菊属（*Saussurea*）、莴苣属（*Lactuca*）、艾纳香属等；聚炔类：如地胆草属（*Elephantopus*）、胜红蓟属（*Ageratum*）、鬼针草属（*Bidens*）、菊属、云木香属（*Aucklandia*）、蓝刺头属（*Echinops*）、水飞蓟属（*Silybum*）等；香豆素类：如泽兰属、

香青属、旋覆花属（*Inula*）、橐吾属（*Ligularia*）、大丁草属（*Leibnitzia*）等；倍半萜内脂类：如泽兰属、堆心菊属（*Helenium*）、地胆草属、斑鸠菊属（*Vernonia*）等。三萜类：如白酒草属（*Conyza*）、一枝黄花属（*Solidago*）、地胆草属、斑鸠菊属、胜红蓟属、泽兰属、旋覆花属、鬼针草属、苍耳属、堆心菊属等。

（1）管状花亚科 Tubuliflorae

【药用植物】

本科通常分为 2 个亚科，即舌状花亚科（Liguliflorae，Cichorioicleae）和管状花亚科（Asteroideae，Tubuliflorae，Curduoideae）。（表 11 - 49，表 11 - 50，表 11 - 51）

表 11 - 49　　　　　　　　　舌状花亚科和管状花亚科的区别

舌状花亚科	管状花亚科
植物体具乳汁	植物体无乳汁
头状花序全由舌状花组成	头状花序全由管状花组成，或由舌状的边花和管状盘花组成
花柱分枝细长条形，无附器	花柱圆柱状，具附器

表 11 - 50　　　　　　　　　菊科舌状花亚科部分属检索表

1. 冠毛有细毛，瘦果粗糙或平滑，有喙或无喙部。
　2. 叶基生，头状花序单生于花葶上，有多数小花，总苞 1 层，另有多数小的外苞片，瘦果有向基部渐厚的长喙 ……………………………………………………………………… 蒲公英属 *Taraxacum*
　2. 叶基生，头状花序有 80 个以上至极多数的小花，冠毛具极细的柔毛杂以较细的直毛，果极扁压，上端狭窄，无喙部 …………………………………………………………………… 苦苣菜属 *Sonchus*
1. 冠毛有糙毛、瘦果极扁或近圆柱形。
　3. 瘦果极扁平或较扁，具两个较强的侧肋或翅，两面又有细纵肋，喙部短或长，顶端有羽毛盘 ………
　　……………………………………………………………………………………… 莴苣属 *Lactuca*
　3. 瘦果近圆柱形，果腹背稍扁，
　　4. 瘦果具不等形的纵肋，常无明显的喙部……………………………………… 黄鹌菜属 *Youngia*
　　4. 瘦果具 10 翅，花序少，总苞片显然无肋 ………………………………… 苦荬菜属 *Ixeris*

表 11 - 51　　　　　　　　　管状花亚科部分属检索表

1. 头状花序仅有管状花（两性或单性）。
　2. 叶对生，或下部对生，上部互生；总苞片多层；每花序常有 5 朵管状花；瘦果有冠毛 ………………
　　………………………………………………………………………………… 泽兰属 *Eupatorium*
　2. 叶互生，总苞片 2 至多层。
　　3. 无冠毛。
　　　4. 头状花序单性，雌花序仅有 2 朵小花，总苞外多钩刺 ……………………… 苍耳属 *Xanthium*
　　　4. 头状花序外层雌性花，内层两性花，头状花序排成总状或圆锥状
　　　　……………………………………………………………………………………… 蒿属 *Artemisia*
　　3. 有冠毛。
　　　5. 叶缘有刺。

6．冠毛羽状，基部连合成环。

　　7．花序基部有叶状苞 1～2 层，羽状深裂，花两性或单性；果多柔毛 ……… 苍术属 *Atractylodes*

　　7．花序基部无叶状苞；花序全为两性花；果无毛 ……………………………… 蓟属 *Cirsium*

6．冠毛呈鳞片状或缺，总苞片外轮叶状，边缘有刺，内轮微有齿，花红色 …… 红花属 *Carthamus*

5．叶缘无刺。

8．根具香气。

　　9．多年生高大草本。基生叶互生，上面有糙短毛，下面无毛。花序轴有刚毛状托片。冠毛羽毛
　　状 ……………………………………………………………………… 云木香属 *Aucklandia*

　　9．多年生低矮草本。茎缩短，叶呈莲座状丛生；叶两面被糙伏毛。冠毛刚毛状
　　………………………………………………………………………… 川木香属 *Vladimiria*

8．根不具香气。

　　10．总苞片顶端呈针刺状，末端钩曲；冠毛多而短，易脱落 ………………… 牛蒡属 *Arctium*

　　10．总苞片顶端无钩刺；冠毛长，不易脱落 ……………………… 祁州漏芦属 *Rhaponticum*

1．头状花序有管状花和舌状花（单性或无性）两种。

11．冠毛较果实长，有时单性花无冠毛或基短。

12．舌状花、管状花均为黄色，冠毛 1 轮；总苞片数层，舌状花较多 ……………… 旋覆花属 *Inula*

12．舌状花白色或蓝紫色，管状花黄色，冠毛 1～2 轮，外轮短，膜片状 ………… 紫菀属 *Aster*

11．冠毛较果实短，或缺。

13．叶对生，冠毛缺。

14．舌状花 1 层，先端 3 裂；外轮总苞片 5 枚，线状匙形，有黏质腺 ………… 豨莶草属 *Siegesbeckia*

14．舌状花 2 层，先端全缘或 2 裂；总苞片数层 ……………………………… 鳢肠属 *Eclipta*

13．叶互生，无冠毛，总苞片边缘干膜质。花序轴顶端无托片；果有 4～5 棱 …… 菊属 *Dendranthema*

菊花 *Dendranthema morifolium*（Ramat．）Tzvel．（*Chrysanthemum morifolium* Ramat．）：多年生草本，基部木质，全体被白色绒毛。叶片卵形至披针形，叶缘有粗大锯齿或羽裂。头状花序直径 2.5～20mm；总苞片多层，外层绿色，边缘膜质；缘花舌状、雌性、形色多样；盘花管状、两性、黄色，具托片。瘦果无冠毛（图 11－128）。

全国各地栽培。花序（药材名：菊花）为辛凉解表药，能散风清热、平肝明目。因产地和加工方法不同，皖产的称亳菊、滁菊，浙产的称杭菊，豫产的称怀菊。

同属的有野菊 *D．indicum*（L．）Des Moul．（*chrysanthemum indicum* L．），与菊花的区别是：头状花序较小，直径 1～1.5cm；舌状花 1 层，黄色；管状花的基部无托片。全国广布，生于山坡丛中。入药部位与菊花相同，能清热解毒。

红花 *Carthamus tinctorius* L．：一年生草本。叶互生，长椭圆形或卵状披针形，叶缘齿端有尖刺。头状花序具总

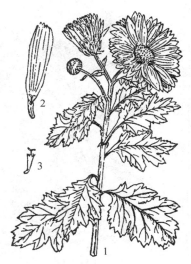

图 11－128　菊花
1．花枝　2．舌状花　3．管状花

苞片 2～3 列（图 11－129），卵状披针形，上部边缘有锐刺，内侧数列卵形，无刺；花序全由管状花组成，初开时黄色，后变为红色。瘦果无冠毛。花（药材名：红花）为活血祛瘀药，能活血通经、祛瘀止痛。

白术 *Atractylodes macrocephala* Koidz.：多年生草本。根状茎肥大，略呈骨状，有不规则分枝。叶具长柄，3 裂，稀羽状 5 深裂，裂片椭圆形至披针形，边缘有锯齿。头状花序直径约 2.5～3.5cm；苞片叶状，羽状分裂刺状；全为管状花（图 11－130），紫红色。瘦果密被柔毛，冠毛羽状。

分布于陕西、湖北、湖南、江西、浙江；生于山坡林地，亦多栽培。根状茎（药材名：白术）为补气药，能补脾健胃、燥湿化痰、利水止汗、安胎。

苍术（南苍术、茅术）*Atractylodes lancea* (Thunb.) DC.：多年生草本。根状茎粗肥，结节状，横断面有红棕色油点，具香气。叶无柄，下部叶常 3 裂，两侧裂片较小，顶裂片大，卵形。头状花序（图 11－131）直径 1～2cm；花冠白色而与白术区别。根状茎（药材名：苍术）为芳香化湿药，能燥湿健脾、祛风散寒、明目。

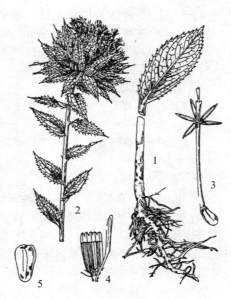

图 11－129　红花
1. 根　2. 花枝　3. 花　4. 聚药雄蕊剖开后，
示药室及雌蕊的一部分
5. 瘦果

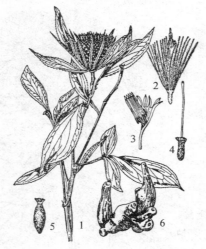

图 11－130　白术
1. 花枝　2. 管状花　3. 花冠剖开，示雄蕊
4. 雌蕊　5. 瘦果　6. 根状茎

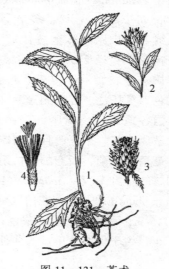

图 11－131　苍术
1. 根状茎　2. 花枝　3. 头状花序，示总苞
及羽裂的叶状苞片　4. 管状花

木香（云木香、广木香）*Aucklandia lappa* Ling（*Saussurea lappa* C.B.Clarke）：多年生草本。主根粗壮，干后芳香。基生叶片巨大，三角状卵形，边缘具不规则浅裂或呈波状，疏生短齿，叶片基部下延成翅；茎生叶互生。头状花序具总苞片约10层；托片刚毛状；全为管状花，暗紫色。瘦果具肋，上端有1轮淡褐色羽状冠毛（图11-132）。

西藏南部、云南、四川有分布或栽培。根（药材名：木香）为理气药，能行气止痛、健脾消食。与其功效相同的川木香 *Vladimiria souliei*（Franch.）Ling 与木香的区别是：茎缩短；叶呈莲座状丛生；叶片矩圆状披针形，羽状分裂，叶柄无翅。头状花序6~8个密集生长；花冠紫色。瘦果具棱；冠毛刚毛状，淡棕黄色。分布于四川西部、西北部及西藏东部。生于山坡草地。

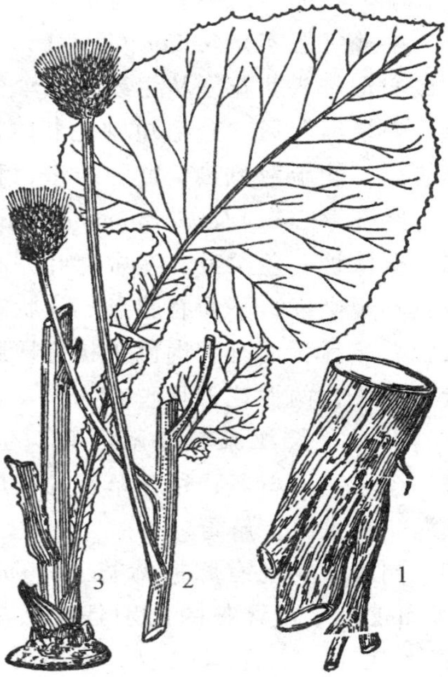

黄花蒿 *Artemisia annua* L.：一年生草本，全株具强烈气味。叶常三回羽状深裂，裂片及小裂片矩圆形或倒卵形。头状花序极多数，细小，长及宽约1.5~2mm，排成圆锥状；小花黄色，全为管状花；外层雌性，内层两性。

广布于全国各地。生于山坡、荒地。地上部分（药材名：青蒿）为清虚热药，能清热祛暑、凉血、截疟。茎叶提制的青蒿素可治疗间日疟、恶性疟。

同属植物青蒿 *Artemisia caruifolia* Buch.-Ham. 与上种的区别是：叶常二回羽状深裂，裂片及小裂片矩圆状条形或条形。头状花序多数，直径3.5~4mm，排成总状。功效与黄花蒿相同。

图 11-132 木香
1.根 2.花枝 3.基生叶

艾蒿（家艾）*Artemisia argyi* Levl.et Vant.：多年生草本。中下部叶卵状椭圆形，羽状深裂，裂片有粗齿或羽状缺刻，上面有腺点，下面有灰白色绒毛。头状花序排成总状；总苞卵圆形，长约3mm。

广布于全国各省。生于路旁、荒野，亦有栽培。叶（药材名：艾叶）为止血药，能散寒止痛、温经止血。又常用于灸法。

祁州漏芦 *Rhaponticum uniflorum*（L.）DC.：多年生草本。主根圆柱状，顶端密被残存叶柄。叶羽状浅裂至深裂，两面被毛。头状花序单一顶生；总苞片多层，干膜质，先端有干膜质附片；全由管状花组成，紫红色。瘦果具羽毛状冠毛。

分布于东北、华北。生于向阳地、干燥山坡。根（药材名：漏芦）为清热解毒药，能清热解毒、消痈肿、通乳。

与其功效相同的蓝刺头（禹州漏芦）*Echinops latifolius* Tausch（*E. dahuricus* Fisch.）的形态特点是：叶边缘有短刺。由许多小头状花序聚合成球状的花序，外总苞刚毛状；管状小花天蓝色。瘦果密生黄褐色柔毛，冠毛非羽毛状。分布于东北、华北、西北及河南、山东。生于林缘、干燥山坡。

苍耳 *Xanthium sibiricum* Patr. ex Widder：一年生草本。叶三角状心形或卵形，基出三脉，被糙毛。雄头状花序球状；雌头状花序球状、椭圆状，内层总苞片结成囊状。瘦果熟时总苞变硬，外面疏生具钩的刺。

全国各地均有分布。生于低山丘陵和平原。果实（药材名：苍耳子）为辛温解表药，能祛风湿、止痛、通鼻窍，有毒。

牛蒡（恶实）*Arctium lappa* L.：二年生草本。根肉质。基生叶丛生，茎生叶互生；阔卵形或心形。头状花序丛生或排成伞房状；总苞片披针形，顶端钩状弯曲；全为管状花，淡紫色。瘦果扁卵形，冠毛短刚毛状（图 11 – 133）。种子（药材名：大力子、牛蒡子）为辛凉解表药，能疏散风热、宣肺透疹、利咽消肿。根、茎、叶入药，能祛风热、活血止痛。

豨莶草 *Siegesbeckia orienthalis* L.：一年生草本。全体被白色柔毛。茎中部叶卵状披针形，边缘具不规则齿，下面有腺点。头状花序排成圆锥状；总苞片背面有紫褐色头状有梗腺毛。雌花舌状、黄色，两性花管状。

秦岭及长江流域以南广布。生于林缘及荒野。全草（药材名：豨莶草）为祛风湿药，能祛风湿、利关节、解毒。

同属植物还有腺梗豨莶 *S. pubescens*（Makino）Makino，与豨莶的区别是：总花梗和枝上部被紫褐色头状有梗腺毛。毛梗豨莶 *S. glabrescens* Makino 与豨莶的区别是：总花梗及枝上部的柔毛稀且平伏。

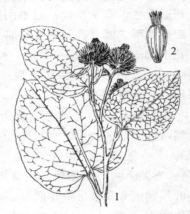

图 11 – 133　牛蒡
1. 花枝　2. 瘦果

本科药用植物尚有祁木香（土木香）*Inula helenium* L.，分布于新疆；生于河边、田边、河谷等潮湿处；河北、浙江、四川等地均有栽培；根（药材名：土木香）能健脾和胃、调气解郁、止痛安胎。茵陈蒿 *Artemisia capillaris* Thunb.，分布于辽宁、陕西、甘肃、山西、新疆、宁夏、湖北、湖南、河南、山东、江苏、安徽、浙江、江西、福建、四川、贵州等省区；生于荒草丛、河滩、田边、旷野等地；幼苗（药材名：茵陈）为利水渗湿药，能清湿热、退黄疸。紫菀 *Aster tataricus* L. f.，分布于黑龙江、吉林、辽宁、河北、内蒙古、山西、陕西、甘肃、青海、宁夏、新疆、山东、江苏、安徽、浙江、河南、广东、四川、贵州等省区；生于疏林下、灌丛、林缘、阴湿坡地、山顶、草地等处；根状茎及根（药材名：紫菀）为止咳平喘药，能润肺、祛痰、止咳。旋覆花（金佛草）*Inula japonica* Thunb.，分布于黑龙江、吉林、辽宁、河北、内蒙古、山西、宁夏、陕西、甘肃、青海、江苏、安徽、浙江、福建、湖南、广东、广西、四川、贵州等省区；生于山坡、润湿草地、沼泽、河岸、田埂、草滩、路旁等处；幼苗（药材名：金佛草）、头状花序（药材名：旋覆花）均为化痰药，两者功效相似，能化痰降气、软坚行水。旱莲草 *Eclipta prostrata*（L.）L.，分布于辽宁、河北、山西、陕西、甘肃、新疆、湖北、湖南、河南、山东、江苏、安徽、浙江、江西、福建、广东、广西等省区；生于山坡、路旁、荒地、沟边及水田边；全草（药材名：墨旱莲）为补阴药，能滋补肝肾、凉血止血。蓟 *Cirsium japonicum* Fisch. ex DC.，分布于河北、陕西、内蒙古、山东、江苏、安徽、浙江、江西、福建、湖北、河南、湖南、四川、贵州等省区；生于山坡林中、林缘、灌丛、荒地、路旁或溪边等处；全草（药材名：大蓟）为止血药，能散瘀消痈、凉血止血。小蓟 *Cirsium setosum*（Willd.）Bieb.，分布于全国各地；生于山坡、平原、丘陵、山地、荒地、田间、旷野、路旁及草地上；全草（药材名：小蓟）为止血药，能凉血止血、消散痈肿。鼠曲草 *Gnaphalium affine* D. Don（*G. multiceps* DC.），分布于华北、西北、华东、中南、西南等地；生于山坡、草地、沟边、田边或路旁潮湿处；全草能止咳平喘、除风湿。佩兰 *Eupatorium fortunei* Turcz.，分布于华东及河北、甘肃、陕西、湖北、湖南、广东、广西、海南、四川、贵州、云南等省区；生于山坡草地、山谷、林旁荒地及路旁等处；全草（药材名：佩兰）为芳香化湿药，能醒脾开胃、化湿解暑。一枝黄花 *Solidago decurrens* Lour.，分布于陕西、江苏、安徽、江西、福建、台湾、湖北、湖南、广东、广西、四川、贵州、云南等省区；生于阔叶林缘、林下、灌丛中等地；全草能疏风清热、解毒消肿。千里光 *Senecio scandens* Buch. - Ham. ex D. Don，分布于华东、中南、西南及河北、陕西、甘肃等省区；生于山坡林中、灌丛中、山沟、河滩、沟畔、路边及荒野；全草能清热解毒、明目、祛腐生肌。

（2）舌状花亚科 Liguliflorae

山莴苣 *Lactuca indica* L.：多年生草本，具乳汁。叶无柄，条形、长椭圆状条形，不分裂而基部扩大，戟形半抱茎，或羽状或倒羽状全裂或深裂；头状花序有小花25个，在茎枝顶端排成圆锥状；舌状花淡黄色或白色；冠毛白色；瘦果压扁，顶端具短而明显的喙。

全国广布。生于山坡林下。嫩茎入药，能清热解毒、利尿通乳；果实（莴苣子）入药，能活血祛瘀、通乳。

苦荬菜 *Ixeris denticulata*（Houtt.）Stebb.：多年生草本，具乳汁，多分枝，紫红色，基生叶花期枯萎；茎生叶舌状卵形，无柄，叶基耳状，边缘具不规则锯齿。头状花序排成伞房状，总苞为两层，内层为8枚，条状披针形，舌状花黄色，顶端齿裂；瘦果纺锤形，具缘，长约0.8mm，冠毛白色。

全国广布。生于山坡疏林下、荒野、田野、路边、宅旁。全草入药，能清热解毒、消痈散结。

黄鹌菜 *Youngia japonica*（L.）DC.：一年生草本，具乳汁，基生叶丛生，倒披针形，琴状或羽状深裂，叶柄具翅；茎生叶少，1～2枚。头状花序小，由10～20朵小花组成，排成聚伞状；总苞2层，外层5枚，卵形或三角形，内层8枚，披针形；舌状花黄色；瘦果纺锤形，稍扁，具11～13条粗细不等的纵肋，冠毛白色。

全国广布。生于山坡荒地、荒野、林缘、沟谷及路边。根或全草入药，能清热解毒、利尿消肿、止痛。

蒲公英 *Taraxacum mongolicum* Hand. - Mazz.：多年生草本，有乳汁。根垂直生。叶莲座状生，倒披针形，羽状深裂，顶裂片较大。花葶数个，外层总苞片先端常有小角状突起，内层总苞片远长于外层，先端有小角；全为黄色舌状花。瘦果先端具细长的喙，冠毛白色（图11 - 134）。

全国广布。生于田野、山坡、草地。带根全草（药材名：蒲公英）为清热解毒药，能清热解毒、消肿散结。

苦苣菜 *Sonchus oleraceus* L.：一年生草本，根纺锤状。茎上部分枝，并具腺毛。叶羽状深裂或大头羽状半裂。头状花序在茎端排成伞房状，头状花序具总苞片 2～3 列；舌状花黄色。瘦果椭圆状倒卵形，压扁，具 3 条纵肋，冠毛毛状，白色。全草入药，能清热解毒、凉血。

二、单子叶植物纲

70. 香蒲科 Typhaceae

$\male * P_0 A_{1\sim7,(1\sim7)} ; \female * P_0 \underline{G}_{1:1:1}$

【形态特征】 草本。水生或沼生。具根状茎。叶线形或条形，2列排列。密穗状花序；花小，单性同株，无花被；雄花位于花序轴上部，雄蕊常为 3 (1～7)，花丝分离或合生，花药线形，基着药，药隔常延伸；雌花子房上位，1室，胚珠 1 枚，花柱细长。小坚果。

【分布】 1 属，16 种，分布于热带和亚热带。我国约 11 种，主要分布于长江以北；已知药用 1 属，10 种。

【药用植物】 水烛香蒲 *Typha angustifolia* L.：全国广布；生于水边湿地。花粉粒（药材名：蒲黄）为止血药，能收敛止血、活血化瘀、利尿通淋。

东方香蒲 *T. orientalis* Presl：分布于东北、河北、安徽、浙江、湖南、陕西、云南等，生于水边湿地。花粉粒（药材名：蒲黄）为止血药，能收敛止血、活血化瘀、利尿通淋。

宽叶香蒲 *T. latifolia* L.：分布于东北、华北、宁夏等地，生于水边湿地。花粉粒（药材名：蒲黄）为止血药，能收敛止血、活血化瘀、利尿通淋。

本科药用植物还有长苞香蒲 *T. angustata* Bory et Chaub.，花粉粒亦作蒲黄使用。

71. 泽泻科 Alismataceae

$\female * P_{3+3} A_{6\sim\infty} \underline{G}_{6\sim\infty:1:1} \male * P_{3+3} A_{6\sim\infty} ; \female * P_{3+3} \underline{G}_{6\sim\infty:1:1}$

【形态特征】 草本。水生或沼生。具根状茎或球茎。单叶，常基生，基部具开裂的叶鞘。花常轮生，再集成总状花序或圆锥花序；花两性或单性，辐射对称；花被6，2轮，外轮3片绿色，萼片状，宿存，内轮3片花瓣状，白色；雄蕊6至多数；心皮 6 至多数，分离，螺旋状排列在凸起的花托上或轮状排列在扁平的花托上；子房上位组成 1 室，胚珠 1 至数个。聚合瘦果；种子无胚乳，胚马蹄形。

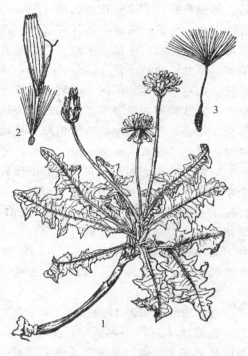

图 11-134 蒲公英
1. 植株 2. 花 3. 果实

表 11-52	泽泻科部分药用属的比较
慈菇属 *Sagittaria*	泽泻属 *Alisma*
水生草本,叶变异大,沉水的呈带状,浮水的或突出水面的呈卵形或戟形;花单性或两性,穗状花序或圆锥花序;雄蕊6至多数,心皮极多数,分离,集于一球形或长椭圆形的花托上,侧向压扁,果为有翅的瘦果	水生草本,叶基生,椭圆形或卵圆形;花两性,轮生,排成伞形花序或圆锥花序;萼片3枚;花瓣3枚;雄蕊6枚,雌蕊由10~20心皮组成,在花托上排成一轮,果为瘦果

【分布】 11属,约100种;广布于全球。我国4属,20种;南北均有分布;已知药用2属,12种。

【药用植物】 泽泻 *Alisma orientale*(Sam.)Juzep.:广布全国;生于水塘、湖泊或沼泽地。块茎(药材名:泽泻)为利水渗湿药,能利水、渗湿、泻热。

慈菇 *Sagittaria trifolia* L. var. *sinensis*(Sims)Makino:广布全国;生于水田、浅水沟或沼泽地。球茎能清热止血、行血通淋、消肿散结。

72. 禾本科 Gramineae

$\female * \mathrm{P}_{2\sim3}\mathrm{A}_{3,1\sim6}\underline{\mathrm{G}}_{(2\sim3:1:1)}$

【形态特征】 草本或木本。常具根状茎。地上茎常中空,节明显,特称为秆。单叶互生,排成2列,通常由叶片、叶鞘和叶舌组成,有时有叶耳,叶鞘抱秆,通常一侧开裂,叶片狭长,具明显中脉及平行脉。花序多种,由小穗集成,小穗的主干称小穗轴,基部有外颖和内颖,小穗轴上着生1至数朵花,每花外有外稃和内稃;花小,通常两性;子房基部有2~3枚退化花被(浆片);雄蕊通常3枚,少于1至6枚,花丝细长,花药丁字着生,花药2室;子房上位,2~3心皮组成1室,1胚珠,花柱2~3,柱头常羽毛状。颖果,种子富含淀粉质胚乳(图11-135)。

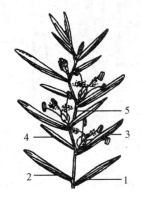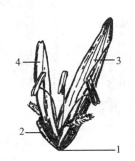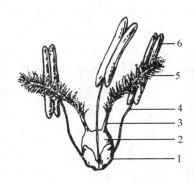

图 11-135 禾本科植物小穗、小花及花的构造

Ⅰ. 小穗解剖 1. 外颖 2. 内颖 3. 外稃 4. 内稃 5. 小穗轴

Ⅱ. 小花 1. 基部 2. 小穗轴节间 3. 外稃 4. 内稃

Ⅲ. 花的解剖 1. 鳞被 2. 子房 3. 花柱 4. 花丝 5. 柱头 6. 花药

【分布】 约 640 属，10000 余种；广布全球。我国约 200 属，1000 种，全国分布；已知药用 85 属，173 种。

【显微特征】 表皮细胞平行排列，每纵行为 1 个长细胞和 2 个短细胞相间排列，细胞中常含硅质体；气孔保卫细胞为哑铃形，两侧各有略呈三角形的副卫细胞；叶片上表皮常有运动细胞，主脉维管束具维管束鞘，叶肉细胞不分化为栅栏组织和海绵组织。

染色体：X = 6，7，10，12。

【化学成分】 苷、萜类：如淡竹叶属（*Lophatherum*）、稻属（*Oryza*）蜀黍属（*Sorghum*）、狼尾草属（*Pennisetum*）早熟禾属（*Poa*）、小麦属（*Triticum*）、燕麦属（*Avena*）、薏苡属（*Coix*）、狗牙根属（*Cynodon*）、龙爪茅属（*Dactyloctenium*）、稗属（*Echinochloa*）、白茅属（*Imperata*）等；黄酮类化合物：如穇属（*Eleusine*）、芦苇属（*Phragmites*）、玉蜀黍属（*Zea*）等；生物碱类：如芨芨草属（*Achnatherum*）、芦竹属（*Arundo*）、大麦属（*Hordeum*）、稻属、玉蜀黍属等；香豆素类：如茅香属（*Hierochloe*）、金发草属（*Pogonatherum*）等；挥发油：如香茅属（*Cymbopogon*）。

【药用植物】

（1）竹亚科 Bambusoideae

灌木或乔木状。叶分为主秆叶和普通叶，主秆叶（笋壳、秆箨）由箨鞘、箨叶组成，箨鞘大，箨叶小而中脉不明显，两者相接处有箨舌，箨鞘顶端两侧各有 1 箨耳；普通叶具短柄，叶片常披针形，具明显的中脉，无明显叶鞘，叶片和叶柄连接处有关节，叶片易从关节处脱落。

秆木质，枝条的叶具短柄，是竹亚科与禾亚科的主要区别，约 66 属，1000 余种，主要分布于世界热带地区。

淡竹 *Phyllostachys nigra* (Lodd.) Munro var. *henonis* (Mitf.) Stapf ex Rendle：乔木状；高 6～18m，直径约 2.5cm，秆环及箨环隆起明显；箨鞘黄绿色至淡黄色，具黑色斑点和条纹，箨叶长披针形；小枝具 1 至 5 枚普通叶，叶片狭披针形（图 11 - 136）。

分布于长江流域；生于丘陵、平原。秆的中层（药材名：竹茹）为化痰药，能清热化痰、除烦止呕。

（2）禾亚科 Agrostidoideae

草本。秆上生普通叶，叶片常为狭长披针形或线形，中脉明显，通常无叶柄，叶鞘明显，叶片与叶鞘连接处无关节。

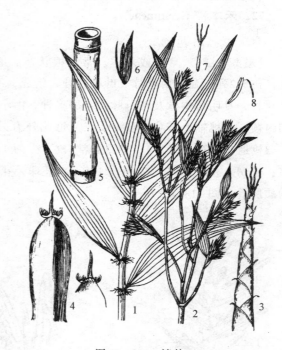

图 11 - 136 淡竹
1. 叶枝 2. 花枝 3. 笋 4. 秆箨 5. 秆的一节
6. 花的外形 7. 雌蕊 8. 雄蕊

淡竹叶 *Lophatherum gracile* Brongn.：草本。须根中部常膨大成纺锤状的块根。叶片宽披针形，有明显的横脉，叶舌截形。圆锥花序顶生；小穗疏生于花序轴上；每小穗有花数朵，仅第一花为两性，其余皆退化，仅有稃片，外稃先端具短芒（图 11 - 137）。

分布于长江以南；生于山坡林下阴湿地。茎叶（药材名：淡竹叶）为清热泻火药，能清热除烦、利尿、生津止渴。

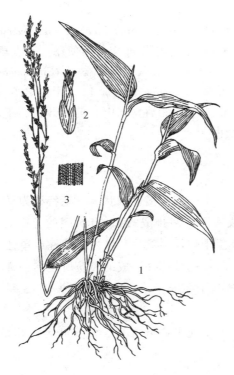

图 11 - 137 淡竹叶
1. 植株 2. 小穗 3. 叶脉放大

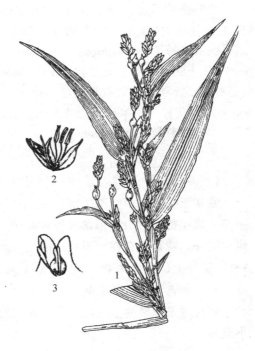

图 11 - 138 薏苡
1. 植株 2. 雄花 3. 雌花

薏苡 *Coix lacryma - jobi* L. var. *ma - yuen*（Roman.）Stapf：草本。茎基部节上常生不定根。叶片条状披针形。总状花序从上部叶鞘抽出，小穗单性；总状花序基部生有骨质总苞，内含由 2～3 朵雌花组成的雌小穗；总状花序上部生有多个雄小穗，每个雄小穗由 2 朵雄花组成。颖果成熟时包于骨质、光滑、灰白色球形的总苞内（图 11 - 138）。

我国各地有栽培或野生；生于河边、溪边、湿地。种仁（药材名；薏苡仁）为利水渗湿药，能健脾利湿、除痹止泻、清热排脓。

白茅 *Imperata cylindrica* Beauv. var. *major*（Ness）C. E. Hubb. ex Hubb et Vaughan：草本，根状茎细长横走，节上有卵状披针形鳞片，有甜味。秆丛生，节上有柔毛。叶片条状披针形，叶鞘口有纤毛，叶舌短，膜质。圆锥花序紧贴呈穗状，有白色丝状长毛；小穗基部密生丝状长柔毛，比小穗长 3～5 倍；小穗有 2 花，仅 1 花结实。

分布几遍全国；生于向阳荒坡。根状茎（药材名：白茅根）为止血药，能清热利尿、凉血止血、生津止渴。

芦苇 *Phragmites communis* Trin.：高大草本。根状茎横走、粗壮。叶片带状。圆锥花序较大，顶生，微下垂。小穗由 4 至 6 朵花组成，第一花雄性，其余为两性花，外稃基盘具长柔毛。

全国大部分地区有分布；生于沼泽、河边湿地。根状茎（药材名：芦根）为清热泻火药，能清热生津、除烦、止呕。

本科药用植物还有：大头典竹 *Sinocalamus beecheyanus*（Munro）Mcclure var. *pubescens* P. F. Li，分布华南地区。青秆竹 *Bambusa tuldoides* Munro 秆的中层亦作竹茹使用。芸香草 *Cymbopogon distans*（Nees ex Steud）W. Wats，全草能止咳平喘、祛风利湿。香茅 *Cymbopogon citratus*（DC.）Stapf，全草能祛风利湿、消肿止痛。小麦 *Triticum aestium* L.，干瘪轻浮的果实（药材名：浮小麦）能收涩止汗。稻 *Oryza sativa* L.，稻芽能消食和中、健脾开胃。玉米 *Zea mays* L.，花柱（玉米须）能清血热、利尿，治消渴。

73. 莎草科 Cyperaceae

♀ * $P_0 A_3 \underline{G}_{(2 \sim 3:1:1)}$；♂ * $P_0 A_3$；♀ * $P_0 \underline{G}_{(2 \sim 3:1:1)}$

【形态特征】 草本。多生于潮湿地或沼泽地。常具细长横走根状茎。茎特称为秆，多实心，通常三棱形。单叶基生或茎生，叶片条形或线形，多排成 3 列，有封闭的叶鞘。2 至多朵花组成小穗，再由小穗聚成各式花序；小花单生于鳞片（颖片）腋内，两性或单性；通常雌雄同株，花被不存在或退化成刚毛或鳞片，有时雌花被苞片形成的囊苞所包围；雄蕊通常 3 枚；子房上位，由 2 至 3 心皮组成 1 室，具 1 枚基生胚珠，花柱单一，柱头 2～3 裂。小坚果，有时被苞片形成的果囊所包裹。

本科与禾本科的主要区别是：秆三棱形，实心，无节。叶 3 列，常无叶舌，叶鞘封闭。小坚果。

表 11 – 53　　　　　　　　　　莎草科部分药用属的比较

荸荠属 Eleocharis	莎草属 Cyperus	水蜈蚣属 Kyllinga
湿生植物（无叶片植物），茎无节，无叶或仅有叶鞘；小穗单生于茎顶；鳞片生旋螺排列；下位刚毛 3～9 条，花柱基部扩大，于果顶收缩成节，宿存，柱头 2～3；果为坚果，倒卵形，平凹状或三棱形	一年或多年生草本，秆仅于基部具叶；小穗稍压扁，有花数朵至多朵；雄蕊 3 枚，柱头 3 个，果为小坚果，三棱形	一年或多年生草本，秆仅于基部具叶；小穗稍压扁，由一朵至多朵花组成，雄蕊 3 枚，柱头 2 枚，小穗成熟时脱落于最下两空鳞片之上。果为小坚果

【分布】 约 90 属，4000 种；广布于全世界。我国约 33 属，670 种，全国分布；已知药用 16 属，110 种。

【药用植物】 香附 *Cyperus rotundus* L.：全国多数地区有分布；生于山坡荒地、田间。块茎（药材名：香附）为理气药，能疏肝理气、调经止痛。

荆三棱 *Scirpus yagara* Ohwi：分布于东北、华北、西南及长江流域；生于浅水中。块茎

（药材名：黑三棱）为活血化瘀药，能破血行气、消积止痛。

本科药用植物还有荸荠 *Eleocharis dulcis*（Burm. f.）Trin. ex Henschel，［*Eleocharis taberosa*（Roxb）Roem. et Schult.］分布于长江流域；生于浅水中。球茎能清热生津、开胃解毒。

74. 棕榈科 Palmae

$\yen * P_{3+3}A_{3+3}\underline{G}_{(3:1\sim3:1)}$，$\male * P_{3+3}A_{3+3}$，$\female * P_{3+3}\underline{G}_{(3:1\sim3:1)}$

【形态特征】 乔木或灌木，有时为藤本。主干不分枝。叶常绿，大型，掌状分裂或羽状复叶，叶柄基部常扩大成纤维状叶鞘，通常集生于茎顶；藤本类散生。肉穗花序大型，常具1至数片佛焰苞；花小，两性或单性；花被片6，2轮，离生或合生；雄蕊6，2轮，少为3或多数；心皮3，分离或合生，子房上位，1至3室，每室或每心皮1胚珠。浆果或核果，外果皮肉质或纤维质，种子胚乳丰富，均匀或嚼烂状。

表 11-54　　　　　　　　　　　棕榈科部分药用属的比较

椰子属 *Cocos*	蒲葵属 *Livistona*	棕榈属 *Trachycarpus*	槟榔属 *Areca*
乔木，叶羽状全裂；花单性同株，雄花两侧对称，有雄蕊6枚；子房3室；果大，有种子1枚，果皮厚，纤维质，内果皮极硬，有3个基生孔迹	乔木，叶扇形，具多数2裂的裂片，叶腋边缘有刺；花小，两性，排成具长柄、分枝的肉穗花序；佛焰苞多数，管状；雄蕊6枚；心皮3枚离生，果为核果	小至中等乔木；叶掌状分裂；肉穗花序短，由叶丛抽出；花萼和花冠3裂；雄蕊6枚；子房3深裂；果球形、肾形或长椭圆形	乔木，干单生，有环纹；肉穗花序生于叶鞘束之下，具2枚佛焰苞；花单性，雌雄同序，雄花生于分枝的上部、多数，有雄蕊3~6枚；雌花生于下部、少数，核果卵形至长圆形，果皮纤维质

【分布】 约210属，2800种；分布于热带、亚热带。我国约28属，100余种，主产于东南部至西南部；已知药用16属，25种。

【药用植物】 棕榈 *Trachycarpus fortunei*（Hook. f.）H. Wendl.：分布于长江以南；生于疏林中，栽培或野生。叶鞘纤维（煅后药材名：棕榈炭）为止血药，能收敛止血。

槟榔 *Areca catechu* L.：原产于马来西亚，我国海南岛、云南、台湾有栽培。种子（药材名：槟榔）为驱虫药，能杀虫、消积、行气、利水，果皮（药材名：大腹皮）能下气宽中、利水消肿。

麒麟竭 *Daemonorops draco* Bl.：多年生常绿藤本。茎及叶鞘被尖刺。羽状复叶在枝梢互生，下部有时近对生，小叶披针形，互生，叶柄、叶轴被刺。肉穗花序；单性异株，花被6，淡黄色，排成2轮；雄花雄蕊6枚；雌花具6枚不育雄蕊，雌蕊密被鳞片，花柱短，柱头3深裂。核果红褐色，被黄色鳞片，含红色树脂，常由鳞片下渗出。

分布于印尼、马来西亚、伊朗，我国海南、台湾有栽培。果实或树干中的树脂（药材名：进口血竭）为活血化瘀药，内服能活血化瘀、止痛；外用能止血、生肌、敛疮。

椰子 *Cocos nucifera* L.：高大乔木。叶羽状全裂，裂片条状披针形。肉穗花序腋生，多分枝，雄花聚生于上部，雌花散生于下部，总苞木质，脱落。坚果倒卵形或近球形，中果皮纤维质，内果皮骨质，种子1粒。分布于台湾、海南、云南，多栽培。根能止痛止血；椰肉

（胚乳）能益气驱风。

75. 天南星科 Araceae

$$♂ P_0 A_{(1 \sim 8),(\infty),1 \sim 8,\infty} ; \quad ♀ P_0 \underline{G}_{1 \sim \infty:1 \sim \infty} ; \quad ⚥ * P_{4 \sim 6} A_{4 \sim 6} \underline{G}_{1 \sim \infty:1 \sim \infty}$$

【形态特征】　草本。常具块茎或根状茎。叶基生或茎生，单叶或复叶，基部常具膜质叶鞘，网状脉，脉岛中无自由末梢。肉穗花序，基部有一大型佛焰苞；花小，两性或单性，单性花常无花被，雄蕊 1 ~ 8，常愈合成雄蕊柱，少分离；两性花常具花被片 4 ~ 6，鳞片状；雄蕊常 4 或 6；雌蕊子房上位，由 1 至数心皮组成 1 至数室。浆果密集生于花序轴上。

【分布】　约 115 属，2000 余种；主要分布于热带、亚热带。我国 35 属，210 余种；主要分布于华南、西南；已知药用 22 属，106 种。

【显微特征】　常有含黏液细胞、含针晶束；根状茎或块茎常具周木型或有限外韧型维管束。

染色体：X = 12，13，14。

【化学成分】　挥发油：如菖蒲属（Acorus）、千年健属（Hornalomena）等；苷类：如海芋属（Alocasia）、刺芋属（Lasia）、半夏属等；生物碱：如天南星属（Arisaema）、半夏属（Pinellia）等；多糖：如广东万年青属（Aglaonema）、魔芋属（Amorphophallus）等。

【药用植物】

（1）天南星属 Arisaema

草本。有块茎。叶片 3 至多裂，放射状、鸟趾状全裂或复叶。肉穗花序具附属体，佛焰苞下部管状，上部开展；雌雄异株，无花被，雄花 2 ~ 5 枚簇生，花丝愈合，稀疏排列于花序轴上；雌花子房上位，1 室，密集排列于花序轴上。浆果红色。

天南星 Arisaema erubescens（Wall.）Schott［A. consanguineum Schotl.］：草本。块茎（图 11 – 139）扁球形。仅具 1 叶，有长柄，基生，叶片 7 ~ 24 裂，放射状排列于叶柄顶端，裂片披针形，末端延伸成丝状。佛焰苞顶端细丝状，花序附属体棒状；雄花雄蕊 4 ~ 6。浆果红色，排列紧密。

分布几遍全国；生于林下阴湿地。块茎（药材名：天南星）为化痰药，能燥湿化痰、驱风止痉、散血消肿。

东北天南星 A. amurense Maxim.：小叶幼时 3 枚，成熟时 5 枚，佛焰苞绿色或带紫色，有白色条纹。

分布于东北、华北；生于林下阴湿地。块茎（药材名：天南星）为化痰药，能燥湿化痰、驱风止痉、散血消肿。

异叶天南星 A. heterophyllum Blume：小叶 13 ~ 21，鸟足状排列，中间 1 枚较小。

几分布全国；生于林下阴湿地。块茎（药材名：天南星）为化痰药，能燥湿化痰、驱风止痉、散血消肿。

（2）半夏属 Pinellia

草本。具块茎。叶基生，叶片 3 ~ 7 裂或鸟趾状全裂，叶柄中下部有小块茎（珠芽），花序轴具细长附属体，佛焰苞内卷成筒状，有增厚的横隔膜；花雌雄同序，无花被，雄花雄蕊

2，位于花序上部；雌花位于花序下部，着生雌花的花序轴与佛焰苞贴生，子房 1 室，胚珠 1 枚。

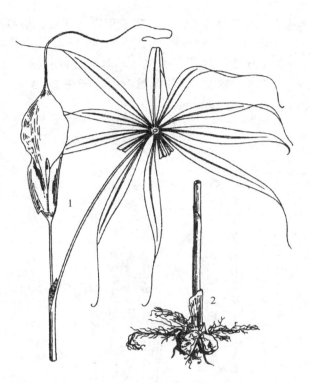

图 11－139　天南星
1．肉穗花序　2．块茎

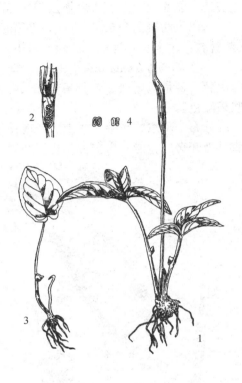

图 11－140　半夏
1．植株　2．佛焰苞剖开后，
示肉穗花序上的雄花（上）和雌花（下）
3．幼块茎及幼叶　4．雄蕊

半夏 *P . ternata*（Thunb.）Breit.：块茎扁球形。叶异型，一年生叶为单叶，卵状心形或戟形，2 年以上叶为三出复叶，基生。佛焰苞绿色，雄花和雌花之间为不育部分，附属体鼠尾状，伸出佛焰苞外。浆果红色，卵形（图 11－140）。

分布于南北各地；生于田间、林下、荒坡。块茎（药材名：半夏）为化痰药，能燥湿化痰、降逆止呕、消痞散结。

掌叶半夏 *P . pedatisecta* Schott：植株、块茎较大，块茎周围常生有数个小块茎。一年生者心形，2 年以上者叶片鸟足状全裂，裂片 7～13，披针形。

分布于华北、华中及西南；生于林下、荒坡。块茎（药材名：虎掌南星）为化痰药，能燥湿化痰、降逆止呕、消痞散结。

（3）本科其他药用植物

独角莲 *Typhonium giganteum* Engl.：草本。块茎卵圆形。叶基生，叶片三角状卵形，基部箭形。佛焰苞下部筒状，上部开展，紫色，宿存，附属体棒状，紫色；雌雄同序，雌花位于花序下部，雄花位于上部，二者之间为中性花。浆果红色（图 11－141）。

分布于东北、华北、华中、西北及西南；生于林下阴湿地。块茎（药材名：禹白附）为化痰药，能燥湿化痰、驱风解痉、解毒散结。

同属植物鞭檐犁头尖 *T. flagelliforme*（Lodd.）BI.，分布于云南；生于田野、草坡。块茎（药材名：水半夏）为半夏的地区习用品。

石菖蒲 *Acorus tatarinowii* Schott：草本。根状茎横走，具浓烈香气。叶基生，剑状线形，无中脉。佛焰苞叶状，不包围花序。花两性，花被 6，雄蕊 6，与花被对生，子房 2～3 室。浆果红色。

分布于华东、华中、华南、西南；生于山谷溪边及河边石上。根状茎（药材名：石菖蒲）为开窍药，能开窍安神、化湿和胃。

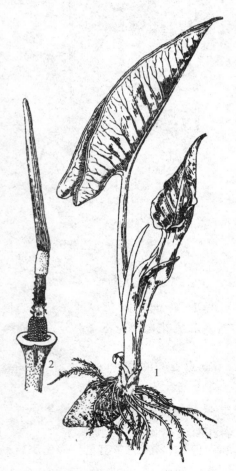

图 11－141　独角莲
1．植株　2．肉穗花序（已去佛焰苞）

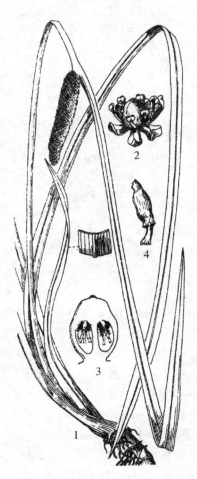

图 11－142　菖蒲
1．植株　2．花　3．子房纵切面　4．胚珠

菖蒲 *A. calamus* L.：植株较高，中脉明显突起（图 11 - 142）。

除新疆外全国均有分布；生于沼泽、湿地。根状茎（药材名：水菖蒲）功效与石菖蒲近似。

千年健 *Homalomena occulta*（Lour.）Schott：草本。根状茎横走，有香味。叶箭形至戟形，近基生。佛焰苞绿色，宿存，肉穗花序无附属体。单性花，无花被，雄花位于花序上部，雌花位于下部，二者之间无中性花，雄花具 4 雄蕊，雌花具雌蕊及 1 退化雄蕊，花柱极短，柱头盘状。

分布于云南、广西；生于林下沟谷湿地。根状茎（药材名：千年健）为驱风湿药，能驱风湿、强筋骨。

76．谷精草科 Eriocaulaceae

$\male \ast P_{2\sim 3,(2\sim 3),0} A_{4\sim 6} ; \female \ast P_{2\sim 3,(2\sim 3),0} \underline{G}_{(2\sim 3:2\sim 3:\infty)}$

【形态特征】 草本；湿生或水生。单叶基生，条形，常有横脉。头状花序顶生，花葶下部具无叶片的叶鞘；花单性，雌雄同序；花被 2 轮，2 至 3 枚，离生或合生，少数无花被；雄花雄蕊 4 或 6 枚；雌花子房上位，2 至 3 心皮，2 至 3 室，顶生胎座，柱头 2 至 3 裂。蒴果室背开裂。

【分布】 11 属，约 1200 种；主要分布于热带、亚热带地区。我国 1 属，34 种；主要分布于长江以南；已知药用 1 属，10 种。

【药用植物】

谷精草 *Eriocaulon buergerianum* Koern.：分布于长江以南及陕西，生于溪边阴湿地。带花葶的头状花序（药材名：谷精草）为清热泻火药，能疏散风热、明目退翳。

同属植物白药谷精草 *E. cinereum* R. Br.，分布于华东、中南、西南及陕西；生于水田、沟边。华南谷精草 *E. sexangulare* L.，分布于广东、广西、福建、台湾；生于水田、沟边。带花葶的头状花序为清热泻火药，能疏散风热、明目退翳。

77．灯心草科 Juncaceae

$\female \ast P_{3+3} A_{3\sim 6} \underline{G}_{(3:1\sim 3)}$

【形态特征】 草本。常具根状茎。单叶，多基生，狭条形或圆柱形，有时退化成刺毛状，有叶鞘，开放或闭合。圆锥状、聚伞状或头状花序；花常两性，辐射对称；花被 6 枚，2 轮；雄蕊 3 或 6；子房上位，3 心皮组成 1 至 3 室，有花柱或几无花柱，柱头 3。蒴果，室背开裂。

表 11 - 55 灯心草科药用属的比较

灯心草属 *Juncus*	地杨梅属 *Luzula*
茎常簇生于匍匐的根状茎上；叶全部退化为鞘状鳞片；聚伞花序或圆锥花序；花两性，花被片 6 枚，颖状；雄蕊 3～6 枚；子房 1～3 室，每室胚珠多数；蒴果 3 瓣裂；种子极小，种皮有时延伸成一尾状的附属物	多年生、簇生草本；叶禾草状，大部基生，常具白色长毛；每一花下有 1 枚干膜质的苞片和 1～2 枚的小苞片；花被片 6 枚，颖状；雄蕊 6 枚，短于花被；子房 1 室，有 3 颗胚珠生于极短的特立中央胎座上，蒴果 3 瓣裂

【分布】 约有8属，300余种；主要分布于温带、寒带湿地。我国2属，93种；几全国分布；已知药用2属，20种。

【药用植物】 灯心草 Juncus effusus L.：广布全国；常生于水边或潮湿地。茎髓（药材名：灯心草）为利水渗湿药，能利水通淋、清心除烦。

同属植物江南灯心草 J. prismatocarpus R. Br.，分布于长江以南及陕西；生于潮湿草地。小灯心草 J. bufonius L.，分布于长江以北；生于水边湿地。以上两种茎髓能清热通淋、利尿止血。

78. 百部科 Stemonaceae

$$♀ * P_{2+2}A_{2+2}\underline{G}_{(2:1:2\sim\infty)}, \overline{\underline{G}}_{(2:1:2\sim\infty)}$$

【形态特征】 草本或藤本。常有块根或横走根状茎。单叶对生、轮生或互生，弧形脉，有时具平行致密的横脉。花两性，辐射对称；腋生或贴生于叶片中脉；单被花，花被片4，花瓣状，二轮排列；雄蕊4，花药2室，药隔通常伸长，呈钻形或条形；子房上位或半下位，2心皮组成1室，胚珠2至多数，基生或顶生胎座。蒴果2瓣裂。

表 11 – 56　　　　　　　　　　百部科药用属的比较

百部属 Stemona	金刚大属 Croomia
攀援或缠绕草本，具长块根；叶互生、对生或轮生；具柄，有平行的横脉；花两性，腋生或贴生于叶片中脉；花被片4枚，药隔延伸成一细长的附属体；子房上位，雌蕊2心皮合生，子房1室；果为蒴果	多年生直立草本，叶互生，集中于茎上部；花小，单生或数朵排列成总状花序；花单生黄绿色，先端反卷，子房上位，小室，果为蒴果，2瓣开裂

【分布】 3属，约30种；主要分布于亚洲、美洲和大洋州。我国2属，6种；分布于东南至西南部；已知药用2属，6种。

【药用植物】 直立百部 Stemona sessilifolia（Miq.）Miq.：分布于华东地区；生于山坡林下。块根（药材名：百部）为止咳平喘药，能润肺止咳、平喘。

对叶百部 S. tuberosa Lour.：块根（药材名：百部）为止咳平喘药，能润肺止咳、平喘。

蔓生百部 S. japonica（Bl.）Miq.：分布于浙江、江苏及安徽等省区；生于山坡草丛、路旁或林下。块根（药材名：百部）为止咳平喘药，能润肺止咳、平喘。

79. 百合科 Liliaceae

$$♀ * P_{3+3,(3+3)}A_{3+3}\underline{G}_{(3:3)}$$

【形态特征】 常为草本，稀木本。常具鳞茎、根状茎、球茎或块根。茎直立、攀缘状或变态成叶状枝。单叶互生、对生、轮生或退化成鳞片状。花序总状、穗状或圆锥花序（图11－143）；花通常两性，辐射对称；单被花，花被片6，分离，花瓣状，二轮排列，每轮3枚，或花被联合，顶端6裂；雄蕊常6枚；子房通常上位，由3心皮合生成3室，中轴胎座。蒴果或浆果。

【分布】 233 属，约 4000 种；广布全球，以温带和亚热带地区为多。我国约 60 属，570 种；分布于南北各地，主要分布于西南地区；已知药用 52 属，374 种（包括龙舌兰科）。

【显微特征】 植物体常有黏液细胞，并含有草酸钙针晶束。

染色体：X = 3 ~ 27。

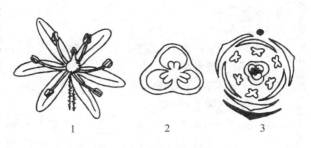

图 11 - 143 百合科的花
1. 外形 2. 子房横切 3. 花图式

【化学成分】 甾体皂苷：如岩菖蒲属（*Tofieldia*）、白丝草属（*Chionographis*）、胡麻花属（*Heloniopsis*）、棋盘花属（*Zigadenus*）、独尾草属（*Eremurus*）、知母属（*Anemarrhena*）、吊兰属（*Chlorophytum*）、玉簪属（*Hosta*）、芦荟属（*Aloe*）、嘉兰属（*Gloriosa*）、猪牙花属（*Erythroniom*）、贝母属（*Fritillaria*）、百合属（*Lilium*）、葱属（*Allium*）、丝兰属（*Yucca*）、朱蕉属（*Cordyline*）、龙血树属（*Dracaena*）、虎尾兰属（*Sansevieria*）、铃兰属（*Convallaria*）、吉祥草属（*Reineckia*）、开口箭属（*Tupistra*）、万年青属（*Rohdea*）、蜘蛛抱蛋属（*Aspidistra*）、七筋姑属（*Clintonia*）、鹿药属（*Smilacina*）、舞鹤草属（*Maianthemum*）、万寿竹属（*Disporum*）、黄精属（*Polygonatum*）、重楼属（*Paris*）、延龄草属（*Trilliium*）、天门冬属（*Asparagus*）、假叶树属（*Ruscus*）、山麦冬属（*Liriope*）、沿阶草属（*Ophiopogon*）、粉条儿菜属（*Aletris*）、菝葜属（*Smilax*）、肖菝葜属（*Heterosmilax*）；黄酮类化合物：如藜芦属（*Veratrum*）、知母属、萱草属（*Hemerocallis*）、丽江山慈菇属（*Iphigenia*）、郁金香属（*Tulipa*）、百合属、葱属、蜘蛛抱蛋属、鹿药属、舞鹤草属、万寿竹属、黄精属、沿阶草属等；水溶性糖类（黏液汁）：萱草属、丽江山慈菇属、顶冰花属（*Gagea*）、郁金香属、百合属、绵枣儿属（*Scilla*）、葱属、丝兰属、黄精属、沿阶草属等；白屈菜酸：如岩菖蒲属、胡麻花属、棋盘花属、藜芦属、独尾草属、朱蕉属、龙血树属、白穗花属（*Speirantha*）、铃兰属、吉祥草属、开口箭属、蜘蛛抱蛋属、延龄草属、天门冬属、假叶树属、山麦冬属、沿阶草属、球子草属（*Peliosanthes*）、菝葜属、肖菝葜属等；甾体生物碱：如假百合属（*Notholirion*）、藜芦属、贝母属、万年青属（Ornithogalum）、黄精属等；甾体强心苷：如绵枣儿属、虎眼万年青属（Ornithogalum）、铃兰属、万年青属等；秋水仙碱：如嘉兰属、郁金香属、百合属、虎眼万年青属等；蒽和蒽醌类：如萱草属、丽江山慈姑属等；此外重楼属中含有蜕皮激素，葱属植物含有挥发油。

【主要属及药用植物】

表 11 - 57　　　　　　　百合科部分属检索表

1. 木本，花两性或单性。
  2. 花单性，攀援状灌木 ………………………………………… 菝葜属 *Smilax*
  2. 花两性，灌木或乔木 ……………………………………… 龙血树属 *Dracaena*
1. 草本，花两性。
  3. 叶肉质 ……………………………………………………………… 芦荟属 *Aloe*

3．叶非肉质。

4．具鳞茎。

5．大型圆锥花序，茎基部呈鞘状抱茎 ……………………………… 藜芦属 *Veratrum*

5．不为圆锥花序

6．花药丁字着药 ………………………………………………… 百合属 *Lilium*

6．花药基部着药。

7．花被片基部有腺穴，花下垂，较大 ……………………… 贝母属 *Fritillaria*

7．花被片基部无腺穴，花不下垂，较小 ……………… 山慈菇属 *Iphigenia*

4．无鳞茎。

8．根状茎粗壮，明显，无块根。

9．蒴果。

10．叶基生，雄蕊3，叶线形 ……………………… 知母属 *Anemarrheana*

10．叶轮生，雄蕊8～12 ……………………………………… 重楼属 *Paris*

9．浆果。

11．叶基生，2～3片 …………………………………… 铃兰属 *Convallaria*

11．叶互生、对生或轮生，多数 …………………… 黄精属 *Polygonatum*

8．根状茎不明显，具须根或块根。

12．具叶状枝，叶鳞片状 ………………………………… 天门冬属 *Asparagus*

12．无叶状枝，叶线形。

13．子房上位，花丝明显，花药钝头 ……………… 山麦冬属 *Liriope*

13．子房半下位，花丝甚短，花药锐头 ……………… 麦冬属 *Ophiopogon*

（1）百合属 *Lilium*

草本。具无被鳞茎，肉质鳞叶较多。单叶互生，全缘。花大，花被片6，分离；雄蕊6，花药丁字着生；3心皮3室，柱头头状。蒴果室背开裂。

百合 *L. brownii* F. E. Brown var. *viridulum* Baker：茎有紫色条纹，光滑。叶倒卵状披针形至倒卵形，上部叶常比较小，3～5脉。花喇叭状，乳白色，外面稍带紫色，顶端向外张开或稍外卷，有香味；花粉粒红褐色；子房长圆柱形，柱头3裂。蒴果矩圆形，有棱（图11－144）。

分布于华北、华南和西南；生于山坡草地，多栽培。鳞茎的鳞叶（药材名：百合）为滋阴药，能养阴润肺、清心安神。

同属植物卷丹 *L. lancifolium* Thunb.：分布于全国大部分省区，生于山坡草地；细叶百合（山丹）*L. pumilum* DC.，分布于西北、东北、华北，生于山坡草地。以上两种鳞茎的鳞叶亦作中药百合入药。

（2）黄精属 *Polygonatum*.

草本。具横走根茎，具黏液。叶互生或轮生，全缘。花被下部合生成管状，顶端6裂，裂片顶端具乳突；雄蕊6；子房上位，3心皮组成3室。浆果。

黄精 *P. sibiricum* Delar. ex Red.：根状茎圆柱形，节间一头粗一头细。叶轮生，每轮4～6枚，条状披针形，先端卷曲。花序腋生，2～4朵花排成伞形状，下垂，苞片膜质，位于花梗基部；花近白色。浆果成熟时黑色（图 11 - 145）。

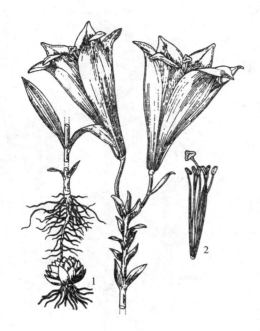

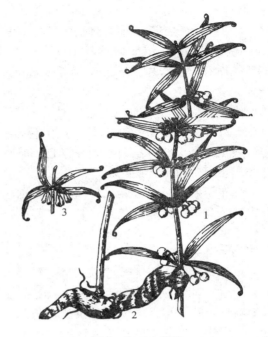

图 11 - 144　百合
1. 植株　2. 去花被的花，示雄蕊、雌蕊

图 11 - 145　黄精
1. 果枝　2. 根状茎　3. 花序

分布于东北、华北及黄河流域，南达四川；生于林下、灌丛及山坡阴处。根状茎（药材名：黄精）为滋阴药，能润肺滋阴、补脾益气。

玉竹 *P. odoratum* (Mill.) Druce：根状茎较细。叶互生，椭圆形至卵状矩圆形，背面淡粉白色。花序腋生，常具 1～3 朵花；花白色；浆果成熟时蓝黑色。

分布于东北、华北、中南、华南及四川；生于向阳山坡。根状茎（药材名：玉竹）为滋阴药，能滋阴润肺、生津养胃。

同属植物多花黄精 *P. cyrtonema* Hua，分布于河南以南和长江流域，生于林下、灌丛及山坡阴处；滇黄精 *P. kingianum* Coll. et Hemsl.，分布于广西、四川、贵州、云南，生于林下、灌丛或阴湿草坡。以上两种的根状茎亦作黄精入药。

（3）贝母属 *Fritillaria*

草本。具无被鳞茎，肉质鳞叶较少。单叶对生、轮生、互生，或呈混合叶序，全缘。花钟状下垂，花被片 6，分离，基部有腺窝，不反转；雄蕊 6 枚，花药基生；子房上位，3 心皮组成 3 室。蒴果常有翅。

浙贝母 *F. thunbergii* Miq.：鳞茎大，由 2～3 枚鳞片组成。叶无柄，条状披针形，下部及上部叶对生或互生，中部叶轮生，上部叶先端卷曲呈卷须状。花具长柄，淡黄绿色，钟形，顶生花具 3 至数枚轮生苞片，侧生花具 2 枚苞片，花被内面具紫色方格斑纹。蒴果具 6 条宽纵翅（图 11 - 146）。

主要分布于浙江、江苏；生于山草地，多栽培。较小鳞茎（药材名：珠贝）和鳞叶（药材名：大贝）为化痰药，能清热化痰、润肺止咳。

暗紫贝母 *F. unibracteata* Hsiao et K. C. Hsia：鳞茎外面有 2 枚鳞片，通常外面两枚鳞叶大小悬殊，大鳞叶紧抱小鳞叶，呈怀中抱月状，或两枚鳞叶大小相似。茎基部 1~2 对叶对生，其余叶多互生，叶片条形至条状披针形，先端不卷曲。花单生茎顶，具 1 枚叶状苞片，深紫色，略有黄褐色小方格纹。蒴果具狭翅。

分布于四川西北部、青海和甘肃南部，生于高山灌丛及草甸。鳞茎（药材名：川贝母）为化痰药，能清热化痰、润肺止咳，是川贝母中"松贝"的主要来源。

川贝母 *F. cirrhosa* D. Don：鳞茎有鳞叶 3~4 枚，叶通常对生，少数互生或轮生，下部叶片狭长矩圆形至宽条形，中上部叶狭披针状条形，叶端多少卷曲。单花顶生，花被紫色，具黄绿色斑纹，或黄绿色具紫色斑纹，叶状苞片通常 3 枚，先端卷曲。

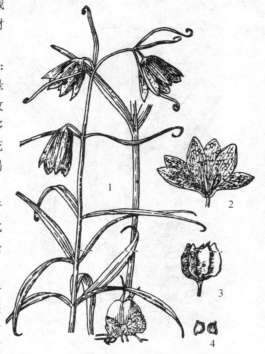

图 11 – 146　浙贝母
1. 植株　2. 花　3. 果实　4. 种子

分布于四川；生于高山灌丛及草甸。鳞茎是川贝母中"青贝"的主要来源。

甘肃贝母 *F. przewalskii* Maxim. ex Baker.：鳞茎有鳞叶 3~4 枚。茎中部以上具叶，最下部 2 枚对生，其余互生，条形。花浅黄色，具紫色或黑紫色斑点。

分布于甘肃、青海；生于高山山坡草丛。鳞茎是川贝母中"青贝"的主要来源。

梭砂贝母 *F. delavayi* Franch.：鳞茎较大，有鳞叶 3~4 枚。茎中部以上具叶，叶片卵形至卵状披针形。花淡黄色，外面带紫晕，内面有蓝紫色小方格及斑点。

分布于云南、四川、青海及西藏，生于高海拔流石滩。是川贝母中"炉贝"的主要来源。

本属药用植物还有：平贝母 *F. ussuriensis* Maxim.，分布于东北，生于林下；鳞茎（药材名：平贝母）为化痰药，能清热润肺、化痰止咳。新疆贝母 *F. walujewii* Regel 和伊犁贝母 *F. pallidiflora* Schrenk，分布于新疆，前者生于阴湿地，后者生于阳坡草地；它们的鳞茎（药材名：伊贝）为化痰药，能清热润肺、化痰止咳。

（4）本科其他药用植物

知母 *Anemarrhena asphodeloides* Bge.：草本。具横走根状茎，粗壮，上方有 1 纵沟，被黄褐色纤维。叶基生，条形。总状花序，花葶长；花两性，辐射对称；花被 6，淡紫红色，雄蕊 3；子房卵形。蒴果长卵形，具 6 纵棱。

分布于东北、华北及陕西、甘肃；生于干旱草坡及沙地。根状茎（药材名：知母）为清热泻火药，能清热泻火、滋阴润燥。

七叶一枝花 *Paris polyphylla* Smith var. *chinensis* (Franch.) Hara：草本。根状茎短而粗壮，密生环节。叶 5～10 枚，通常 7 枚轮生茎顶，叶椭圆形至倒卵状披针形。花单生，自轮生叶的中心抽出；两性，辐射对称；花被片 4～7，外轮绿色，狭卵状披针形，内轮黄绿色，狭条形，长为外轮的 1/3 至近等长或稍超过，并与外轮花被片互生；雄蕊 8～12，花药为花丝的 3～4 倍，药隔突出为小尖头；子房上位，1 室，近球形，具棱，顶端具盘状花柱基，花柱 4～5；蒴果紫色；种子具红色外种皮（图 11 – 147）。

广布于长江流域至华南南部及西南；生于林下及灌丛。根状茎（药材名：蚤休）为清热解毒药，能清热解毒、消肿止痛、熄风定惊。

麦冬 *Ophiopogon japonicus* (L. f) Ker - Gawl.：草本。有细长横走根茎，须根末端膨大称块根。叶基生成丛，条形。总状花序，花序比叶短；花两性，辐射对称；

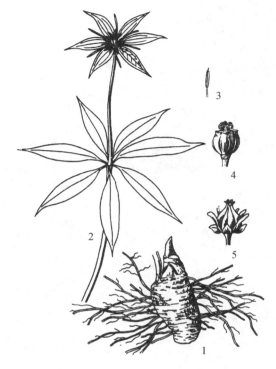

图 11 – 147 七叶一枝花
1. 根状茎 2. 花枝 3. 雄蕊
4. 雌蕊 5. 果实

花被 6，白色或淡紫色，盛开时花被稍张开，雄蕊 6，花丝短；子房半下位，3 心皮组成 3 室，花柱粗短，略呈圆锥形。果实浆果状，成熟时暗蓝色（图 11 – 148）。

分布于华东、中南、西南；生于山坡阴湿处、林下或溪边，浙江、四川多栽培。块根（药材名：麦冬）为滋阴药，能润肺养阴、益胃生津、清心除烦、润肠。

天门冬 *Asparagus cochinchinensis* (Lour.) Merr.：攀援草本。须根中部或近末端形成纺锤形块根。茎枝上具刺，小枝变态成叶状枝，3 枚簇生，镰刀状，中脉明显，绿色；叶鳞片状，基部具硬刺。花 2 朵腋生，单性异株，花被 6，淡绿色。浆果，成熟时红色。

几全国分布；生于山坡、路旁及疏林下。块根（药材名：天冬）为滋阴药，能清肺降火、滋阴润燥。

光叶菝葜 *Smilax glabra* Roxb.：攀援灌木。根状茎肥厚，粗短。叶互生，全缘，卵状披针形或披针形，下面粉白色，具托叶卷须；伞形花序；花单性异株，花被 6，淡绿色；雄花雄蕊 3 枚，花丝极短。浆果球形，成熟时紫黑色，被粉霜（图 11 – 149）。

分布于甘肃南部及长江流域以南，生于山坡、灌丛及疏林下。块根（药材名：土茯苓）为清热解毒药，能清热解毒、通利关节、除湿。

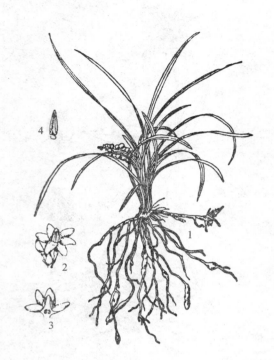

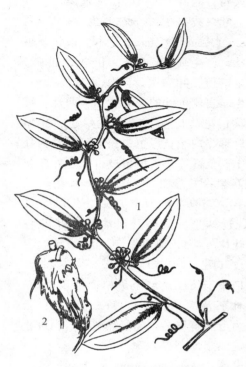

图 11-148　麦冬
1. 植株　2. 花　3. 花的纵剖　4. 雄蕊

图 11-149　光叶菝葜
1. 果枝　2. 根状茎

藜芦 *Veratrum nigrum* L.：多年生草本，具鳞茎。茎上部密生白毛，茎基部常有残存的黑褐色的网状叶鞘纤维。叶互生，椭圆形至卵状椭圆形，基部呈鞘状抱茎。大型圆锥花序；花小，杂性，雄花生于花序下部，两性花生于花序中部以上，花被 6，紫黑色，雄蕊 6，花药肾形，子房上位，3 室，柱头 3 裂，蒴果 3 裂。

分布于东北、华北、西北及四川、江西、河南、山东；生于林下阴湿地。鳞茎（药材名：藜芦）为涌吐药，能涌吐、杀虫，有毒。

芦荟 *Aloe vera* L. var. *chinensis*（Haw.）Berger：肉质草本。叶近莲座状，条状披针形，具白色斑纹。总状花序；花被浅黄色，具红色斑点。多温室栽培。叶或叶汁干燥品（药材名：芦荟）为泻下药，能泻下、清肝、杀虫。

剑叶龙血树 *Dracaena cochinchinensis*（Lour.）S. C. Chen：常绿乔木，具红棕色汁液，树皮光滑，灰白色，幼枝有环状托叶痕。叶聚生茎顶，剑形。圆锥花序，花序轴密生乳突状短毛。花乳白色。浆果橘黄色。分布于广西、云南。树脂（药材名：国产血竭）为活血化瘀药，内服能活血化瘀、止痛；外用能止血、生肌、敛疮。

同属植物海南龙血树 *D. cambodiana* Pierre ex Gagnep.，分布于海南。树脂也作国产血竭使用。

除此以外还有丽江山慈菇 *Iphigenia indica* Kunth et Benth.，分布于云南西北部和四川南部，生于向阳草坡、灌丛、林下；鳞茎习称土贝母，为提取秋水仙碱的原料药。铃兰 *Convallaria majalis* L.，分布东北、华北、西北及山东、河南、湖南、浙江，生于阴坡林下潮湿处；全草能强心利尿，有毒。湖北麦冬 *Liriope spicata*（Thunb.）Lour. var. *prolifera* Y. T. Ma 和短葶山麦冬 *Liriope muscari*（Decne）Bailey，分布于华东、华中、华南及陕西、四川、贵州，生于林下阴湿处；块根（药材名：山麦冬）为滋阴药，能养阴生津、润肺清心。

备注：哈钦松系统将百合科分为延龄草科（Trilliaceae）、菝葜科（Smilacaceae）和百合科；塔赫他间系统则把百合科划分为百合科、秋水仙科（Colchicaceae）、葱科（Alliaceae）、萱草科（Hemerocallidaceae）、天门冬科（Asparagaceae）、日光兰科（Asphodelaceae）、龙血树科（Dracaenaceae）、延龄草科、菝葜科。克郎奎斯特系统将广义百合科划分为百合科、芦荟科、龙舌兰科和菝葜科等。

80．石蒜科 Amaryllidaceae

$\male \female * ↑ P_{(3+3),3+3} A_{3+3,(3+3)} \overline{G}_{(3:3:∞)}$

【形态特征】　草本。具有膜被鳞茎或根状茎。叶基生，常条形。花单生或伞形花序，有1至数枚总苞片；花两性，辐射对称或两侧对称；花被6，花瓣状，2轮，分离或下部合生；雄蕊6，花丝分离，有时基部扩大合生成副花冠；子房下位，3心皮3室，中轴胎座，每室胚珠多数。蒴果或浆果状。

表 11 − 58　　　　　　　　　　　　石蒜科药用属的比较

仙茅属 *Curculigo*	小金梅草属 *Hypoxis*	石蒜属 *Lycoris*
多年生草本，有短的根状茎；叶基生，长，折叠状；花茎长或短；花常单性，头状花序或穗状花序，具苞片；花被常延伸于子房上成一线形的管，6裂；子房下位，子房3室；果为浆果，不开裂，多少有喙	为旷野小草本，根状茎球状或块状；叶狭线形，基生；花黄色，单生或为总状花序、伞形花序；花被轮状，6裂，无柄；雄蕊6枚，着生于花被裂片的基部，花丝短，花药近基部背着；子房下位，子房3室，果为环裂或3瓣裂的蒴果	多年生草本，有鳞茎；花茎实心；叶带状，先于花或后于花轴出；花红色或黄色，伞形排列于花茎之顶；花被漏斗状，喉部有鳞片；雄蕊着生于花被管的喉部，下倾；子房下位，每室有胚珠数颗；花柱长，柱头头状，果为蒴果

【分布】　100余属，1200余种；主产于温带地区。我国17属，140余种，以长江以南为多；已知药用10属，29种。

【药用植物】　仙茅 *Curculigo orchioides* Gaertn.：分布于华东、西南及东南；生于丘陵草地及荒坡。根状茎（药材名：仙茅）为补阳药，能温肾壮阳、祛寒除湿，有毒。

石蒜 *Lycoris radiata* Herb.：分布于长江流域至西南；生于阴湿山谷及河边。鳞茎能祛痰、催吐、杀虫，有毒。

81．薯蓣科 Dioscoreaceae

$\male * P_{(3+3)} A_{3+3}$；　$\female * P_{3+3} \overline{G}_{(3:3::2)}$

【形态特征】　缠绕性草质藤本。具根状茎或块茎。叶互生，少对生，单叶或掌状复叶，具掌状网脉。穗状、总状或圆锥花序；花小，单性异株或同株，辐射对称；花被6，2轮，基部结合；雄花具雄蕊6，有时3枚可育；雌花子房下位，3心皮合生成3室，每室胚珠2枚，花柱3。蒴果具3棱形的翅，种子常具翅。

【分布】 10属，650种；广布于热带和温带。我国仅有薯蓣属，约60种，主要分布于长江以南；已知药用37种。

【显微特征】 含黏液细胞及草酸钙针晶束，常有根被。

染色体：X = 10，12，13，18。

【化学成分】 本科在我国仅有薯蓣属，植物体含有甾体皂苷：如薯蓣皂苷（dioscin）、纤细薯蓣皂苷（gracillin）等；生物碱：如薯蓣碱（dioscorine）。

【药用植物】 薯蓣 *Dioscorea opposita* Thunb.：草质藤本。根状茎直生，肥厚，圆柱状。茎常带紫色。基部叶互生，中部以上对生，叶腋常有小块茎（珠芽）；叶三角形至三角状卵形，基部宽心形，叶脉7～9条。穗状花序腋生；花小，雌雄异株，辐射对称，花被6，绿白色；雄花雄蕊6；雌花子房下位，柱头3裂。蒴果具3翅，被白粉，种子具宽翅（图11－150）。

全国大部分地区有分布；生于向阳山坡及灌丛，多栽培。根状茎（药材名：山药）为补气药，能益气养阴、补脾肺肾。

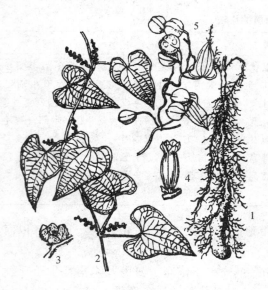

图 11－150 薯蓣
1. 根状茎 2. 雄枝 3. 雄花
4. 雌花 5. 果枝

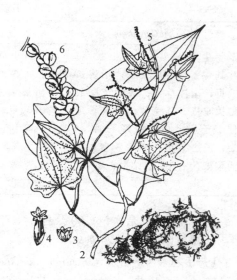

图 11－151 穿龙薯蓣
1. 根状茎 2. 植株一段 3. 雄花
4. 雌花 5. 雌枝 6. 果序

穿龙薯蓣 *D. nipponica* Makino：根状茎横走，坚硬，外皮黄褐色。叶互生，掌状心形，边缘不等大浅裂，雌雄异株（图11－151）。

分布于东北、华北及中部各省；生于林缘、灌丛。根状茎（药材名：穿山龙）能舒筋活血、祛风止痛，为生产薯蓣皂苷原料之一。

黄独 *D*．*bulbifera* L．：块茎扁球形，外皮棕褐色，密被细长须根。叶片宽心状卵形，叶腋多生有小块茎。果翅向蒴果的基部延伸。

分布于华东、西南及广东；生于河谷、林下。块茎（药材名：黄药子）为化痰药，能化痰消瘿、清热解毒、凉血止血。

粉背薯蓣 *D*．*hypoglauca* Palib．［*D*．*colletti* Hook．f．var．*hypoglauca*（Palib．）Pei et Ting］：根状茎横走，断面黄色。叶片三角状心形，叶背灰白色，叶脉及叶缘有黄白色硬毛。雄花具3枚可育雄蕊。蒴果基部与顶端等宽。

分布于华东、华中及四川、台湾；生于山谷坡地及沟边阴湿处混交林中。根状茎（药材名：粉萆薢）为利水渗湿药，能利湿浊、祛风湿。

绵萆薢 *D*．*septemloba* Thunb．：根状茎横走。叶缘微波或全缘，少有掌状分裂。蒴果较扁，种子具翅，翅矩圆形，紫红色。

分布于华南及浙江、江西、湖南；生于山谷坡地及沟边阴湿处混交林中。根状茎（药材名：绵萆薢）与粉背薯蓣功效相同。

本属药用植物还有福州薯蓣 *D*．*futschuensis* Uline ex Kunth，分布于福建、浙江、湖南、广东，生于山坡灌丛、沟谷；根状茎（药材名：绵萆薢）与粉背薯蓣功效相同。盾叶薯蓣 *D*．*zingiberensis* C．H．Wright，分布于陕西、甘肃、河南、湖北、湖南、四川、云南，生于山坡灌丛、沟谷；根状茎能消肿解毒，为生产薯蓣皂苷原料之一。

82．鸢尾科 Iridaceae

$$\female \ast \uparrow P_{(3+3)} A_3 \overline{G}_{(3:3:\infty)}$$

【形态特征】　草本。常具根状茎或球茎。叶多基生，条形或剑形，基部对折，成2列状套叠排列。常为聚伞花序；花两性，辐射对称或两侧对称；花被6，2轮排列，花瓣状，通常基部常合生成管；雄蕊3；子房下位，3心皮3室，中轴胎座，每室胚珠多数，柱头3裂，有时呈花瓣状。蒴果。

【分布】　约60属，800种；分布于热带和温带地区。我国11属，约71种，其中我国原产2属（鸢尾属和射干属）。已知药用8属，39种。

【显微特征】　常有草酸钙结晶，如射干有柱晶，番红花有方晶和簇晶；维管束为周木型及外韧型。

染色体：X = 3，5，7，8，9，10，11，15。

【化学成分】　苷类：如鸢尾属（*Irtis*）、射干属（*Belamcanda*）、番红花属（*Crous*）等；醌类化合物：如鸢尾属等；萘芳香族化合物：如红葱属（*Eleutherine*）等。

【药用植物】　射干 *Belamcanda chinensis*（L．）DC．：草本。根状茎横走，断面黄色。叶剑形，基部对折，二列排列。花两性，辐射对称；2～3歧分枝的伞房状聚伞花序，顶生；花被6，橙黄色，基部合生成短管，散生暗红色斑点；雄蕊3；子房下位，柱头3裂。蒴果，倒卵圆形（图11－152）。

全国分布；生于干燥山坡、草地、沟谷及滩地。根状茎（药材名：射干）为清热解毒药，能清热解毒、祛痰利咽。

·

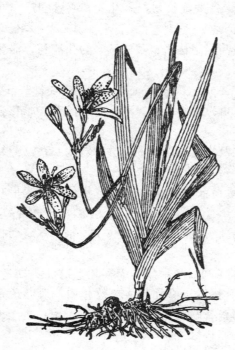

图 11 - 152　射干

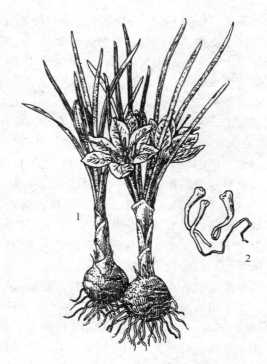

图 11 - 153　番红花
1．植株　2．花柱

番红花 *Crocus sativus* L．：草本。具球茎，外被褐色膜质鳞片。叶基生，条形。花自球茎发出；花两性，辐射对称；花被 6，白色、紫色、蓝色，花被管细管状；雄蕊 3；子房下位，花柱细长，顶端 3 深裂，柱头略膨大成喇叭状，顶端边缘有不整齐锯齿，一侧具 1 裂隙。蒴果（图 11 - 153）。

原产于欧洲；我国引种栽培。花柱（药材名：西红花）为活血化瘀药，能活血通经、祛瘀止痛、凉血解毒。

马蔺 *Iris lactea* Pall．var．*chinensis*（Fisch．）Koidz．：草本。根状茎粗壮，外面残留纤维状叶鞘残基。叶条形，基生。花两性，辐射对称；花被 6，花蓝紫色，2 轮，外轮中部有黄色条纹；花柱分叉 3，花瓣状。蒴果。

全国广布；生于山坡草地、灌丛。种子（药材名：马蔺子）能凉血止血、清热利湿，可抗肿瘤。

本科药用植物还有：鸢尾 *Iris tectorum* Maxim．，分布几遍全国，生于干燥草坡、林缘；根状茎（药材名：川射干）能活血化瘀、祛风利湿。

83．姜科 Zingiberaceae

$$♀ ⚥ ↑ K_{(3)} C_{(3)} A_1 \overline{G}_{(3:3:\infty)}$$

【形态特征】　草本。具根状茎、块茎或块根，通常有芳香或辛辣味。单叶基生或茎生，茎生者通常2列，常有叶鞘和叶舌，羽状平行脉。总状花序具明显苞片或为圆锥花序；花两性，两侧对称；花被片6，2轮，外轮萼状，常合生成管，一侧开裂，上部3齿裂，内轮花冠状，上部3裂；雄蕊变异很大，退化雄蕊2~4，外轮2枚花瓣状、齿状或缺，若存在称侧生退化雄蕊，内轮2枚联合成显著而美丽的唇瓣（labellum），能育雄蕊1枚，花丝具槽；子房下位，3心皮合生成中轴胎座，稀侧膜胎座，胚珠多数，花柱细长，着生于花丝槽中，柱头漏斗状。蒴果，种子具假种皮（图11-154）。

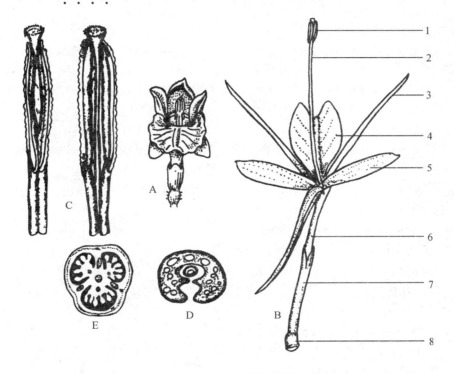

图 11-154 姜黄属和姜花属花的结构

A. 姜黄属花　B. 姜花属花　C. 花药和柱头放大　D. 花药横切　E. 子房横切
1. 发育雄蕊花药　2. 花丝包围花柱　3. 花冠裂片　4. 唇瓣　5. 侧生退化雄蕊
6. 花被管　7. 花萼筒　8. 子房

【分布】　约51属，1500种；主产于亚洲、热带、亚热带。我国26属，约200种，主要分布于西南、华南至东南；已知药用15属，100余种。

【显微特征】　含油细胞。根状茎常具明显的内皮层，最外层具栓化皮层；块根常有根被。

染色体：X = 11 ~ 14，17。

【化学成分】　挥发油：如山姜属（*Alpinia*）、砂仁属（*Amomum*）、姜黄属（*Curcuma*）、姜花属（*Hedychium*）、山柰属（*Kaempferia*）、土田七属（*Stahlianthus*）、姜属（*Zingiber*）等；黄酮类化合物：如山姜属、砂仁属、山柰属等；酚性化合物：如闭鞘姜属（*Costus*）、姜黄属、姜属等；皂苷：如闭鞘姜属等；香豆素：如山柰属等；生物碱：如温郁金含少量生物碱四甲基吡嗪（*tetramethylpyazine*）。

【主要属及药用植物】

表 11 - 59　　　　　　　　　**姜科部分属检索表**

1. 侧生退化雄蕊大，花瓣状，块状根状茎，有块根，花序中部以下苞片基部边缘互相贴生成囊状。……
……………………………………………………………………………………… 姜黄属 *Curcuma*

1. 侧生退化雄蕊小或无，苞片与须根不具上述性状。

　2. 花序顶生。 ……………………………………………………………………… 山姜属 *Alpinia*

　2. 花序由根状茎抽出。

　　3. 侧生退化雄蕊小，钻形或细条形，与唇瓣分离，药隔附属体延长，全缘或 2~3 裂。…………
……………………………………………………………………………………… 砂仁属 *Amomum*

　　3. 侧生退化雄蕊与花瓣联合成具 3 深裂的唇瓣，药隔附属体延长于花药外成一弯喙。…………
……………………………………………………………………………………… 姜属 *Zingiber*

（1）**姜属 *Zingiber***

草本。根状茎指状分枝，断面淡黄色，有辛辣味。花葶从根状茎抽出；唇瓣与侧生退化雄蕊联合，3 裂，药隔附属体延长于花药外成一弯喙。

姜 *Z. officinale* Rosc.：叶片披针形。苞片绿色至淡红色，花冠黄绿色，唇瓣中裂片具紫色条纹及淡黄色斑点（图 11 - 155）。

原产于太平洋群岛，我国广为栽培。根状茎（药材名：生姜、干姜）入药，干姜为温里药，能温中回阳、温肺化饮；生姜为解表药，能发汗解表、温胃止呕、化痰止咳。

（2）**姜黄属 *Curcuma***

根状茎粗短，肉质芳香，须根末端常膨大成块根。花葶从根状茎或叶鞘抽出，花序中下部苞片彼此贴生成囊状；侧生退化雄蕊花瓣状，与花丝基部合生，唇瓣全缘或 2 裂，药隔顶端无附属体，花药基部有距。

姜黄 *C. longa* L.（*C. domestica* Valet.）：根状茎卵形，侧根茎指状，断面深黄色至黄红色，具块根。叶片椭圆形至矩圆形，两面无毛。穗状花序自叶鞘抽出，苞片绿白色或顶端红色，花冠白色，侧生退化雄蕊淡黄色，唇瓣近圆形，白色，中部深黄色，花药基部两侧有 2 个角状距（图 11 - 156）。

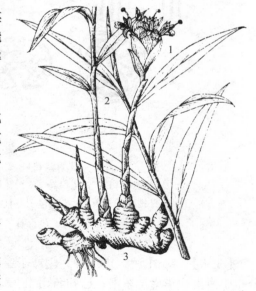

图 11 - 155　姜
1. 花序　2. 叶枝　3. 根状茎

分布于东南部至西南部，常栽培。根状茎（药材名：姜黄）为活血化瘀药，能破血行气、通经止痛、祛风疗痹；块根（药材名：黄丝郁金）为活血化瘀药，能破血行气、清心解郁、凉血止血、利胆退黄。

同属植物广西莪术 *C. kwangsiensis* S. Lee et C. F. Liang、蓬莪术 *C. aeruginosa* Roxb.、温郁金 *C. wenyujin* Y. H. Chen et C. F. Liang 的根状茎（药材名：莪术）为活血化瘀药，能破血行气、消积止痛。上述植物的块根（药材名：郁金）为活血化瘀药，能破血行气、清心解郁、凉血止血、利胆退黄。商品药材名分别称为桂郁金、绿丝郁金、温郁金。

（3）砂仁属 *Amomum*

根状茎横走粗厚或细长。花葶自根状茎抽出；侧生退化雄蕊钻状或线形，唇瓣全缘或3裂，药隔附属体延长。果实不裂或不规则开裂。

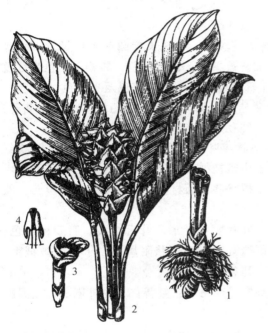

图 11 - 156　姜黄
1. 根状茎　2. 叶及花序
3. 花　4. 雄蕊与花柱

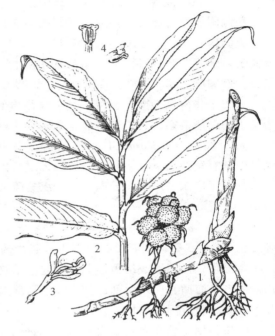

图 11 - 157　阳春砂
1. 根状茎及果序　2. 叶枝　3. 花
4. 花药，正面及侧面观

阳春砂 *A. villosum* Lour.：草本。根状茎细长横走。叶条状披针形或长椭圆形，全缘，尾尖，叶鞘上有凹陷的方格状网纹，叶舌半圆形。花冠白色，唇瓣白色，中间有淡黄色或红色斑点，圆匙形，先端2裂，药隔附属体3裂。果实红棕色，卵圆形，不裂，有刺状突起；种子多数，极芳香（图 11 - 157）。

分布于华南及云南、福建；生于山谷林下阴湿地，多栽培。果实（药材名：砂仁）为芳香化湿药，能化湿行气、温中止泻、安胎。

白豆蔻 *A. kravanh* Pierre ex Gagnep. 与阳春砂的主要区别是：根状茎粗壮。叶卵状披针形，叶舌圆形，叶鞘及叶舌密被长粗毛。唇瓣中肋处黄色，椭圆形。蒴果白色或淡黄色，扁球形，略具钝3棱，果实易开裂成3瓣。

原产于柬埔寨、泰国等地，我国云南、海南有栽培。果实（药材名：豆蔻）为芳香化湿药，能化湿行气、温中止呕。

草果 *A. tsao - ko* Crevost et Lemarie 与阳春砂的主要区别是：根状茎横走肥厚。叶片长椭圆形，叶鞘及叶舌被疏柔毛。花冠红色，唇瓣中肋处具紫红色条纹，矩圆状倒卵形。果实红色，有 3 钝棱及纵纹，长椭圆形。

分布于云南、广西、贵州，栽培或野生。果实（药材名：草果）为芳香化湿药，能燥湿散寒、除痰截疟。

（4）**山姜属** *Alpinia*

具横走肥厚根状茎。穗状花序或圆锥花序顶生；唇瓣大，侧生退化雄蕊缺或呈齿状，极小，药隔附属体有或无，蒴果不开裂或不规则开裂或 3 裂。

大高良姜 *A. galanga*（L.）Willd.：草本。根状茎块状。叶狭长椭圆形至披针形，主脉有淡黄色疏毛，叶舌近圆形。圆锥花序顶生，花轴密被柔毛。花冠白色，唇瓣深白色带红色条纹，倒卵状匙形，2 裂。果实不裂，矩圆形，中部微缢缩，成熟时棕色至枣红色。

分布于华南及云南、台湾；生于沟谷林下、灌丛、草丛。根状茎（药材名：大高良姜）为温里药，能散寒、暖胃、止痛；果实（药材名：红豆蔻）能燥湿散寒、醒脾消食。

高良姜 *A. officinarum* Hance：草本。根状茎块状。叶片条形，叶舌披针形，唇瓣淡红色，中部有紫红色条纹，卵形，药隔无附属体；子房密被绒毛。果实红色，球形，不开裂。

分布于广东、广西、云南；生于灌丛疏林下。根状茎（药材名：高良姜）为温里药，能散寒、暖胃、止痛。

益智 *A. oxyphylla* Miq.：草本。根状茎块状。叶片宽披针形，叶舌 2 裂。唇瓣粉红色，有红色条纹，3 裂，倒卵形，顶端皱波状，药隔顶端有圆形鸡冠状附属体；子房密被绒毛。果实黄绿色，椭圆形或纺锤形，具隆起的条纹，不开裂。

主产于海南和广东南部；生于林下阴湿处。果实（药材名：益智仁）为补阳药，能温脾开胃摄涎、暖肾固精缩尿。

同属药用植物还有：华山姜 *A. chinensis*（Retz.）Rosc.、山姜 *A. japonica*（Thunb.）Miq. 的种子团习称土砂仁或建砂仁，为芳香化湿药，能化湿行气、温中止泻、安胎。草豆蔻 *A. katsumadai* Hayata 的种子团（药材名：草豆蔻）为芳香化湿药，能燥湿散寒、温中止呕。

84. 兰科 Orchidaceae

$$\female \uparrow P_{3+3} A_{1\sim2} \overline{G}_{(3:1:\infty)}$$

【形态特征】 草本。陆生、附生或腐生。具根状茎、块茎或假鳞茎。单叶互生，常排成 2 列，有时退化成鳞片状，常有叶鞘。穗状、总状或圆锥花序；花通常两性，两侧对称；花被 6，2 轮，花瓣状，外轮 3，上方中央 1 片称中萼片，下方两侧的 2 片称侧萼片；内轮 3，侧生的 2 片称花瓣，中间的 1 片常 3 裂或中部缢缩而成上、下唇，或基部有时囊状或有距，常有艳丽的颜色，特称为唇瓣，由于子房 180° 扭转使唇瓣由近轴方转至远轴方；雄蕊和雌蕊合生成合蕊柱（column），合蕊柱半圆柱形，面向唇瓣，花药通常 1 枚，位于合蕊柱顶端，少 2 枚，位于合蕊柱两侧，2 室，花粉粒常粘合成花粉块（pollinium），前方常有 1 个由柱头不育部分变成一舌状突起称蕊喙（rostellum），能育柱头位于蕊喙之下，常凹陷；子房下位，

3心皮组成1室，侧膜胎座，含多数微小胚珠。蒴果，种子极小而多，无胚乳（图11－158）。

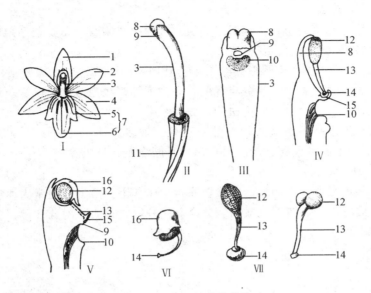

图11－158 兰花的构造

Ⅰ. 兰花的花被片各部分示意 Ⅱ. 子房及合蕊柱 Ⅲ. 合蕊柱全形

Ⅳ、Ⅴ. 合蕊柱纵切 Ⅵ. 花药 Ⅶ. 花粉块

1. 中萼片 2. 花瓣 3. 合蕊柱 4. 侧萼片 5、6. 侧裂片及中裂片 7. 唇瓣

8. 花药 9. 蕊喙 10. 柱头 11. 子房 12. 花粉团 13. 花粉块柄 14. 黏盘

15. 黏囊 16. 药帽

【分布】 约700属，20 000种；广布全球，主产于南美和亚洲的热带地区；我国171属，1247种（包括亚种、变种、变型），南北均产；以云南、海南、台湾种类丰富；已知药用76属，287种。

【显微特征】 具黏液细胞，内含草酸钙针晶；维管束为周韧型或有限外韧型。
染色体 X = 6 ~ 29。

【化学成分】 生物碱类：如石斛属（*Dendrobiam*）、毛兰属（*Kingidium*）、羊耳蒜属（*Liparis*）、沼兰属（*Malaxis*）、蝶兰属（*Phalaenopsis*）、万带兰属（*Vanda*）、假万带花属（*Vandopsis*）等杓兰属（*Cypripedium*）、五唇兰属（*Doritis*）、尖囊兰属（*Kingidium*）；菲醌类化合物：如红门兰属（*Orchis*）、凹舌兰属（*Coeloglossum*）、贝母兰属（*Coelogyne*）、美冠兰属（*Eulophia*）、手参属（*Gymnadenia*）、石仙桃属（*Pholidota*）、白及属（*Bletilla*）等；茋类化合物：如缓草属（*Spiranthes*）、纹瓣兰属（*Cymbidium*）、独蒜兰属（*Pleione*）、耳唇兰属（*Otochilu*）、石豆兰属（*Bulbophgllum*）、美冠兰属、毛兰属、贝母兰属、石仙桃属、石斛属等；酚类化合物：如天麻属（*Gastrodia*）、石斛属、万带兰属、山珊瑚属（*Galeola*）、兰属等；香豆素类：如角盘兰属（*Herminium*）、手参属（*Gymnadenia*）、香荚兰属（*Vanilla*）等；此外白及属还含有挥发油、蒽醌类物质。

【药用植物】

(1) 天麻属 *Gastrodia*

腐生草本。块茎肥厚，粗状，表面有环纹。叶退化成鳞叶。总状花序顶生；花被合生成筒，顶端5裂，唇瓣生于筒内，花粉块2。

天麻 *G. elata* Bl.：块茎椭圆形或卵圆形，有均匀的环节，节上有膜质鳞叶。茎黄褐色或带红色，叶退化成膜质鳞片，颜色与茎色相同，下部鞘状抱茎。花淡绿黄色或橙红色，花被合生，下部壶状，上部歪斜，唇瓣白色，先端3裂（图11-159）。

主产于西南；生于林下腐殖质较多的阴湿处，现多栽培，与白蘑科密环菌共生。块茎（药材名：天麻）为平肝熄风药，能熄风止痉、平肝潜阳、祛风除痹。

(2) 石斛属 *Dendrobium*

附生草木。茎黄绿色，节明显。总状花序常生于茎上部节上；花常大而艳丽，侧萼片与合蕊柱基部合生成萼囊，唇瓣不裂或3裂，合蕊柱较短，有明显的蕊柱足，花药2室，花粉块4，蜡质，无附属物。

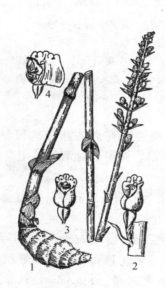

图11-159　天麻

1. 植株　2. 花及苞片　3. 花

4. 花被展开，示唇瓣和合蕊柱

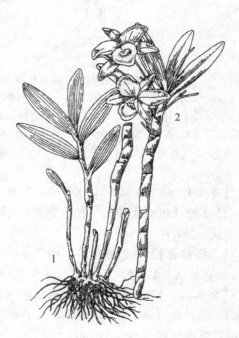

图11-160　石斛

1. 植株　2. 带花的植株

石斛 *D. nobile* Lindl.：茎上部稍扁平而微弯，下部圆柱形，具纵沟，干后金黄色。叶互生，矩圆形，顶端钝，无柄，叶鞘紧抱节间。总状花序有花2~3朵；花直径5~10cm，下垂，花被白色，先端粉红色，唇瓣近基部中央有一深紫色斑块（图11-160）。

分布于长江以南；生于密林老树干或潮湿岩石上。全草（药材名：金钗石斛）为滋阴药，能养胃生津、滋阴除热。

多种植物的茎也作"石斛"用，如束花石斛 *D*. *chrysanthum* Lindl.，分布于广西、云南、贵州及西藏东南部，生于密林老树干或潮湿岩石上。流苏石斛 *D*. *fimbriatum* Hook.，分布于广西、云南。美花石斛 *D*. *loddigesii* Rolf，分布于广东、广西、贵州、云南，生于密林老树干或潮湿岩石上。铁皮石斛 *D*. *officinale* Kimura et Migo，分布于安徽、浙江、福建、广西、四川、云南，生于山地半阴湿的岩石上。细茎石斛 *D*. *moniliforme*（L.）Sw.，分布于陕西、甘肃、安徽、河南、浙江、江西、福建、广东、广西、四川、云南、贵州，生于阔叶林中树干上或山谷岩壁上。

（3）白及属 *Bletilla*

陆生草木。块茎具环纹。叶数枚，常基生于茎基部。顶生总状花序；花较大，唇瓣 3裂，花粉块 8，成 2 群，具不明显的花粉块柄，无黏盘。

白及 *B*. *striata*（Thunb.）Reichb. f.：块茎三角状扁球形，断面富黏性。叶 3~6 枚，带状披针形，基部鞘状抱茎。总状花序顶生。花淡紫色，唇瓣 3 裂，有 5 条纵皱折，中裂片顶端微凹，合蕊柱顶端有 1 花药。蒴果圆柱形，有 6 条纵棱（图 11 – 161）。

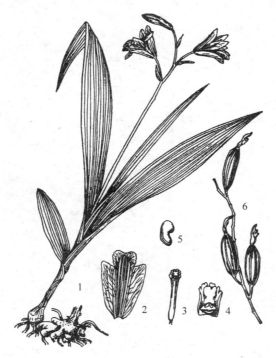

图 11 – 161 白及

1. 植株 2. 唇瓣 3. 合蕊柱 4. 合蕊柱顶端的药床及雄蕊背面

5. 花粉块 6. 蒴果

广布于长江流域；生于向阳山坡、疏林下、草丛中。块茎（药材名：白及）为止血药，能收敛止血、消肿生肌。

手参 *Gymnadenia conopsea*（L.）R．Br．：陆生草本。块茎椭圆形，下部类似掌状分裂。叶 3～5 枚，条状披针形，基部抱茎。总状花序顶生。花粉红色。

分布于东北、华北、西北及川西北，生于山坡林下、草地。块茎能补益气血、生津止渴。

盘龙参 *Spiranthes sinensis*（Pers.）Ames：陆生草本。基部叶线状倒披针形或线形，上部叶退化成叶鞘。穗状花序，螺旋状排列于花序轴上；花小，白色、粉红色或紫红色。分布于全国大部分省区；生于林下、灌丛、草地。

本科药用植物还有：石仙桃 *Pholidota chinensis* Lindl，分布于浙江、福建、广东、海南、广西、贵州、云南、西藏，生于林中或林缘树上、岩壁上或岩石上。羊耳蒜 *Liparis nervosa*（Thunb.）Lindl，分布于黑龙江、吉林、辽宁、内蒙古、河北、山西、陕西、甘肃、山东、江西、河南、四川、贵州、云南、西藏，生于林下、灌丛中或草地荫蔽处。

附 录

裸子植物门分科检索表

1. 棕榈状常绿木本植物，多无分枝，叶为羽状复叶，小叶多数 ·········· 苏铁科 Gycadaceae
1. 植物体非棕榈状态，有分枝，叶为单叶。
  2. 叶为扇形，具有叶柄，叶脉二叉状。······························· 银杏科 Ginkgoaceae
  2. 叶为针状、鳞片状、线形，稀为椭圆形或披针形。
   3. 种子及种鳞（果鳞）集生为木质球果或浆果状。
    4. 叶束生、丛生、或螺旋状散生。
     5. 每种鳞具有两枚种子，种子具有斧形的宽翅；雄蕊具有二花粉囊
      ······························· 松科 Pinaceae
     5. 每种鳞具有 2~9 枚种子，种子周边具有一环形狭翅；雄蕊具有 2~9 花粉囊
      ······························· 杉科 Taxodiaceae
    4. 叶对生。
     6. 叶为落叶性，种鳞 7~8 对，呈交互对生（水杉 Metasequoia glyptostrboides）
      ······························· 水杉科 Metasequoiaceae
     6. 叶为常绿性，种鳞数对，为镊合状、覆瓦状或盾状排列
      ······························· 柏科 Cupressaceae
   3. 种子多单生，为核果状。
    7. 叶为线形、披针形或稀为椭圆形，叶脉非羽状脉；雌花无管状假花被。
     8. 胚珠单生。
      9. 雄蕊具有 2~8 花粉囊，花粉无翼 ········· 紫杉科 Taxaceae
      9. 雄蕊仅有 2 花粉囊，花粉有翼 ········· 罗汉松科 Podocarpaceae
     8. 胚珠 2 枚 ························· 粗榧科 Cephadraceae
    7. 叶为鳞片状或椭圆形，而椭圆形叶为具羽状叶脉；雌花有管状假花被
     10. 直立性灌木或亚灌木，叶为细小鳞片状，非羽状叶脉
      ······························· 麻黄科 Ephedraceae
     10. 缠绕性藤本，叶为稍阔的椭圆形，具有羽状叶脉［倪藤（买麻藤）
     Gnetum indicum］ ········· 倪藤科（买麻藤科）Gnetaceae

被子植物门分科检索表

1. 子叶 2 个，极稀可为 1 个或较多；茎具中央髓部；在多年生的木本植物有年轮；叶片常具网状脉；花常为 5 出或 4 出数。（次 1 项见 433 页）…… **双子叶植物纲 Dicotyledoneae**

  2. 花无真正的花冠（花被片逐渐变化，呈覆瓦状排列成 2 至数层的，也可在此检查）；有或无花萼，有时可类似花冠。（次 2 项见 405 页）

    3. 花单性，雌雄同株或异株，其中雄花，或雌花和雄花均可成葇荑花序或类似葇荑状的花序。（次 3 项见 393 页）

      4. 无花萼，或在雄花中存在。

        5. 雌花以花梗着生于椭圆形膜质苞片的中脉上；心皮 1 …… **漆树科 Anacardiaceae**
（**九子不离母属 Dobinea**）

        5. 雌花情形非如上所述；心皮 2 或更多数。

          6. 多为木质藤本；全缘单叶，具掌状脉；果为浆果 ………… **胡椒科 Piperaceae**

          6. 乔木或灌木；叶可呈各种型式，但常为羽状脉；果不为浆果。

            7. 旱生性植物，有具节的分枝，和极退化的叶片，后者在每节上且连合成为具齿的鞘状物 ………………………………… **木麻黄科 Casuarinaceae**
（**木麻黄属 Casuarina**）

            7. 植物体为其他情形者。

              8. 果实为具多数种子的蒴果；种子有丝状毛茸 ………… **杨柳科 Salicaceae**

              8. 果实为仅具 1 种子的小坚果、核果或核果状的坚果。

                9. 叶为羽状复叶；雄花有花被 ………… **胡桃科 Juglandaceae**

                9. 叶为单叶（有时在杨梅科中可为羽状分裂）。

                  10. 果实为肉质核果；雄花无花被 ………… **杨梅科 Myricaceae**

                  10. 果实为小坚果；雄花有花被 ………… **桦木科 Betulaceae**

      4. 有花萼，或在雄花中不存在。

        11. 子房下位。

          12. 叶对生，叶柄基部互相连合 ………… **金粟兰科 Chloranthaceae**

          12. 叶互生。

             13. 叶为羽状复叶 ………… **胡桃科 Juglandaceae**

            13. 叶为单叶。

               14. 果为蒴果 ………… **金缕梅科 Hamamelidaceae**

               14. 果为坚果。

                  15. 坚果封藏于一变大呈叶状的总苞中 ………… **桦木科 Betulaceae**

15．坚果有一壳斗下托，或封藏在一多刺的果壳中 … **山毛榉科** Fagaceae

11．子房上位。……………………………………………（**壳斗科**）

16．植物体中具白色乳汁。

17．子房 1 室；桑椹果 …………………………… **桑科** Moraceae

17．子房 2~3 室；蒴果 ………………………… **大戟科** Euphorbiaceae

16．植物体中无乳汁，或在大戟科的重阳木属 *Bischofia* 中具红色汁液。

18．子房为单心皮所成；雄蕊的花丝在花蕾中向内屈曲…… **荨麻科** Urticaceae

18．子房为 2 枚以上的连合心皮所组成；雄蕊的花丝在花蕾中常直立（在大
戟科的重阳木属 *Bischofia* 及巴豆属 *Croton* 中则向前屈曲）。

19．果实为 3 个（稀可 2~4 个）离果瓣所成的蒴果；雄蕊 10 至多数，有
时少于 10 ……………………………………… **大戟科** Euphorbiaceae

19．果实为其他情形；雄蕊少数至数个（大戟科的黄桐树属 *Endospermum* 为
6~10），或和花萼裂片同数且对生。

20．雌雄同株的乔木或灌木。

21．子房 2 室；蒴果 ………………………… **金缕梅科** Hamamelidaceae

21．子房 1 室；坚果或核果 ………………………… **榆科** Ulmaceae

20．雌雄异株的植物。

22．草本或草质藤本；叶为掌状分裂或为掌状复叶 …… **桑科** Moraceae

22．乔木或灌木；叶全缘，或在重阳木属为 3 小叶所成的复叶
………………………………………… **大戟科** Euphorbiaceae

3．花两性或单性，但并不成为菜荑花序。

23．子房或子房室内有数个至多数胚珠。（次 23 项见 396 页）

24．寄生性草本，无绿色叶片………………………… **大花草科** Rafflesiaceae

24．非寄生性植物，有正常绿叶，或叶退化而以绿色茎代行叶的功用。

25．子房下位或部分下位。

26．雌雄同株或异株，如为两性花时，则成肉质穗状花序。

27．草本。

28．植物体含多量液汁；单叶常不对称 ………… **秋海棠科** Begoniaceae
（**秋海棠属** *Begonia*）

28．植物体不含多量液汁；羽状复叶 …………… **四数木科** Datiscaceae
（**野麻属** *Datisca*）

27．木本。

29．花两性，成肉质穗状花序；叶全缘 …… **金缕梅科** Hamamelidaceae
（**假马蹄荷属** *Chunia*）

29．花单性，成穗状、总状或头状花序；叶缘有锯齿或具裂片。

30．花成穗状或总状花序；子房 1 室 ………… **四数木科** Datiscaceae
（**四数木属** *Tetrameles*）

30. 花呈头状花序；子房 2 室 ………… 金缕梅科 Hamamelidaceae

（枫香树亚科 Liquidambaroideae）

26. 花两性，但不成肉质穗状花序。

 31. 子房 1 室。

  32. 无花被；雄蕊着生在子房上 ……………… 三白草科 Saururaceae

  32. 有花被；雄蕊着生在花被上。

   33. 茎肥厚，绿色，常具棘针；叶常退化；花被片和雄蕊都多数；浆果 ………………………………………… 仙人掌科 Cactaceae

   33. 茎不成上述形状；叶正常；花被片和雄蕊皆为五出或四出数，或雄蕊数为前者的 2 倍；蒴果 ………… 虎耳草科 Saxifragaceae

 31. 子房 4 室或更多室。

  34. 乔木；雄蕊为不定数 ………………… 海桑科 Sonneratiaceae

  34. 草本或灌木。

   35. 雄蕊 4 ………………………………… 柳叶菜科 Onagraceae

（丁香蓼属 Liudwigia）

   35. 雄蕊 6 或 12 ……………… 马兜铃科 Aristolochiaceae

25. 子房上位。

 36. 雌蕊或子房 2 个，或更多数。（次 36 项见 394 页）

  37. 草本。

   38. 复叶或多少有些分裂，稀可为单叶（仅驴蹄草属 Caltha）全缘或具齿裂；心皮多数至少数 ………………… 毛茛科 Ranunculaceaa

   38. 单叶，叶缘有锯齿；心皮和花萼裂片同数

………………………………………… 虎耳草科 Saxifragaceae

（扯根菜属 Penthorum）

  37. 木本。

   39. 花的各部为整齐的三出数 ………………… 木通科 Lardizabalaceae

   39. 花为其他情形。

    40. 雄蕊数个至多数，连合成单体 ………… 梧桐科 Sterculiaceae

（苹婆族 Sterculieae）

    40. 雄蕊多数，离生。

     41. 花两性；无花被 ……………… 昆栏树科 Trochodendraceae

（昆栏树属 Trochodendron）

     41. 花雌雄异株，具 4 个小形萼片 …… 连香树科 Cercidiphyllaceae

（连香树属 Cercidiphyllum）

 36. 雌蕊或子房单独 1 个。

  42. 雄蕊周位，即着生于萼筒或杯状花托上。

   43. 有不育雄蕊，且和 8~12 能育雄蕊互生 … 大风子科 Flacourtiaceae

（山羊角树属 *Casearia*）

43．无不育雄蕊。

44．多汁草本植物；花萼裂片呈覆瓦状排列，成花瓣状，宿存；蒴果盖裂 ……………………………………………………… **番杏科** Aizoaceae

（海马齿属 *Sesuvium*）

44．植物体为其他情形；花萼裂片不成花瓣状。

45．叶为双数羽状复叶，互生；花萼裂片呈覆瓦状排列；果实为荚果；常绿乔木 …………………………………………… **豆科** Leguminosae

（云实亚科 *Caesalpinoideae*）

45．叶为对生或轮生单叶；花萼裂片呈镊合状排列；非荚果。

46．雄蕊为不定数；子房10室或更多室；果实浆果状

…………………………………………… **海桑科** Sonneratiaceae

46．雄蕊4~12（不超过花萼裂片的2倍）；子房1室至数室；果实蒴果状。

47．花杂性或雌雄异株，微小，成穗状花序，再成总状或圆锥状排列 ……………………………………… **隐翼科** Crypteroniaceae

（隐翼属 *Crypteronia*）

47．花两性，中型，单生至排列成圆锥花序

…………………………………………… **千屈菜科** Lythraceae

42．雄蕊下位，即着生于扁平或凸起的花托上。

48．木本；叶为单叶。

49．乔木或灌木；雄蕊常多数，离生；胚珠生于侧膜胎座或隔膜上

…………………………………………… **大风子科** Flacourtiaceae

49．木质藤本；雄蕊4或5，基部连合成杯状或环状；胚珠基生（即位于子房室的基底） ……………………… **苋科** Amaranthaceae

48．草本或亚灌木。

50．植物体沉没水中，常为一具背腹面呈原叶体状的构造，像苔藓

…………………………………………… **河苔草科** Podostemaceae

50．植物体非如上述情形。

51．子房3~5室。

52．食虫植物；叶互生；雌雄异株 ………… **猪笼草科** Nepenthaceae

（猪笼草属 *Nepenthes*）

52．非食虫植物；叶对生或轮生；花两性 ……… **番杏科** Aizoaceae

（粟米草属 *Mollugo*）

51．子房1~2室。

53．叶为复叶或多少有些分裂 ……………… **毛茛科** Ranunculaceae

53．叶为单叶。

54．侧膜胎座。

55．花无花被 ……………………………… 三白草科 Saururaceae

55．花具 4 离生萼片 ……………………… 十字花科 Cruciferae

54．特立中央胎座。

56．花序呈穗状、头状或圆锥状；萼片多少为干膜质

…………………………………… 苋科 Amaranthaceae

56．花序呈聚伞状；萼片草质 ……… 石竹科 Caryophyllaceae

23．子房或其子房室内仅有 1 至数个胚珠。

57．叶片中常有透明微点。

58．叶为羽状复叶 ……………………………………… 芸香科 Rutaceae

58．叶为单叶，全缘或有锯齿。

59．草本植物或有时在金粟兰科为木本植物；花无花被，常成简单或复合的穗
状花序，但在胡椒科齐头绒属 *Zippelia* 则成疏松总状花序。

60．子房下位，仅 1 室有 1 胚珠；叶对生，叶柄在基部连合

…………………………………… 金粟兰科 Chloranthaceae

60．子房上位；叶为对生时，叶柄不在基部连合。

61．雌蕊由 3~6 近于离生心皮组成，每心皮各有 2~4 胚珠

…………………………………… 三白草科 Saururaceae

（三白草属 *Saururus*）

61．雌蕊由 1~4 合生心皮组成，仅 1 室，有 1 胚珠

…………………………………… 胡椒科 Piperaceae

（齐头绒属 *Zippelia*，豆瓣绿属 *Peperomia*）

59．乔木或灌木；花具一层花被；花序有各种类型，但不为穗状。

62．花萼裂片常 3 片，呈镊合状排列；子房为 1 心皮所成，成熟时肉质，常
以 2 瓣裂开；雌雄异株 ……………… 肉豆蔻科 Myristicaceae

62．花萼裂片 4~6 片，呈覆瓦状排列；子房为 2~4 合生心皮所组成。

63．花两性；果实仅 1 室，蒴果状，2~3 瓣裂开

…………………………………… 大风子科 Flacourtiaceae

（山羊角树属 *Casearia*）

63．花单性，雌雄异株；果实 2~4 室，肉质或革质，很晚才裂开

…………………………………… 大戟科 Euphorbiaceae

（白树属 *Gelonium*）

57．叶片中无透明微点。

64．雄蕊连为单体，至少在雄花中有这现象，花丝互相连合成筒状或成一中
柱。（次 64 项见 397 页）

65．肉质寄生草本植物，具退化呈鳞片状的叶片，无叶绿素

…………………………………… 蛇菰科 Balanophoraceae

65．植物体非为寄生性，有绿叶。

66．雌雄同株，雄花成球形头状花序，雌花以 2 个同生于 1 个有 2 室而具钩状芒刺的果壳中 ························ **菊科** Compositae

（**苍耳属** *Xanthium*）

66．花两性，如为单性时，雄花及雌花也无上述情形。

67．草本植物；花两性。

68．叶互生 ·· **藜科** Chenopodiaceae

68．叶对生。

69．花显著，有连合成花萼状的总苞 ················ **紫茉莉科** Nyctaginaceae

69．花微小，无上述情形的总苞 ····················· **苋科** Amaranthaceae

67．乔木或灌木，稀可为草本；花单性或杂性；叶互生。

70．萼片呈覆瓦状排列，至少在雄花中如此 ··········· **大戟科** Euphorbiaceae

70．萼片呈镊合状排列。

71．雌雄异株；花萼常具 3 裂片；雌蕊为 1 心皮所成，成熟时肉质，且常以 2 瓣裂开 ······························ **肉豆蔻科** Myristicaceae

71．花单性或雄花和两性花同株；花萼具 4～5 裂片或裂齿；雌蕊为 3～6 近于离生的心皮所成，各心皮于成熟时为革质或木质，呈蓇葖果状而不裂开 ··· **梧桐科** Sterculiaceae

（**苹婆族** *Sterculieae*）

64．雄蕊各自分离，有时仅为 1 个，或花丝成为分枝的簇丛（如大戟科的蓖麻属 *Ricinus*）。

72．每花有雌蕊 2 个至多数，近于或完全离生；或花的界限不明显时，则雌蕊多数，成 1 球形头状花序。

73．花托下陷，呈杯状或坛状。

74．灌木；叶对生；花被片在坛状花托的外侧排列成数层 ··· **蜡梅科** Calycanthaceae

74．草本或灌木；叶互生；花被片在杯或坛状花托的边缘排列成一轮 ··· **蔷薇科** Rosaceae

73．花托扁平或隆起，有时可延长。

75．乔木、灌木或木质藤本。

76．花有花被 ····································· **木兰科** Magnoliaceae

76．花无花被。

77．落叶灌木或小乔木；叶卵形，具羽状脉和锯齿缘；无托叶；花两性或杂性，在叶腋中丛生；翅果无毛，有柄 ····················· **昆栏树科** Trochodendraceae（**领春木属** *Euptelea*）

77．落叶乔木；叶广阔，掌状分裂，叶缘有缺刻或大锯齿；有托叶围茎成鞘，易脱落；花单性，雌雄同株，分别聚成球形头状花序；小坚果，围以长柔毛而无柄 ····················· **悬铃木科** Platanaceae

（悬铃木属 *Platanus*）

75．草本或稀为亚灌木，有时为攀援性。

　　78．胚珠倒生或直生。

　　　　79．叶片多少有些分裂或为复叶；无托叶或极微小；有花被（花萼）；胚珠倒生；花单生或成各种类型的花序 ………………………… 毛茛科 Ranunculaceae

　　　　79．叶为全缘单叶；有托叶；无花被；胚珠直生；花成穗形总状花序 ………………………………………………… 三白草科 Saururaceae

　　78．胚珠常弯生；叶为全缘单叶。

　　　　80．直立草本；叶互生，非肉质 ………………… 商陆科 Phytolaccaceae

　　　　80．平卧草本；叶对生或近轮生，肉质 ……………… 番杏科 Aizoaceae

（针晶粟草属 *Gisekia*）

72．每花仅有 1 个复合或单雌蕊，心皮有时于成熟后各自分离。

　81．子房下位或半下位。（次 81 项见 425 页）

　　82．草本。

　　　83．水生或小型沼泽植物。

　　　　84．花柱 2 个或更多；叶片（尤其沉没水中的）常成羽状细裂或为复叶 ………………………………………………… 小二仙草科 Haloragidaceae

　　　　84．花柱 1 个；叶为线形全缘单叶 ………………… 杉叶藻科 Hippuridaceae

　　　83．陆生草本。

　　　　85．寄生性肉质草本，无绿叶。

　　　　　86．花单性，雌花常无花被；无珠被及种皮 ……… 蛇菰科 Balanophoraceae

　　　　　86．花杂性，有一层花被，两性花有 1 雄蕊；有珠被及种皮 ………………………………………………… 锁阳科 Cynomoriaceae

（锁阳属 *Cynomorium*）

　　　　85．非寄生性植物，或在百蕊草属 *Thesium* 为半寄生性，但均有绿叶。

　　　　　87．叶对生，其形宽广而有锯齿缘 …………… 金粟兰科 Chloranthaceae

　　　　　87．叶互生。

　　　　　　88．平铺草本（限于我国植物），叶片宽，三角形，多少有些肉质 ………………………………………………… 番杏科 Aizoaceae

（番杏属 *Tetragonia*）

　　　　　　88．直立草本，叶片窄而细长 ………………… 檀香科 Santalaceae

（百蕊草属 *Thesium*）

　　82．灌木或乔木。

　　　89．子房 3～10 室。

　　　　90．坚果 1～2 个，同生在一个木质且可裂为 4 瓣的壳斗里 … 壳斗科 Fagaceae

（山毛榉科）

（水青冈属 *Fagus*）

90. 核果，并不生在壳斗里。

  91. 雌雄异株，成顶生的圆锥花序，后者并不为叶状苞片所托 …………… …………………………………………… **山茱萸科** Cornaceae

                                  （鞘柄木属 *Torricellia***）**

  91. 花杂性，形成球形的头状花序，后者为 2~3 白色叶状苞片所托 …………………………………………………… **珙桐科** Nyssaceae

                                  （珙桐属 *Davidia***）**

89. 子房 1 或 2 室，或在铁青树科的青皮木属 *Schoepfia* 中，子房的基部可为 3 室。

92. 花柱 2 个。

  93. 蒴果，2 瓣裂开 ……………………… **金缕梅科** Hamamelidaceae

  93. 果呈核果状，或为蒴果状的瘦果，不裂开 ………… **鼠李科** Rhamnaceae

92. 花柱 1 个或无花柱。

  94. 叶片下面多少有些具皮屑状或鳞片状的附属物 …………………………………………………… **胡颓子科** Elaeagnaceae

  94. 叶片下面无皮屑状或鳞片状的附属物。

    95. 呈叶缘锯齿或圆锯齿，稀可在荨麻科的紫麻属 *Oreocnide* 中有全缘者。

      96. 叶对生，具有羽状脉；雄花裸露，有雄蕊 1~3 个 ………………… ………………………………………………… **金粟兰科** Chloranthaceae

      96. 叶互生，大都于叶基有三出脉；雄花有花被及雄蕊 4 个（稀可 3 或 5 个）………………………………………… **荨麻科** Urticaceae

    95. 叶全缘，互生或对生。

      97. 植物体寄生在乔木的树干或枝条上；果呈浆果状 …………………………………………………… **桑寄生科** Loranthaceae

      97. 植物体大都陆生，或有时可为寄生性；果呈坚果状或核果状；胚珠 1~5 个。

        98. 花多为单性；胚珠垂悬于基底胎座上 ……… **檀香科** Santalaceae

        98. 花两性或单性；胚珠垂悬于子房室的顶端或中央胎座的顶端。

          99. 雄蕊 10 个，为花萼裂片的 2 倍数 …… **使君子科** Combretaceae

                             （诃子属 *Terminalia***）**

          99. 雄蕊 4 或 5 个，和花萼裂片同数且对生 …………………………………………………… **铁青树科** Olacaceae

81. 子房上位，如有花萼时，和它相分离，或在紫茉莉科及胡颓子科中，当果实成熟时，子房为宿存萼筒所包围。

100. 托叶鞘围抱茎的各节；草本，稀可为灌木 ……………… **蓼科** Polygonaceae

100. 无托叶鞘，在悬铃木科有托叶鞘但易脱落。

101. 草本，或有时在藜科及紫茉莉科中为亚灌木。（次 101 项见 401 页）

102．无花被。（次 102 项见 400 页）

103．花两性或单性；子房 1 室，内仅有 1 个基生胚珠。

104．叶基生，由 3 小叶而成；穗状花序在一个细长基生无叶的花梗上………… ……………………………………………… 小檗科 Berberidaceae

（裸花草属 *Achlys*）

104．叶茎生，单叶；穗状花序顶生或腋生，但常和叶相对生………………… ……………………………………………… 胡椒科 PiPeraceae

（胡椒属 *Piper*）

103．花单性；子房 3 或 2 室。

105．水生或微小的沼泽植物，无乳汁；子房 2 室，每室内含 2 个胚珠……… ……………………………………………… 水马齿科 Callitrichaceae

（水马齿属 *Callitriche*）

105．陆生植物；有乳汁；子房 3 室，每室内仅含 1 个胚珠 ……………………………………………… 大戟科 Euphorbiaceae

102．有花被，当花为单性时，特别是雄花是如此。

106．花萼呈花瓣状，且呈管状。

107．花有总苞，有时这总苞类似花萼 ……………… 紫茉莉科 Nyctaginaceae

107．花无总苞。

108．胚珠 1 个，在子房的近顶端处 ……………… 瑞香科 Thymelaeaceae

108．胚珠多数，生在特立中央胎座上 …………… 报春花科 Primulaceae

（海乳草属 *Glaux*）

106．花萼非如上述情形。

109．雄蕊周位，即位于花被上。

110．叶互生，羽状复叶而有草质的托叶；花无膜质苞片；瘦果………… ……………………………………………… 蔷薇科 Rosaceae

（地榆族 *Sanguisorbieae*）

110．叶对生，或在蓼科的冰岛蓼属 *Koenigia* 为互生，单叶无草质托叶；花有膜质苞片。

111．花被片和雄蕊各为 5 或 4 个，对生；囊果；托叶膜质………… ……………………………………………… 石竹科 Caryophyllaceae

111．花被片和雄蕊各为 3 个，互生；坚果；无托叶 ……………………………………………… 蓼科 Polygonaceae（冰岛蓼属 *Koenigia*）

109．雄蕊下位，即位于子房下。

112．花柱或其分枝为 2 或数个，内侧常为柱头面。

113．子房常为数个至多数心皮连合而成 ………… 商陆科 Phytolaccaceae

113．子房常为 2 或 3（或 5）心皮连合而成。

114．子房 3 室，稀可 2 或 4 室………………… 大戟科 Euphorbiaceae

114．子房 1 或 2 室。

115．叶为掌状复叶或具掌状脉而有宿存托叶…………… 桑科 Moraceae

（大麻亚科 *Cannaboideae*）

115．叶具羽状脉，或稀可为掌状脉而无托叶，也可在藜科中叶退化成
鳞片或为肉质而形如圆筒。

116．花有草质而带绿色或灰绿色的花被及苞片……………………
…………………… 藜科 Chenopodiaceae

116．花有干膜质而常有色泽的花被及苞片 …… 苋科 Amaranthaceae

112．花柱 1 个，常顶端有柱头，也可无花柱。

117．花两性。

118．雌蕊为单心皮；花萼由 2 膜质且宿存的萼片组成；雄蕊 2 个………
………………………………… 毛茛科 Ranunculaceae

（星叶草属 *Circaeaster*）

118．雌蕊由 2 合生心皮而成。

119．萼片 2 片；雄蕊多数 ……………… 罂粟科 Papaveraceae

（博落回属 *Macleaya*）

119．萼片 4 片；雄蕊 2 或 4 ……………… 十字花科 Cruciferae

（独行菜属 *Lepidium*）

117．花单性。

120．沉没于淡水中的水生植物；叶细裂成丝状…………………
………………… 金鱼藻科 Ceratophyllaceae

（金鱼藻属 *Ceratophyllum*）

120．陆生植物；叶为其他情形。

121．叶含多量水分；托叶连接叶柄的基部；雄花的花被 2 片；雄蕊
多数 ……………… 假牛繁缕科 Theligonaceae

（假牛繁缕属 *Theligonum*）

121．叶不含多量水分；如有托叶时，也不连接叶柄的基部；雄花的
花被片和雄蕊均各为 4 或 5 个，二者相对生…………………
………………… 荨麻科 Urticaceae

101．木本植物或亚灌木。

122．耐寒旱性的灌木，或在藜科的琐琐属 *Haloxylon* 为乔木；叶微小，细长或呈鳞片
状，也可有时（如藜科）为肉质而成圆筒形或半圆筒形。（次 122 项见 402 页）

123．雌雄异株或花杂性；花萼为三出数，萼片微呈花瓣状，和雄蕊同数且互生；花
柱 1，极短，常有 6～9 放射状且有齿裂的柱头；核果；胚体劲直；常绿而基部
偃卧的灌木；叶互生，无托叶 ……………… 岩高兰科 Empetraceae

（岩高兰属 *Empetrum*）

123．花两性或单性，花萼为五出数，稀可三出或四出数，萼片或花萼裂片草质或革

质，和雄蕊同数且对生，或在藜科中雄蕊由于退化而数较少，甚或 1 个；花柱
或花柱分枝 2 或 3 个，内侧常为柱头面；胞果或坚果；胚体弯曲如环或弯曲成
螺旋形。

124．花无膜质苞片；雄蕊下位；叶互生或对生；无托叶；枝条常具关节…………
　　　……………………………………………………………… 藜科 Chenopodiaceae

124．花有膜质苞片；雄蕊周位；叶对生，基部常互相连合；有膜质托叶；枝条不
　　具关节 …………………………………………………… 石竹科 Caryophyllaceae

122．不是上述的植物；叶片矩圆形或披针形，或宽广至圆形。

125．果实及子房均为 2 至数室，或在大风子科中为不完全的 2 至数室。

126．花常为两性。

127．萼片 4 或 5 片，稀可 3 片，呈覆瓦状排列。

128．雄蕊 4 个；4 室的蒴果 ……………………………… 木兰科 Magnoliaceao
　　　　　　　　　　　　　　　　　　　　　　　（水青树属 Tetracentron）

128．雄蕊多数；浆果状的核果 ………………………… 大风子科 Flacouriticeae

127．萼片多 5 片，呈镊合状排列。

129．雄蕊为不定数；具刺的蒴果 ………………………… 杜英科 Elaeocarpaceae
　　　　　　　　　　　　　　　　　　　　　　　（猴欢喜属 Sloanea）

129．雄蕊和萼片同数；核果或坚果。

130．雄蕊和萼片对生，各为 3～6 …………………… 铁青树科 Olacaceae

130．雄蕊和萼片互生，各为 4 或 5 ………………… 鼠李科 Rhamnaceae

126．花单性（雌雄同株或异株）或杂性。

131．果实各种；种子无胚乳或有少量胚乳。

132．雄蕊常 8 个；果实坚果状或为有翅的蒴果；羽状复叶或单叶…………
　　　……………………………………………………… 无患子科 Sapindaceae

132．雄蕊 5 或 4 个，且和萼片互生；核果有 2～4 个小核；单叶 ……………
　　　………………………………………………………… 鼠李科 Rhamnaceae
　　　　　　　　　　　　　　　　　　　　　　　（鼠李属 Rhamnus）

131．果实多呈蒴果状，无翅；种子常有胚乳。

133．果实为具 2 室的蒴果，有木质或革质的外种皮及角质的内果皮…………
　　　…………………………………………………… 金缕梅科 Hamamelidaceae

133．果实为蒴果时，也不像上述情形。

134．胚珠具腹脊；果实有各种类型，但多为室间裂开的蒴果………………
　　　………………………………………………………… 大戟科 Euphorbiaceae

134．胚珠具背脊；果实为室背裂开的蒴果，或有时呈核果状………………
　　　……………………………………………………………… 黄杨科 Buxaceae

125．果实及子房均为 1 或 2 室，稀可在无患子科的荔枝属 Litchi 及韶子属 Nephelium
中为 3 室，或在卫矛科的十齿花属 Dipentodon 及铁青树科的铁青树属 Olax 中，

　　　　子房的下部为 3 室，而上部为 1 室。

135．花萼具显著的萼筒，且常呈花瓣状。

　　136．叶无毛或下面有柔毛；萼筒整个脱落 ················ **瑞香科** Thymelaeaceae

　　136．叶下面具银白色或棕色的鳞片；萼筒或其下部永久宿存，当果实成熟时，
　　　　变为肉质而紧密包着子房 ····················· **胡颓子科** Elaeagnaceae

135．花萼不是象上述情形，或无花被。

　137．花药以 2 或 4 舌瓣裂开 ····························· **樟科** Lauraceae

　137．花药不以舌瓣裂开。

　　138．叶对生。

　　　139．果实为有双翅或呈圆形的翅果 ················· **槭树科** Aceraceae

　　　139．果实为有单翅而呈细长形兼矩圆形的翅果 ········· **木犀科** Oleaceae

　　138．叶互生。

　　　140．叶为羽状复叶。

　　　　141．叶为二回羽状复叶，或退化仅具叶状柄（特称为叶状叶柄 phyllodia）
　　　　　　······························· **豆科** Leguminosae

　　　　　　　　　　　　　　　　　　　　　　　（**金合欢属** Acacia）

　　　　141．叶为一回羽状复叶。

　　　　　142．小叶边缘有锯齿；果实有翅 ·············· **马尾树科** Rhoipteleaceae

　　　　　　　　　　　　　　　　　　　　　　　（**马尾树属** Rhoiptelea）

　　　　　142．小叶全缘；果实无翅。

　　　　　　143．花两性或杂性 ······················ **无患子科** Sapindaceae

　　　　　　143．雌雄异株 ························· **漆树科** Anacardiaceae

　　　　　　　　　　　　　　　　　　　　　　　（**黄连木属** Pistacia）

　　　140．叶为单叶。

　　　　144．花均无花被。

　　　　　145．多为木质藤本；叶全缘；花两性或杂性，成紧密的穗状花序······
　　　　　　　·· **胡椒科** Piperaceae

　　　　　　　　　　　　　　　　　　　　　　　（**胡椒属** Piper）

　　　　　145．乔木；叶缘有锯齿或缺刻；花单性。

　　　　　　146．叶宽广，具掌状脉或掌状分裂，叶缘具缺刻或大锯齿；有托叶，
　　　　　　　　围茎成鞘，但易脱落；雌雄同株，雌花和雄花分别成球形的头
　　　　　　　　状花序；雌蕊为单心皮而成；小坚果为倒圆锥形而有棱角，无
　　　　　　　　翅也无梗，但围以长柔毛 ············· **悬铃木科** Platanaceae

　　　　　　　　　　　　　　　　　　　　　　　（**悬铃木属** Platanus）

　　　　　　146．叶椭圆形至卵形，具羽状脉及锯齿缘；无托叶；雌雄异株，雄
　　　　　　　　花聚成疏松有苞片的簇丛，雌花单生于苞片的腋内；雌蕊为 2
　　　　　　　　心皮组成；小坚果扁平，具翅且有柄，但无毛 ··················

………………………………………………………………………… 杜仲科 Eucommiaceae

（杜仲属 *Eucommia*）

144. 常有花萼，尤其在雄花。

　　147. 植物体内有乳汁 ………………………………………… 桑科 Moraceae

　　147. 植物体内无乳汁。

　　　　148. 花柱或其分枝 2 或数个，但在大戟科的核实树属 D *rypetes* 中则柱头几无柄，呈盾状或肾脏形。

　　　　　149. 雌雄异株或有时为同株；叶全缘或具波状齿。

　　　　　　150. 矮小灌木或亚灌木；果实干燥，包藏于具有长柔毛而互相连合成双角状的 2 苞片中；胚体弯曲如环…………………

………………………………………………………… 藜科 Chenopodiaceae

（优若藜属 *Eurotia*）

　　　　　　150. 乔木或灌木；果实呈核果状，常为 1 室含 1 种子，不包藏于苞片内；胚体劲直 ……………… 大戟科 Euphorbiaceae

　　　　　149. 花两性或单性；叶缘多有锯齿或具齿裂，稀可全缘。

　　　　　　151. 雄蕊多数 ……………………………… 大风子科 Flacourtiaceae

　　　　　　151. 雄蕊 10 个或较少。

　　　　　　　152. 子房 2 室，每室有 1 个至数个胚珠；果实为木质蒴果…

………………………………………………… 金缕梅科 Hamamelidaceae

　　　　　　　152. 子房 1 室，仅含 1 胚珠；果实不是木质蒴果 ……

………………………………………………………………… 榆科 Ulmaceae

　　　148. 花柱 1 个，也可有时（如荨麻属）不存，而柱头呈画笔状。

　　　　153. 叶缘有锯齿；子房为 1 心皮而成。

　　　　　154. 花两性 ……………………………………… 山龙眼科 Proteaceae

　　　　　154. 雌雄异株或同株。

　　　　　　155. 花生于当年新枝上；雄蕊多数 ………… 蔷薇科 Rosaceae

（假稠李属 *Maddenia*）

　　　　　　155. 花生于老枝上；雄蕊和萼片同数 …… 荨麻科 Urticaceae

　　　　153. 叶全缘或边缘有锯齿；子房为 2 个以上连合心皮所成。

　　　　　156. 果实呈核果状或坚果状，内有 1 种子；无托叶。

　　　　　　157. 子房具 2 或 2 个胚珠；果实于成熟后由萼筒包围………

………………………………………………………… 铁青树科 Olacaceae

　　　　　　157. 子房仅具 1 个胚珠；果实和花萼相分离，或仅果实基部由花萼衬托之

………………………………………………………… 山柚仔科 Opiliaceae

　　　　　156. 果实呈蒴果状或浆果状，内含 1 个至数个种子。

　　　　　　158. 花下位，雌雄异株，稀可杂性；雄蕊多数；果实呈浆果

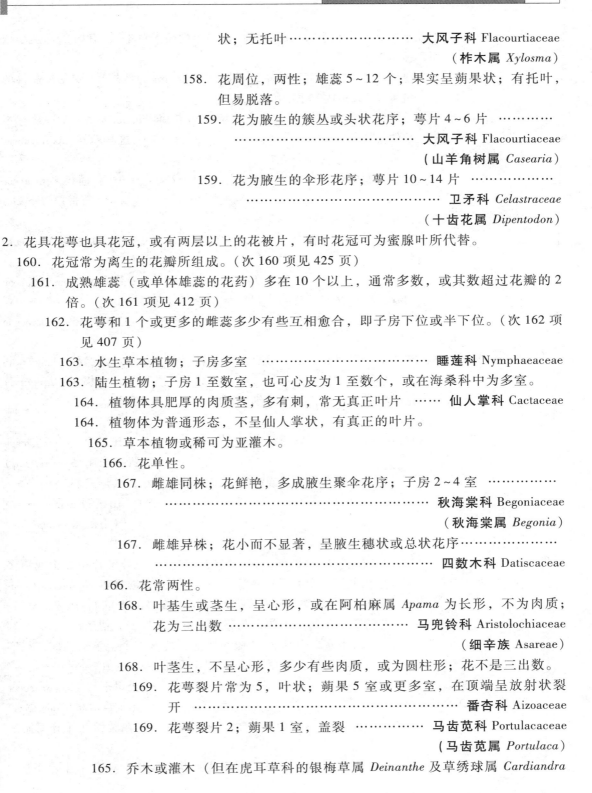

状；无托叶 ……………………………… **大风子科** Flacourtiaceae

（**柞木属** *Xylosma*）

158．花周位，两性；雄蕊 5～12 个；果实呈蒴果状；有托叶，但易脱落。

159．花为腋生的簇丛或头状花序；萼片 4～6 片 …………

……………………………………… **大风子科** Flacourtiaceae

（**山羊角树属** *Casearia*）

159．花为腋生的伞形花序；萼片 10～14 片 …………

……………………………………………… **卫矛科** Celastraceae

（**十齿花属** *Dipentodon*）

2．花具花萼也具花冠，或有两层以上的花被片，有时花冠可为蜜腺叶所代替。

160．花冠常为离生的花瓣所组成。（次 160 项见 425 页）

161．成熟雄蕊（或单体雄蕊的花药）多在 10 个以上，通常多数，或其数超过花瓣的 2 倍。（次 161 项见 412 页）

162．花萼和 1 个或更多的雌蕊多少有些互相愈合，即子房下位或半下位。（次 162 项见 407 页）

163．水生草本植物；子房多室 ……………… **睡莲科** Nymphaeaceae

163．陆生植物；子房 1 至数室，也可心皮为 1 至数个，或在海桑科中为多室。

164．植物体具肥厚的肉质茎，多有刺，常无真正叶片 …… **仙人掌科** Cactaceae

164．植物体为普通形态，不呈仙人掌状，有真正的叶片。

165．草本植物或稀可为亚灌木。

166．花单性。

167．雌雄同株；花鲜艳，多成腋生聚伞花序；子房 2～4 室 …………

……………………………………… **秋海棠科** Begoniaceae

（**秋海棠属** *Begonia*）

167．雌雄异株；花小而不显著，呈腋生穗状或总状花序 …………

……………………………………… **四数木科** Datiscaceae

166．花常两性。

168．叶基生或茎生，呈心形，或在阿柏麻属 *Apama* 为长形，不为肉质；花为三出数 ……………… **马兜铃科** Aristolochiaceae

（**细辛族** *Asareae*）

168．叶茎生，不呈心形，多少有些肉质，或为圆柱形；花不是三出数。

169．花萼裂片常为 5，叶状；蒴果 5 室或更多室，在顶端呈放射状裂开 ……………………………………… **番杏科** Aizoaceae

169．花萼裂片 2；蒴果 1 室，盖裂 ………… **马齿苋科** Portulacaceae

（**马齿苋属** *Portulaca*）

165．乔木或灌木（但在虎耳草科的银梅草属 *Deinanthe* 及草绣球属 *Cardiandra*

为亚灌木，黄山梅属 *Kirengeshoma* 为多年生高大草本），有时以气生小根
而攀援。

170．叶通常对生（虎耳草科的草绣球属 *Cardiandra* 为例外），或在石榴科的
石榴属 *Punica* 中有时可互生。

171．叶缘常有锯齿或全缘；花序（除山梅花属 *Philadelpheae* 外）常有不
孕的边缘花 ……………………………………………… **虎耳草科** Saxifragaceae

171．叶全缘；花序无不孕花。

172．叶为脱落性；花萼呈朱红色 ………………………… **石榴科** Punicaceae
（**石榴属** *Punica*）

172．叶为常绿性；花萼不呈朱红色。

173．叶片中有腺体微点；胚珠常多数 ……………… **桃金娘科** Myrtaceae

173．叶片中无微点。

174．胚珠在每子房室中为多数 ……………… **海桑科** Sonneratiaceae

174．胚珠在每子房室中仅 2 个，稀可较多 …………………………………
…………………………………………… **红树科** Rhizophoraceae

170．叶互生。

175．花瓣细长形兼长方形，最后向外翻转 ……………… **八角枫科** Alangiaceae
（**八角枫属** *Alangium*）

175．花瓣不成细长形，且纵为细长形时，也不向外翻转。

176．叶无托叶。

177．叶全缘；果实肉质或木质 ………………… **玉蕊科** Lecythidaceae
（**玉蕊属** *Barringtonia*）

177．叶缘多少有些锯齿或齿裂；果实呈核果状，其形歪斜 …………
…………………………………………… **山矾科** Symplocaceae
（**山矾属** *Symplocos*）

176．叶有托叶。

178．花瓣呈旋转状排列；花药隔向上延伸；花萼裂片中 2 个或更多
个在果实上变大而呈翅状 …………… **龙脑香科** Dipterocarpaceae

178．花瓣呈覆瓦状或旋转状排列（如蔷薇科的火棘属 *Pyracantha*）；
花药隔并不向上延伸；花萼裂片也无上述变大情形。

179．子房 1 室，内具 2～6 侧膜胎座，各有 1 个至多数胚珠；果实
为革质蒴果，自顶端以 2～6 片裂开 ……………………………
…………………………………………… **大风子科** Flacourtiaceae
（**天料木属** *Homalium*）

179．子房 2～5 室，内具中轴胎座，或其心皮在腹面互相分离而具
边缘胎座。

180．花成伞房、圆锥、伞形或总状等花序，稀可单生；子房 2

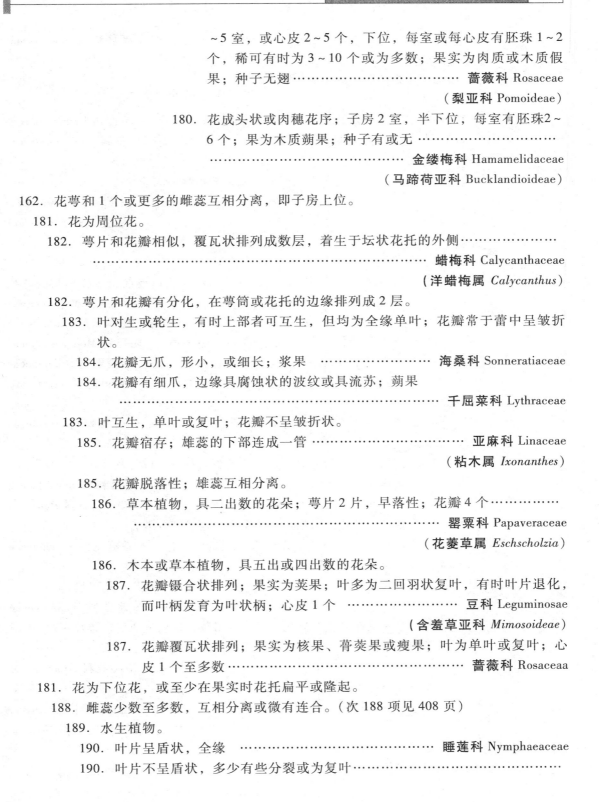

~5室，或心皮2~5个，下位，每室或每心皮有胚珠1~2个，稀可有时为3~10个或为多数；果实为肉质或木质假果；种子无翅······**蔷薇科 Rosaceae**

（**梨亚科 Pomoideae**）

180．花成头状或肉穗花序；子房2室，半下位，每室有胚珠2~6个；果为木质蒴果；种子有或无·························**金缕梅科 Hamamelidaceae**

（**马蹄荷亚科 Bucklandioideae**）

162．花萼和1个或更多的雌蕊互相分离，即子房上位。

181．花为周位花。

182．萼片和花瓣相似，覆瓦状排列成数层，着生于坛状花托的外侧·····················**蜡梅科 Calycanthaceae**

（**洋蜡梅属 Calycanthus**）

182．萼片和花瓣有分化，在萼筒或花托的边缘排列成2层。

183．叶对生或轮生，有时上部者可互生，但均为全缘单叶；花瓣常于蕾中呈皱折状。

184．花瓣无爪，形小，或细长；浆果 ··········**海桑科 Sonneratiaceae**

184．花瓣有细爪，边缘具腐蚀状的波纹或具流苏；蒴果 ·············**千屈菜科 Lythraceae**

183．叶互生，单叶或复叶；花瓣不呈皱折状。

185．花瓣宿存；雄蕊的下部连成一管············**亚麻科 Linaceae**

（**粘木属 Ixonanthes**）

185．花瓣脱落性；雄蕊互相分离。

186．草本植物，具二出数的花朵；萼片2片，早落性；花瓣4个··············**罂粟科 Papaveraceae**

（**花菱草属 Eschscholzia**）

186．木本或草本植物，具五出或四出数的花朵。

187．花瓣镊合状排列；果实为荚果；叶多为二回羽状复叶，有时叶片退化，而叶柄发育为叶状柄；心皮1个 ··········**豆科 Leguminosae**

（**含羞草亚科 Mimosoideae**）

187．花瓣覆瓦状排列；果实为核果、蓇葖果或瘦果；叶为单叶或复叶；心皮1个至多数··········**蔷薇科 Rosaceaa**

181．花为下位花，或至少在果实时花托扁平或隆起。

188．雌蕊少数至多数，互相分离或微有连合。（次188项见408页）

189．水生植物。

190．叶片呈盾状，全缘 ··········**睡莲科 Nymphaeaceae**

190．叶片不呈盾状，多少有些分裂或为复叶··········

.... 毛莨科 Ranunculaceae

189. 陆生植物。

191. 茎为攀援性。（次 191 项见 408 页）

192. 草质藤本。

193. 花显著，为两性花 .... 毛莨科 Ranunculaceae

193. 花小型，为单性，雌雄异株 .... 防己科 Menispermaceae

192. 木质藤本或为蔓生灌木。

194. 叶对生，复叶由 3 小叶所成，或顶端小叶形成卷须.............

.... 毛莨科 Ranunculaceae

（锡兰莲属 *Naravelia*）

194. 叶互生，单叶。

195. 花单性。

196. 心皮多数，结果时聚生成一球状的肉质体或散布于极延长的花托

上 .... 木兰科 Magnoliaceae

（五味子亚科 *Schisandroideae*）

196. 心皮 3～6，果为核果或核果状 .... 防己科 Menispermaceae

195. 花两性或杂性；心皮数个，果为蓇葖果。 ... 五桠果科 Dilleniaceae

（锡叶藤属 *Tetracera*）

191. 茎直立，不为攀援性。

197. 雄蕊的花丝连成单体 .... 锦葵科 Malvaceae

197. 雄蕊的花丝互相分离。

198. 草本植物，稀可为亚灌木；叶片多少有些分裂或为复叶。

199. 叶无托叶；种子有胚乳 .... 毛莨科 Ranunculaceae

199. 叶多有托叶；种子无胚乳 .... 蔷薇科 Rosaceae

198. 木本植物；叶片全缘或边缘有锯齿，也稀有分裂者。

200. 萼片及花瓣均为镊合状排列；胚乳具嚼痕 ..... 番荔枝科 Annonaceae

200. 萼片及花瓣均为覆瓦状排列；胚乳无嚼痕。

201. 萼片及花瓣相同，三出数，排列成 3 层或多层，均可脱落.........

.... 木兰科 Magnoliaceae

201. 萼片及花瓣甚有分化，多为五出数，排列成 2 层，萼片宿存。

202. 心皮 3 个至多数；花柱互相分离；胚珠为不定数.................

.... 五桠果科 Dilleniaceae

202. 心皮 3～10 个；花柱完全合生；胚珠单生 ....

.... 金莲木科 Ochnaceae

（金莲木属 *Ochna*）

188. 雌蕊 1 个，但花柱或柱头为 1 至多数。

203. 叶片中具透明微点。

204．叶互生，羽状复叶或退化为仅有 1 顶生小叶 ························· 芸香科 Rutaceae

204．叶对生，单叶 ·· 藤黄科 Guttiferae

203．叶片中无透明微点。

 205．子房单纯，具 1 子房室。

  206．乔木或灌木；花瓣呈镊合状排列；果实为荚果 ················· 豆科 Leguminosae

                （含羞草亚科 *Mimosoideae*）

  206．草本植物；花瓣呈覆瓦状排列；果实不是荚果。

   207．花为五出数；蓇葖果 ····································· 毛茛科 Ranunculaceae

   207．花为三出数；浆果 ······································ 小檗科 Berberidaceae

 205．子房为复合性。

  208．子房 1 室，或在马齿苋科的土人参属 *Talinum* 中子房基部为 3 室。

   209．特立中央胎座。

    210．草本；叶互生或对生；子房的基部 3 室，有多数胚珠 ················

    ·· 马齿苋科 Portulacaceae

                （土人参属 *Talinum*）

    210．灌木；叶对生；子房 1 室，内有成为 3 对的 6 个胚 ···············

    ·· 红树科 Rhizophoraceae

                （秋茄树属 *Kandelia*）

   209．侧膜胎座。

    211．灌木或小乔木（在半日花科中常为亚灌木或草本植物），子房柄不存在或极短；果实为蒴果或浆果。

     212．叶对生；萼片不相等，外面 2 片较小，或有时退化，内面 3 片呈旋转状排列 ··· 半日花科 Cistaceae

                （半日花属 *Helianthemum*）

     212．叶常互生，萼片相等，呈覆瓦状或镊合状排列。

      213．植物体内含有色泽的汁液；叶具掌状脉，全缘；萼片 5 片，互相分离，基部有腺体；种皮肉质，红色 ················· 红木科 Bixaceae

                （红木属 *Bixa*）

      213．植物体内不含有色泽的汁液；叶具羽状脉或掌状脉；叶缘有锯齿或全缘；萼片 3~8 片，离生或合生；种皮坚硬，干燥 ················

             大风子科 Flacourtiaceae

    211．草本植物，如为木本植物时，则具有显著的子房柄；果实为浆果或核果。

     214．植物体内含乳汁；萼片 2~3 ······················· 罂粟科 Papaveraceae

     214．植物体内不含乳汁；萼片 4~8。

      215．叶为单叶或掌状复叶；花瓣完整；长角果 ····················

      ·· 白花菜科 Capparidaceae

      215．叶为单叶，或为羽状复叶或分裂；花瓣具缺刻或细裂；蒴果仅于顶

　　　　　端裂开 ……………………………………………… **木犀草科** Resedaceae

208．子房 2 室至多室，或为不完全的 2 至多室。

　　216．草本植物，具多少有些呈花瓣状的萼片。

　　　217．水生植物；花瓣为多数雄蕊或鳞片状的蜜腺叶所代替……………………

　　　　　………………………………………… **睡莲科** Nymphaeaceae

　　　　　　　　　　　　　　　　　　　　　（**萍蓬草属** *Nuphar*）

　　　217．陆生植物；花瓣不为蜜腺叶所代替。

　　　　218．一年生草本植物；叶呈羽状细裂；花两性 ……… **毛茛科** Ranunculaceae

　　　　　　　　　　　　　　　　　　　　　（**黑种草属** *Nigella*）

　　　　218．多年生草本植物；叶全缘而呈掌状分裂；雌雄同株…………………

　　　　　………………………………………… **大戟科** Euphorbiaceae

　　　　　　　　　　　　　　　　　　　　　（**麻疯树属** *Jatropha*）

　　216．木本植物，或陆生草本植物，常不具呈花瓣状的萼片。

　　219．萼片于蕾内呈镊合状排列。

　　　220．雄蕊互相分离或连成数束。

　　　　221．花药 1 室或数室；叶为掌状复叶或单叶，全缘，具羽状脉…………

　　　　　…………………………………………… **木棉科** Bombacaceae

　　　　221．花药 2 室；叶为单叶，叶缘有锯齿或全缘。

　　　　　222．花药以顶端 2 孔裂开 …………………… **杜英科** Elaeocarpaceae

　　　　　222．花药纵长裂开 ………………………………… **椴树科** Tiliaceae

　　　220．雄蕊连为单体，至少内层者如此，并且多少有些连成管状。

　　　　223．花单性；萼片 2 或 3 片 ……………………… **大戟科** Euphorbiaceae

　　　　　　　　　　　　　　　　　　　　　（**油桐属** *Aleurites*）

　　　　223．花常两性；萼片多 5 片，稀可较少。

　　　　　224．花药 2 室或更多室。

　　　　　　225．无副萼；多有不育雄蕊；花药 2 室；叶为单叶或掌状分裂……

　　　　　　…………………………………………… **梧桐科** Sterculiaceae

　　　　　　225．有副萼；无不育雄蕊；花药数室；叶为单叶，全缘且具羽状脉

　　　　　　…………………………………………… **木棉科** Bombacaceae

　　　　　　　　　　　　　　　　　　　　　（**榴莲属** *Durio*）

　　　　　224．花药 1 室。

　　　　　　226．花粉粒表面平滑；叶为掌状复叶 ………… **木棉科** Bombacaceae

　　　　　　　　　　　　　　　　　　　　　（**木棉属** *Gossampinus*）

　　　　　　226．花粉粒表面有刺；叶有各种情形………… **锦葵科** Malvaceae

　　219．萼片于蕾内呈覆瓦状或旋转状排列，或有时（如大戟科的巴豆属 *Croton*）

　　　　近于呈镊合状排列。

　　　227．雌雄同株或稀可异株；果实为蒴果，由 2～4 个各自裂为 2 片的离果所

成 …………………………………………………… **大戟科** Euphorbiaceae

227．花常两性，或在猕猴桃科的猕猴桃属 *Actinidia* 中为杂性或雌雄异株；
果实为其他情形。

228．萼片在果实时增大且成翅状；雄蕊具伸长的花药隔…………………
………………………………………… **龙脑香科** Dipterocarpaceae

228．萼片及雄蕊二者不为上述情形。

229．雄蕊排列成二层，外层 10 个和花瓣对生，内层 5 个和萼片对生…
…………………………………………… **蒺藜科** Zygophyllaceae
（骆驼蓬属 *Peganum***）**

229．雄蕊的排列为其他情形。

230．食虫的草本植物；叶基生，呈管状，其上再具有小叶片………
…………………………………………… **瓶子草科** Sarraceniaceae

230．不是食虫植物；叶茎生或基生，但不呈管状。

231．植物体呈耐寒旱状；叶为全缘单叶。

232．叶对生或上部者互生；萼片 5 片，互不相等，外面 2 片较
小或有时退化，内面 3 片较大，成旋转状排列，宿存；花
瓣早落 ………………………………… **半日花科** Cistaceae

232．叶互生；萼片 5 片，大小相等；花瓣宿存；在内侧基部各
有 2 舌状物 ……………………………… **柽柳科** Tamaricaceae
（琵琶柴属 *Reaumuria***）**

231．植物体不是耐寒旱状；叶常互生；萼片 2~5 片，彼此相等；
呈覆瓦状或稀可呈镊合状排列。

233．草本或木本植物；花为四出数，或其萼片多为 2 片且早落。

234．植物体内含乳汁；无或有极短子房柄；种子有丰富胚乳
…………………………………………… **罂粟科** Papaveraceae

234．植物体内不含乳汁；有细长的子房柄；种子无或有少量
胚乳 ……………………………………… **白花菜科** Capparidaceae

233．木本植物；花常为五出数，萼片宿存或脱落。

235．果实为具 5 个棱角的蒴果，分成 5 个骨质各含 1 或 2 种
子的心皮后，再各沿其缝线而 2 瓣裂开 ………………
…………………………………………… **蔷薇科** Rosaceae
（白鹃梅属 *Exochorda***）**

235．果实不为蒴果，如为蒴果时则为室背裂开。

236．蔓生或攀援的灌木；雄蕊互相分离；子房 5 室或更多
室；浆果，常可食 ………… **猕猴桃科** Actinidiaceae

236．直立乔木或灌木；雄蕊至少在外层者连为单体，或连
成 3~5 束而着生于花瓣的基部；子房 5~3 室。

237. 花药能转动，以顶端孔裂开；浆果；胚乳颇丰富……
…………………………………… 猕猴桃科 Actinidiaceae
（水冬哥属 *Saurauia*）

237. 花药能或不能转动，常纵长裂开；果实有各种情形；
胚乳通常量微小………………………… 山茶科 Theaceae

161. 成熟雄蕊 10 个或较少，如多于 10 个时，其数并不超过花瓣的 2 倍。

238. 成熟雄蕊和花瓣同数，且和它对生。（次 238 项见 413 页）

239. 雌蕊 3 个至多数，离生。

240. 直立草本或亚灌木；花两性，五出数………………… 蔷薇科 Rosaceae
（地蔷薇属 *Chamaerhodos*）

240. 木质或草质藤本，花单性，常为三出数。

241. 叶常为单叶；花小型；核果；心皮 3～6 个，呈星状排列，各含 1 胚珠 …
…………………………………… 防己科 Menispermaceae

241. 叶为掌状复叶或由 3 小叶组成；花中型；浆果；心皮 3 个至多数，轮状或
螺旋状排列，各含 1 个或多数胚珠 ………… 木通科 Lardizabalaceae

239. 雌蕊 1 个。

242. 子房 2 至数室。

243. 花萼裂齿不明显或微小；以卷须缠绕他物的灌木或草本植物…………
…………………………………… 葡萄科 Vitaceae

243. 花萼具 4～5 裂片；乔木、灌木或草本植物，有时虽也可为缠绕性，但无
卷须。

244. 雄蕊连成单体。

245. 叶为单叶；每子房室内含胚珠 2～6 个（或在可可树亚族 *Theobro-
mineae* 中为多数）…………………… 梧桐科 Sterculiaceae

245. 叶为掌状复叶；每子房室内含胚珠多数 ……… 木棉科 Bombacaceae
（吉贝属 *Ceiba*）

244. 雄蕊互相分离，或稀可在其下部连成一管。

246. 叶无托叶；萼片各不相等，呈覆瓦状排列；花瓣不相等，在内层的
2 片常很小 …………………………… 清风藤科 Sabiaceae

246. 叶常有托叶；萼片同大，呈镊合状排列；花瓣均大小同形。

247. 叶为单叶 ……………………………… 鼠李科 Rhamnaceae

247. 叶为 1～3 回羽状复叶………………… 葡萄科 Vitaceae
（火筒树属 *Leea*）

242. 子房 1 室（在马齿苋科的土人参属 *Talinum* 及铁青树科的铁青树属 *Olax* 中
则子房的下部多少有些成为 3 室）。

248. 子房下位或半下位。

249. 叶互生，边缘常有锯齿；蒴果………………… 大风子科 Flacourtiaceae

（天料木属 *Homalium*）

249. 叶多对生或轮生，全缘；浆果或核果 ………… **桑寄生科** Loranthaceae

248. 子房上位。

250. 花药以舌瓣裂开 ……………………………………… **小檗科** Berberidaceae

250. 花药不以舌瓣裂开。

251. 缠绕草本；胚珠 1 个；叶肥厚，肉质 …………… **落葵科** Basellaceae

（落葵属 *Basella*）

251. 直立草本，或有时为木本；胚珠 1 个至多数。

252. 雄蕊连成单体；胚珠 2 个 ………………… **梧桐科** Sterculiaceae

（蛇婆子属 *Walthenia*）

252. 雄蕊互相分离；胚珠 1 个至多数

253. 花瓣 6~9 片；雌蕊单纯 ……………… **小檗科** Berberidaceae

253. 花瓣 4~8 片；雌蕊复合。

254. 常为草本；花萼有 2 个分离萼片。

255. 花瓣 4 片；侧膜胎座 …………… **罂粟科** Papaveraceae

（角茴香属 *Hypecoum*）

255. 花瓣常 5 片；基底胎座 …………… **马齿苋科** Portulacaceae

254. 乔木或灌木，常蔓生；花萼呈倒圆锥形或杯状。

256. 通常雌雄同株；花萼裂片 4~5；花瓣呈覆瓦状排列；无不育雄蕊；胚珠有 2 层珠被 ……… **紫金牛科** Myrsinaceae

（信筒子属 *Embelia*）

256. 花两性；花萼于开花时微小，而具不明显的齿裂；花瓣多为镊合状排列；有不育雄蕊（有时代以蜜腺）；胚珠无珠被。

257. 花萼于果时增大；子房的下部为 3 室，上部为 1 室，内含 3 个胚珠 …………………………… **铁青树科** Olacaceae

（铁青树属 *Olax*）

257. 花萼于果时不增大；子房 1 室，内仅含 1 个胚珠 ……… ……………………………………………… **山柚子科** Opiliaceae

238. 成熟雄蕊和花瓣不同数，如同数时则雄蕊和它互生。

258. 雌雄异株；雄蕊 8 个，不相同，其中 5 个较长，有伸出花外的花丝，且和花瓣相互生，另 3 个则较短而藏于花内；灌木或灌木状草本；互生或对生单叶；心皮单生；雌花无花被，无梗，贴生于宽圆形的叶状苞片上 ……… **漆树科** Anacardiaceae

（九子不离母属 *Dobinea*）

258. 花两性或单性，若为雌雄异株时，其雄花中也无上述情形的雄蕊。

259. 花萼或其筒部和子房多少有些相连合。（次 259 项见 415 页）

260. 每子房室内含胚珠或种子 2 个至多数。（次 260 项见 415 页）

261．花药以顶端孔裂开；草本或木本植物；叶对生或轮生，大都于叶片基部具
　　　3～9脉 ………………………………………………… 野牡丹科 Melastomaceae
261．花药纵长裂开。
　　262．草本或亚灌木；有时为攀援性。
　　　　263．具卷须的攀援草本；花单性 ………………………… 葫芦科 Cucurbitaceae
　　　　263．无卷须的植物；花常两性。
　　　　　　264．萼片或花萼裂片2片；植物体多少肉质而多水分…………………………
　　　　　　………………………………………………… 马齿苋科 Portulacaceae
　　　　　　（马齿苋属 Portulaca）
　　　　　　264．萼片或花萼裂片4～5片；植物体常不为肉质。
　　　　　　　　265．花萼裂片呈覆瓦状或镊合状排列；花柱2个或更多；种子具胚乳…
　　　　　　　　……………………………………………… 虎耳草科 Saxifragaceae
　　　　　　　　265．花萼裂片呈镊合状排列；花柱1个，具2～4裂，或为1呈头状的柱
　　　　　　　　头；种子无胚乳 ………………………… 柳叶菜科 Onagraceae
　　262．乔木或灌木，有时为攀援性。
　　　　266．叶互生。
　　　　　　267．花数朵至多数成头状花序；常绿乔木；叶革质，全缘或具浅裂………
　　　　　　……………………………………………… 金缕梅科 Hamamelidaceae
　　　　　　267．花成总状或圆锥花序。
　　　　　　　　268．灌木；叶为掌状分裂，基部具3～5脉；子房1室，有多数胚珠；浆
　　　　　　　　果 ………………………………………… 虎耳草科 Saxifragaceae
　　　　　　　　（茶藨子属 Ribes）
　　　　　　　　268．乔木或灌木；叶缘有锯齿或细锯齿，有时全缘，具羽状脉；子房3
　　　　　　　　～5室，每室内含2至数个胚珠，或在山茉莉属 Huodendron 为多数；
　　　　　　　　干燥或木质核果，或蒴果，有时具棱角或有翅………………………
　　　　　　　　………………………………………………… 野茉莉科 Styracaceae
　　266．叶常对生（使君子科的榄李树属 Lumnitzera 例外，同科的风车子属 Com-
　　　　bretum 也可有时为互生，或互生和对生共存于一枝上）。
　　　　269．胚珠多数，除冠盖藤属 Pileostegia 自子房室顶端垂悬外，均位于侧膜
　　　　　　或中轴胎座上；浆果或蒴果；叶缘有锯齿或为全缘，但均无托叶；种
　　　　　　子含胚乳 ………………………………………… 虎耳草科 Saxifragaceae
　　　　269．胚珠2个至数个，近于自房室顶端垂悬；叶全缘或有圆锯齿；果实多
　　　　　　不裂开，内有种子1至数个。
　　　　　　270．乔木或灌木，常为蔓生，无托叶，不为形成海岸林的组成分子（榄
　　　　　　李树属 Lumnitzera 例外）；种子无胚乳，落地后始萌芽 ……………
　　　　　　………………………………………………… 使君子科 Combretaceae
　　　　　　270．常绿灌木或小乔木，具托叶；多为形成海岸林的主要组成分子；种

子常有胚乳，在落地前即萌芽（胎生）……… **红树科** Rhizophoraceae

260．每子房室内仅含胚珠或种子1个。

271．果实裂开为2个干燥的离果，并共同悬于一果梗上；花序常为伞形花序（在变豆菜属 *Sanicula* 及鸭儿芹属 *Cryptotaenia* 中为不规则的花序，在刺芹菱属 *Eryngium* 中，则为头状花序）……………………………………… **伞形科** Umbelliferae

271．果实不裂开或裂开而不是上述情形的；花序可为各种类型。

　　272．草本植物。

　　　　273．花柱或柱头2~4个；种子具胚乳；果实为小坚果或核果，具棱角或有翅 …
………………………………………………………… **小二仙草科** Haloragidaceae

　　　　273．花柱1个，具有2头状或呈2裂的柱头；种子无胚乳。

　　　　274．陆生草本植物，具对生叶；花为二出数；果实为一具钩状刺毛的坚果……
………………………………………………………… **柳叶菜科** Onagraceae
（**露珠草属** *Circaea*）

　　　　274．水生草本植物，有聚生而漂浮水面的叶片；花为四出数；果实为具2~4刺的坚果（栽培种果实可无显著的刺）…………………………… **菱科** Trapaceae
（**菱属** *Trapa*）

　　272．木本植物。

　　　　275．果实干燥或为蒴果状。

　　　　276．子房2室；花柱2个 ……………………………… **金缕梅科** Hamamelidaceae
　　　　276．子房1室；花柱1个。

　　　　　　277．花序伞房状或圆锥状 ……………………………… **莲叶桐科** Hernandiaceae

　　　　　　277．花序头状………………………………………………… **珙桐科** Nyssaceae
（**旱莲木属** *Camptotheca*）

　　　　275．果实核果状或浆果状。

　　　　278．叶互生或对生；花瓣呈镊合状排列；花序有各种型式，但稀为伞形或头状，有时且可生于叶片上。

　　　　　　279．花瓣3~5片，卵形至披针形；花药短 ……………… **山茱萸科** Cornaceae
　　　　　　279．花瓣4~10片，狭窄形并向外翻转；花药细长 ……………………………
……………………… **八角枫科** Alangiaceae（**八角枫属** *Alangium*）

　　　　278．叶互生；花瓣呈覆瓦状或镊合状排列；花序常为伞形或呈头状。

　　　　280．子房1室；花柱1个；花杂性兼雌雄异株，雌花单生或以少数朵至数朵聚生，雌花多数，腋生为有花梗的簇丛…………………………………
……………………… **珙桐科** Nyssaceae（**蓝果树属** *Nyssa*）

　　　　280．子房2室或更多室；花柱2~5个；如子房为1室而具1花柱时（例如马蹄参属 *Diplopanax*），则花两性，形成顶生类似穗状的花序 …………
………………………………………………………… **五加科** Araliaceae

259．花萼和子房相分离。

281. 叶片中有透明微点。

282. 花整齐，稀可两侧对称；果实不为荚果 ⋯⋯⋯⋯⋯⋯⋯⋯⋯⋯ **芸香科** Rutaceae

282. 花整齐或不整齐；果实为荚果 ⋯⋯⋯⋯⋯⋯⋯⋯⋯⋯ **豆科** Leguminosae

281. 叶片中无透明微点。

283. 雌蕊 2 个或更多，互相分离或仅有局部的连合；也可子房分离而花柱连合成 1 个。（次 283 项见 443 页）

284. 多水分的草本，具肉质的茎及叶 ⋯⋯⋯⋯⋯⋯⋯⋯⋯⋯ **景天科** Crassulaceae

284. 植物体为其他情形。

285. 花为周位花。

286. 花的各部分呈螺旋状排列，萼片逐渐变为花瓣；雄蕊 5 或 6 个；雌蕊多数 ⋯⋯⋯⋯⋯⋯⋯⋯⋯⋯⋯⋯⋯⋯⋯⋯⋯⋯⋯ **蜡梅科** Calycanthaceae

（**蜡梅属** *Chimonanthus*）

286. 花的各部分呈轮状排列，萼片和花瓣甚有分化。

287. 雌蕊 2~4 个，各有多数胚珠；种子有胚乳；无托叶 ⋯⋯⋯⋯⋯⋯⋯⋯⋯⋯⋯⋯⋯⋯⋯⋯⋯⋯⋯⋯⋯ **虎耳草科** Saxifragaceae

287. 雌蕊 2 个至多数，各有 1 至数个胚珠；种子无胚乳；有或无托叶 ⋯⋯⋯⋯⋯⋯⋯⋯⋯⋯⋯⋯⋯⋯⋯⋯⋯⋯⋯⋯⋯⋯ **蔷薇科** Rosaceae

285. 花为下位花，或在悬铃木科中微呈周位。

288. 草本或亚灌木。

289. 各子房的花柱互相分离。

290. 叶常互生或基生，多少有些分裂；花瓣脱落性，较萼片为大，或于天葵属 *Semiaquilegia* 稍小于成花瓣状的萼片 ⋯⋯⋯⋯⋯⋯⋯⋯⋯⋯⋯⋯⋯⋯⋯⋯⋯⋯⋯ **毛茛科** Ranunculaceae

290. 叶对生或轮生，为全缘单叶；花瓣宿存性，较萼片小 ⋯⋯⋯⋯⋯⋯⋯⋯⋯⋯⋯⋯⋯⋯⋯⋯⋯⋯⋯⋯⋯ **马桑科** Coriariaceae

（**马桑属** *Coriaria*）

289. 各子房合具 1 共同的花柱或柱头；叶为羽状复叶；花为五出数；花萼宿存；花中有和花瓣互生的腺体；雄蕊 10 个 ⋯⋯⋯⋯⋯⋯⋯⋯⋯⋯⋯⋯⋯⋯⋯⋯⋯ **牻牛儿苗科** Geraniaceae

（**熏倒牛属** *Biebersteinia*）

288. 乔木、灌木或木本的攀援植物。

291. 叶为单叶。（次 291 项见 417 页）

292. 叶对生或轮生 ⋯⋯⋯⋯⋯⋯⋯⋯⋯⋯ **马桑科** Coriariaceae

（**马桑属** *Coriaria*）

292. 叶互生。

293. 叶为脱落性，具掌状脉；叶柄基部扩张成帽状以覆盖腋芽 ⋯⋯⋯⋯⋯⋯⋯⋯⋯⋯⋯⋯⋯⋯⋯⋯⋯⋯ **悬铃木科** Platanaceae

（悬铃木属 *Platanus*）

293．叶为常绿性或脱落性，具羽状脉。

　　294．雌蕊 7 个至多数（稀可少至 5 个）；直立或缠绕性灌木；花两性或单性 ……………………………………… 木兰科 Magnoliaceae

　　294．雌蕊 4~6 个；乔木或灌木；花两性。

　　　　295．子房 5 或 6 个，以一共同的花柱而连合，各子房均可成熟为核果 ……………………………………… 金莲木科 Ochnaceae

（赛金莲木属 *Ouratia*）

　　　　295．子房 4~6 个，各具 1 花柱，仅有 1 子房可成熟为核果 ……
………………………………… 漆树科 Anacardiaceae

（山濇仔属 *Buchanania*）

291．叶为复叶。

　　296．叶对生 ………………………………… 省沽油科 Staphyleaceae

　　296．叶互生。

　　　　297．木质藤本；叶为掌状复叶或三出复叶 …… 木通科 Lardizabalaceae

　　　　297．乔木或灌木（有时在牛栓藤科中有缠绕性者）；叶为羽状复叶。

　　　　　　298．果实为肉质蓇葖浆果，内含数种子状似猫屎 …………………
………………………………… 木通科 Lardizabalaceae

（猫儿屎属 *Decaisnea*）

　　　　　　298．果实为其他情形。

　　　　　　　　299．果实为离果，或在臭椿属 *Ailanthus* 中为翅果 …………………
………………………………… 苦木科 Simaroubaceae

283．雌蕊 1 个，或至少其子房为 1 个。

300．雌蕊或子房确是单纯的，仅 1 室。

301．果实为核果或浆果。

　　302．花为三出数，稀可二出数；花药以舌瓣裂开 ……………………… 樟科 Lauraceae

　　302．花为五出或四出数；花药纵长裂开。

　　　　303．落叶具刺灌木；雄蕊 10 个，周位，均可发育 ……………… 蔷薇科 Rosaceae

（扁核木属 *Prinsepia*）

　　　　303．常绿乔木；雄蕊 1~5 个，下位，常仅其中 1 或 2 个可发育 ………………
………………………………… 漆树科 Anacardiaceae（芒果属 *Mangifera*）

301．果实为蓇葖果或荚果。

304．果实为蓇葖果。

　　305．落叶灌木；叶为单叶；蓇葖果内含 2 至数个种子 ………… 蔷薇科 Rosaceae

（绣线菊亚科 *Spiraeoideae*）

　　305．常为木质藤本；叶多为单数复叶或具 3 小叶，有时因退化而只有 1 小叶；蓇葖果内仅含 1 个种子 ……………………………… 牛栓藤科 Connaraceae

304. 果实为荚果 …………………………………………… **豆科** Leguminosae

300. 雌蕊或子房并非单纯者，有1个以上的子房室或花柱、柱头、胎座等部分。

306. 子房1室或因有1假隔膜的发育而成2室，有时下部2~5室，上部1室。（次306
项见420页）

307. 花下位，花瓣4片，稀可更多。

308. 萼片2片 …………………………………… **罂粟科** Papaveraceae

308. 萼片4~片。

309. 子房柄常细长，呈线状………………… **白花菜科** Capparidaceae

309. 子房柄极短或不存在。

310. 子房为2个心皮连合组成，常具2子房室及1假隔膜…………………
…………………………………… **十字花科** Cruciferae

310. 子房3~6个心皮连合组成，仅1子房室。

311. 叶对生，微小，为耐寒旱性；花为辐射对称；花瓣完整，具瓣爪，其
内侧有舌状的鳞片附属物………………… **瓣鳞花科** Frankeniaceae
（**瓣鳞花属** *Frankenia*）

311. 叶互生，显著，非为耐寒旱性；花为两侧对称；花瓣常分裂，但其内
侧并无鳞片状的附属物……………………… **木犀草科** Resedaceae

307. 花周位或下位，花瓣3~5片，稀可2片或更多。

312. 每子房室内仅有胚珠1个。

313. 乔木，或稀为灌木；叶常为羽状复叶。

314. 叶常为羽状复叶，具托叶及小托叶 ………… **省沽油科** Staphyleaceae
（**银鹊树属** *Tapiscia*）

314. 叶为羽状复叶或单叶，无托叶及小托叶…………… **漆树科** Anacardiaceae

313. 木本或草本；叶为单叶。

315. 通常均为木本，稀可在樟科的无根藤属 *Cassytha* 则为缠绕性寄生草本；
叶常互生，无膜质托叶。

316. 乔木或灌木；无托叶；花为三出或二出数；萼片和花瓣同形，稀可花
瓣较大；花药以舌瓣裂开；浆果或核果 ………………… **樟科** Lauraceae

316. 蔓生性的灌木，茎为合轴型，具钩状的分枝；托叶小而早落；花为五
出数，萼片和花瓣不同形，前者且于结实时增大成翅状；花药纵长裂
开；坚果 …………………………………… **钩枝藤科** Ancistrocladaceae
（**钩枝藤属** *Ancistrocladus*）

315. 草本或亚灌木；叶互生或对生，具膜质托叶鞘 ……… **蓼科** Polygonaceae

312. 每子房室内有胚珠2个至多数

317. 乔木、灌木或木质藤本。（次317项见419页）

318. 花瓣及雄蕊均着生于花萼上 ………………………… **千屈菜科** Lythraceae

318. 花瓣及雄蕊均着生于花托上（或于西番莲科中雄蕊着生于子房柄上）。

319．核果或翅果，仅有 1 种子。

  320．花萼具显著的 4 或 5 裂片或裂齿，微小而不能长大 ……………… …………………………………………………… **茶茱萸科** Icacinaceae

  320．花萼呈截平头或具不明显的萼齿，微小，但能在果实上增大 ……… …………………………………………………… **铁青树科** Olacaceae

                        （铁青树属 *Olax***）**

319．蒴果或浆果，内有 2 个至多数种子。

  321．花两侧对称。

    322．叶为二至三回羽状复叶；雄蕊 5 个 ………… **辣木科** Moringaceae

                        （辣木属 *Moringa***）**

    322．叶为全缘的单叶；雄蕊 8 个 ……………… **远志科** Polygalaceae

  321．花辐射对称；叶为单叶或掌状分裂。

    323．花瓣具有直立而常彼此衔接的瓣爪 ………… **海桐花科** Pittosporaceae

                        （海桐花属 *Pittosporum***）**

    323．花瓣不具细长的瓣爪。

      324．植物体为耐寒旱性，有鳞片状或细长形的叶片；花无小苞片…… …………………………………………………… **柽柳科** Tamariceae

      324．植物体非为耐寒旱性，具有较宽大的叶片。

        325．花两性。

          326．花萼和花瓣不甚分化，且前者较大 …………………………………………………… **大风子科** Flacourtiaceae

                        （红子木属 *Erythrospermum***）**

          326．花萼和花瓣很有分化，前者很小 ………… **堇菜科** Violaceae

                        （雷诺木属 *Rinorea***）**

        325．雌雄异株或花杂性。

          327．乔木；花的每一花瓣基部各具位于内方的一鳞片；无子房柄 …………………………………………………… **大风子科** Flacourtiaceae

                        （大风子属 *Hydnocarpus***）**

          327．多为具卷须而攀援的灌木；花常具一为 5 鳞片所成的副冠，各鳞片和萼片相对生；有子房柄 …… **西番莲科** Passifloraceae

                        （蒴莲属 *Adenia***）**

317．草本或亚灌木。

  328．胎座位于子房室的中央或基底。

    329．花瓣着生于花萼的喉部 ……………………… **千屈菜科** Lythraceae

    329．花瓣着生于花托上。

      330．萼片 2 片；叶互生，稀可对生 ……………… **马齿苋科** Portulacaceae

      330．萼片 5 或 4 片；叶对生 ……………… **石竹科** Caryophyllaceae

328．胎座为侧膜胎座。

331．食虫植物，具生有腺体刚毛的叶片 ……………… **茅膏菜科** Droseraceae

331．非为食虫植物，也无生有腺体毛茸的叶片。

332．花两侧对称。

333．花有一位于前方的距状物；蒴果 3 瓣裂开 ……… **堇菜科** Violaceae

333．花有一位于后方的大型花盘；蒴果仅于顶端裂开

…………………………………………………… **木犀草科** Resedaceae

332．花整齐或近于整齐。

334．植物体为耐寒旱性；花瓣内侧各有 1 舌状的鳞片 ………………

………………………………………… **瓣鳞花科** Frankeniaceae

（**瓣鳞花属** *Frankenia*）

334．植物体非为耐寒旱性；花瓣内侧无鳞片的舌状附属物。

335．花中有副冠及子房柄 ……………… **西番莲科** Passifloraceae

（**西番莲属** *Passiflora*）

335．花中无副冠及子房柄 ……………… **虎耳草科** Saxifragaceae

306．子房 2 室或更多室。

336．花瓣形状彼此极不相等。

337．每子房室内有数个至多数胚珠。

338．子房 2 室 ………………………………… **虎耳草科** Saxifragaceae

338．子房 5 室 ………………………………… **凤仙花科** Balsaminaceae

337．每子房室内仅有 1 个胚珠。

339．子房 3 室；雄蕊离生；叶盾状，叶缘具棱角或波纹 … **旱金莲科** Tropaeolaceae

（**旱金莲属** *Tropaeolum*）

339．子房 2 室（稀可 1 或 3 室）；雄蕊连合为一单体；叶不呈盾状，全缘 ………

………………………………………………… **远志科** Polygalaceae

336．花瓣形状彼此相等或微有不等，且有时花也可为两侧对称。

340．雄蕊数和花瓣数既不相等，也不是它的倍数。

341．叶对生

342．雄蕊 4 ~ 10 个，常 8 个。

343．蒴果 …………………………………… **七叶树科** Hippocastanaceae

343．翅果 …………………………………… **槭树科** Aceraceae

342．雄蕊 2 或 3 个，也稀可 4 或 5 个。

344．萼片及花瓣均为五出数；雄蕊多为 3 个 ………… **翅子藤科** Hippocrateaceae

344．萼片及花瓣常均为四出数；雄蕊 2 个，稀可 3 个 ………… **木犀科** Oleaceae

341．叶互生。

345．叶为单叶，多全缘，或在油桐属 *Aleurites* 中可具 3 ~ 7 裂片；花单性 ………

………………………………………………… **大戟科** Euphorbiaceae

345．叶为单叶或复叶；花两性或杂性。

 346．萼片为镊合状排列；雄蕊连成单体　…………………… **梧桐科** Sterculiaceae

 346．萼片为覆瓦状排列；雄蕊离生。

  347．子房 4 或 5 室，每子房室内有 8～12 胚珠；种子具翅 …… **楝科** Meliaceae

   （**香椿属** *Toona*）

  347．子房常 3 室，每子房室内有 1 至数个胚珠；种子无翅。

   348．花小型或中型，下位，萼片互相分离或微有连合

    …………………………………………… **无患子科** Sapindaceae

   348．花大型，美丽，周位，萼片互相连合成一钟形的花萼

    ………………………………… **钟萼木科** Bretschneideraceae

     （**钟萼木属** *Bretschneidera*）

340．雄蕊数和花瓣数相等，或是它的倍数

 349．每子房室内有胚珠或种子 3 个至多数（次 349 项见 449 页）

  350．叶为复叶。

   351．雄蕊连合成为单体 ………………………………… **酢浆草科** Oxalidaceae

   351．雄蕊彼此相互分离。

    352．叶互生。

     353．叶为二至三回的三出叶，或为掌状叶 ………… **虎耳草科** Saxifragaceae

      （**落新妇亚族** *Astilbinae*）

     353．叶为一回羽状复叶 ……………… **楝科** Meliaceae（**香椿属** *Toona*）

    352．叶对生。

      354．叶为双数羽状复叶 ………………………… **蒺藜科** Zygophyllaceae

      354．叶为单数羽状复叶 ………………………… **省沽油科** Staphyleaceae

  350．叶为单叶。

   355．草本或亚灌木。

    356．花周位；花托多少有些中空。

     357．雄蕊着生于杯状花托的边缘 ………………… **虎耳草科** Saxifragaceae

     357．雄蕊着生于杯状或管状花萼（或即花托）的内侧 …………………………

      …………………………………………… **千屈菜科** Lythraceae

    356．花下位；花托常扁平。

     358．叶对生或轮生，常全缘。

      359．水生或沼泽草本，有时（例如田繁缕属 *Bergia*）为亚灌木；有托叶

      ………………………………………… **沟繁缕科** Elatinaceae

      359．陆生草本；无托叶 ………………………… **石竹科** Caryophyllaceae

     358．叶互生或基生；稀可对生，边缘有锯齿，或叶退化为无绿色组织的鳞
      片。

      360．草本或亚灌木；有托叶；萼片呈镊合状排列，脱落性 ………………

　　　　　　　　　　　　　　　　………………………………………………………………… 椴树科 Tiliaceae

（黄麻属 *Corchorus*，田麻属 *Corchoropsis*）

　　360．多年生常绿草本，或为死物寄生植物而无绿色组织；无托叶；萼片呈覆瓦状排列，宿存性 ………………………………… 鹿蹄草科 Pyrolaceae

355．木本植物。

　　361．花瓣常有彼此衔接或其边缘互相依附的柄状瓣爪………………………………

　　…………………………………………………………………… 海桐花科 Pittosporaceae

（海桐花属 *Pittosporum*）

　　361．花瓣无瓣爪，或仅具互相分离的细长柄状瓣爪。

　　362．花托空凹；萼片呈镊合状或覆瓦状排列。

　　363．叶互生，边缘有锯齿，常绿性 …………… 虎耳草科 Saxifragaceae

（鼠刺属 *Itea*）

　　363．叶对生或互生，全缘，脱落性。

　　364．子房2~6室，仅具1花柱；胚珠多数，着生于中轴胎座上 ……

　　………………………………………………… 千屈菜科 Lythraceae

　　364．子房2室，具2花柱；胚珠数个，垂悬于中轴胎座上 …………

　　………………………………………………… 金缕梅科 Hamamelidaceae

（双花木属 *Disanthus*）

　　362．花托扁平或微凸起；萼片呈覆瓦状或于杜英科中呈镊合状排列。

　　365．花为四出数；果实呈浆果状或核果状；花药纵长裂开或顶端舌瓣裂开。

　　366．穗状花序腋生于当年新枝上；花瓣先端具齿裂 ………………………

　　………………………………………………… 杜英科 Elaeocarpaceae

（杜英属 *Elaeocarpus*）

　　366．穗状花序腋生于昔年老枝上；花瓣完整 … 旌节花科 Stachyuraceae

（旌节花属 *Stachyurus*）

　　365．花为五出数；果实呈蒴果状；花药顶端孔裂。

　　367．花粉粒单纯；子房3室 ………………………… 山柳科 Clethraceae

（山柳属 *Clethra*）

　　367．花粉粒复合，成为四合体；子房5室 ………… 杜鹃花科 Ericaceae

349．每子房室内有胚珠或种子1或2个。

　　368．草本植物，有时基部呈灌木状。

　　369．花单性、杂性，或雌雄异株。

　　370．具卷须的藤本；叶为二回三出复叶 ………………… 无患子科 Sapindaceae

（倒地铃属 *Cardiospermum*）

　　370．直立草本或亚灌木；叶为单叶 ………………… 大戟科 Euphorbiaceae

369．花两性。

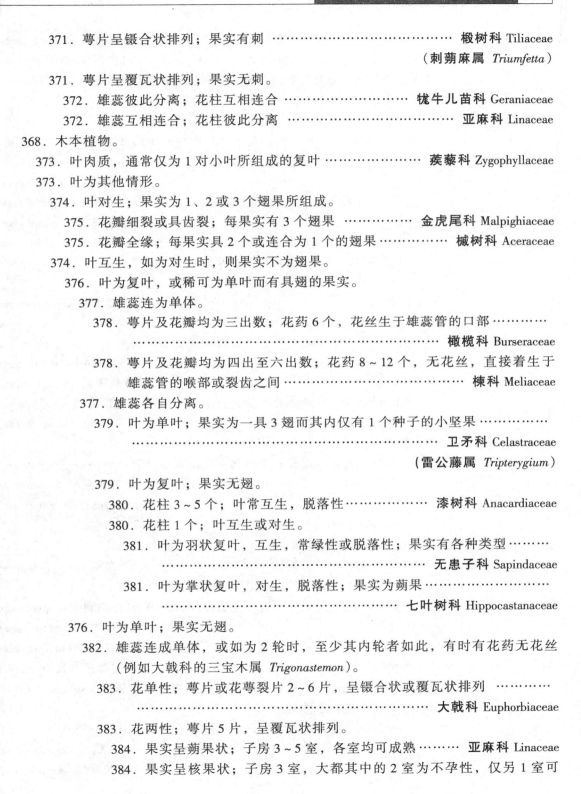

371．萼片呈镊合状排列；果实有刺 …………………………… **椴树科** Tiliaceae
（**刺蒴麻属** *Triumfetta*）

371．萼片呈覆瓦状排列；果实无刺。

 372．雄蕊彼此分离；花柱互相连合 ………………………… **牻牛儿苗科** Geraniaceae

 372．雄蕊互相连合；花柱彼此分离 ………………………… **亚麻科** Linaceae

368．木本植物。

 373．叶肉质，通常仅为 1 对小叶所组成的复叶 …………………… **蒺藜科** Zygophyllaceae

 373．叶为其他情形。

  374．叶对生；果实为 1、2 或 3 个翅果所组成。

   375．花瓣细裂或具齿裂；每果实有 3 个翅果 ………… **金虎尾科** Malpighiaceae

   375．花瓣全缘；每果实具 2 个或连合为 1 个的翅果 ………… **槭树科** Aceraceae

  374．叶互生，如为对生时，则果实不为翅果。

   376．叶为复叶，或稀可为单叶而有具翅的果实。

    377．雄蕊连为单体。

     378．萼片及花瓣均为三出数；花药 6 个，花丝生于雄蕊管的口部…………
     ………………………………………………… **橄榄科** Burseraceae

     378．萼片及花瓣均为四出至六出数；花药 8 ~ 12 个，无花丝，直接着生于
     雄蕊管的喉部或裂齿之间 ………………………… **楝科** Meliaceae

    377．雄蕊各自分离。

     379．叶为单叶；果实为一具 3 翅而其内仅有 1 个种子的小坚果 …………
     …………………………………………………… **卫矛科** Celastraceae
（**雷公藤属** *Tripterygium*）

     379．叶为复叶；果实无翅。

      380．花柱 3 ~ 5 个；叶常互生，脱落性 ……………… **漆树科** Anacardiaceae

      380．花柱 1 个；叶互生或对生。

       381．叶为羽状复叶，互生，常绿性或脱落性；果实有各种类型………
       ………………………………………………… **无患子科** Sapindaceae

       381．叶为掌状复叶，对生，脱落性；果实为蒴果…………………
       ………………………………………… **七叶树科** Hippocastanaceae

   376．叶为单叶；果实无翅。

    382．雄蕊连成单体，或如为 2 轮时，至少其内轮者如此，有时有花药无花丝
    （例如大戟科的三宝木属 *Trigonastemon*）。

     383．花单性；萼片或花萼裂片 2 ~ 6 片，呈镊合状或覆瓦状排列 …………
     …………………………………………………… **大戟科** Euphorbiaceae

     383．花两性；萼片 5 片，呈覆瓦状排列。

      384．果实呈蒴果状；子房 3 ~ 5 室，各室均可成熟 ……… **亚麻科** Linaceae

      384．果实呈核果状；子房 3 室，大都其中的 2 室为不孕性，仅另 1 室可

成熟，而有 1 或 2 个胚珠 ……………………… **古柯科** Erythroxylaceae

（**古柯属** *Erythroxylum*）

382．雄蕊各自分离，有时在毒鼠子科中可和花瓣相连合而形成 1 管状物。

385．果呈蒴果状。

386．叶互生或稀可对生；花下位。

387．叶脱落性或常绿性；花单性或两性；子房 3 室，稀可 2 或 4 室，

有时可多至 15 室（例如算盘子属 *Glochidion*）………………

……………………………………………… **大戟科** Euphorbiaceae

387．叶常绿性；花两性；子房 5 室 ………… **五列木科** Pentaphylacaceae

（**五列木属** *Pentaphylax*）

386．叶对生或互生；花周位 ……………………………… **卫矛科** Celastraceae

385．果呈核果状，有时木质化，或呈浆果状。

388．种子无胚乳，胚体肥大而多肉质。

389．雄蕊 10 个 ……………………………… **蒺藜科** Zygophyllaceae

389．雄蕊 4 或 5 个。

390．叶互生；花瓣 5 片，各 2 裂或成 2 部分 ………………………

………………………………………… **毒鼠子科** Dichapetalaceae

（**毒鼠子属** *Dichapetalum*）

390．叶对生；花瓣 4 片，均完整 ………… **刺茉莉科** Salvadoraceae

（**刺茉莉属** *Azima*）

388．种子有胚乳，胚体有时很小。

391．植物体为耐寒旱性；花单性，三出或二出数 ………………

………………………………………………… **岩高兰科** Empetraceae

（**岩高兰属** *Empetrum*）

391．植物体为普通形状；花两性或单性，五出或四出数。

392．花瓣呈镊合状排列。

393．雄蕊和花瓣同数 ……………………… **茶茱萸科** Icacinaceae

393．雄蕊为花瓣的倍数。

394．枝条无刺，而有对生的叶片………… **红树科** Rhizophoraceae

（**红树族** *Gynotrocheae*）

394．枝条有刺，而有互生的叶片………… **铁青树科** Olacaceae

（**海檀木属** *Ximenia*）

392．花瓣呈覆瓦状排列，或在大戟科的小盘木属 *Microdesmis* 中为扭

转兼覆瓦状排列。

395．花单性，雌雄异株；花瓣较小于萼片…………………………

………………………………………… **大戟科** Euphorbiaceae

（**小盘木属** *Microdesmis*）

395．花两性或单性；花瓣常较大于萼片。

  396．落叶攀援灌木；雄蕊 10 个；子房 5 室，每室内有胚珠 2 个 ……………………………………………… 猕猴桃科 Actinidiaceae

    （藤山柳属 *Clematoclethra*）

  396．多为常绿乔木或灌木；雄蕊 4 或 5 个。

   397．花下位，雌雄异株或杂性；无花盘 ……………………………………………… 冬青科 Aquifoliaceae

    （冬青属 *Ilex*）

   397．花周位，两性或杂性；有花盘 …… 卫矛科 Celastraceae

    （异卫矛亚科 *Cassinioideae*）

160．花冠为多少有些连合的花瓣所组成。

 398．成熟雄蕊或单体雄蕊的花药数多于花冠裂片。（次 398 项见 426 页）

 399．心皮 1 个至数个，互相分离或大致分离。

  400．叶为单叶或有时可为羽状分裂，对生，肉质 ………… 景天科 Crassulaceae

  400．叶为二回羽状复叶，互生，不呈肉质 ………………… 豆科 Leguminosae

   （含羞草亚科 *Mimosoideae*）

 399．心皮 2 个或更多，连合成一复合性子房。

  401．雌雄同株或异株，有时为杂性。

   402．子房 1 室；无分枝而呈棕榈状的小乔木 ………… 番木瓜科 Caricaceae

    （番木瓜属 *Carica*）

   402．子房 2 室至多室；具分枝的乔木或灌木。

    403．雄蕊连成单体，或至少内层者如此；蒴果 …… 大戟科 Euphorbiaceae

     （麻疯树科 *Jatropha*）

    403．雄蕊各自分离；浆果 ……………………………… 柿树科 Ebenaceae

  401．花两性。

   404．花瓣连成一盖状物，或花萼裂片及花瓣均可合成为 1 或 2 层的盖状物。

    405．叶为单叶，具有透明微点 ……………………… 桃金娘科 Myrtaceae

    405．叶为掌状复叶，无透明微点 … 五加科 Araliaceae（多蕊木属 *Tupidanthus*）

   404．花瓣及花萼裂片均不连成盖状物。

    406．每子房室中有 3 个至多数胚珠。

     407．雄蕊 5~10 个或其数不超过花冠裂片的 2 倍，稀可在野茉莉科的银钟花属 *Halesia* 其数可达 16 个，而为花冠裂片的 4 倍。

      408．雄蕊连成单体或其花丝于基部互相连合；花药纵裂；花粉粒单生。

       409．叶为复叶；子房上位；花柱 5 个 ………… 酢浆草科 Oxalidaceae

       409．叶为单叶；子房下位或半下位；花柱 1 个；乔木或灌木，常有星状毛 ……………………………………………… 野茉莉科 Styracaceae

      408．雄蕊各自分离；花药顶端孔裂；花粉粒为四合型 ……………………………………

…………………………………………………………………………… 杜鹃花科 Ericaceae

407．雄蕊为不定数。

　　410．萼片和花瓣常各为多数，而无显著的区分；子房下位；植物体肉质，
　　　　绿色，常具棘针，而其叶退化 …………………………… 仙人掌科 Cactaceae

410．萼片和花瓣常各为 5 片，而有显著的区分；子房上位。

　　411．萼片呈镊合状排列；雄蕊连成单体………………… 锦葵科 Malvaceae

411．萼片呈显著的覆瓦状排列。

　　412．雄蕊连成 5 束，且每束着生于一花瓣的基部；花药顶端孔裂开；
　　　　浆果 ………………………………………… 猕猴桃科 Actinidiaceae
　　　　　　　　　　　　　　　　　　　　　　　　　（水冬哥属 *Saurauia*）

　　412．雄蕊的基部连成单体；花药纵长裂开；蒴果 ………………………
　　　　……………………………………………… 山茶科 Theaceae
　　　　　　　　　　　　　　　　　　　　　　　　　（紫茎木属 *Stewartia*）

406．每子房室中常仅有 1 或 2 个胚珠。

413．花萼中的 2 片或更多片于结实时能长大成翅状………………………
　　………………………………………… 龙脑香科 Dipterocarpaceae

413．花萼裂片无上述变大的情形。

　　414．植物体常有星状毛茸 ………………………… 野茉莉科 Styracaceae

414．植物体无星状毛茸。

　　415．子房下位或半下位；果实歪斜 ………………… 山矾科 Symplocaceae
　　　　　　　　　　　　　　　　　　　　　　　　　（山矾属 *Symplocos*）

415．子房上位。

　　416．雄蕊相互连合为单体；果实成熟时分裂为离果…………………
　　　　…………………………………………… 锦葵科 Malvaceae

416．雄蕊各自分离；果实不是离果。

　　417．子房 1 或 2 室；蒴果 ………………… 瑞香科 Thymelaeaceae
　　　　　　　　　　　　　　　　　　　　　　　（沉香属 *Aquilaria*）

　　417．子房 6～8 室；浆果 ………………… 山榄科 Sapotaceae
　　　　　　　　　　　　　　　　　　　　　　　（紫荆木属 *Madhuca*）

398．成熟雄蕊并不多于花冠裂片或有时因花丝的分裂则可过之。

418．雄蕊和花冠裂片为同数且对生。

419．植物体内有乳汁 ……………………………………… 山榄科 Sapotaceae

419．植物体内不含乳汁。

420．果实内有数个至多数种子。

421．乔木或灌木；果实呈浆果状或核果状 ………………… 紫金牛科 Myrsinaceae

421．草本；果实呈蒴果状 …………………………… 报春花科 Primulaceaa

420．果实内仅有 1 个种子。

422．子房下位或半下位。

　　423．乔木或攀援性灌木；叶互生 ……………………… **铁青树科** Olacaceae

　　423．常为半寄生性灌木；叶对生 ……………………… **桑寄生科** Loranthaceae

422．子房上位。

　　424．花两性。

　　　425．攀援性草本；萼片 2；果为肉质宿存花萼所包围……**落葵科** Basellaceae

　　　　　　　　　　　　　　　　　　　　　　　　　　　　　（落葵属 *Basella***）**

　　　425．直立草本或亚灌木，有时为攀援性；萼片或萼裂片 5；果为蒴果或瘦
　　　　　果，不为花萼所包围 ……………………… **蓝雪科** Plumbaginaceae

　　424．花单性，雌雄异株；攀援性灌木。

　　　426．雄蕊连合成单体；雌蕊单纯性 ……………… **防己科** Menispermaceae

　　　　　　　　　　　　　　　　　　　　　　　　　　（锡生藤亚族 *Cissampelinae***）**

　　　426．雄蕊各自分离；雌蕊复合性 ……………………… **茶茱萸科** Icacinaceae

　　　　　　　　　　　　　　　　　　　　　　　　　　　　（微花藤属 *Iodes***）**

418．雄蕊和花冠裂片为同数且互生，或雄蕊数较花冠裂片为少。

　427．子房下位。（次 427 项见 428 页）

　　428．植物体常以卷须而攀援或蔓生；胚珠及种子皆为水平生长于侧膜胎座上……
　　　　………………………………………………………… **葫芦科** Cucurbitaceae

　　428．植物体直立，如为攀援时也无卷须；胚珠及种子并不为水平生长。

　　429．雄蕊互相连合。

　　　430．花整齐或两侧对称，成头状花序，或在苍耳属 *Xanthium* 中，雌花序为一
　　　　　仅含 2 花的果壳，其外生有钩状刺毛；子房 1 室，内仅有 1 个胚珠……
　　　　　………………………………………………………… **菊科** Compositae

　　　430．花多两侧对称，单生或成总状或伞房花序；子房 2 或 3 室，内有多数胚
　　　　　珠。

　　　　431．花冠裂片呈镊合状排列；雄蕊 5 个，具分离的花丝及连合的花药……
　　　　　…………………………………………………… **桔梗科** Campanulaceae
　　　　　　　　　　　　　　　　　　　　　　　　　　　（半边莲亚科 *Lobelioideae***）**

　　　　431．花冠裂片呈覆瓦状排列；雄蕊 2 个，具连合的花丝及分离的花药……
　　　　　……………………………………………………… **花柱草科** Stylidiaceae
　　　　　　　　　　　　　　　　　　　　　　　　　　　　（花柱草属 *Stylidium***）**

　429．雄蕊各自分离。

　　432．雄蕊和花冠相分离或近于分离。

　　　433．花药顶端孔裂开；花粉粒连合成四合体；灌木或亚灌木………………
　　　　　……………………………………………………… **杜鹃花科** Ericaceae
　　　　　　　　　　　　　　　　　　　　　　　　　　　（乌饭树亚科 *Vaccinioideae***）**

　　　433．花药纵长裂开，花粉粒单纯；多为草本。

434．花冠整齐；子房 2~5 室，内有多数胚珠 ……………………………
……………………………………………… 桔梗科 Campanulaceae
434．花冠不整齐；子房 1~2 室，每子房室内仅有 1 或 2 个胚珠 ………
……………………………………………… 草海桐科 Goodeniaceae
432．雄蕊着生于花冠上。
435．雄蕊 4 或 5 个，和花冠裂片同数。
436．叶互生；每子房室内有多数胚珠 …………… 桔梗科 Campanulaceae
436．叶对生或轮生；每子房室内有 1 个至多数胚珠。
437．叶轮生，如为对生时，则有托叶存在…………… 茜草科 Rubiaceae
437．叶对生，无托叶或稀可有明显的托叶。
438．花序多为聚伞花序 ………… 忍冬科 Caprifoliaceae
438．花序为头状花序 ………… 川续断科 Dipsacaceae
435．雄蕊 1~4 个，其数较花冠裂片为少。
439．子房 1 室。
440．胚珠多数，生于侧膜胎座上 ………… 苦苣苔科 Gesneriaceae
440．胚珠 1 个，垂悬于子房的顶端 ………… 川续断科 Dipsacaceae
439．子房 2 室或更多室，具中轴胎座。
441．子房 2~4 室，所有的子房室均可成熟；水生草本 …………
……………………………………………… 胡麻科 Pedaliaceae
（茶菱属 Trapella）
441．子房 3 或 4 室，仅其中 1 或 2 室可成熟。
442．落叶或常绿的灌木；叶片常全缘或边缘有锯齿 …………………
……………………………………………… 忍冬科 Caprifoliaceae
442．陆生草本；叶片常有很多的分裂 ………… 败酱科 Valerianaceae
427．子房上位。
443．子房深裂为 2~4 部分；花柱或数花柱均自子房裂片之间伸出。
444．花冠两侧对称或稀可整齐；叶对生 ……………… 唇形科 Labiatae
444．花冠整齐；叶互生。
445．花柱 2 个；多年生匍匐性小草本；叶片呈圆肾形……… 旋花科 Convolvulaceae
（马蹄金属 Dichondra）
445．花柱 1 个…………………………………………… 紫草科 Boraginaceae
443．子房完整或微有分割，或为 2 个分离的心皮所组成；花柱自子房的顶端伸出。
446．雄蕊的花丝分裂。
447．雄蕊 2 个，各分为 3 裂 ……………………… 罂粟科 Papaveraceae
（紫堇亚科 Fumarioideae）
447．雄蕊 5 个，各分为 2 裂 ……………………… 五福花科 Adoxaceae
（五福花属 Adoxa）

446．雄蕊的花丝单纯。

448．花冠不整齐，常多少有些呈二唇状（次 448 项见 430 页）。

449．成熟雄蕊 5 个。

450．雄蕊和花冠离生 ……………………………… **杜鹃花科** Ericaceae

450．雄蕊着生于花冠上 ……………………………… **紫草科** Boraginaceae

449．成熟雄蕊 2 或 4 个，退化雄蕊有时也可存在。

451．每子房室内仅含 1 或 2 个胚珠（如为后一情形时，也可在次 451 项检索之）。

452．叶对生或轮生；雄蕊 4 个，稀可 2 个；胚珠直立，稀可垂悬。

453．子房 2～4 室，共有 2 个或更多的胚珠 …………………………
………………………………………………………… **马鞭草科** Verbenaceao

453．子房 1 室，仅含 1 个胚珠………………… **透骨草科** Phrymaceae
（**透骨草属** Phryma）

452．叶互生或基生；雄蕊 2 或 4 个，胚珠垂悬；子房 2 室，每子房室内仅有 1 个胚珠 ………………… **玄参科** Scrophulariaceae

451．每子房室内有 2 个至多数胚珠。

454．子房 1 室具侧膜胎座或中央胎座（有时可因侧膜胎座的深入而为 2 室）。

455．草本或木本植物，不为寄生性，也非食虫性。

456．多为乔木或木质藤本；叶为单叶或复叶，对生或轮生，稀可互生，种子有翅，但无胚乳 ………………… **紫葳科** Bignoniaceae

456．多为草本；叶为单叶，基生或对生；种子无翅，有或无胚乳
………………………………………………………… **苦苣苔科** Gesneriaceae

455．草本植物，为寄生性或食虫性。

457．植物体寄生于其他植物的根部，而无绿叶存在；雄蕊 4 个；侧膜胎座 ………………………………… **列当科** Orobanchaceae

457．植物体为食虫性，有绿叶存在；雄蕊 2 个；特立中央胎座；多为水生或沼泽植物，且有具距的花冠 ……… **狸藻科** Lentibulariaceae

454．子房 2～4 室，具中轴胎座，或于角胡麻科中为子房 1 室而具侧膜胎座。

458．植物体常具分泌黏液的腺体毛茸；种子无胚乳或具一薄层胚乳。

459．子房最后成为 4 室；蒴果的果皮质薄而不延伸为长喙；油料植物
………………………………………………………… **胡麻科** Pedaliaceae
（**胡麻属** Sesamum）

459．子房 1 室；蒴果的内皮坚硬而呈木质，延伸为钩状长喙；栽培花卉 ………………………………………… **角胡麻科** Martyniaceae
（**角胡麻属** Pooboscidea）

458．植物体不具上述的毛茸；子房2室。

　　460．叶对生；种子无胚乳，位于胎座的钩状突起上

　　　　　　…………………………………………………… 爵床科 Acanthaceae

460．叶互生或对生；种子有胚乳，位于中轴胎座上。

　　461．花冠裂片具深缺刻；成熟雄蕊2个 ………… 茄科 Solanaceae

　　　　　　　　　　　　　　　　　　　　　（蝴蝶花属 Schizanthus）

　　461．花冠裂片全缘或仅其先端具一凹陷；成熟雄蕊2或4个 …………

　　　　　　……………………………………… 玄参科 Scrophulariaceae

448．花冠整齐；或近于整齐。

　462．雄蕊数较花冠裂片为少。

　　463．子房2~4室，每室内仅含1或2个胚珠。

　　　464．雄蕊2个 ………………………………………… 木犀科 Oleaceae

　　464．雄蕊4个。

　　　465．叶互生，有透明腺体微点存在 ………………… 苦槛蓝科 Myoporaceae

　　　465．叶对生，无透明微点 ………………………… 马鞭草科 Verbenaceae

　463．子房1或2室，每室内有数个至多数胚珠。

　　466．雄蕊2个；每子房室内有4~10个胚珠垂悬于室的顶端 ……… 木犀科 Oleaceae

　　　　　　　　　　　　　　　　　　　　　　（连翘属 Forsythia）

　　466．雄蕊4或2个；每子房室内有多数胚珠着生于中轴或侧膜胎座上。

　　　467．子房1室，内具分歧的侧膜胎座，或因胎座深入而使子房成2室…………

　　　　　　………………………………………… 苦苣苔科 Gesneriaceae

　　467．子房为完的2室，内具中轴胎座。

　　　468．花冠于蕾中常折迭；子房2心皮的位置偏斜 ………… 茄科 Solanaceae

　　　468．花冠于蕾中不折迭，而呈覆瓦状排列；子房的2心皮位于前后方 ………

　　　　　　…………………………………………… 玄参科 Scrophulariaceae

　462．雄蕊和花冠裂片同数。

　　469．子房2个，或为1个而成熟后呈双角状。

　　　470．雄蕊各自分离；花粉粒也彼此分离 ………… 夹竹桃科 Apocynaceae

　　　470．雄蕊互相连合；花粉粒连成花粉块 ………… 萝藦科 Asclepiadaceae

　　469．子房1个，不呈双角状。

　　　471．子房1室或因2侧膜胎座的深入而成2室。

　　　　472．子房为1心皮所成。

　　　　　473．花显著，呈漏斗形而簇生；果实为1瘦果，有棱或有翅 …………

　　　　　　……………………………………… 紫茉莉科 Nyctaginaceae

　　　　　　　　　　　　　　　　　　　　　　（紫茉莉属 Mirabilis）

　　　　　473．花小型而形成球形的头状花序；果实为1荚果，成熟后则裂为仅含1种

　　　　　　　子的节荚…………………………………… 豆科 Leguminosae

（含羞草属 *Mimosa*）

472．子房为 2 个以上连合心皮所成。

474．乔木或攀援性灌木，稀可为一攀援性草本，而体内具有乳汁（例如心翼
果属 *Cardiopteris*）；果实呈核果状（但心翼果属则为干燥的翅果），内有 1
个种子 ·· **茶茱萸科** Icacinaceae

474．草本或亚灌木，或于旋花科的麻辣仔藤属 *Erycibe* 中为攀援灌木；果实呈
蒴果状（或于麻辣仔藤属中呈浆果状），内有 2 个或更多的种子。

475．花冠裂片呈覆瓦状排列。

476．叶茎生，羽状分裂或为羽状复叶（限于我国植物如此）··············
·· **田基麻科** Hydrophyllaceae

（水叶族 *Hydrophylleae*）

476．叶基生，单叶，边缘具齿裂 ··················· **苦苣苔科** Gesneriaceae

（苦苣苔属 *Conandron*，黔苣苔属 *Tengia*）

475．花冠裂片常呈旋转状或内折的镊合状排列。

477．攀援性灌木；果实呈浆果状，内有少数种子
·· **旋花科** Convolvulaceae

（麻辣仔藤属 *Erycibe*）

477．直立陆生或漂浮水面的草本；果实呈蒴果状，内有少数至多数种子
·· **龙胆科** Gentianaceae

471．子房 2～10 室。

478．无绿叶而为缠绕性的寄生植物·················· **旋花科** Convolvulaceae

（菟丝子亚科 *Cuscutoideae*）

478．不是上述的无叶寄生植物。

479．叶常对生，且多在两叶之间具有托叶所成的连接线或附属物
·· **马钱科** Loganiaceae

479．叶常互生，或有时基生，如为对生时，其两叶之间也无托叶所成的联系
物，有时其叶也可轮生。

480．雄蕊和花冠离生或近于离生。

481．灌木或亚灌木；花药顶端孔裂；花粉粒为四合体；子房常 5 室······
·· **杜鹃花科** Ericaceae

481．一年或多年生草本，常为缠绕性；花药纵长裂开；花粉粒单纯；子
房常 3～5 室 ······························· **桔梗科** Campanulaceae

480．雄蕊着生于花冠的筒部。

482．雄蕊 4 个，稀可在冬青科为 5 个或更多。

483．无主茎的草本，具由少数至多数花朵所形成的穗状花序生于一基
生花葶上 ······························· **车前科** Plantaginaceae

（车前属 *Plantago*）

483．乔木、灌木，或具有主茎的草本。

 484．叶互生，多常绿 ……………………………… **冬青科** Aquifoliaceae

              （**冬青属** *Ilex*）

 484．叶对生或轮生。

  485．子房 2 室，每室内有多数胚珠 ……… **玄参科** Scrophulariaceae

  485．子房 2 室至多室，每室内有 1 或 2 个胚珠

    ………………………………………… **马鞭草科** Verbenaceae

482．雄蕊常 5 个，稀可更多。

 486．每子房室内仅有 1 或 2 个胚珠。

  487．子房 2 或 3 室；胚珠自子房室近顶端垂悬；木本植物；叶全缘。

   488．每花瓣 2 裂或 2 分；花柱 1 个；子房无柄，2 或 3 室，每室内各有 2 个胚珠；核果；有托叶 …… **毒鼠子科** Dichapetalaceae

           （**毒鼠子属** *Dichapetalum*）

   488．每花瓣均完整；花柱 2 个；子房具柄，2 室，每室内仅有 1 个胚珠；翅果；无托叶 ………………… **茶茱萸科** Icacinaceae

  487．子房 1～4 室；胚珠在子房室基底或中轴的基部直立或上举；无托叶；花柱 1 个，稀可 2 个，有时在紫草科的破布木属 *Cordia* 中其先端可成两次的 2 分。

   489．果实为核果；花冠有明显的裂片，并在蕾中呈覆瓦状或旋转状排列；叶全缘或有锯齿；通常均为直立木本或草本，多粗壮或具刺毛 ………………………… **紫草科** Boraginaceae

   489．果实为蒴果；花瓣整或具裂片；叶全缘或具裂片，但无锯齿缘。

    490．通常为缠绕性稀可为直立草本，或为半木质的攀援植物至大型木质藤本（例如盾苞藤属 *Neuropeltis*）；萼片多互相分离；花冠常完整而几无裂片，于蕾中呈旋转状排列，也可有时深裂而其裂片成内折的镊合状排列（例如盾苞藤属）

     ………………………………… **旋花科** Convolvulaceae

    490．通常均为直立草本；萼片连合成钟形或筒状；花冠有明显的裂片，唯于蕾中也成旋转状排列

     ………………………………… **花葱科** Polemoniaceae

 486．每子房室内有多数胚珠，或在花葱科中有时为 1 至数个；多无托叶。

  491．高山区生长的耐寒旱性低矮多年生草本或丛生亚灌木；叶多小型，常绿，紧密排列成覆瓦状或莲座式；花无花盘；花单生至聚集成几为头状花序；花冠裂片成覆瓦状排列；子房 3 室；花柱 1 个；柱头 3 裂；蒴果室背开裂 ……… **岩梅科** Diapensiaceae

491．草本或木本，不为耐寒旱性；叶常为大型或中型，脱落性，疏松排列而各自展开；花多有位于子房下方的花盘。

492．花冠不于蕾中折迭，其裂片呈旋转状排列，或在田基麻科中为覆瓦状排列。

493．叶为单叶，或在花葱属 *Polemonium* 为羽状分裂或为羽状复叶；子房3室（稀可2室）；花柱1个；柱头3裂；蒴果多室背开裂 ………………………… **花葱科** Polemoniaceae

493．叶为单叶，且在田基麻属 *Hydrolea* 为全缘；子房2室；花柱2个；柱头呈头状；蒴果室间开裂 …………………

………………………… **田基麻科** Hydrophyllaceae

（**田基麻族** *Hydroleeae*）

492．花冠裂片呈镊合状或覆瓦状排列，或其花冠于蕾中折迭，且成旋转状排列；花萼常宿存；子房2室；或在茄科中为假3室至假5室；花柱1个；柱头完整或2裂。

494．花冠多于蕾中折迭，其裂片呈覆瓦状排列；或在曼陀罗属 *Datura* 成旋转状排列，稀可在枸杞属 *Lycium* 和颠茄属 *Atropa* 等属中，并不于蕾中折迭，而呈覆瓦状排列，雄蕊的花丝无毛；浆果，或为纵裂或横裂的蒴果 ……… **茄科** Solanaceae

494．花冠不于蕾中折迭，其裂片呈覆瓦状排列；雄蕊的花丝具毛茸（尤以后方的3个如此）。

495．室间开裂的蒴果 ………………… **玄参科** Scrophulariaceae

（**毛蕊花属** *Verbascum*）

495．浆果，有刺灌木 ………………… **茄科** Solanaceae

（**枸杞属** *Lycium*）

1．子叶1个；茎无中央髓部，也无呈年轮状的生长；叶多具平行叶脉；花为三出数，有时为四出数，但极少为五出数 ………………… **单子叶植物纲** Monocotyledoneae

496．木本植物，或其叶于芽中呈折迭状。

497．灌木或乔木；叶细长或呈剑状，在芽中不呈折迭状 ……… **露兜树科** Pandanaceae

497．木本或草本；叶甚宽，常为羽状或扇形的分裂，在芽中呈折迭状而有强韧的平行脉或射出脉。

498．植物体多甚高大，呈棕榈状，具简单或分枝少的主干；花为圆锥或穗状花序，托以佛焰状苞片 ………………………… **棕榈科** Palmae

498．植物体常为无主茎的多年生草本，具常深裂为2片的叶片；花为紧密的穗状花序 ………………………… **环花科** Cyclanthaceae

（**巴拿马草属** *Carludovica*）

496．草本植物或稀可为木质茎，但其叶于芽中从不呈折迭状。

499．无花被或在眼子菜科中很小（次 499 项见 435 页）。
500．花包藏于或附托以呈覆瓦状排列的壳状鳞片（特称为颖）中，由多花至 1 花形成小穗（自形态学观点而言，此小穗实即简单的穗状花序）。
　501．秆多少有些呈三棱形，实心；茎生叶呈三行排列；叶鞘封闭；花药以基底附着花丝；果实为瘦果或囊果 ·················· **莎草科 Cyperaceae**
　501．秆常呈圆筒形；中空；茎生叶呈二行排列；叶鞘常在一侧纵裂开；花药以其中部附着花丝；果实通常为颖果 ·················· **禾本科 Gramineae**
500．花虽有时排列为具总苞的头状花序，但并不包藏于呈壳状的鳞片中。
　502．植物体微小，无真正的叶片，仅具无茎而漂浮水面或沉没水中的叶状体·········
　　·················· **浮萍科 Lemnaceao**
　502．植物体常具茎，也具叶，其叶有时可呈鳞片状。
　　503．水生植物，具沉没水中或漂浮水面的片叶。
　　　504．花单性，不排列成穗状花序。
　　　　505．叶互生；花成球形的头状花序 ·················· **黑三棱科 Sparganiaceae**
　　　　（黑三棱属 *Sparganium*）
　　　　505．叶多对生或轮生；花单生，或在叶腋间形成聚伞花序。
　　　　　506．多年生草本；雌蕊为 1 个或更多而互相分离的心皮所成；胚珠自子房室顶端垂悬 ·················· **眼子菜科 Potamogetonaceae**
　　　　　（果藻族 *Zannichellieae*）
　　　　　506．一年生草本；雌蕊 1 个，具 2~4 柱头；胚珠直立于子房室的基底
　　　　　·················· **茨藻科 Najadaceae**
　　　　　（茨藻属 *Najas*）
　　　504．花两性或单性，排列成简单或分歧的穗状花序。
　　　　507．花排列于 1 扁平穗轴的一侧。
　　　　　508．海水植物；穗状花序不分歧，但具雌雄同株或异株的单性花；雄蕊 1 个，具无花丝而为 1 室的花药；雌蕊 1 个，具 2 柱头；胚珠 1 个，垂悬于子房室的顶端 ·················· **眼子菜科 Potamogetonaceae**
　　　　　（大叶藻属 *Zostera*）
　　　　　508．淡水植物；穗状花序常分为二歧而具两性花；雄蕊 6 个或更多，具极细长的花丝和 2 室的花药；雌蕊为 3~6 个离生心皮所成；胚珠在每室内 2 个或更多，基生·················· **水蕹科 Aponogetonaceae**
　　　　　（水蕹属 *Aponogeton*）
　　　　507．花排列于穗轴的周围，多为两性花；胚珠常仅 1 个·················
　　　　·················· **眼子菜科 Potamogetonaceae**
　　503．陆生或沼泽植物，常有位于空气中的叶片。
　　　509．叶有柄，全缘或有各种形状的分裂，具网状脉；花形成一肉穗花序，后者常有一大型而常具色彩的佛焰苞片 ·················· **天南星科 Araceae**

509．叶无柄，细长形、剑形，或退化为鳞片状，其叶片常具平行脉。

  510．花形成紧密的穗状花序，或在帚灯草科为疏松的圆锥花序。

    511．陆生或沼泽植物；花序为由位于苞腋间的小穗所组成的疏散圆锥花序；雌雄异株；叶多呈鞘状 …………………………………… **帚灯草科** Restionaceae

                        （**薄果草属** *Leptocarpus*）

    511．水生或沼泽植物；花序为紧密的穗状花序。

      512．穗状花序位于一呈二棱形的基生花葶的一侧，而另一侧则延伸为叶状的佛焰苞片；花两性 ……………………………… **天南星科** Araceae

                         （**石菖蒲属** *Acorus*）

      512．穗状花序位于一圆柱形花梗的顶端，形如蜡烛而无佛焰苞；雌雄同株 ……………………………………………………… **香蒲科** Typhaceae

  510．花序有各种型式。

    513．花单性，成头状花序。

      514．头状花序单生于基生无叶的花葶顶端；叶狭窄，呈禾草状，有时叶为膜质 …………………………………… **谷精草科** Eriocaulaceae

                         （**谷精草属** *Eriocaulon*）

      514．头状花序散生于具叶的主茎或枝条的上部，雄性者在上，雌性者在下；叶细长，呈扁三棱形，直立或漂浮水面，基部呈鞘状 …………………… **黑三棱科** Sparganiaceae

                         （**黑三棱属** *Sparganium*）

    513．花常两性。

      515．花序呈穗状或头状，包藏于2个互生的叶状苞片中；无花被；叶小，细长形或呈丝状；雄蕊1或2个；子房上位，1～3室，每子房室内仅有1个垂悬胚珠 …………………………… **刺鳞草科** Centrolepidaceae

      515．花序不包藏于叶状的苞片中；有花被。

        516．子房3～6个，至少在成熟时互相分离 ……… **水麦冬科** Juncaginaceae

                         （**水麦冬属** *Triglochin*）

        516．子房1个，由3心皮连合所组成 …………………… **灯心草科** Juncaceae

499．有花被，常显著，且呈花瓣状。

  517．雌蕊3个至多数，互相分离。

    518．死物寄生性植物，具呈鳞片状而无绿色叶片。

      519．花两性，具2层花被片；心皮3个，各有多数胚珠 ………… **百合科** Liliaceae

                         （**无叶莲属** *Petrosavia*）

      519．花单性或稀可杂性，具一层花被片；心皮数个，各仅有1个胚珠 …………… ……………………………………………………… **霉草科** Triuridaceae

                         （**喜阴草属** *Sciaphila*）

    518．不是死物寄生性植物，常为水生或沼泽植物，具有发育正常的绿叶。

520．花被裂片彼此相同；叶细长，基部具鞘 ················· 水麦冬科 Juncaginaceae

（芝菜属 *Scheuchzeria*）

520．花被裂片分化为萼片和花瓣 2 轮。

521．叶（限于我国植物）呈细长形，直立；花单生或成伞形花序；蓇葖果 ······ ··· 花蔺科 Butomaceae

（花蔺属 *Butomus*）

521．叶呈细长兼披针形至卵圆形，常为箭镞状而具长柄；花常轮生，成总状或 圆锥花序；瘦果 ················· 泽泻科 Alismataceae

517．雌蕊 1 个，复合性或于百合科的岩菖蒲属 *Tofieldia* 中其心皮近于分离。

522．子房上位，或花被和子房相分离。

523．花两侧对称；雄蕊 1 个，位于前方，即着生于远轴的 1 个花被片的基部 ······ ··· 田葱科 Philydraceae

（田葱属 *Philydrum*）

523．花辐射对轴，稀可两侧对称；雄蕊 3 个或更多。

524．花被分化为花萼和花冠 2 轮，后者于百合科的重楼族中，有时为细长形或 线形的花瓣所组成，稀可缺。

525．花形成紧密而具鳞片的头状花序；雄蕊 3 个；子房 1 室 ·················· ··· 黄眼草科 Xyridaceae

（黄眼草属 *Xyris*）

525．花不形成头状花序；雄蕊数在 3 个以上。

526．叶互生，基部具鞘，平行脉；花为腋生或顶生的聚伞花序；雄蕊 6 个， 或因退化而数较少 ················· 鸭跖草科 Commelinaceae

526．叶以 3 个或更多个生于茎的顶端而成一轮，网状脉而于基部具 3～5 脉；花单独顶生；雄蕊 6 个、8 个或 10 个 ············· 百合科 Liliaceae

（重楼族 *Parideae*）

524．花被裂片彼此相同或近于相同，或于百合科的白丝草属 *Chinographis* 中则极 不相同，又在同科的油点草属 *Tricyrtis* 中其外层 3 个花被裂片的基部呈囊 状。

527．花小型，花被裂片绿色或棕色。

528．花位于一穗形总状花序上；蒴果自一宿存的中轴上裂为 3～6 瓣，每果 瓣内仅有 1 个种子 ················· 水麦冬科 Juncaginaceae

（水麦冬属 *Triglochin*）

528．花位于各种型式的花序上；蒴果室背开裂为 3 瓣，内有多数至 3 个种 子 ·· 灯心草科 Juncaceae

527．花大型或中型，或有时为小型，花被裂片多少有些具鲜明的色彩。

529．叶（限于我国植物）的顶端变为卷须，并有闭合的叶鞘；胚珠在每室 内仅为 1 个；花排列为顶生的圆锥花序 ········· 须叶藤科 Flagellariaceae

（须叶藤属 *Flagellaria*）

529．叶的顶端不变为卷须；胚珠在每子房室内为多数，稀可仅为 1 个或 2 个。

530．直立或漂浮的水生植物；雄蕊 6 个，彼此不相同，或有时有不育者 …………………………………………………………… **雨久花科** Pontederiaceae

530．陆生植物；雄蕊 6 个、4 个或 2 个，彼此相同。

531．花为四出数，叶（限于我国植物）对生或轮生，具有显著纵脉及密生的横脉 ………………………………………… **百部科** Stemonaceae

（百部属 *Stemona*）

531．花为三出或四出数；叶常基生或互生 …………… **百合科** Liliaceae

522．子房下位，或花被多少有些和子房相愈合。

532．花两侧对称或为不对称形。

533．花被片均成花瓣状；雄蕊和花柱多少有些互相连合 ……… **兰科** Orchidaceae

533．花被片并不是均成花瓣状，其外层者形如萼片；雄蕊和花柱相分离。

534．后方的 1 个雄蕊常为不育性，其余 5 个则均发育而具有花药。

535．叶和苞片排列成螺旋状；花常因退化而为单性；浆果；花被呈管状，其一侧不久即裂开 ………………………………… **芭蕉科** Musaceae

（芭蕉属 *Musa*）

535．叶和苞片排列成 2 行；花两性，蒴果。

536．萼片互相分离或至多可和花冠相连合；居中的 1 花瓣并不成为唇瓣 …………………………………………………………… **芭蕉科** Musaceae

（鹤望兰属 *Strelitzia*）

536．萼片互相连合成管状；居中（位于远轴方向）的 1 花瓣为大形而成唇瓣 ……………………………………………………… **芭蕉科** Musaceae

（兰花蕉属 *Orchidantha*）

534．后方的 1 个雄蕊发育而具有花药。其余 5 个则退化，或变形为花瓣状。

537．花药 2 室；萼片互相连合为一萼筒，有时呈佛焰苞状 ………………… …………………………………………………………… **姜科** Zingiberaceao

537．花药 1 室；萼片互相分离或至多彼此相衔接。

538．子房 3 室，每子房室内有多数胚珠位于中轴胎座上；各不育雄蕊呈花瓣状，互相于基部简短连合 ………………… **美人蕉科** Cannaceae

（美人蕉属 *Canna*）

538．子房 3 室或因退化而成 1 室，每子房室内仅含 1 个基生胚珠；各不育雄蕊也呈花瓣状，唯多少有些互相连合 ……… **竹芋科** Marantaceae

532．花常辐射对称，也即花整齐或近于整齐。

539．水生草本，植物体部分或全部沉没水中 ……………… **水鳖科** Hydrocharitaceae

539．陆生草本。

540．植物体为攀援性；叶片宽广，具网状脉（还有数主脉）和叶柄
………………………………………………………………… **薯蓣科** Dioscoreaceae

540．植物体不为攀援性；叶具平行脉。

541．雄蕊 3 个。

542．叶 2 行排列，两侧扁平而无背腹面之分，由下向上重叠跨覆；雄蕊和花
被的外层裂片相对生 …………………………………… **鸢尾科** Iridaceae

542．叶不为 2 行排列；茎生叶呈鳞片状；雄蕊和花被的内层裂片相对生……
………………………………………………………… **水玉簪科** Burmanniaceae

541．雄蕊 6 个。

543．果实为浆果或蒴果，而花被残留物多少和它相合生，或果实为一聚花果；
花被的内层裂片各于其基部有 2 舌状物；叶呈带形，边缘有刺齿或全缘
…………………………………………………………… **凤梨科** Bromielaceae

543．果实为蒴果或浆果，仅为 1 花所成；花被裂片无附属物。

544．子房 1 室，内有多数胚珠位于侧膜胎座上；花序为伞形，具长丝状的
总苞片………………………………………………… **蒟蒻薯科** Taccaceae

544．子房 3 室，内有多数至少数胚珠位于中轴胎座上。

545．子房部分下位 ………………………………… **百合科** Liliaceae
（**肺筋草属** *Aletris*，**沿阶草属** *Ophiopogon*，**球子草属** *Peliosanthes*）

545．子房完全下位 ……………………………… **石蒜科** Amaryllidaceae

学名索引及种加词释义

拉丁名	中文名	种名译义	页码
Abrus cantoniensis Hance	鸡骨草	广东的	285
Abutilon theophrasti Medic.	苘麻	人名	298
Acanthopanax giraldii Harms	红毛五加	人名	305
A. gracilistylus W. W. Smith	细柱五加	细长花柱的	305
A. senticosus (Bupr. et Maxim.) Harms	刺五加	多刺的	305
A. sessiliflorus (Rupr. et Maxim.) Seem.	无梗五加（短梗五加）	无花柄的	305
Achyranthes aspera L.	土牛膝	粗糙的	248
A. bidentata Bl.	牛膝（怀牛膝）	二齿的	248
A. longifolia (Makino) Makino forma *rubra* Ho	柳叶牛膝	长叶的，红色的	248
Aconitum brachypodium Diels	短柄乌头（雪上一枝蒿）	短柄的	253
A. carmichaeli Debx.	乌头（川乌）	人名	252
A. coreanum (Lévl.) Raipaics	黄花乌头（关白附）	高丽的	252
A. kusnezoffii Reichb.	北乌头（北草乌）	人名	252
Acorus calamus L.	菖蒲	像棕榈科中的一属	371
A. tatarinowii Shott	石菖蒲	人名	370
A. stricta Miq.	沙参	直立的	353
A. tetraphylla (Thumb.) Fisch.	轮叶沙参（四叶沙参）	四叶的	353
Adonis amurensis Regl et Raddle	冰凉花（福寿草）	黑龙江流域	255
Agastache rugosa (Fisch. et Meyer) O. Ktze.	藿香	具皱纹的	336
Agrimonia pilosa Ledeb.	龙芽草（仙鹤草）	具疏柔毛的	274
Aeginetia indica Roxb.	野菰	印度的	342
A. sinensis Beck von Mannag.	中国野菰	中国的	342
Albizzia julibrissin Durazz.	合欢	茉藟花序的	281
Alisma orientale (Samuel.) Juzepcz.	泽泻	东方的	363
Alpinia chinensis (Retz.) Rosc.	华山姜	中国的	386
A. galanga Willd.	红豆蔻	为印度马拉巴的土名	386
A. japonica (Thunb.) Miq.	山姜	日本的	386
A. katsumadai Hayata	草豆蔻	人名	386
A. officinarum Hance	高良姜	药用的	386
A. oxyphylla Miq.	益智	尖叶的	386
Amomum kravanh Pierre ex Gagnep.	白豆蔻	土名	385
A. tsao - ko Crevost et Lemair.	草果	草果	386
A. villosum Lour.	阳春砂（砂仁）	具长软毛的	385

Asclepias curassavica Linn.	马利筋	地名	326
Asparagus cochinchinensis（Lour.）Merr.	天门冬	印度支那	377
Aspergilllus flavus Link	黄曲霉	黄色的	179
A. nigen van Tieghen	黑曲霉	黑色的	179
A. versicollor（Vuillo）Triaboschi	杂色曲霉	杂色的	179
Aster. tataricus L. f.	紫菀	鞑靼族的	360
Astilbe chinensis（Maxim.）Fr. et Sav.	落新妇	中国的	271
Astragalus complanatus R. Br.	扁茎黄芪	扁平的	283
A. membranaceus（Fisch.）Bge.	膜荚黄芪	膜质的	282
A. membranaceus（Fisch.）Bunge var. mongholicus（Bge.）Hsiao	蒙古黄芪	蒙古的	283
Asystasiella chinensis（S. Moore）E. Hossain	白接骨（橡皮草）	中国的	344
A. lancea（Thunb.）DC.	苍术	披针形的	358
A. macrocephala Kokdz.	白术	大头的	358
Atropa belladonna L.	颠茄	美女的	339
Aucklandia lappa Decne.	木香（云木香、广木香）	有芒刺的	358
Auricularia auricula（L. ex Hook.）Underw.	黑木耳	耳状的	175
Beauveria bassiana（Bals.）Vuill.	球孢白僵菌	人名	180
Belamcanda chinensis（L.）DC.	射干	中国的	381
Benincasa hispid（Thunb.）Cogn.	冬瓜	具硬毛的	352
Berberis amurensis Rupr.	狗奶子（黄芦木）	黑龙江流域的	257
B. julianae Schneid.	豪猪刺（九连小檗、三颗针）	地名	257
Berchemia lineata（L.）DC.	铁包金	具线条的	297
Bergenia purpurascens（Hook. f. et Thuoms.）Engl.	岩白菜	淡红紫色的	271
Biota orientalis（L.）Endl.	侧柏（扁柏）	东方的	214
Bletilla striata（Thunb.）Reichb. f.	白及	具条纹的	389
Boschniakia rossica（Cham. et Schlecht.）Fetsch.	草苁蓉	俄罗斯的	342
Brachytrichia quoyi（C. Ag.）Born. et Flah.	海雹菜	人名	158
Brassica alba（L.）Boiss. = *Sinapis alba* L.	白芥	白色的	268
Breynia fruticosa（L.）Hook. f.	黑面神	灌木状的	293
Broussonetia papyifera（L.）Vent.	构树	可制纸的	241
Buddleia officinalis Maxim.	密蒙花	药用的	320
Bupleurum chinense DC.	柴胡（北柴胡）	中国的	310
B. longiradiatum Turcz.	大叶柴胡	长伞梗的	311
B. marginatum Wall. ex DC.	竹叶柴胡	有边缘的	311
B. scorzonerifolium Willd.	狭叶柴胡（红柴胡）	像鸦葱叶的	310
B. yinchowense Shan et Y. Li	银州柴胡	地名	311
Caesalpinia sappan L.	苏木	一年生植物的马来土名	282
Daemenrops draco Bl. *Calamus draco* Willd.	麒麟竭	土名	367
C. formosana Rolfe.	杜虹花（紫珠草）	台湾的	331

C. heracleifolia Kom.	大三叶升麻	像白芷叶的	254
Cinchona ledgeriana Moens	金鸡纳树	人名（英国）	347
Cinnamomum camphora（L.）Presl	樟树	樟脑	151
C. cassia Presl	肉桂	指剥皮入药的	264
Cistanche deserticola Y, C. Ma	肉苁蓉	生沙漠的	342
C. salasa（C. A. Mey）G. Beck.	盐生肉苁蓉	盐腌的	342
C. sinensis G. Beck.	沙苁蓉	中国的	342
Cirsium japonicum DC.	蓟（大蓟）	日本的	361
Citrus aurantium L.	酸橙	橙黄色的	287
C. aurantium L. CV. Daidai.	代代花	苦味的	288
C. reticulata Blanco	橘	网状的	286
C. wilsonii Tanaka	香橼	人名	288
C. medica L. var. sarcodactylis（Noot）Swingle.	佛手	药用的、指状的	288
Cissampelos pareira L. var. hirrsuta	锡生藤（亚乎奴）	人名、有硬毛的	260
（Buch. ex DC.）Foyman			
Cladonia rangifreina（L.）Web	石蕊	铺展的	185
Claviceps purpurea（Fr.）Tul.	麦角菌	紫色的	171
Clematis armandii Franch.	小木通	人名	253
C. chinensis Osbeck	威灵仙	中国的	253
C. hexapetala Pall.	棉团铁线莲	六瓣的	253
C. mandwshurica Rupr.	东北铁线莲	满洲里的	253
C. montana Buch. – Ham	绣球藤	山地的	253
Clerodendron bungei Steud.	臭牡丹	人名	331
C. cyrtophyllum Turcz.	大青	弯叶的	331
C. trichotomum Thunb.	海州常山	三出的	330
Cnidium monnieri（L.）Cuss.	蛇床	人名	312
Cocculus trilobus（Thunb.）DC.	木防己	三裂的	260
Cocos nucifera L.	椰子	生有坚果的	367
Codonopsis lanceolata Benth. et Hook.	羊乳（四叶参）	披针形的	355
C. pilosula（Franch.）Nannf.	党参	具疏长毛的	354
C. tubulosa Kom.	管花党参	管花的	354
Coffea arabica L.	咖啡	阿拉伯的	347
Coix lachryma – jobi L. var. ma – yuen（Roman.）Stapf.	薏苡	泪滴	365
Conocephalus conicus（L..）Dum.	蛇地钱	圆锥形的	188
Convallaria majalis L.	铃兰	五月花的	379
Cptis chinensis Franch.	黄连	中国的	254
C. deltoidea C. Y. Chen et Hsiao.	三角叶黄连	三角形的	254
C. teeta Wall.	云连	裂齿的	254
C. teetoides C. Y. Chen.	云南黄连	似裂齿的	254
Cordyceps hawkesii Gray.	亚香棒菌	人名	173
C. liangshanensis Zang. Hu et Liu	凉山虫草	凉山（四川地名）	173

Onosma hookeri Clarke	细花滇紫草	人名	329
O . hookeri Clarke var. *longiflorum* Duthie	长花滇紫草	人名，长花的	329
O . paniculatum Bur. et Franch.	滇紫草	果穗	329
Onychium japonicum (Thunb.) Kze.	野鸡尾（中华金粉蕨）	日本的	204
Ophiopogon japonicus (L. f.) Ker – Gawl.	麦冬	日本的	377
Orobanche coerulescens Steph. ex Willd.	列当	天蓝色的（指花）	342
Oroxylum indicum (L.) Vent.	木蝴蝶	印度的	342
Oryza sativa L.	稻	栽培的	366
Osmunda japonica Thunb.	紫萁贯众	日本的	192
Paederia scandens (Lour.) Merr.	鸡矢藤	攀援的	346
Paeonia lactiflora Pall.	芍药	大花的	255
P . ostii T. Hong et J. X. Zhang.	凤丹	人名	256
P . suffruticosa Andr.	牡丹	亚灌木	256
P . veitchii Lynch	川赤芍	人名	256
Panax ginseng C. A. Meyer (*P . schinseng* Nees)	人参	人参	303
P . japonicus C. A. Meyen	竹节参	日本的	304
P . japonicus C. A. Meyer var. *major* (Burk) C. Y. W et Feng	珠子参	较大的	304
P . notoginseng (Burk.) F. H. Chen.	三七（田七）	南方人参	304
P . quinquefolium L.	西洋参	五叶的	304
Papaver somniferum L.	罂粟	催眠的	266
Parabarium micranthum (DC.) Pierre	杜仲藤	小花的	324
Paris polyphylla Sm. var. *chinensis* (Franch.) Hara	七叶一枝花（蚤休）	多叶的，中国的	377
Patrinia scabiosaefolia Fisch.	黄花败酱	像山萝卜叶的	348
P . villosa Juss.	白花败酱	有毛的	349
Penicillium chrysogenum Thunb.	产黄青霉	黄色的	179
P . citreo – viride Biourge	黄绿青霉	黄绿色的	179
P . citrinum Thom	橘青霉	柠檬黄色的	180
P . islandicum Sopp.	岛青霉	岛生的	179
P . italicum Wehmer	意大利青霉	意大利的	180
P . notatum Westling.	特异青霉	有标志的	179
Peristrophe japonica (Thunb.) Bremek.	九头狮子草	日本的	344
Perlla frutescens (Linn.) Britt.	紫苏	变灌木状、锐锯齿的	335
P . frutescebns (L.) Britt. var. *crispa* (Thunb.) Decne.	鸡冠紫苏	皱波状的	336
Periploca sepium Bunge	杠柳	篱笆的	325
Peucedarum decursivum (Miq.) Maxim.	紫花前胡	下延的	311
P . praeruptorum Dunn	白花前胡	急披的	311
Pharbilis nil (L.) Choisy	裂叶牵牛	蓝色的	327
P . purpurea (Linn.) Voigt	圆叶牵牛	紫色的	327
Phellodendron amurense Rupr.	黄檗	黑龙江流域	287

参 考 文 献

1．杨春澍．药用植物学．上海：上海科学技术出版社，1997

2．詹亚华．药用植物学．北京：中国医药科技出版社，1998

3．广西科学院广西植物研究所．广西植物志．南宁：广西科学技术出版社，1986

4．中山大学生物系，南京大学生物系．植物学．北京：人民教育出版社，1978

5．中国医学科学院药用植物资源开发研究所，中国医学科学院药物研究所等，中药志．北京：人民卫生出版社，1994

6．谢成科．药用植物学．北京：人民卫生出版社，1986

7．郑汉臣．药用植物学．北京：人民卫生出版社，1999

8．周云龙．植物生物学．北京：高等教育出版社，1999

9．李正理译．种子植物解剖学．上海：上海科技出版社，1982

10．李扬汉．植物学．上海：上海科技出版社，1979

11．李正理，张新英．植物解剖学．北京：高等教育出版社，1996

12．李浚明编译．植物组织培养教程．北京：中国农业大学出版社，1996

13．朱光华译．2001．国际植物命名法规（圣路易斯法规）．北京：科学出版社，密苏里植物园出版社（美国）

14．李继行．生物工程．北京：中国医药科技出版社，1995

15．徐国钧，等．中国药材学．北京：中国医药科技出版社，1995

16．中国科学院植物研究所．中国高等植物图鉴．北京：科学出版社，1972

17．洪德元，秦仁昌．蕨类植物科属词典．北京：科学出版社，1974

18．国家中医药管理局《中华本草》编委会．中华本草．上海：上海科学技术出版社，1999

19．中国科学院植物志编辑委员会．中国植物志．24，25（1）．北京：科学出版社，1988

20．丁景和．药用植物学．上海：上海科学技术出版社，1985

21．江苏省植物研究所等编著．新华本草纲要（第1.2.3册）．上海：上海科技出版社，1988，1990，1991

22．周荣汉、段金廒．植物化学分类学．上海；上海科技出版社，2005

23．姚振生．药用植物学．北京：中国中医药出版社，2003

教材与教学配套用书

新世纪全国高等中医药院校规划教材

注：凡标○号者为"普通高等教育'十五'国家级规划教材"；凡标★号者为"普通高等教育'十一五'国家级规划教材"

（一）中医学类专业

1 中国医学史（常存库主编）○★
2 医古文（段逸山主编）○★
3 中医各家学说（严世芸主编）○★
4 中医基础理论（孙广仁主编）○★
5 中医诊断学（朱文锋主编）○★
6 内经选读（王庆其主编）○★
7 伤寒学（熊曼琪主编）○★
8 金匮要略（范永升主编）★
9 温病学（林培政主编）○★
10 中药学（高学敏主编）○★
11 方剂学（邓中甲主编）○★
12 中医内科学（周仲瑛主编）○★
13 中医外科学（李曰庆主编）★
14 中医妇科学（张玉珍主编）○★
15 中医儿科学（汪受传主编）○★
16 中医骨伤科学（王和鸣主编）★
17 中医耳鼻咽喉科学（王士贞主编）○★
18 中医眼科学（曾庆华主编）○★
19 中医急诊学（姜良铎主编）○★
20 针灸学（石学敏主编）○★
21 推拿学（严隽陶主编）○★
22 正常人体解剖学（严振国 杨茂有主编）★
23 组织学与胚胎学（蔡玉文主编）○★
24 生理学（施雪筠主编）○★
　　生理学实验指导（施雪筠主编）
25 病理学（黄玉芳主编）○★
　　病理学实验指导（黄玉芳主编）
26 药理学（吕圭源主编）
27 生物化学（王继峰主编）○★
28 免疫学基础与病原生物学（杨黎青主编）○★
　　免疫学基础与病原生物学实验指导（杨黎青主编）
29 诊断学基础（戴万亨主编）★
　　诊断学基础实习指导（戴万亨主编）
30 西医外科学（李乃卿主编）★
31 内科学（徐蓉娟主编）○

（二）针灸推拿学专业（与中医学专业相同的课程未列）

1 经络腧穴学（沈雪勇主编）○★
2 刺法灸法学（陆寿康主编）★
3 针灸治疗学（王启才主编）
4 实验针灸学（李忠仁主编）○★
5 推拿手法学（王国才主编）○★
6 针灸医籍选读（吴富东主编）★
7 推拿治疗学（王国才）

（三）中药学类专业

1 药用植物学（姚振生主编）○★
　　药用植物学实验指导（姚振生主编）
2 中医学基础（张登本主编）
3 中药药理学（侯家玉 方泰惠主编）○★
4 中药化学（匡海学主编）○★
5 中药炮制学（龚千锋主编）○★
　　中药炮制学实验（龚千锋主编）
6 中药鉴定学（康廷国主编）★
　　中药鉴定学实验指导（吴德康主编）
7 中药药剂学（张兆旺主编）○★
　　中药药剂学实验
8 中药制剂分析（梁生旺主编）○
9 中药制药工程原理与设备（刘落宪主编）★
10 高等数学（周 喆主编）

新世纪全国高等中医药院校规划教材配套教学用书

（一）习题集

中医执业医师资格考试用书